肾藏精藏象研究丛书

肾藏精藏象理论研究

主编 郑洪新

中国中医药出版社

·北 京·

U0334787

图书在版编目（CIP）数据

肾藏精藏象理论研究 / 郑洪新主编 . —北京：中国中医药
出版社，2015.4

（肾藏精藏象研究丛书）

ISBN 978-7-5132-2002-6

Ⅰ . ①肾… Ⅱ . ①郑… Ⅲ . ①肾病（中医）—研究

Ⅳ . ① R256.5

中国版本图书馆 CIP 数据核字（2014）第 199056 号

中 国 中 医 药 出 版 社 出 版

北京市朝阳区北三环东路 28 号易亨大厦 16 层

邮政编码 100013

传真 010 64405750

北京市泰锐印刷有限责任公司印刷

各地新华书店经销

*

开本 880×1230 1/32 印张 14.875 字数 411 千字

2015 年 4 月第 1 版 2015 年 4 月第 1 次印刷

书号 ISBN 978-7-5132-2002-6

*

定价 49.00 元

网址 www.cptcm.com

《肾藏精藏象研究丛书》

为国家重点基础研究发展计划（973计划）中医理论基础研究专项资助。

为"基于'肾藏精'的藏象理论基础研究"项目的阶段性成果。

前　言

　　肾藏精藏象理论是中医基础理论的重要命题。肾藏精而主水，为先天之本、元气之根、阴阳水火之宅，蕴含了深厚的文化基因和哲学思维，是两千余年中医药学理论积淀和临床实践经验的总结。中华民族在长期保养生命、维护健康、与疾病做斗争的实践中，肾藏精藏象理论不断丰富、发展和创新，由基本概念、基本原理、基本规律而形成独特的理论体系。

　　"肾藏精"医学理论首见于《黄帝内经》，是树立肾藏象研究的第一个里程碑。《黄帝内经》通过古代汉字表述"肾藏精"及其相关概念，集《周易》文化、社会职官文化、先秦诸子文化等精华，为肾藏精藏象理论铸就原创思维和文化烙印，融中国古代先进的天文、历法、气象和地理等自然科学技术，与中医学交叉汇通，开创了肾藏精藏象理论指导下的养生、预防、诊断、治疗、康复等实践应用之先河。

　　明代命门学说的创新与发展，树立了肾藏象研究的第二个里程碑。从温补学派代表人物薛己注重补益脾肾，尤重于肾，到孙一奎以命门为人身之太极，非水非火，乃肾间动气，为生生不息、造化之机枢。赵献可首创命门为"脏腑之主、十二经之主"，位于两肾之间，"先天之火"即真火，乃人身之至宝；张景岳认为"命门与肾，本同一气"，命门为精血之海、元气之根、水火之宅、五脏六腑之

I

本，命门有火候，命门有生气，命门有门户，命门以阴精为基。温补学派从此推动了肾藏精藏象理论学术发展，提高了"从肾论治"相关疾病的临床疗效。

至现代，从肾本质研究到肾藏精本质研究，树立了肾藏象研究的第三个里程碑。中医学、中西医结合的研究团队从神经－内分泌－免疫网络、系统生物学、干细胞及其微环境等方面，深入研究肾阳虚证的科学内涵、肾虚衰老的生物学基础、"肾－骨－髓－血－脑"一体论以及"从肾论治"相关疾病（如哮喘发病、老年性慢性支气管炎、输尿管结石嵌顿性肾积水症、无排卵功能性子宫出血、多囊卵巢综合征、下丘脑－垂体功能失调性闭经、撤戒糖皮质激素依赖、不孕不育、骨质疏松症、老年性痴呆和地中海贫血等），并探析其确切疗效的机理和应用规律，取得了丰硕的研究成果。

纵观中医药学的理论研究和临床实践，历代医家承前启后、继往开来，形成造福人类的医学宝藏，留给我们新的探索、新的命题、新的目标！

2010年立项的国家重点基础研究发展计划（973计划）项目"基于'肾藏精'的藏象理论基础研究"（2010CB530400），以探索中医"肾藏精"理论的实质和基本科学内涵，总结相关疾病从肾论治疗效产生的内在规律为关键科学问题，展开更高水平、更深层次的深入研究。所建立的科学假说是："肾藏精"主要或部分体现为干细胞及微环境的调和状态，体现为"干细胞、微环境和NEI网络的动态平衡"。

肾藏先天之精，是构成胚胎的原始物质，而胚胎干细胞正是早期胚胎中具备发育为各种组织和器官能力的全能细胞；肾藏后天之精、五脏六腑之精，维持正常的生命活动，与成体干细胞如神经干细胞、骨髓间充质干细胞、神经干细胞、造血干细胞等增殖与分化影响生命全过程相互印证。补肾中药通过动员"肾藏精"的生理功能，调控 NEI 网络动态平衡，激活和发挥微环境作用，使平时处于沉默休眠状态即"蛰藏"的内源性干细胞被唤醒，增殖与分化为机体需要的各种细胞和组织器官，从而协调与平衡相关脏腑器官功能，取得确切疗效。

今天，世界科学技术迅猛发展，以分子生物学和基因工程为先导的现代生命科学取得了长足进步，干细胞研究成为国际关注的生命科学前沿，干细胞理论的成熟与完善将导致现代医学治疗方法的革命。立足于中医药学的优势和特色，从"肾藏精"本质的科学内涵切入，本研究将会进一步阐明"肾藏精"的科学实质和现代生物学基础，创新和发展中医藏象理论，揭示相关疾病从肾论治临床疗效产生的内在规律和物质基础，以"肾藏精"理论研究为示范，在中医藏象理论研究方法学的创新上取得突破，可以期待肾藏精藏象理论研究一定会有所发现、发明、创新、进步！

本书以"肾藏精"藏象理论的发生学研究为开端，厘清"肾藏精"藏象理论学术源流，探析"肾藏精"藏象理论的思维模式，重点阐发"肾藏精"藏象理论概念体系和基本原理，突出基于"肾藏精"藏象理论的辨证论治规律，简述基于"肾藏精"藏象理论的康复调护与养生保健，以冀从理论研究方面阐明中医"肾藏精"藏象理论的实质。本书草创而成，尚有不足之处，诚请读者赐教。

在此，特别向古代、近代、现代为肾藏精藏象理论研究做出重大贡献的医学家、科学家、哲学家、思想家致以诚挚的敬意和感谢！

编委会

2014 年 8 月于辽宁沈阳

编写说明

　　本书得到国家"973计划"中医理论基础研究专题"基于'肾藏精'的藏象理论基础研究项目"资助，是一部关于"肾藏精"藏象理论研究的专著。

　　本书的编写宗旨是更加深入阐明"肾藏精"藏象理论的本质和科学内涵，为发展与丰富中医肾藏象理论做出贡献。"肾藏精"藏象理论是中医基础理论的重要内容，阐明其基本概念、基本原理和基本规律，揭示其科学内涵，是中医理论体系创新的关键科学问题之一。"从肾论治"对临床重大、疑难及常见慢性疾病的中医药辨证论治具有重要应用价值，对健康保健、养生康复具有重要指导意义。

　　本书以"肾藏精"藏象理论为重点，系统收集中医药学古代医籍和现代国内外文献，规范中医学相关名词术语，确立符合"肾藏精"理论辨证论治和现代科学认知规律的构成要素，对"肾藏精"藏象理论的发生、学术源流、思维模式等溯本求源，重点阐述"肾藏精"藏象理论基本概念、基本原理和证候规律，包括与肾相关的基本概念内涵、解剖形态、生理特性、生理功能，以及藏象内在系统联系等，并简要阐述基于"肾藏精"藏象理论的康复调护和养生保健。

　　本书第一章"肾藏精"藏象理论的发生学研究，由赵鸿君、鞠诣然、谷峰编写；第二章"肾藏精"藏象理论学术源流，由朱爱松、朱鹏举编写；第三章"肾藏精"藏象理论的思维模式，由吕爱平、杜立英、刘涛、陈士玉编写；第四章"肾藏精"藏象理论概念体系，由郑洪新、师双斌、高璐、郑在根编写；第五章"肾藏精"藏象理论的基本原理，由任路、杨芳、邓洋洋、燕燕、李丹编写；第六章基于"肾藏精"藏象理论的辨证论治规律，由朱辉、戴俭宇编写；第七章基于"肾藏精"藏象理论的康复调护与养生保健，由尚德阳、张冰冰、孙鑫编写。主编对全书进行修改、定稿。

由于作者水平所限，不足之处在所难免，恳请读者不吝赐教，以便再版时修改完善。

目 录

第一章

"肾藏精"藏象理论的发生学研究

　　发生学是探索揭示自然、社会和人类思维的产生、发展演化的阶次、形式和规律的方法。发生学把事物理解为不同的发展过程，认为研究对象始终处于不断变化的历史进程中，把研究对象进行动态的考察和分析，有着重和分主次地考察事物不同发展阶段中起主导作用的、具有必然性和关键性的因素，从而深刻准确地把握事物发生发展和运动变化的规律。近年，发生学方法已逐渐被引入中医基础理论领域的研究。运用文献学、训诂学、史学、哲学、逻辑学等方法，对中医理论萌芽时期的基本概念、基本原理和基本观点的产生形成与演化做出准确翔实的诠释说明。这种溯本求源的方法主要用于对中医理论的源头进行考证，辨别和梳理，其最大特色是在全面回顾和重现中医理论初创时期的历史文化背景这一前提下，将研究对象看作一个动态、多维和综合的运动发展过程，多方法、多学科、多角度地加以考察和分析判断。

第一节　古代汉字与肾藏精藏象理论发生学的关系

　　古代汉字是中国传统文化的重要媒介和载体，意蕴深刻、含容广博、运用精炼是古汉字的主要特色。从上古人类结绳记事到仓颉造字，再到表形表意等构建方式与特征的逐渐出现，汉字经历了长期和错综的演变过程，但表意的性质和丰富的含容性始终不变。

古代汉字是一个巨大的宝库，是中国早期历史与文化的一面镜子，不仅潜藏着丰富古老的文化渊源，也积淀着中医理论创生的许多重要痕迹。从字源学和训诂学角度，针对古文字与中医理论发生学的相关情况做深入研究探索，往往有独到的发现和结论。汉字的这些特点以及创生时的初始含义在被引入中医范畴后，仍然鲜明甚至更加突出。不少演变成为中医藏象术语的古汉字，不仅保留了表征其原始概念的内容，而且在中医体系内不同程度地扩张和发展了其初始概念本来的属性特征，某些最基本的藏象名词术语就是由一些简易朴素的汉字作为最小构成单位的。从这个意义上说，古代汉字是中医藏象理论的重要标志与符号。

为了详细说明古文字在肾藏精藏象理论发生方面所具有的重要作用和意义，这里选择具有代表性的文字，分析其与肾藏象发生的联系。

一、古代汉字与肾藏精理论的发生学

"肾（腎）"《说文·肉部》："腎，水脏也。从肉，臤声。"肾从臤从肉，从臤的字族（如紧、掔、贤等）多有牢靠、恒久义，因此，肾的字象隐义蕴含着人体生命的基石（生命活动所依赖的本质存在）、维持生命的过程等意义。也就是说，肾代表着人体中坚实、可靠（生命的依靠）和连续性（其恒久义在人体即是生命的延续——繁殖和生育）的方面。在人体中，坚实的骨为肾所主，也与此有关。

在臤的字族中，贤和肾有许多相似相通处，贤从贝，贝为古代货币，贝之坚硬者当指其币值坚挺（如同黄金本位），贤作为一种保值的货币，具有贵重经久义。肾也具有贤的种种特性，故隐喻为人体器官中较为尊贵恒久者，具体包括两方面，一方面维系着个体生命，一方面也延续着子息的生命（生殖之源）。此外，肾与贤的关系，从音韵学的角度看，二者有着同源连通性。或许，古人正是以圣贤隐喻肾，来说明肾藏精在维持个体生命和参与生命繁衍等方面的重要作用。

《白虎通义》："肾之为言写也，从窍写也。"《释名》："肾，引也，肾属水，主引水气灌注诸脉也。"写，泻也，去此注彼也，输而出之也。是说肾排泄尿、精的作用。引，导也，导引水气灌注诸脉，似说肾对水津代谢过程中体内的灌注和调节作用，是全身性的。总之，肾之写（泻），无论对内对外，均是输而出之，去此注彼的生理功能特点。

"藏" 古时写作"臧"，后逐渐演化为"藏""臟"，最后简化为"脏"。其本义是指古代帝王用以珍藏玉玺、宝物或重要文书的仓库，《说文解字》段注："凡物善者，必隐于内也。"所收藏的珍贵之物自然不可轻易外泄，可见"藏"是储藏珍品之处，含仓房之义，而古代仓房建筑多用草木为料建成，可能汉代由此义而加草字头，《群经音辨》："藏，藏物之府也。"此外又引申有宝藏之义。后用于医学名词，从肉，古代凡指有关身体解剖结构的含义时，文字多用肉旁，直至最终简化字"脏"的出现。

"精" 《说文解字》："择也。从米，青声。"陆德明《释文》："司马云：简米曰精。""精"最初是指经过细致挑选的上等细米，即谷物之精华，这个含义后来很自然地被引申为精华、精粹。又指精密，精气。《易·系辞》："精气为物。"疏："阴阳精灵之气，氤氲积聚而为万物也。"《老子》："其中有精，其精甚真。"可通"晴"，爽朗、清明。《前汉书·京房传》："阴雾不精。"注："精，谓日光清明也。"

《黄帝内经》是标志中医基础理论形成的经典著作，精的基本字义尚存，如《素问·阴阳应象大论》："故天有精，地有形。"《素问·四气调神大论》："天明则日月不明，邪害空窍，阳气者闭塞，地气者冒明，云雾不精，则上应白露不下。"更多是针对人体而言，专指构成和维持人体生命活动的基本物质，其基本含义包括六个方面：①先天之精，是构成人体的基本物质。如《灵枢·本神》："生之来，谓之精。"《灵枢·决气》："两神相搏，合而成形，常先身生，是谓精。"《灵枢·经脉》："人始生，先成精，精成而脑髓生。"②生殖之精，包括男性、女性具有繁衍后代功能之精。如《灵枢·本神》："两精相搏谓之神。"《素问·上古天真论》："七八，肝气衰，筋不能动，天癸竭，精少，肾脏衰，形体皆极。"③维持生命活动的基本物质。如《素问·金匮真言论》："夫精者，身之本也。"④水谷之精微。《素问·经脉别论》："食入于胃，散精于肝，淫气于筋。"⑤脏腑之精。《素问·上古天真论》的"肾者……受五脏六腑之精而藏之"。⑥阴血、精血。《素问·阴阳应象大论》："精不足者，补之以味。"

"象" 本指兽类名称，也含有从占筮而来的一种抽象概念。筮的依据是《易经》，《易经》之学通过一系列符号和数字来表示和归纳宇宙万物的运动变化，并运用它们根据易理法则来推演测度天地人事的来龙去脉和发展状况，《左传·僖公十五年》："龟，象也。筮，数也。"这时的"象"指的是通过数字卦形等符号表达的某种意义或征兆。又如《易传·系辞上》："在天成象，在地成形……圣人设卦观象……是故吉凶者，失得之象也。悔吝者，忧虞之象也。变化者，进退之象也。刚柔者，昼夜之象也。"《易传·系辞下》："见乃谓之象。"所以"象"字不仅有形象的意思，又有表象、现象、征象之义。

"藏象"一词，在《黄帝内经》中凡二见，即《素问·六节藏象论》篇名及该篇中"藏象何如"之句。二字相关成句者，见于《素问·经脉别论》中的"太阳藏何象""阳明藏何象""少阳藏何象"等句。从发生学的角度可知，藏象学说其独特的方法论内容——以象测藏，实际上是中国古代哲学"藏""象"范畴在医学科学领域的移植应用。在中国古代哲学"藏""象"范畴中，"藏"谓隐微不见，"象"指外在之现象，为"藏"之显现。可见"象"字指的是藏于体内的脏腑表露于外的种种生理病理现象、表象和征象，是针对"藏"而言的。

"蛰" 指自然界的虫类等动物过冬隐藏不出，见于刘安《淮南子·主术训》："昆虫未出，不得以火烧田。"《庄子·天运》："蛰虫始作。"《说文解字》："蛰，藏也……凡虫之伏为蛰。"寓潜藏、封藏、闭藏之义。《易传·系辞下》："龙蛇之蛰，以存身也。"可见"蛰"是虫兽潜伏深藏赖以存身的一种行为，《素问·六节藏象论》："肾者主蛰，封藏之本，精之处也，其华在发，其充在骨……通于冬气。"意谓肾脏具潜藏、封藏、闭藏之生理特性。一个"蛰"字，将肾的主要特征概括得生动而精练。

"作""强" "作"本为会意字，由"亻"和"乍"两部组成，从字源学角度讲，"乍"字的构形和本义尚无定论，有人认为，在甲骨文和金文中，"乍"像做衣之形。可能由于这一点使"作"字有了诸多引申义项。《说文解字》："作，起也。"又云："起，能立也。"《礼记·少仪》："客作而辞。"《论语·先进》："鼓瑟希，铿尔，舍瑟而作。"都是站起和起身的意思。《老子·第六十三章》："天下难事，必作于易，天下大事，必作于细。"王充《论衡·佚文》："周秦之际，诸子并作。"其中的"作"字已有开始、兴起之义，更明显的如《孟子·告子下》的"困于心，衡于虑，而后作"和《左传·庄公十年》"一鼓作气"，显然是振作奋起之义。后又引申有劳作建造和撰写创作之义，如《周礼·考工记·总序》："作车以行陆，作舟以行水。"司马迁《史记·贾生屈原列传》："屈原作《离骚》，盖自怨生也。"此外，在《论语·子路》"人而无恒，不可以作巫医"和《尚书·舜典》"汝作司徒"中的"作"字，又含有充当、担任的意味。

古时"强"与"強"为异体字，从虫从弘，《说文解字》："強，蚚也。"蚚乃虫名。后用此字代"彊"，表有力。最初只用来表示弓有力，如《战国策·韩策》："天下之强弓劲弩皆自韩出。"后泛指强壮有力，《荀子·劝学》："蚓无爪牙之力，筋骨之强。"《韩非子·有度》："国无常强，无常弱。"此处"强"又引申为增强，《荀子·天论》："强本而节用，则天不能贫。"

"伎""巧" "伎"的本义并非技巧技能，《说文解字》："伎，与也。"段玉裁注："舁部曰：'伎者，党与也。'此伎之本义也。"即伙伴、同伴。不过此义应用并不十分广泛，比较普及的应用情形是通"技"，才技和技能的"技"。《荀子·王制》："案谨募选阅材伎之士。"另如《老子·第五十七章》："民多利器，国家滋昏，人多伎巧，奇物滋起。"

《说文解字》："巧，技也。"段玉裁注："手部曰：技，巧也。"有技艺和灵敏之义。《周礼·考工记序》："天有时，地有气，材有美，工有巧。"《韩非子·难势》："车马非异也，或至乎千里，或为人笑，则巧拙相去远矣。"

"作""强""伎""巧"四字表面上似与肾藏象无关，但"肾者，作强之官，伎巧出焉"之句在《黄帝内经》中凡二见，分别出自《素问·灵兰秘典论》和《素问·刺法论》，其中颇有深意。后世医家诠释之时多将其理解为生殖功能与行为，如王冰注："在女则当伎巧，在男则正曰作强。"后世从此说之医家甚多。此外亦有解释为肾主骨生髓之功能者，骨骼主运动，髓由肾精所生，精足则神亦健旺，故善思多巧，唐容川在《医经精义》中即做是解。"伎巧"一词在这里显然亦可作此两种解释，因为无论是思考还是运动（包括生殖方面）都可以划归到"伎""巧"二字的含义中去。这是医理方面与此四字的关系。

至于把"作强"与"官"字结合起来考察，据《素问·灵兰秘典论》中论述十二官的语境和句式来看，似乎作强之官当为官职名称，但有学者考察认为十二官中有半数并非真实官名，包括作强之官。

"强"字在此处包含了肾的体力活动、脑力活动、能力以及生殖行为和功能，"作"字本义虽简，但扩展的引申义较广，归纳起来有劳作（包括脑力和体力方面）、起始振作、充任职务角色等含义，这三种含义在"作强"一词中解释肾的功能方面，都有一定体现。故"作强之官"当理解为运用"社会官制模式"类比说理的结果。四字之运用恰当准确又言简意赅，可以说，"肾者，作强之官，伎巧出焉"是对肾的脑力活动、体力活动、生殖活动及能力的总的精练概括。

二、古代汉字与膀胱之腑的发生学

"腑" 原作"府"，因其与人体有关，加以"肉"部。腑字本意相近于脏，也是指古代社会的一种仓储设施或机构，用于储藏经管税收财物等，但所藏之物分为六类，由六个不同部门分管。《说文解字》："府，文书藏也。"《尚书·大禹谟》："六府三事允治，万事永赖。"《玉篇·广部》："府，聚也，藏货也。"孔颖达注："府者，藏货之处。"其解释都与"脏"字本义颇为相似。"六府"一词，较早可见于《礼记·曲礼下》："天子之六府，曰司土、司木、司水、司草、司器、司货，典司六职。"注："府，主藏六物之税者。"《周礼·天官·宰夫》："五曰府，掌官契以治藏。"所藏纳的六类货物称为"六材"，即木、火、土、金、水、谷，是人们日常生活密不可分的六种必需品，并且有规律地不断消耗和蓄积储存，处于反复不停进出的状态。近来考古和文物的发掘研究有确凿的证据表明，早在夏朝就已经有完备的贡赋制度及机构，夏周等朝代建制均设此主管六材的六种部门，即六府，以维持攸关民生的六大类财物运转正常，从而保证国家安泰平稳。后成为专指人体结构的医学名词。《左传·文公七年》："水、火、金、木、土、谷，谓之六府。"并注："六者，人之府藏也。"尽管"腑""脏"二字出现较早，如《史记·惠景闲侯者年表》："诸侯弟子若肺腑。"《抱朴子·至理》："破积聚于腑脏。"但较古的医书，却多使用"府""藏"。而加上肉旁的"腑""脏"二字，有学者认为"腑""脏"出现在唐宋时期，直至明清期间，方为医书广泛采用。

"藏"与"府"二字古义相通，均具"蓄也"（《康熙字典》）、"隐也"（《正字通》）、"匿也"（《说文新附》）之义，即隐约不见之义，符合脏腑隐藏体内的特征。而且藏与府都有藏物蓄积之意，人体脏腑也同样具备类似的生理特性。如《素问·五脏别论》所言："所谓五脏者，藏精气而不泻也，故满而不能实，六腑者，传化物而不藏，故实而不能满也。"可见脏之储藏精气的特性更类似于"藏"字本义，因为藏（臧）是帝王珍藏、宝玺、书册的只进出不出的库房。而六腑的功能是不断接纳饮食物进出更替，保持流通顺畅，以通为用，非常接近"府"的职能特点。《太平御览·卷三六三》引《韩诗外传》云："何谓六腑？咽喉，量入之腑；胃者，五谷之腑；大肠，转输之腑；小肠，受盛之腑；胆，积精之腑；膀胱，精液之腑也。"显然古人对脏腑的命名是借助和类比了古代仓储机构和制度。

此外，关于五脏六腑的五、六之数的由来，应该是受了古代天文象数和天人合一的观念影响。《国语·周语下》："天六地五，数之常也。"天人相应是当时颇为流行和主导的自然科学观念以及哲学思维模式。据此得出脏腑之数和天体象数存在某种对应关系。其推断根据如《白虎通义·五行》："人有五脏六腑，何法？法五行六合也。"《汉书·律历表》："传曰天六地五，数之常也，天有六气，降生五味，夫五六者，天地之中合……十一而天地之道毕。"这种数目上的对应关系不应看作巧合，而是体现着人体是天地万物之缩影的思想模型。"藏""府"二字不仅暗含着五脏六腑的生理特性，也体现了中国历史和传统文化的诸多内容。

"膀胱" 膀胱属联绵词，但若从单字分析，仍能发掘两字的组合有特定内涵。"膀"字，音符从旁，《说文解字》："旁，溥也。""溥"字有广大、普遍之意，《诗经·大雅·公刘》："适彼百泉，瞻彼溥原。"《诗经·小雅·北山》："溥天之下，莫非王土。"有人认为"旁"是"滂"的初文，本义是暴风雨，引申为大，《广雅·释诂一》："旁，大也。"可见"膀"字蕴涵着体内大水聚集地的隐义。"胱"字从光，光也有大义。中医称膀胱为净府、水府，乃是因为膀胱为尿液暂时贮藏之地。

膀胱，又称"脬"，《释名》："脬，鞄也，空虚之言也，主以虚承水液也，或曰膀胱，言其体短而横广也。"《素问·灵兰秘典论》："膀胱者，州都之官，津液藏焉，气化则能出矣。"即膀胱聚水之功能的表述。另据《白虎通义》："膀胱者，肾之府也，肾者主写，膀胱常能有热，故先决难也。""决"是指除去壅塞，导水令行也，膀胱乃盛尿之处，尿液充满到一定程度，即产生尿意而需决难也。是就膀胱之形态功能而言的。

膀胱五行属水，又属太阳经，故有"太阳寒水"之称。膀为寒水，胱为太阳，膀胱也体现着水火的交融，即为寒水的贮藏之处，又为太阳之火的气化之所。

"州""都" "州"在甲骨文中是象形字，像河流弯曲之状，类似川字，中间的小圆圈表示一小块陆地。在篆文中，又变为两个川字上下相叠而成，交叉处形成三个小圆圈，显然指水中的陆地。随着字形的发展，上下二川字变为一川，用小点代替圆圈，演变成后来的"州"字。"州"本与"洲"通。《说文解字》云："水中可居者曰洲……本作州，后人加水以别州县字。"《诗经·周南·关雎》："关关雎鸠，在河之州。"后又指古代的地理行政区划，类似县郡，但大小有别。

"都"字是形声字，邑（后演化为阝部）为形，者为声。本义指大城市。《左传·庄公八年》："凡邑有宗庙先君之主曰都。"《荀子·富国》："田畴秽，都邑露。"后也指国都，《尚书·说命中》："明王奉若天道，建邦设都。"

"州""都"二字合用成句，见于《素问·灵兰秘典论》："膀胱者，州都之官，津液藏焉，气化则能出矣。"张介宾解释云："膀胱……是同都会之地。"但都会与津液何干？当为谬误。《尔雅·释水》云"水中可居曰洲，水洲曰渚。"都通渚，洲渚并为蓄水之处，故"州都"即"洲渚"应解释为水液聚集的地方，与"津液藏焉"相对应，加上"气化则能出矣"，不难理解，此句是对膀胱贮尿排尿生理功能以社会官制模式作比喻式的描述，只是此处的州都不应看作其他文句一样的官制名称，而是汇聚水液的地方。

通过分析训释上述与肾藏象理论密切相关的古代文字，透过表象不断探寻文字隐藏的蕴意，探析藏象理论的深刻内涵。

第二节 古代哲学与肾藏精藏象理论发生学的关系

"肾藏精"藏象理论渊源于中国古代哲学，精气学说与水地说、阴阳五行学说对"肾藏精"藏象理论的形成有重要的影响。

一、水地说与精气学说

（一）水地说的起源及其沿革

水地说是先民对万物生成本原的最朴素的认识。古人在观察自然界万物的发生与成长过程中，联想到自然界的万物由水中或土地中产生，并依靠水与土地的滋养、培育而成长与变化，因而把水与土地并列而视为自然界万物的生成本原。出于《管子·水地》："地者，万物之本原，诸生之根菀也""水者，何也？万物之本原也，诸生之宗室也""水者，地之血气，如筋脉之流通者也……集于草木，根得其度，华得其数，实得其量。鸟兽得之，形体肥大，羽毛丰茂，文理明著。万物莫不尽其机，反其常者，水之内度适也。"水是万物生存的必要条件，植物、动物等皆得水而生，人也不例外。人类自身的繁衍，是男女生殖之精相结合而成的，也可说成是水凝聚而成的。如《管子·水地》说："人，水也。男女精气合而水流形。"

《尚书·洪范》提出水、火、木、金、土五种最基本的物质是构成世界不可缺少的元素，而水居五类物质元素之首："五行，一曰水，二曰火，三曰木，四曰金，五曰土。水曰润下，火曰炎上，木曰曲直，金曰从革，土爰稼穑。"这与更早的《河图》《洛书》中关于水、火、木、金、土的生成数有关。如《易·系辞上》："天一，地二；天三，地四；天五，地六；天七，地八；天九，地十。"郑玄注"天一生水，地六成之"，水的生数为一，成数为六，则阳得阴配，水得其成。

《老子·第八章》盛赞扬水之德："上善若水。水善利万物而不争，处众人之所恶，故几于道。居善地，心善渊，与善仁，言善信，政善治，事善能，动善时。夫唯不争，故无尤。"水避高趋下，处在下游，滋养万物，所以成为百谷王；处于深潭之中，表面清澈而平静，但却深不可测；水曰润下，洗涤污浊，造福万物而不求回报；世界上最柔之物莫过于水，却能穿透最为坚硬的东西，这就是水之"柔德"所在。

古代思想家大多重视水，《淮南子·原道训》中有一段关于水的精彩论述："天下之物莫柔弱于水，然而大不可极，深不可测，修极于无穷，远沦于天涯。息耗减益，通于不訾。上天则为雨露，下地则为润泽。万物弗得不生，百事不得不成。大包群生而无好憎，泽及蚑蛲而不求报，富赡天下而不既，德施百姓而不费。行而不可得穷极也，微而不可得把握也。击之无创，刺之不伤，斩之不断，焚之不燃。淖溺流遁，错缪相纷，而不可靡散。利贯金石，强济天下。动溶无形之域，而翱翔忽区之上，遭回川谷之间，而滔腾大荒之野。有余不足，与天地取与，授万物而无所前后，是故无所私而无所公，靡滥振荡，与天地鸿洞。无所左而无所右，蟠委错紾，与万物始终，是谓至德。"水充盈于天地之间，"与天地取与""与天地鸿洞""与万物始终"，为万物生长的必需物质和必要条件。

近代关于生命的论述，有一种观点倾向于海洋生成说和水生成说。英国科学家认为人类祖先起源于大海。一系列的海底温泉研究表明，单细胞所必需的原生介质应是一定的液体，地球上的液态地质系统总共只有海洋系统和地热系统。地热系统主要由水组成，向温泉从地球深处通过裂缝或孔隙流出地表。地热介质参数变化非常大，有关单细胞正是在地热介质中出现的。科学家最近在海底地热派出水口处发现存在各种极不同的生物群落，这些生物群落的母体是具有极原始结构的嗜热细菌，这在某种程度上证实了生命起源于地热这一说法。甚至，雅典奥运会开幕式"生命之章"，出现水中一个怀孕妇女的形象，水幕上出现DNA双螺旋结构的图形，蕴含了生命起源于海洋，人类来自水中的事实。

水是一种重要的化合物质，在宇宙间广泛地存在，绝不是地球上特有的物质，但却为地球大量拥有，故地球又有"水球"之称。水和生命的关系是众所周知的，水是良好的溶剂，水是生物体新陈代谢的最佳介质，水是生命所需要的第一物质。即使是单细胞生物也离不开水。天体演化、物质结构和生命起源是当代自然科学的三大基础理论问题，水在这三个方面都有参与。难怪天文学家、太空学家们如此关注火星、金星、木卫二和土卫六等行星上是否有水，或者混合在其中的冰冻或结晶状态的水物质。今年 3 月，来自各地的行星学家聚集在位于休斯敦的美国航空航天局约翰逊航天中心，讨论关于太阳系中的岩石状（和冰状）物体问题。由火星轨道探测器发回的照片有可能向我们暗示，在不久以前，曾经有水从火星岩石的表面流出来。由此，火星上存在着生命的希望——至少在普通人的想象中大大增加了。地外之水的发现，预示着人类对宇宙的认识将要产生重大突破和认识史上的飞跃。

（二）精气学说的起源及其沿革

我们在水地说的基础上，引申出"精"的概念，嬗变为精为万物之源。自然界的水即天地之精，是万物赖以生长发育之根源。

精气学说研究精气的内涵及其运动变化规律，阐释宇宙万物的构成本源及其发展变化的古代哲学思想。古代哲学中的精气学说是中医学"精"学说产生的土壤。对中医学"精"的理论形成有重要的影响；同时，中医学"精"的理论对古代哲学"精"概念的产生也有重要的推动作用。

中国古代哲学中的精气学说认为，精，又称精气，是充塞宇宙之中的无形（指肉眼看不见形质）而运动不息的极细微物质，是构成宇宙万物的本原。

精的哲学概念，起源于道家和宋尹学派。道家的代表人物，老子，即李耳，字聃（约公元前 571 年—公元前 471 年），著有五千言的《老子》（又名《道德经》），将道与精联系起来，认为精是"道"的内核。如《老子·第二十一章》："道之为物……窈兮冥兮，其中有精；其精甚真，其中有信。"

宋钘（约公元前 370 年—公元前 291 年）、尹文（约公元前 360 年—公元前 280 年），为稷下学宫宋尹学派的主要代表人物。有人认为《管子》中的《心术》上、下与《白心》《内业》四篇为宋尹遗著，宋尹著书乃托名管子（即管仲，约公元前 725 年—公元前 645 年，为中国古代著名的政治家和思想家，春秋时期曾任齐国上卿，即丞相）。《管子·内业》说："精也者，气之精者也。""人之生也，天出其精，地出其形，合此以为人。"《管子·心术下》说："一气能变曰精。"

其后，《易传》《吕氏春秋》《淮南子》等著作均对精气学说进行发挥，从而使精气学说的研究引向深入。如《易传·系辞上》："精气为物。"《易传·系辞下》说："男女媾精，万物化生。"

《吕氏春秋》亦称《吕览》，为秦国丞相吕不韦集合门客们共同编撰的杂家名著，注重博采众家学说，以儒、道思想为主，并融合进墨、法、兵、农、纵横、阴阳家等各家思想。是书将"精气"学说加以发扬，明确精为物质之本原，其运动变化构成世界万物。如《吕氏春秋·尽数》："精气之集也，必有入也。集于羽鸟，与为飞扬；集于走兽，与为流行；集于珠玉，与为精朗；集于树木，与为茂长；集于圣人，与为敻明。精气之来也，因轻而扬之，因走而行之，因美而良之，因长而养之，因智而明之。流水不腐，户枢不蝼，动也。形气亦然。形不动则精不流，精不流则气郁。"并且，物质运动变化是一个循环反复的过程，谓之"圜道"，皆精气上下之所成。如《吕氏春秋·圜道》："天道圜，地道方。圣王法之，所以立上下。何以说天道之圜也？精气一上一下，圜周复杂，无所稽留，故曰天道圜。何以说地道之方也？万物殊类殊形，皆有分职，不能相为，故曰地道方。主执圜，臣处方，方圜不易，其国乃昌。日夜一周，圜道也。月躔二十八宿，轸与角属，圜道也。精行四时，一上一下，各与遇，圜道也……"

《淮南子》又名《淮南鸿烈》，为淮南王刘安及其门客集体撰写，以道家为主，糅合阴阳家、墨家、法家和儒家思想。是书把精分为精气与烦（繁）气两类，如《淮南子·精神训》："烦气为虫，精气为人。"人类禀受精气而生，动物类禀受杂乱的烦气而成，故人与动物不仅形体有异，而且人的精神、情感、智慧也为动物所不及。

精气学说研究的发展过程中，在两汉时被"元气学说"所同化，嬗变为"元气一元论"。因而，可以认为，精气学说是"元气一元论"的早期阶段。

（三）中医学之精水合一学说

中医学引入中国古代哲学思想，基于对生命起源的认识，将精、水合成统一整体进行论述，是肾藏象理论建构的哲学基础。

1. 中医学的精水合一学说源于古代哲学

从水地说及精气学说的哲学思想出发，精属五行之水，水性润下而闭藏，故《素问·上古天真论》认为："肾者主水，受五脏六腑之精而藏之。"水为万物之源，故人体生命来源于精。《灵枢·决气》说："两神相搏，合而成形，常先身生，是谓精。"《灵枢·经脉》说："人始生，先成精，精成而脑髓生，骨为干，脉为营，筋为刚，肉为墙，皮肤坚而毛发长，谷入于胃，脉道以通，血气乃行。"这里所谓的"精"，主要指先天之精。先天之精禀受于父母，与生俱来，乃构成人体胚胎生命的基本物质。肾藏精，主于先天，故"肾为先天之本"。赵献可《医贯·黄帝内经十二官论》说："五脏之真，唯肾为根。"又在《五行论》篇中引希夷先生《阴阳消息论》曰："坎以一阳陷于二阴，水气潜行地中，为万物受命根本。"明代医家将肾与命门的关系阐述得极为明确。命门者，生命之门，其气与肾通。故张景岳《景岳全书·命门余义》说："命门有生气，即乾元不息之几也，无生则息矣……如脏腑有生气，颜色有生气，声音有生气，脉息有生气，七窍有生气，四肢有生气，二便有生气。"并认为"命门为元气之根，为水火之宅。五脏之阴气非此不能滋，五脏之阳气非此不能发。"据此，古代哲学中"水为生命之源"的观点，在中医学中关于"精者，身之本""肾为先天之本""命门者，诸神精之所舍，原气之所系，男子以藏精，女子以系胞"等论述，对人体生命根本的认识得到了具体的诠释。

与精水合一说密切相关的另外一个命题是肾主水。精水合一说在当时只是一家之言，虽然对中医的影响不如精气理论，但它的介入几乎直接促使了肾藏象某些理论的确立。

在马王堆出土的早期医书中，对于精的论述并未与肾结合起来。肾藏象的形成首先是基于初步的解剖和生理病理观察，精液溢泻与尿液排泄共同通道这一事实是"藏精"与"主水"皆归于肾的前提。这种观念现在看来有牵强之虞,在当时却是一种普遍的思维方式。然而,"水地说"的出现,哲学精气学说的形成,对中医精气学说的形成也起到了重要的启迪作用。精为生命的本原,精在水中,水中有精,水为生命之源,生殖之精又以液态的形式表现,因此,精即是水,精、水在生命起源方面得到了统一,为主水、藏精皆是肾的生理功能奠定了理论基础。主水和藏精将"水为生命之源"与"精为生命本原"很好地在肾结合,五行学说又赋予肾"主蛰,封藏之本"的内涵,这样肾藏精与主水这两种重要生理功能在传统哲学思想的撮合下得到协调统一。

2. 中医学精水合一学说有别于古代哲学

毋庸置疑,中国古代哲学的水地说及精气学说对中医学产生重大影响,然而,随着中医学通过对整个生殖繁衍过程的观察、体验与研究,在生殖之精的来源、生成、贮藏、施泄等有了更为深刻的认识,从而有别于水地说及精气学说的哲学思维,形成中医学特有的对生命科学的认识。

古代医学家通过对人体自身的生殖繁衍与代谢过程的观察与思考,逐渐认识了精的来源、作用,建立了中医学的"精"学说。

(1)生殖之精 生殖之精,即男精、女血,是繁衍生命的精微物质,基本脱离了古代哲学范畴。中医学认为,男精、女血皆为液体,如《素问·上古天真论》女子"二七,天癸至,月事以时下";男子"二八,天癸至,精气溢泻"。由于受科学技术的限制,古人尚不知道卵子即卵细胞,但可以从月事(又称月水)的周期性来潮,推测与生殖之精有关。男子的精气即精液,为生殖之精。"阴阳合而能有子",即男女生殖之精相结合,则产生一个新的生命个体,这是古人对精的最原始最直观的认识。《灵枢·天年》认为,人之始生,"以母为基,以父为楯"。认识随着观察逐渐深化。

(2)天癸 天癸的名称,显然保留哲学思维的痕迹,见于《类经·藏象类·有子无子女尽七七男尽八八》:"天癸者,言天一之阴气

15

耳，气化为水，因名天癸"。但其实质仍然是指促进并维持生殖功能的精微物质。

例如，以天癸为精（血）说，《女科折衷纂要·调经门》："天癸在男子为精虫，在女子为卵子。"《保命歌括》："在男子为精，在女子则为血，皆曰天癸。"

以天癸为气（精气）说：《黄帝内经太素·卷二·摄生·寿限》："天癸，精气也。"《医宗金鉴·嗣育门》也有相类论述："天癸，乃父母所赋，先天生身之真气也。"《医宗金鉴·妇科心法要诀》："先天天癸，谓肾间之动气。"即天癸源自父精母血是先天之精，其后在生长发育过程中由水谷清气等精微物质滋养，作为生命之本（元气）藏于肾中，即为肾间动气等。

（四）中医学"肾藏精"的哲学思维与生命科学概念

《黄帝内经》多处论述肾与精的关系最为密切。古人先是通过生理现象的观察，如"男子二八……精气溢泻，阴阳和，故有子"的因果关系，以及前阴为男子的溺与精之共同出口等，得出了肾藏生殖之精的结论；又通过观察生殖之精与生长发育同步盛衰的规律，得出肾藏五脏六腑之精的结论。

1. "肾藏精"的哲学渊源

如上所述，在古代哲学理论中，水地说与精气学说一脉相承。精与水同属阴，精与水皆具濡润、凝聚、潜藏的特性；精与水同为万物本原。据先秦的"水地说"，水是万物之本原，精聚而为水，《管子·水地》："人，水也。男女精气合，而水流形。"精即是水，精水合一，精、水在生命起源方面得到统一，而精气学说认为精为万物构成的要素，精水合一，这为主水、藏精皆是肾的重要生理功能奠定了理论基础。

肾五行属水，有闭藏之性。根据五行理论，五行之水的特性为滋润、寒凉、趋下、闭藏等特性，《尚书·洪范》"水曰润下"，水应四时为冬，应五方为北，《管子·四时》："北方曰月，其时为冬，其气曰寒，寒生水与血。"中医将五行与五脏相对，肾五行属水，肾有着水的特性，通于冬气。水性寒凉，闭藏，冬季寒冷，百虫蛰伏。尽管肾属水的最终确立要经过人体生理、病理现象及与自然界关系的反复观察和比较，但最初对"肾主水"的解剖认识却是肾与水相连的起点，并在这种归属中起了关键性的作用。因此，肾有着封藏之性，人体之精气聚藏于此。

2. "肾藏精"的医学概念

肾藏精是指贮藏精气和调控精气的功能。

肾贮藏精气，以藏为主，包括先天之精、后天水谷之精、五脏六腑之精和生殖之精。此类精气，宜封藏、闭藏、蛰藏体内，不宜妄泻，为人体生命本原和维持生命活动所必须精微物质。

肾调控精气，藏中有泻。肾将所藏之精提供机体脏腑、形体、官窍，以发挥滋养濡润作用；同时，化生血液，流溢冲任，充养体表；并在人体发育至一定阶段溢泻生殖之精。

根据机体内外环境应急状态，肾藏精"起亟"而满足机体需要，其应变调节功能表现于对人体内外的调节作用。对外，精为身之本，可调节人体适应外界环境的变化；对内，各脏腑之间精气充足，则脏腑之间互相协调，维持人体的阴阳平衡。

从医学专著来说，马王堆汉墓帛书《胎产方》论述人体胚胎发育过程，认为"四月而水授之，乃始成血"，以下依次火、金、木、土、石（谷），"十月气陈"而婴儿出生，也反映了生命始于水的观点。《素问·解精微论》云"水宗者，积水也，积水者，至阴也，至阴者，肾之精也"，直接把水与同属至阴之肾精联系起来。

后世医家对此多有阐明，如《类经·藏象类》曰："所谓精者，天之一，地之六也。天以一生水，地以六成之，而为五行之最先。故万物初生，其来皆水。如果核未实犹水也，胎卵未成犹水也，即凡人之有生，以及昆虫草木，无不皆然。"明·章潢《图书编·养肾法言》明确指出："肾在诸藏为最下，属水藏精。盖天一生水，乃人生身之本，立命之根。"

二、阴阳五行学说

（一）阴阳学说的起源与沿革

阴阳学说的演变，曾经历了相当长的过程。阴阳概念在远古时代已经萌发，晴天有太阳，就称之为阳日，阴天没有太阳，就称之为不阳日；昼见阳光，夜不见阳光，就产生了昼阳夜阴的观念；山之南日照长，作物繁盛；山之北日照短，作物就不那么茂盛，即产生了南阳北阴的观念；夏日炎热，冬日寒冷，于是又产生了夏阳冬阴的观念。最早记载"阴阳"观念的是《周易》。《周易》大约成书于西周前期，由六十四卦符号系统与六十四卦文字系统（包括六十四条卦辞、三百八十六条爻辞）组成，最基本的符号是"爻"。爻只有"—""- -"两种。虽然《周易》没有直接称它为"阳爻""阴爻"，但"—""- -"反映出上古先哲的阴阳观念（图1-1）。在卦爻辞文字中，也有大量的表示阴阳对立的词语，如乾坤、泰否、剥复、损益、既济、未济等卦名，还有吉凶、上下、大小、往来等爻卦辞词语。可见，阴阳观念在殷周时期已经相当成熟。

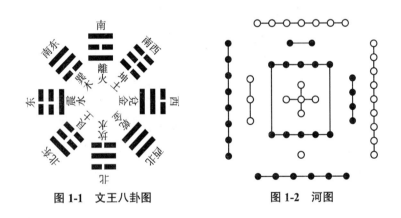

图 1-1　文王八卦图　　　　　　图 1-2　河图

被称为"无字天书"的《河图》（图1-2）《洛书》中也包含了阴阳的思想。白圈为奇数，为天，为阳；黑点为偶数，为地，为阴。天数与地数的数字配合皆为阴阳之数相合而成，总数为五十五，乃天地之数。

奇数得阴而生，偶数得阳而长。说明天地之道孤阳不生，独阴不长，必须阴阳相合，互根互用。

　　具有哲学意义的阴阳概念出现在《国语》《左传》中。据《国语·周语上》记载，阴阳概念的出现在西周末年。如周文王弟弟虢叔的后代虢文公，就开始以阴阳二气解释土地解冻、春雷震动的原因："阳气俱增，土膏其动""阴阳分布，震雷出滞。"虢文公认为土地解冻是阳气上升，春雷震动是由于阴阳二气处于"分布"的状态。周幽王二年，太使伯阳父，以阴阳二气解释地震，进而认为朝期将亡，"阳伏而不能出，阴迫而不能蒸，于是有地震。今三川实震，是阳失其所而镇阴也。阳失而在阴，川源必塞；源塞，国必亡"（《国语·周语上》）。这里的"阴阳"属天文学概念，指出地震是由于阴气压迫阳气所致。春秋时期越国大夫范蠡在《越语·越兴师伐吴而弗于战》中说"阳至而阴，阴至而阳""后则用阴，先则用阳"，将阴阳观念用于兵法，这也是自西周以来对阴阳观念的发展和总结。到了战国时期，道家创始人老子进一步发展了春秋时期阴阳说，以阴阳为哲学范畴，解释天地万物的性质，提出"万物负阴而抱阳，冲气以为和"的思想。战国中后期，齐国稷下学者邹衍，以阴阳观念为核心，创立了阴阳五行学派，"深变五行消息，而作怪迁之变"（司马迁语）。

　　将"阴阳"思想更加系统化、理论化，并推向空前水平的是《易传》。《易传》将阴阳提升到哲学本体论层面，第一次将"—"读作阳爻，"- -"读作阴爻，并明确提出"一阴一阳之谓道"的命题，从观物取象、万物交感、发展变化、普遍联系、道器观念等多角度多方面地解析《周易》哲学思想。如《易传·系辞》"在天成象，在地成形，变化见矣"，解析了《周易》以阴阳对立为基石，以变易为核心的基本思想。

　　到了汉代，经学大师董仲舒吸纳阴阳五行说建立新的思想体系，形成了经学的阴阳五行化。班固《汉书·五行志》曰："……汉兴，承秦灭学之后，景、武之世，董仲舒治《公羊》《春秋》，始推阴阳，为儒者宗。"董仲舒以阴阳五行观照、阐释六经尤其是《春秋》，为统治者树立政治信仰，成为一代经学的宗师。董仲舒"始推阴阳"的学术开拓，被称为经学的"神学化"，具有阴阳五行特征的汉代经学亦被称为"神学经学"。

（二）五行学说的起源与沿革

五行是指木火土金水五种元素，是中国古代哲学思想的重要内容，五行学说肇始于夏商之际，完善于春秋战国，影响持续至当今社会。但在其发展过程中，却广泛地渗透到中国社会制度，思想文化、自然科学与语言文字各个领域。

五行起源于殷商时代，当时出现了"四方"或"五方"观念，甲骨文中有"四方"和"四方风"的记载，从中央看四方乃是殷人的方位观。殷商大墓和明堂中有大量的表示五方图案的构造。进而，又有"五材"之说，如《左传·襄公二十七年》："天生五材，民并用之，缺一不可。""金、木、水、火、土"是人类赖以生存的五种基本物质。由"五方""五材"逐渐发展成为"五行"学说。

最早记载五行哲学概念的著作是《尚书》。《尚书》有两篇文献提到"五行"一词，一篇是《夏书·甘誓》："有扈氏威侮五行，怠弃三正。"此处只提及"五行"一词，没有具体的内容。另一篇是《周书·洪范》，首次将五行称为水火木金土，并概况其特性是："水曰润下，火曰炎上，木曰曲直，金曰从革，土爰稼墙。润下作咸，炎上作苦，曲直作酸，从革作辛，稼墙作甘。"

"五行"的哲学观念在《洪范》中也有所阐释。箕子在提到治国大法"洪范九畴"时就阐释五行规律："我闻在昔，鲧湮洪水，汩陈其五行……鲧则殛死，禹乃嗣兴，天乃锡禹洪范九畴。"鲧由于用堵塞的方法治理洪水，违背了五行的规律，遭到天谴，而禹则按照五行的规律行事，一切都治理得井然有序。因此，五行作为宇宙构成和万物普遍遵循的规律性认识，赋予贯穿"九畴"的总纲的地位。这里的"五行"已经脱离了通常人们所认为的五种具体的物质，而是从许多物象中进行抽象提炼而得的本体认识和意象属性，并具有了规律性的意义。

　　尽管"五行"之间的排列顺序以及相互之间的关系并未像后世那样的合理而严谨，但是，其所体现的五种属性以及与五味的比类联系已经使它初步具有体系的雏形，它所揭示的构成大自然的五种最基本元素本身所具有的物质属性对于人类社会的一切行为取向都有着严格的规定性，为中医学的发展奠定了理论基础。

　　五行的顺序到了《管子·五行》才开始变化，形成了木火土金水的顺序，并和天干相配。"日至，睹甲子木行御""睹丙子火行御""睹戊子土行御""睹庚子金行御""睹壬子水行御"。即甲木、丙火、戊土、庚金、壬水。

　　战国时期以邹衍为代表的阴阳五行家将"五德终始"说引入五行体系，用阴阳消长的道理来说明五行的运动变化，形成了五行相生学说和五行相胜学说，构成阴阳五行说。

　　汉代董仲舒在《春秋繁露·五行之义》中曰："天有五行：一曰木，二曰火，三曰土，四曰金，五曰水。木，五行之始也；水，五行之终也；土，五行之中也。此天次之序也。"五行已经明显上升为一种表示普遍联系的哲学概念。

　　董仲舒将阴阳五行和气联系起来，《春秋繁露·五行相生》曰："天地之气，合而为一，分为阴阳，判为四时，列为五行。"宋代理学家朱熹从气、阴阳五行一体论的角度论述阴阳五行与气的关系。"阳变阴合，而生水火木金土。阴阳，气也，生此五行之质""阴阳是气，五行是质。有这质，所以做得物事出来……不是阴阳外别有五行"（《朱子语类》）。宋代理学家周敦颐《太极图说》："无极而太极。太极动而生阳，动极而静，静而生阴，静极复动。一动一静，互为其根；分阴分阳，两仪立焉。阳变阴合而生水火木金土，五气顺布，四时行焉，五行一阴阳也，阴阳一太极也，太极本无极也。五行之生也，各一其性。无极之真，二五之精，妙合而凝。乾道成男，坤道成女。二气交感，化生万物，万物生生而变化无穷焉。"董仲舒、朱熹、周敦颐所构建的是"气－阴阳－五行－万物"的宇宙生成模式。

西汉时期，五行学说进一步成熟并盛极一时，并被广泛应用于中医学、政治、天文、音乐等方面。

（三）中医学的阴阳五行学说

中医阴阳五行学说受到中国哲学思想的影响，主要保留在《黄帝内经》中。《黄帝内经》将哲学的阴阳五行思想运用到中医的诊断、治疗、预防等各个方面，形成了具有中医学发展规律和特点的阴阳五行学说，是肾藏象学说发生、发展、变化的理论基础。

1. 中医阴阳五行学说源于古代哲学

从阴阳五行的哲学思想出发，中医阴阳五行学说包含了阴阳五行学说的共性和特性。

中医阴阳学说主张：其一，阴阳存在的普遍性，如《素问·阴阳应象大论》曰："阴阳者，天地之道也，万物之纲纪，变化之父母，生杀之本始，神明之府也，治病必求于本。"《素问·宝命全形论》曰："人生有形，不离阴阳。"其二，阴阳对立统一性，如《素问·阴阳应象大论》曰："阴在内，阳之守也；阳在外，阴之始也。""阳胜阴病，阴胜则阳病。"中医学将阴阳对立统一的关系运用到疾病的治疗中，"寒者热之""热者寒之""阳病治阴，阴病治阳"等正是这一规律指导下确定的治疗大法。其三，阴阳消长的量变过程，《素问·阴阳应象大论》："阳胜则阴病，阴胜则阳病。"阐释阴或阳的偏盛（长），则相对一方则导致偏衰（消）。《素问·生气通天论》："阴不胜其阳，则脉流薄疾，并乃狂。阳不胜其阴，则五脏气争，九窍不通。"阐释阴或阳的偏衰（消），则相对一方则导致偏盛（长）。其四，阴阳转化的质变过程，如《黄帝内经》"重阴必阳，重阳必阴""寒极生热，热极生寒"等表述，"重""极"就是事物内部阴阳相互转化的内在因素和必要条件。

中医五行学说最重要的体现，是以五行的特性来分析归纳人体脏腑、经络、形体、官窍等组织器官和精神情志等各种机能活动，构建以五脏为中心的生理病理系统，进而与自然环境相联系，建立天人一体的五脏系统。同时，以五行的两种结构模式分析五脏之间的生理病理联系，指导疾病的诊断和防治。中医学重视五行之间的生克制化关系，五行学说以"五"为基数来解释事物之间的生克制化关系规律，帮助人们认识事物之间的广泛联系，尤其是在以五脏为中心的整体观理论建立的过程中发挥了巨大的作用。如《素问·阴阳应象大论》曰："东方生风，风生木，木生酸，酸生肝，肝生筋，筋生心，肝主目。"《素问·五运行大论》曰："气有余，则制己所盛，而侮其所不盛，其不及，则己所不胜侮而乘之，己所胜轻而侮之。"五行生克制化关系，即五行之间生中有克，克中有生，才能维持事物间的平衡协调，促进稳定有序的变化与发展。故明·张介宾《类经图翼·运气上》说："盖造化之机，不可无生，亦不可无制。无生则发育无由，无制则亢而为害。"五行生克制化平衡，在自然界则为生态平衡，在人体则为生理平衡。

2. 中医阴阳五行学说有别于古代哲学

阴阳五行学说从古代哲学渗透并融入到中医学，不仅应用阴阳五行学说阐释了脏腑经络、四肢百骸之间的广泛复杂的生理病理联系，而且更进一步应用阴阳五行学说把人的生命同宇宙及自然界联系到一起。

阴阳五行学说与人体的生理病理相结合，形成中医藏象学说。如《素问·六节藏象论》："藏象何如？岐伯曰：心者，生之本，神之变也，其华在面，其充在血脉，为阳中之太阳，通于夏气；肺者，气之本，魄之处也，其华在毛，其充在皮，为阳中之太阴，通于秋气；肾者，主蛰，封藏之本，精之处也，其华在发，其充在骨，为阴中之少阴，通于冬气；肝者，罢极之本，魂之居也，其华在爪，其充在筋，以生血气，其味酸，其色苍，此为阳中之少阳，通于春气；脾胃大肠小肠三焦膀胱者，仓廪之本……此至阴之类，通于土气。"这是中医学最初的逻辑体系，正如黑格尔所说，在科学上最初的东西，也一定是历史上最初的东西。

关于疾病的诊断治疗方面，同样也应用了阴阳五行学说，如《素问·阴阳应象大论》："善诊者，察色按脉，先别阴阳。"《素问·至真要大论》："谨察阴阳之所在而调之，以平为期。"辨清阴阳，才能正确分析和判断疾病；治疗疾病，则要根据病证的阴阳偏盛偏衰等情况，确定治疗原则，再根据药物四气五味和升降浮沉的阴阳属性选择适当的药物，调整疾病过程中的阴阳失调，使之向恢复平衡方面发展，从而达到治愈疾病和减缓病情之目的。

（四）中医学"肾藏精"理论与阴阳五行学说

1. 阴阳学说在"肾藏精"理论中的应用

"肾藏精"理论与阴阳学说的关系通过肾阴肾阳体现出来。肾阴、肾阳在《黄帝内经》中没有提及，较早见于隋·杨上善《黄帝内经太素·五脏脉诊》："诊得石脉急甚者，是谓寒气乘肾阳气走骨而上，上实下虚，故骨癫也。"《黄帝内经太素·寒热厥》："此人，谓手足热厥之人，数经醉酒及饱食，酒谷未消入房，气聚于脾脏，二气相搏，内热于中，外遍于身，内外皆热，肾阴内衰，阳气外胜，手足皆热，名曰热厥也。"肾阳，即是肾的温煦、活跃、激发的特性，具有温煦、激发、推动和气化作用；肾阴，即是肾的凉润、宁静、凝聚的特性，具有宁静、滋润和濡养和成形作用。

明代，由于命门学说的兴起和发展，形成真阴、真阳为全身阴阳之本的理论。明代医学大家张景岳《景岳全书·传忠录》说："命门为元气之根，为水火之宅，五脏之阴气，非此不能滋，五脏之阳气，非此不能发。"后世由此命名肾阴为命门之水、肾阳为命门之火的概念。肾阴与肾阳，同源而异名，二者于相互渗透中相互依存，又在相互制约中相互为用，可分而不可离，以此协调肾之水火阴阳的平衡。《景岳全书·传忠录·阴阳篇》曰："道产阴阳，原同一气。火为水之主，水即火之源，水火原不相离也。何以见之？火为阳，水为阴，象分冰炭。何谓同源？盖火性本热，使火中无水，其热必极。热极则亡阴，而万物焦枯矣。水性本寒，使水中无火，其寒必极，寒极则亡阳，而万物寂灭矣。此水火之气，果可呼吸相离乎？其在人身，是即元阴元阳，所谓先天之元气也。"

2. 五行学说在"肾藏精"理论中的运用

五行学说对藏象理论的影响经历了较为长期的演变过程，但肾与五行之水的对应一直处于恒定的状态。在《吕氏春秋·十二纪》建立的模型中，五方、五味、五数、五色、五音与五行的配属与《内经》相同，但五脏与五行的配属确大不相同，即脾配木、肺配火、心配土、肝配金、肾配水。许慎《五行异议》引述《尚书》之说，也是"脾木、肺火、心土、肝金、肾水"，仅肾属水与《内经》一致。

此模式的产生大概与上古时期的祭祀有关，这种祭祀活动是以解剖器官为祭品在相应季节进行的，其解剖位置的排列方式与五行方位相匹配，即脾左应东属木、肺上应南属火、心应中属土、肝右应西属金、肾下应北属水。汉代王子渊在《四子讲德论》中云："君者中心，臣者体外。"许翰注扬雄《太玄经·玄数》："肺极上以覆，肾极下以潜，心居中央以象君德，而左脾右肝承之。"这种重"中"思想导致了心位中央属土与后世心火脾土相异，但肾居下属水却得以延续。

《吕氏春秋》《尚书》和《管子》记载的是解剖实体与五方和五行的配属，《内经》却是以五脏功能属性作为类比依据的，这是五行配属五脏不相同的重要原因。

中医学将有关肾的各种组织器官、功能活动和自然现象归纳为以肾水为中心的理论体系，以五行之间的生克制化来阐释肾藏象系统与其他四脏系统之间的关系，充分体现天人相应的整体观。自然现象与肾水的五行配属模式有如下几种：

其一，四时四脏模式：见于《素问·四气调神大论》，春、夏、秋、冬分别对应肝、心、肺、肾和少阳、太阳、少阴、太阴，但未提及具体的五行对应，甚至未见五行之词，亦未述及脾。肾属太阴应冬。

其二，四时五脏五方模式：见于《素问·水热穴论》及《灵枢·四时气》等篇。四时与五脏和五方相配，脾土不主时或寄旺于四季之末各十八日，肾水居北方而应冬。

其三，五时五脏五方模式：此模式广泛见于许多篇章，以五时与五脏和五方相配，即五行（木、火、土、金、水）分别配五方（东、南、中、西、北），配五脏（肝、心、脾、肺、肾），配五时（春、夏、长夏、秋、冬）。

《黄帝内经》以五行为指导思想和思维工具，通过五行属性推演认识五脏的生理病理现象，用五行的生克制化规律揣度五脏系统之间的联系，并将自然界的种种事物按五行属性进行归纳，建立起以五脏系统为核心的整体框架结构。正如《素问·脏气法时论》所说："五行者，金木水火土也。更贵更贱，以知死生，以决成败，而定五脏之气，间甚之时，死生之期也。"在这个体系中，肾属水，为水脏，通太阴之气而主蛰藏精，生肝胜心，生于肺，为脾所主。这个结论不仅在很大程度上解释了肾和相关组织器官的生理病理变化及其与自然现象的关联，而且对于"不治已病治未病"，控制传变、了解预后，都具有重要的意义。

第三节　古代文化与肾藏精藏象理论的发生

中国传统文化与肾藏精藏象理论的发生密不可分，如《周易》文化、社会职官文化、先秦诸子文化等，都在肾藏精藏象理论的发生方面留下很深的痕迹。

一、易学象数对肾藏精藏象理论的影响

易学与中医的关系，历来有"医易同源"和"医源于易"的说法。易学被古人认为是研究宇宙万物变化的原理和法则的学问，反映了古人对自然和社会普遍规律的认识，在中国传统文化中占有极重要的地位。其影响所及，关系到天文地理、气象历法、乐律声韵、兵法算术、儒学道家，几乎涵盖传统文化的所有领域。除卦爻外，易学还采用《河图》《洛书》、太极图等图形以及象数模型作为表述事物的工具和中介。在以易学思想为重要源头的古文化背景下形成的《黄帝内经》藏象理论，不可避免地带上了易学的烙印。

（一）易学思维方式与肾藏精藏象理论

易学认识世界的途径，主要是通过观察物象来体会事物的性能，用

取象比类来归纳其特征,立卦象以表达认识。《易传·系辞上》云:"古者庖牺氏之王天下也,仰则观象于天,俯则观法于地,观鸟兽之文,与地之宜,近取诸身,远取诸物,于是始作八卦,以通神明之德,以类万物之情……是故易者,象也,象也者,像也。"《易传·系辞下》云:"圣人有以见天下之赜而拟诸形容,象其物宜,是故谓之象。"

《易传·系辞》有"天垂象""在天成象""设卦观象""拟诸其形容,象其物宜"等,分象为现象、意象和法象,以卦象及爻象表示,成为天道、物道、人道的缩影。古医家据之效法于人体,《黄帝内经》虽未直接引用卦象,但观物立象,取向比类,藉象表意的思维方式与易学是一致的,或者说,易理思维方式促成了《黄帝内经》以象论藏的观念,其藏象之藏为"言腹中之所藏者",象是"所见于外,可阅者也"。

《黄帝内经》取象比类主要运用五行学说,将人体各器官及其功能归纳为以五脏为中心的系统,并与自然现象联系起来,构成天人相应的整体模型。五行名称遂成为人体五大功能系统的抽象概括和表象符号。类似的情形在易学八卦学说中也有反映,《黄帝内经》中易学表象符号与脏腑相结合最典型的体系是《灵枢·九宫八风》中的模式,但内容和应用比五行学说少得多。其主要原因在于易学内容较之五行学说更为复杂繁琐,争鸣歧义较多而成熟定型较晚,五脏六腑之五六基数与八卦九宫之八九基数不易完全配属,且八卦模式与五行藏象模式难以完全兼容。这也导致了后世医家对五脏六腑与八卦的配属及注解颇不一致,但对于肾脏应坎卦、居北方的说法争议很少。

(二)易学阴阳辩证法思想的影响

《易传·系辞》云"一阴一阳之谓道",易学在某些意义上就是研究阴阳变易的学问,反映了古代阴阳辩证法思想的最高范畴,而阴阳学说在先秦已相当流行。形成于这一时期的中医理论,在相当大的程度上受其支配和影响,也是显而易见的。阴阳的对立统一、依存互根、消长转化等性质都渗入医学,在《黄帝内经》中有多处体现。

《易传·系辞上》:"天尊地卑,乾坤定矣。卑高以陈,贵贱位矣。

动静有常，刚柔断矣。"阴阳对立的思想在《素问·阴阳应象大论》则为："天地者，万物之上下也；阴阳者，血气之男女也；左右者，阴阳之道路也；水火者，阴阳之征兆也；阴阳者，万物之能始也。"

《易传·说卦》"故水火相逮，雷风不相悖，山泽通气，然后能变化，既成万物也"，论述阴阳互根互用的特征。而《素问·阴阳应象大论》中"阴在内，阳之守也；阳在外，阴之使也"，则是阴阳互根互用的最好诠释。

《易传·系辞下》："日往则月来，月往则日来，日月相推而明生焉。寒往则暑来，暑往则寒来，寒暑相推而岁成焉。"对阴阳消长转化原理的说明，《灵枢·论疾诊尺》曰："四时之变，寒暑之胜，重阴必阳，重阳必阴……故寒甚则热，热甚则寒，故曰寒生热，热生寒，此阴阳之变也。"几乎如出一辙。

易学阴阳思想在解释人体生理、病机和摄生方面也都有所贯彻，《黄帝内经》中此类论述颇丰，如《素问·宝命全形论》"人生有形，不离阴阳"，用阴阳思想解读人体的生理结构，《素问·生气通天论》"阴平阳秘，精神乃治；阴阳离决，精气乃绝"，以阴阳平秘作为健康的最高准则。易学阴阳辩证法思想对《黄帝内经》肾藏象的影响是多方面的，尽管《黄帝内经》中没有引用《周易》原文，但阴阳辩证法思想贯穿于《黄帝内经》藏象理论是很明显的。

（三）易学象数模式构建肾藏精藏象理论的框架

象数是易学理论运作的根基，也是易学的一大特色。"象"有象征、表象之意，即用某种事物或符号表示特定的意义，"数"在易学里面是表示不同事物特性的抽象标志，有表量的意义和功能。易学中的"理"是指诸多事物现象和所对应象数运动变化的原理、机制和规则。理、象、数构成了易学理论的三大要素。象数是用来表达理的工具和标记，也是古人把物象符号化、数量化，用以推测事物关系及变化规律的一种学说体系，是摹写天地人的符号，也是揭示宇宙万物特点及运行规律的符号模型。

　　《易传》有"万物皆数"的数理观念，认为世界万物都有变化规律和量化准绳可循，而且可以通过象数模式加以表述、推演和运算。易学表达事物的运动规律，除了用六爻卦形外，还采用了一些图形模式，如《河图》《洛书》、太极图等。相应地易学之数也包括太极卦爻之数与《河图》《洛书》之数两大系统，是数理和哲理相结合的结晶。

　　《易传》以及太极图所表示出的无极生太极，太极生两仪、两仪生四象、四象生八卦的宇宙观及运动模式，为《黄帝内经》提供了朴素科学的自然观和思维方式。太极之"一"与阴阳奇偶之数，构建了中医学的气一元论和阴阳学说。天地之至数始于一而终于九，建构了《黄帝内经》六六之节、九九制会的藏象模型，即六节藏象和九宫八卦的脏腑分属。

　　《易传·系辞上》曰："天一地二，天三地四，天五地六，天七地八，天九地十。天数五，地数五，五位相得而各有合。"不仅表明天地阴阳奇偶通过流行气交运动，与物质世界联系成有机整体，又说明了五行生成数之肇始，五行生成数既象征着阴阳的次序，又包含着阴阳的盛衰。《河图》四方的生成数一、二、三、四均需与中五相加，才能变为六、七、八、九之成数。《洛书》配八卦亦独独有中五无卦可配，形成中五立极。这两张具有阴阳五行结构及变化的时空图，反映了宇宙万物本天生而地成，地生而天化，阴阳奇偶结合，五行相制生化，即"二五之精，妙合而成"。这种数理模式为《黄帝内经》在自然观、生命观、疾病观协调统一的前提下建构整体系统观念奠定了理论基础。并且阴阳学说与五行学说有机结合，一起构成《黄帝内经》藏象理论的基本框架。如《素问·金匮真言论》的四时五脏阴阳的系统观，既运用了五行之象，又运用了五行之数，根据人体的生理功能及联系，象以定数，数以征象，建立了独具特色的"时脏阴阳"五大功能系统结构。其中"北方色黑，入通于肾……其类水……其数六"，成为肾藏象内外联系的定型模式，用以诠释与肾相关的诸多生理病理现象，还可推演出预后传变。

　　从藏象理论的一些具体内容来看，明显借取了易学模式，除了藏象学说与四时五方的配应与《河图》模式相一致外，肝气左升，肺气右降说源于《河图》《洛书》的天体左旋运动，"肾治于里"从这个角度隐约表明肾具有脏腑气机运行原动力的特征，这与"肾藏精"和"肾为阴中之太阴"之类的论述两相印证，颇有相通之处。此外，一些特定数字，如《素问·金匮真言论》中各脏的"某数某"，其中肾数为六，运气七篇大论中的"眚于某""灾某宫"等，均是《河图》《洛书》的方位数。三阴三阳的六经模式是依据《河图》《洛书》方位演绎。《素问·气厥论》中五脏寒热相移的次序遵循的是脏腑方位后天卦传先天卦的规律等。

《易传·说卦》言："乾为小肠、坤为脾、震为肝、艮为大肠、离为心、坎为肾、兑为肺、巽为胃（表 1-1）。"《灵枢》九宫八风图（图 1-3）与此模式相同，又是《洛书》九宫图的印证，也是藏象理论与易学八卦象数相结合的典型模式。

除《灵枢·九宫八风》有模型描述外，在《素问·八正神明论》《素问·方盛衰论》《素问·金匮真言论》《素问·五运行大论》和《素问·五常政大论》中亦有相关说明。

表 1-1 八脏、八方、八风、八卦、五行、病气所主、外在体表对应表

风名	风向方位	宫位卦象	五行	脏腑	病气所主	外在体表
大弱风	南	离	火	心	主热	脉
谋风	西南	坤	土	脾	主弱	肌
刚风	西	兑	金	肺	主燥	皮肤
折风	西北	乾	金	小肠	善暴死	手太阳脉
大刚风	北	坎	水	肾	主寒	骨与肩背之膂筋
凶风	东北	艮	土	大肠		两胁腋骨下，肢节
婴儿风	东	震	木	肝	主身湿	筋纽
弱风	东南	巽	木	胃	主体重	肌肉

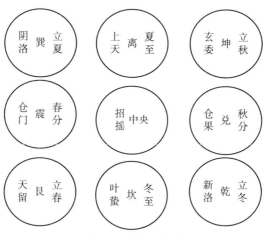

图1-3　九宫八风图

《灵枢·九宫八风》："太一日游,以冬至之日,居叶蛰之宫,数所在,日从一处,至九日,复返于一。常如是无已,终而复始。"又云:"风从北方来,名曰大刚风,其伤人也,内舍于肾,外在于骨与肩背之膂筋,其气主为寒也。"这些论述与肾藏精的特性、生理功能和病理特点是一致的,可互相参证。

(四)易学自然观与肾藏象理论

易学自然观认为天、地、人是相互联系的整体,即"天人合一",天道和人事的运动变化具有一致性,或者说人与整个宇宙自然是一个整体,人与这个整体结构具有相同的运作规律。《素问·宝命全形论》："人以天地之气生,四时之法成……天地合气,命之曰人。"《灵枢·岁露论》："人与天地相参也,与日月相应也。"《黄帝内经》把人与自然看作密切相关的统一体,依据人与自然的相应协调关系来讨论人体的生理病理及养生治疗。

以肾藏精藏象理论为范例,如《素问·四气调神大论》："冬三月,此谓闭藏……去寒就温,无泄皮肤使气亟夺,此冬气之应养藏之道也。逆之则伤肾,春为痿厥,奉生者少……逆冬气,则少阴不藏,肾气独沉。夫四时阴阳者，万物之根本也。"《素问·阴阳应象大论》："天气通于肺……雨气通于肾。"《素问·诊要经终论》："十一月十二月，冰复，地气合，人气在肾。"《素问·脏气法时论》："肾主冬，足少阴太阳主治，其日壬癸，肾苦燥，急食辛以润之，开腠理，致津液，通气也。"都是从天人相应的立论出发来探讨肾的生理病理情况，并且通过人与外界时空和各种自然现象的关联协调性来寻求对肾系统疾病的诊断治疗机理与方法。

二、社会官制文化对肾藏精藏象理论的影响

在影响《黄帝内经》肾藏象演化的诸多古文化因素之中，社会官制模式也居其一。以君臣相傅论脏腑，同中国社会制度密切相关，古代官制源于传统文化，而官制文化又作为文化背景对藏象理论产生一定影响。如宫廷君主制、等级制是先秦时代礼学的一部分，被作为社会行为的准则，这些认识在一定程度也影响到对人体本身的认识，促成了对脏腑职能分工观念的建立。《黄帝内经》中有关"十二官"的论述，就是运用社会关系模式来类比脏腑功能及关系的说明。

"肾者，作强之官，伎巧出焉"是对肾的功能特性的高度概括，在《黄帝内经》中凡二见。《素问·刺法论》中夹杂针刺内容，《素问·灵兰秘典》中的论述较为完整清晰："……愿闻十二脏之相使，贵贱何如……心者，君主之官也，神明出焉。肺者，相傅之官，治节出焉。肝者，将军之官，谋虑出焉。胆者，中正之官，决断出焉。膻中者，臣使之官，喜乐出焉。脾胃者，仓廪之官，五味出焉。大肠者，传道之官，变化出焉。小肠者，受盛之官，化物出焉。肾者，作强之官，伎巧出焉。三焦者，决渎之官，水道出焉。膀胱者，州都之官，津液藏焉，气化则能出矣。凡此十二官者，不得相失也。"多数学者认为该经文之十二官当指官职，即功能而非器官。

对"作强""伎巧"的解释大致有三：一指男女性功能及生殖而言。如王冰注云："在女则当其伎巧，在男则正曰作强。"其二，作强指动作

强劲有力，伎巧指聪明灵巧。如清·唐容川《医经精义》云："盖髓者，肾精所生……髓作则骨强……精以生神，精足神强，自多伎巧。"第三种看法结合以上两说，指体力、脑力以及男女两性方面所具生殖能力。有学者认为历代并无仓廪、传道、受盛、作强、决渎之类的官名，中正、州都作为官名已是曹魏以后的事了。据此可认为此作强之官的说法旨在运用社会关系模式比拟脏腑功能及相互关系。试看《灵枢·五癃津液别》："五脏六腑，心为之主，耳为之听，目为之候，肺为之相，肝为之将，脾为之卫，肾为之主外。"此中情形是类似的。

有学者考察历代文献，发现并无"作强"之官职。但秦汉时代有以"作"为官职名称者，如秦汉置有"将作少府"、汉景帝时更名为"将作大匠"，是指掌职宫室、宗庙、路寝、陵园土木营建之官，又有"作册"，是指掌职著作简册之官。"作强之官"的取名之义显与上述取名相近，即"职掌机体壮健之官"，仍不失为运用社会模式类比说理的结果。

把"作强之官"理解为"职掌机体壮健之官"，不仅符合《黄帝内经》本旨，而且与后义"伎巧出焉"达成一致。肾为藏精之脏，《灵枢·经脉》云："人始生，先成精，精成而脑髓生，骨为干，脉为营，筋为刚，肉为墙，皮肤坚而毛发长。"《素问·上古天真论》的有关论述也已明确指出肾主生殖，为生身之本，生殖功能之强健灵巧由肾所出。《素问·金匮真言论》："夫精者，生之本也，故藏于精者，春不病温。"是知肾为强身之本。《灵枢·本神》云"肾藏精，精舍志"，《素问·宣明五气论》云"肾藏志"。肾藏志之志即现代心理学所谓的意志，任何自觉行为都是意志支配下的行为，可见肢体强劲，动作敏捷灵巧亦由肾所出。《素问·上古天真论》："积精全神。"两精相搏而神生，是知肾为生神之本，强神之本，思维敏捷由肾所出。正因为人之生殖伎巧、思维伎巧、行为伎巧无不由肾所出，故曰"肾者，作强之官，伎巧出焉"（《素问·灵兰秘典论》）。换言之，作强是通过脑力、体力和生殖功能体现出来的。

三、先秦诸子学说对肾藏精藏象理论的影响

（一）诸子学说对《黄帝内经》的影响概况

《黄帝内经》形成过程中，除了先秦时期的哲学观念之外，当时的诸子学说也对《黄帝内经》藏象理论体系的形成发有一定的影响。祝文彦《庞府堂华》云："《黄帝内经》一书，闻气坚削，如先秦诸子，而言理赅博，绝似管、荀，造词质奥，又类鬼谷。"

就肾藏精藏象理论的创生而言，诸子学说多是在思想观念指导的高度或上升到思维模式和方法论的层面，对肾藏象的影响是较为间接的，而理论知识从诸子学说到《黄帝内经》藏象领域的直接移植非常少见。在哲学层面影响较大者当属以邹衍为代表人物的阴阳五行家，以重视象数推演和顺应自然规律为主要学术思想，并且将阴阳与五行学说联系起来而并重。《黄帝内经》显然极大地吸取了阴阳五行学说的基本精神，将阴阳五行纳入医学框架作为原则和纲领，对藏象理论的影响至为重要，此不赘述。先秦时代的农家思想，注重天时、地理、气候和环境与人类生产生活的统一协调性，受其影响，《黄帝内经》也强调在大自然的整体系统之中研究人的生命活动，认为人与万物息息相通，必须顺应自然规律才能健康和谐。要顺应时令季节与气候变化，就要先了解其关联和规律，运气七篇大论中就有五类生态模型的阐述，这种模式带有浓厚的农家重视自然和顺应自然的色彩，五运六气历从某种角度上可以看作带有朴素的农业自然观思想的一种"农家历"。法家和兵家思想在《黄帝内经》中也有体现，但侧重于诊法和治疗方面，其他如墨家、名家、阴阳家、杂家以及纵横家等，都对《黄帝内经》体系的形成有或多或少的影响。除阴阳五行家外，对肾藏象理论的发生影响较大者当属道家与儒家思想。

（二）道家学说对《黄帝内经》肾藏象形成的影响

春秋末期老子创立道家学派，继之《道德经》问世，标志着道家思想的产生，后经战国中期的关尹、杨朱、尹文、宋钘、庚桑楚、子华子

等齐国"稷下学宫"知名学者的继承和发扬，成为当时影响较大的思想流派之一，此时又分化为多个学术派系，其中分别以庄周和管仲为代表的两个主要派系影响较大。《庄子》《列子》重视"道"，认为"道"是物质世界的终极本原；《管子》《淮南子》认为"道"是无所不在、富有生机的精气，精气是宇宙万物发生存在的本原。战国后期这两派逐渐走向融合，形成了以《黄帝帛书》《文子》《鹖冠子》等著作为代表的黄老新道家思想，这便是道家"道气论"观点的由来。道家学术思想对《黄帝内经》理论形成的影响是多方面的，从肾藏象发生方面来看，其影响多是哲学高度和指导性的，理论原貌的直接引用也有体现。

　　1. 道论思想的影响

　　《老子》提出的主要哲学观念就是形而上的"道"。《老子·第二十五章》："有物混成，先天地生。寂兮寥兮，独立而不改，周行而不殆，可为天下母。吾不知其名，强字之曰道。"《老子·第一章》："道可道，非常道。名可名，非常名。无，名天下之始；有，名万物之母。"它既是宇宙创生的本原，又是万物发展变化的生机动力和宇宙的秩序法则。

　　《黄帝内经》直接继承了"道论"观点，如"窈窈冥冥，孰知其道？道之大者，拟于天地，配于四海。汝不知道之论，受以明为晦"（《素问·征四失论》）。并广泛运用"道"的概念来表达宇宙万物、生命活动的规律和原则。"道"字在《黄帝内经》中出现了 245 次，"道"有宇宙、天地、自然规律之"道"，又有人体健康与养生之"道"。"其知道者……能形与神俱，而尽终其天年"（《素问·上古天真论》）。在此意义上说，《黄帝内经》是一部道书，讲的是天地之道、人体之道、健康之道、养生之道，所论述的藏象、经络、气血之种种生理病理变化规律，自然也属于道的范畴。

　　道论的提出，促使了天人相应观念的产生。道家提出"无为而治"的价值取向，人只要顺应自然，不必刻意作为，就能把握天道，"人法地，地法天，天法道，道法自然"（《老子·第二十五章》）。庄子主张

"不以心捐道，不以人助天""安时而处顺"(《庄子·大宗师》)。《黄帝内经》接纳了这一观念，认为宇宙变化规律之"道"是客观存在的，不以人们意志为转移，人不能改造或违逆"道"，只能认识、掌握、利用、遵循它，因此有"道无鬼神，独往独来"(《素问·宝命全形论》)。

《黄帝内经》承袭了道家思想的精华，把天和人作为一个统一体看待，建立了自己的天人合一观，提出从认识自然界的道来把握研究人的健康规律。"圣人之为道者，上合于天，下合于地，中合人事"(《灵枢·逆顺肥瘦》)。天人相应也就成为中医的重要指导思想，由天道推衍人事的思维方式（即认识自然界的规律并将其应用于人）本来是道家的思维方式，因此也就而成为《黄帝内经》的主要思维方式之一。几乎所有的《黄帝内经》中的藏象理论都是在此背景下提出来的，如肾应冬而主封藏就是典型的"推天道以明人事"思维方式的结论。

2. 道家气论自然观（精气学说）的影响

前文论述气论自然观或精气学说对肾藏象理论产生的重要作用，尤其是精的概念，作用更为关键，几乎直接促成了某些肾藏象命题的发生。

"道生一，一生二，二生三，三生万物。万物负阴而抱阳，冲气以为和"(《老子·第四十二章》)，"通天下一气耳"(《庄子·知北游》)，这是道家对宇宙的起源以及宇宙结构模型的认识。道家认为"道"是演化生成"气"（即"一"）的母体，气（即"一"）是万物一体、万物同源、万物相通相应、相互联系的传媒和中介，如"专气致柔，能婴儿乎"(《老子·第十章》)，"心使气曰强"(《老子·第五十五章》)。《黄帝内经》将此观念作为理论构建的指导思想，指出"夫自古通天者，生之本，本于阴阳。天地之间，六合之内，其气九州、九窍、五脏、十二节，皆通乎天气"(《素问·生气通天论》)，即人与自然相通的整体观念。道家认为气是宇宙万物的本原，"生者以其气"(《管子·枢言》)，《淮南子·天文训》"宇宙生气，气有涯根。清阳者薄靡而为天，重浊者凝滞而为地"。对天地万物的生成，《黄帝内经》也有类似的解释："天地合气,别为九野,分为四时,月有大小,日有长短,万物并至,不可胜量"(《素问·宝命全形论》)。指出万事万物都是天地之气和合而产生的。这一观念体现在藏象理论和诊断治疗等各方面,并成为中医理论的基本特点之一。

在道家学说中,精与气的概念是同一的,精的特征也是气的特征,如《管子·心术下》说"一气能变曰精",《庄子·秋水》"至精无形"。《管子·内业》"凡物之精,此则为生,下生五谷,上为列星",故《管子·内业》说"精也者,气之精也"。管子还用精气解释人的生命活动,认为人是精气所化生,"凡人之生也,天出其精,地出其形,合此以为人。和乃生,不和不生"(《管子·内业》)。人的健康与精气密切相关。"精存自生,其外安荣,内藏以为泉源,浩然和平,以为气渊;渊之不涸,四体乃固;泉之下竭,九窍遂通"(《管子·内业》)。《黄帝内经》也指出,"夫精者,身之本也"(《素问·金匮真言论》)。又说"人始生,先成精,精成而脑髓生"(《灵枢·经脉》)。"味归形,形归气,气归精,精归化"(《素问·阴阳应象大论》)。人的生命是精或气的复杂运动形式。

受道家思想影响,《黄帝内经》虽然是一部医学经典,仍然是以道(气)一元论哲学思想为理论基础。万物由气构成的观点,在《黄帝内经》中比比皆是。《天元纪大论》:"在天为气,在地成形,形气相迁而化生万物矣。"《黄帝内经》将道家的气、精等概念引入医学领域,据统计,在《黄帝内经》中"气"字出现了1774次,"精"字出现了171次,"精气"出现38次。道家所论的精气多属哲学范畴,具有高度的抽象性,《黄帝内经》中的气、精、精气虽然还带有哲学的烙印,但却富含更多自然科学特征,出于中医学科的需要,《黄帝内经》又创造了百余个以"气"构词的"气概念"。

就肾藏象发生学而言,精的概念比气的概念影响更为直接,对肾藏精命题的产生有重要的作用。当然,这其中还有一个十分重要的哲学观念,即《管子》的精水合一说,这个学说不仅使肾藏精的命题得以最终确立，还促成和完善了肾主水命题的确立。

3.道家阴阳观和辩证法思想的影响

前文分析过阴阳学说对肾藏象发生的影响，也提到了阴阳观念的由来，阴阳观念在先秦时期并非一家之说，道家是较早提出阴阳观念的学派之一。道家学说还蕴含鲜明的辩证法特色，在《黄帝内经》的辩证法思想中保留着许多痕迹。此外，道家学说的阴阳观和辩证法并非两个独立的哲学范畴，而是相互渗透和有机联系的，这也是道家理论的一个重要特征。

道家建立了有无、动静、刚柔、有余不足等对立范畴，揭示了客观事物对立统一的现象和规律，仅《老子》一书所论的对立范畴有数十对之多。其中"有无相生，难易相成，长短相形，高下相倾，音声相和，前后相随"（《老子·第二章》），表达了事物相反相成、对立统一的辩证思想。《黄帝内经》受其影响，不仅将其运用于阴阳对立互根、五行的相生相克关系的阐述，而且将这种关系全面地运用于探讨人体生理病理诊治各个方面，当然也指导了藏象学说的产生。

《老子·第四十二章》云："万物负阴而抱阳，冲气以为和。"《庄子·田子方》："至阴肃肃，至阳赫赫，肃肃出乎天，赫赫发于地，两者交通成和，而物生焉。"道家认为一切事物都包含相互对立的两个方面，阴阳不仅是气，而且是一切事物普遍具有的属性，《黄帝内经》具体反映了阴阳的这种普遍属性。《素问·阴阳应象大论》："水火者，阴阳之征兆也。""去者为阴，至者为阳；静者为阴，动者为阳；迟者为阴，数者为阳。"《素问·宝命全形论》："人生有形，不离阴阳。"

有学者认为，《黄帝内经》受道家影响最明显、也最深入，是道家体系的一部分。《黄帝内经》学术体系是道家思想在医学领域的体现和应用。肾藏精藏象理论正是在这个前提和背景逐渐形成并发展起来的。

（三）儒家学说对《黄帝内经》肾藏精藏象理论的影响

由孔子、孟子、子思、曾子等人所奠定的儒家学说，基本格调是注重个人德行的修为、强调伦理教化以治国和改造社会，同时也研究形而上的易道之学，以指导修德治世。儒家的学术思想在《黄帝内经》中有较多体现，有关肾藏象者主要有如下几点。

1. 将治国与治医进行类比

用统治阶层的宫廷职官建制类比人体各脏腑之间相互协调配合的关系，充分体现了儒家治国方略。《素问·灵兰秘典论》有十二官分担不同角色的描述，"作强之官"虽无其实，却是应用儒家的官制思想作类比对肾脏"伎巧出焉"之生理功能的精练总结。

2. 儒家"天命观"对中医学生命观的影响

儒家的"天命观"承认自然规律及其对社会和人类生命活动的主宰作用，《黄帝内经》在承认生命规律的"天命观"指导下，也认为人必须遵循并顺应自然规律，只有如此才可能达到"谨道如法，长有天命"（《素问·生气通天论》）的最佳养生效果。并在此前提下探索脏腑与自然界的种种对应规律和模式，前面提到的四时五脏、六节藏象、五脏六腑等模型建立的初衷，都受到此观念的影响。

3. 儒家"三才观"对中医学三才医学模型建构的影响

天地人"三才观"是《周易》提出的世界观和方法论，儒家予以继承和发扬，强调发挥天时、地利、人和的综合作用。这一观点也促进了《黄帝内经》医学模型的构建，几乎将生命科学知识都置于这一模型的构架之中，甚至可以说《黄帝内经》中大多数人体脏腑与天文历法气象对应的模型都是这种"三才观"大框架的体现，也是《黄帝内经》天人相应观念的重要体现。《素问·六节藏象论》："三而成天，三而成地，三而成人，三而三之，合则为九。九分为九野，九野为九脏，故形脏四，神脏五，合为九脏以应之。"许多篇章如《素问·金匮真言论》《素问·阴阳应象大论》《素问·玉机真脏论》《素问·脏气法时论》以及运气七篇大论都体现了这一观念。无论从哪个模型来看，《黄帝内经》所论述的肾绝非简单的实体脏器，而是与天地万物都发生特定关联的一种综合的功能性概念。

4. 儒家贵和尚中思想的影响

《黄帝内经》直接将儒家"过犹不及""不得中行而与之，必也狂狷"，应当"允执其中"（《论语》）的"中庸"观点引入用以构建自己的医学理论。"中庸"观重视保持相对平衡是事物存在和健康发展的根本条件。《黄帝内经》运用五行理论说明五脏系统之间的动态平衡，认为无论相生相克，都应当"执中而行"，否则就会出现"母子相及"或者"相乘相侮"的病理变化。如果"气有余，则制己所胜而侮所不胜；其不及，则己所不胜侮而乘之，己所胜轻而侮之"（《素问·五运行大论》），并据此提出了五行之间的生克制化关系是"亢则害，承乃制，制则生化。外列盛衰，害则败乱，生化大病"（《素问·六微旨大论》）的重要观点。前面讲到的肾脏病机在五运六气模式中的种种传变情形，就是这种中庸观念的某种体现。

除了指导思想和方法论方面，儒家文化在很多具体细节上也对《黄帝内经》肾藏象学说的产生有一定影响。儒家典籍有四书五经之说，体系甚杂，我们仅以《周礼》为例，作一简要说明，虽然有些作用并非直接。多数学者认为《黄帝内经》虽然包含先秦时期的史料，但成书却大致在西汉时期，而学界一般公认《周礼》是战国时代的著作，故《周礼》对《黄帝内经》发生影响，在时间顺序上是可以立论的。从《周礼》原文中摘取数语，以为例证。

《周礼·食医》："凡和，春多酸，夏多苦，秋多辛，冬多咸，调以滑甘。"《素问·金匮真言论》："东方味酸，生于春；南方味苦，生于夏；中央味甘；西方味辛，生于秋；北方味咸，生于冬。"两书所论四季所主之味，虽各有详略而其义相同，如肾相应之北方，皆主咸味，而应冬季。

《周礼·疾医》："以五味、五谷、五药，养其病。"《素问·脏气法时论》："毒药攻邪，五谷为养，五果为助，五畜为益，五菜为充。"并具体提出："肝色青，宜食甘，粳米、牛肉、枣、葵皆甘……肾色黑，宜食辛，黄黍、鸡肉、桃、葱皆辛。"两书所言五味、五谷以及五脏所主之味，可谓一脉相承，其思路当受五行学说之影响。

《周礼·疾医》："以五气、五声、五色，视其死生。"《素问·平人气象论》论"五藏"："肝藏筋膜之气，心藏血脉之气，脾藏肌肉之气，肺行营卫阴阳，肾藏骨髓之气。"《素问·阴阳应象大论》论"五脏之声"："肝在声为呼，心在声为笑，脾在声为歌，肺在声为哭，肾在声为呻。"两书所言五气、五声，词有详略而其义相承，那么肾主骨生髓，在声为呻的结论，或许有《周礼·疾医》的启发也未可知。

《周礼·疾医》："两之以九窍之变，参之以九脏之动。"《素问·六节藏象论》："自古通天者，本于阴阳，其气九州、九窍皆通乎天气。"《素问·金匮真言论》："肝开窍于目，心开窍于耳，脾开窍于口，肺开窍于鼻，肾开窍于二阴。"目二、耳二、鼻孔二、口一、前后阴，共为九窍。上窍七、下窍二，当其有病变，必两参之而不失。"两书所言"九窍""九藏"之数相似，应非偶然。

总之，儒家思想对《黄帝内经》肾藏象理论发生的影响是多方面的，以上只是略说或举例而已。

第四节 古代自然科学与肾藏精藏象理论的发生

中国是天文、历法、气象等自热科学发源最早，知识最丰富的文明古国之一。早在先秦时期，我国的天文、历法、气象和地理等自然科学已经初步成形且颇具规模，它们不仅属于古代文化的重要组成部分，同时也和其他领域发生多层面跨学科的交叉关系。《黄帝内经》所构建的蕴涵着丰富的天文历法气象知识的医学体系，本身就是天人相应、因时因地制宜等主导思想的充分体现。鉴于这些知识体系涉及其他专题，本节仅从肾藏象发生相关的某些要点做简要说明。

一、古代天文宇宙观对肾藏精藏象理论的影响

远古时代关于宇宙的整体认识有所谓盖天说、浑天说，宣夜说等等，称宇宙为太虚，古人将太虚大气分为阴阳二气，并认为阴阳二气形成了天地万物，如《素问·阴阳应象大论》"积阴为天，积阳为地""阳化气，阴成形""清阳为天，浊阴为地"等。《黄帝内经》认为"人以天地之气生"，人亦为万物之一，故天地阴阳二气与人体阴阳互相通应，太虚大气不仅作用于天地，也作用到人体，作用于天地的五行六气也必然影响到人，并可通过某些途径推知对人体健康的影响情况，这也在一定程度上促成了天人相应观的产生。《灵枢·岁露》云："人与天地相参也，与日月相应也。"说明人与日月有密切关系，《黄帝内经》多处记载日月运行盈亏对人体脏腑功能产生周期性影响的论述。

（一）五大行星与五运之气

古人观察到天体的水星（辰星）、金星（太白星）、火星（荧惑）、木星（岁星）、土星（镇星）五大行星，又称五纬，在天球星际间自西向东运行，并认为它们是金、木、水、火、土五行应天之气的表征，为五行之气所化生。据此，《黄帝内经》认为五星会影响到人体五脏，《素问·金匮真言论》中"北方黑色，入通于肾……其应四时，上为辰星"，说的就是辰星与肾的对应关系。统管一年五运之气变化的岁运和五大行星视运动和颜色变化有关，如《素问·气交变大论》："岁运太过，则运星北越，运气相得，则各行其道。"又云："故岁运太过，畏星失色而兼其母，不及，则色兼其所不胜。"这样，通过观察五星的运动和颜色变化，就可预知自然界的气候变化以及包括肾在内的五脏系统发病和传变情况。

（二）二十八宿与五运六气

古人对二十八宿进行过细致观测，二十八星宿每七宿为一组合分布于东西南北四方，每一方七宿形成的组合又用一种动物命其象，这又称为"四象"或"四兽"。其排列顺序是从"角宿"开始自西向东延续，

其具体名称是：

东方苍龙七宿：角、亢、氐、房、心、尾、箕；

北方玄武七宿：斗、牛、女、虚、危、室、壁；

西方白虎七宿：奎、娄、胃、昴、毕、觜、参；

南方朱雀七宿：井、鬼、柳、星、张、翼、轸。

《黄帝内经》记载丹天、黅天、苍天、素天、玄天五色之气横贯周天二十八宿，而二十八宿又与天干地支方位对应，根据五色之气所在的宿位便可确立十干统运原则。十干统运又称中运、岁运，是通主一年的气运，又是推算客运的基础。《素问·天元纪大论》："甲乙之岁，土运统之；乙庚之岁，金运统之；丙辛之岁，水运统之；丁壬之岁，木运统之；戊癸之岁，火运统之。"以丙辛为天干的年份，岁运为水运，因肾为水脏，发病亦多与肾相关。

总之，古人对天体运动观察而得出的结论，不仅用来扩展肾藏象理论，还在相当程度上被看作普遍规律而应用于人体脏腑，对肾藏象理论的构建起到了不小的指导作用。

（三）北斗指向与时脏阴阳

中国位于北半球，故天体中央为北极星，古称北辰，又称"太一"，是北半球夜间定方向的标志，现在公认的北极星是小熊座 a 星。北斗是北极星附近七颗较明亮的星，其排列形状很像古时淘酒的斗，即著名的北斗七星，现代天文学为大熊座。七颗星靠近北极的四颗称天枢、天璇、天玑、天权，构成斗，又称魁。外端的三颗称玉衡、开阳、摇光，构成柄，又称杓。斗星一年之中正好绕极星一周，呈逆时针方向运转，也就是由东而南（上），由南而西，由西而北（下），由北而东，与中国传统的四季配四方正好吻合。古谚称"斗柄指东，天下皆春；斗柄指南，天下皆夏；斗柄指西，天下皆秋；斗柄指北，天下皆冬"。

北极居中不动，北斗运转于外，斗柄旋转所指而有气令所旺之方、二十四节气变化以及十二辰变化等，又称"太一游宫"。《灵枢·九宫八风》："是故太一入徙立于中宫，乃朝八风，以占吉凶也……风从北方来，名曰大刚风，其伤人也，内舍于肾，外在于骨与肩背之膂筋，其气主为寒也。"例如，斗柄指北，天下皆冬，在叶蛰宫 46 日，节气在冬至、小寒、大寒，诸生物以蛰藏为主。如遭遇北方而来之大刚风，必带寒邪，损伤肾脏之阳气，外在骨与肩背之膂筋，多患痹厥之病。

《黄帝内经》以北斗指向推知四时阴阳变化，解释六经证候的病理转机。如《素问·脉解》："太阳所谓肿腰脽痛者，正月太阳寅，寅太阳也。正月阳气出在上而阴气盛，阳未得自次也，故肿腰脽（脽，尻臀部）痛也。"正月属太阳寒水，而月建在寅，阳气初生而上出，但阴寒之气尚盛，阳气尚未旺盛，若邪气偏盛，则病及于太阳经脉，有腰臀部肿胀疼痛等病候。

二、古代历法对肾藏精藏象理论的影响

我国秦汉以前最大的科学成就之一就是以天文为基础的历法，中国古历法几乎关联到天文学的全部内容。自尧帝到先秦之前，我国至少采用过七八种历法，其中与《黄帝内经》关系最密切的是四分历和五运六气历。

（一）四分历

《黄帝内经》采用的历法主要是四分历，是以六爻历、五运历和八卦历等复合演变而成。《素问·六节藏象论》说："夫六六之节，九九制会者，所以正天之度，气之数也。天度者，所以制日月之行也，气数者，所以纪化生之用也。天为阳，地为阴，日为阳，月为阴，行有分纪，周有道理，日行一度，月行十三度而有奇焉，故大小月三百六十五日而成岁，积气余而盈闰矣。立端于始，表正于中，推余于终，而天度毕矣……天有十日，日六竟而周甲，甲六复而终岁，三百六十日法也。"这里所讲的"行"，就是五运历，"周"就是六爻历，"立端于始，表正于中"就是八卦历。这种复合历即后世的四分历，也即现行的农历。

（二）五运六气历

夏代的五运历，是十干历的基础，它把一年分为五季，称五运，每

运七十二日，并与五星相结合。十干历依冬夏两至把一年分为生年和成年，或依春秋二分把一年分为阴年和阳年。太极为一日，五极为五日，称为一候。十极即十日，是十天干产生的基础，夏代已经有天干记日，以十日为旬。《夏小正》把一年分为五运十干，首先变四时为五运。《管子·幼宫》把一年分为十图三十节，每节十二日，三十六日为一图，这就是一年两季、五运、十干、三十六旬、七十二候、三百六十日的五运历。

较古老的六爻历用爻以象昼夜，用太极以记日，用三极以断六时，用六极与十二爻辰为基数和单位对日、月、年进行划分和周期归纳，形成一年两季六节十二支六十周三百六十日的六爻历，六日为一周，三十日为一支，六十日为一节。

八卦历的基础是原始的四时历。四时的划分突破了寒暑两季的概念，春夏秋冬成为四个独立的季节，春为阴中之少阳，夏为阳中之太阳，秋为阳中之少阴，冬为阴中之太阴，因而四季具备了阴中有阳、阳中有阴、阴阳互根、阴阳消长的含义。一年四季四时八卦（风）三百六十日的八卦历之中，十五日为一气，四十五日为一风（卦），九十日为一时。

后来出现的阴阳历是六爻历和八卦历的复合历。它创立了大小月和闰月的方法，使两种周期巧妙地结合，形成了十二月、二十四节气，六爻和八卦两种不同的历法体系，出自不同时期，有学者认为它们的耦合是周文王之作《周易》或者更晚的《易传》所为，故卦画源于卜筮，卦理源于历法。

五运六气历是《黄帝内经》的独创发明，也叫干支历，是五运历和六爻历的复合历。五运六气历也属于阴阳复合历，以天干地支作为运算符号进行推演，阐明六十甲子年中天度、气数、气候、物候、疾病变化与防治规律，从时空角度反映天地人的统一。《黄帝内经》运气历采用天干地支相配以记年月日时的方法，以十天干配合五运推算每年的岁运，以十二地支配合六气推算每年的岁气，并根据年干支推算六十年天时气候变化规律及其对人体的影响。

五运六气历认为：寒暑燥湿风火六气，其作用的发生分为规则的六步，六步与五行相配，形成了一个五行相生的节令推移规则，这就完成了一年太虚大气对大地作用的运转。五运和六气相配合，按其属性关系可分为相生、相克、同化等，同化又分太过、不及、同天化、同地化。五运六气历还以黄道标度日月运行节律，以司天地之气的分、至、启、闭，定出四时、八正、二十四节气历法，反映天地阴阳之气消长气数和生命活动的节律，推测人体脏腑气血盛衰变化的规律。前文已据此归纳了五运六气中有关肾藏象的内容。

（三）古天文历法对《黄帝内经》阴阳学说的影响

《素问·六节藏象论》云："天度者，所以制日月之行也，气数者，所以纪化生之用也。"从某些意义上讲，中医学的基本理论就是建立在"天文历数"基础上的思辨框架。《素问·宝命全形论》云："人以天地之气生，四时之法成""天有阴阳，人有十二节，天有寒暑，人有虚实，能经天地阴阳之化者，不失四时，知十二节之理者，圣智不能欺也，能存八动之变，五胜更立，能达虚实之数者，独出独人，呿吟至微，秋毫在目。"《素问·六节藏象论》："故曰：不知年之所加，气之盛衰，虚实之所起，不可以为工矣。"

古天文历法对《黄帝内经》阴阳学说有重要影响，其一，春夏秋冬四时是形成阴阳学说互根互用观的基础，《素问·四气调神大论》："逆冬气，则少阴不藏，肾气独沉。"明确指出冬季养保肾气的养生要领，其依据是"夫四时阴阳者，万物之根本也，所以圣人春夏养阳，秋冬养阴，以从其根，故与万物沉浮于生长之门。"其二，六节六气是形成阴阳学说三阴三阳循环恒动的基础，《素问·阴阳离合论》说："三阳之离合也，太阳为开，阳明为合，少阳为枢，三经者不得相失也，搏而勿浮，命曰一阳……三阴之离合也，太阴为开，厥阴为合，少阴为枢，三经者不得相失也，搏而勿沉，名曰一阴。阴阳䨲䨲，积传为一周。"一年之中，太阳、少阳、阳明、太阴、少阴、厥阴六气更迭，生生不息，循环不已。中医学的整体恒动观即建立在这种三阴三阳不停消长循环的基础之上。其三，顺气一日分为四时，朝则为春，日中为夏，日入为秋，夜半为冬。如《素问·金匮真言论》："阴中有阴，阳中有阳，平旦至日中，天之阳，阳中之阳也；日中至黄昏，天之阳，阳中之阴也，合夜至鸡鸣，天之阴，阴中之阴也，鸡鸣至平旦，天之阴，阴中之阳也。"其四，八正八风是形成阴阳学说时空统一观的基础，《素问·八正神明论》说："星辰者，所以制日月之行也；八正者，所以候八风之虚邪以时至者也。"《灵枢·九宫八风》《灵枢·岁露论》是八正八风的时空观在中医学中的具体应用。阴阳学说包括三阴三阳模式与肾藏象的关系，前文已述。

（四）古天文历法对中医藏象学说的影响

以天文历数来认知人体脏腑，是中医藏象学说的重要特点。《灵枢·本脏》说："五脏者，所以参天地、副阴阳，而运四时、化五节者也。"藏象学说对应不同时期、不同流派的天文历数，形成了不同的体系模型。

四时藏象，四脏应四季，其中肾应冬季，属太阴。

八卦八风藏象，其中肾属坎卦，在北属水，居叶蛰宫，应大刚风。

五脏五腑十脏藏象，即以五为基数，以五脏配属胃、大肠、小肠、三焦、膀胱，肾与膀胱相配。

五脏六腑十一藏象，是五运六气历标示人体的产物。《汉书·律历志》："日有六甲，辰有五子，十一而天地之道毕。言终而复始。"这种"天六地五"的常数构筑了中医的"五脏六腑"藏象理论，《白虎通疏证》："人有五脏六腑，何法？法五行六合也。"胆的进入，使五脏五腑模式中与肝相配的三焦被胆所取代，为解决这一情况，根据"三焦者，中渎之腑也，水道出焉，属膀胱，是孤之腑也"（《灵枢·本输》），三焦为决渎之官，主水道，与膀胱关系密切；又由于肾主膀胱，因而肾便担负起了一脏配属两腑的功能。《灵枢·本输》称此为"将两脏"。《灵枢·本脏》说："肾合三焦膀胱。"

六节藏象是在六爻历的天文历数模型基础上构建起来的。《黄帝内经》以六为基数归纳六脏或六腑，形成了多种说法。

（1）嗌六脏说，见于《素问·阴阳应象大论》："唯贤人上配天以养头，下象地以养足，中傍人事以养五脏。天气通于肺，地气通于嗌，风气通于肝，雷气通于心，谷气通于脾，雨气通于肾，六经为川，肠胃为海。"此处以六气之天、地、风、雷、谷、雨配六脏之肺、嗌、肝、心、脾、肾，嗌似指食管而言。雨气通于肾的结论，当与肾主水和肾属五行之水有关。

（2）膻中六脏说，见于《素问·灵兰秘典论》："膻中者，臣使之官，喜乐出焉。"膻中作为一脏与心肝脾肺肾构成六脏。

（3）头六脏说，见于《素问·诊要经终论》："五月六月，天气盛，地气高，人气在头。"以六脏六腑配十二经十二月，把头作为一脏与其他五脏构成六脏。其中，"十一月十二月冰复，地气合，人气在肾"。

（4）心包六脏说，见于《灵枢·经脉》以心包为脏与六腑十二经相配，形成六对脏腑，肾与膀胱为其中一对。

（5）六种奇恒之腑说，见于《素问·五脏别论》："脑、髓、骨、脉、胆、女子胞，此六者，地气之所生也，皆藏于阴而象于地，故藏而不泻，名曰奇恒之腑。"其中脑、髓、骨三种均与肾密切相关。

（6）脉、头、背、腰、膝、骨六腑说，见于《素问·脉要精微论》："夫脉者，血之府也……头者，精明之府……背者胸中之府……腰者肾之府……骨者髓之府。"肾位在腰，有充养腰脊之功，且肾经膀胱经和督脉都循行过腰；肾主骨生髓，髓居骨中又能充养骨骼，故有"骨者髓之府"之说。

（7）胆为六腑说，见于《素问·六节藏象论》把奇恒之腑的胆与传化之府合称"六腑"，六腑之名从此正式稳定下来。

（8）十二脏腑说，见于《素问·灵兰秘典论》："愿闻十二脏之相使""凡此十二官不得相失"，在六脏六腑基础上为了对应天数之十二月，形成了五脏加膻中、五腑加胆的六脏六腑、十二官藏象学说。《灵枢·经脉》则将膻中改为心包。肾为"作强之官，伎巧出焉"，膀胱为

"州都之官，津液藏焉，气化则能出矣。"

三、古代地理对肾藏精藏象理论的影响

地理学是研究人类生活的地理环境的科学，一般认为我国最早的地理学理论始见于《易经·系辞》，现存最早的地理著作有《山海经》等。我国的地理状况广阔而复杂多样，《黄帝内经》也论述了与医学相关的地理状况，以探讨地理与人体生理病理的关系。《素问·五运行大论》指出人类赖以生存的地理环境"为人之下，太虚之中""所以载生成之物类"，《素问·气交变大论》云："位地者，地理也。"明确提出地理的概念。

《黄帝内经》继承了先人的方域划分，主要是五方说和九州说，并多处从医学角度阐述五方的特点。《素问·阴阳应象大论》中描述了五方气候的特点："东方生风""南方生热""西方生燥""中央生湿""北方生水"等等。与肾脏密切相关的北方在《素问·五运行大论》有细致描述："北方生寒，寒生水，水生咸，咸生肾，肾生骨髓，髓生肝。其在天为寒，在地为水，在体为骨，在气为坚，在脏为肾，其性为凛，其德为寒，其用为□，其色为黑，其化为肃，其虫鳞，其政为静，其令□□，其变凝冽，其眚冰雹，其味为咸，其志为恐。"又如《素问·异法方宜论》论述了五方气候与地理的关系："北方者，天地所闭藏之域也。其地高陵居，风寒冰冽……"《素问·金匮真言论》则记载方域与物候的关系："北方……其类水，其畜彘，其谷豆。"《黄帝内经》通过五行等学说将这些内容与肾对应，不仅丰富了肾藏象理论，也充分体现出天人合一、异法方宜和因地制宜等原则。

《黄帝内经》注意到不同地区人群的生活习性和体质寿命有明显区别。如《素问·异法方宜论》提到"东方之域……其民食鱼而嗜咸……故其民皆黑色疏理，其病皆为痈疡……北方者……其民乐野处而乳食，脏寒生满病"，指出不同地理环境的人在发病方面也有不同特点。

人的情志也受地域影响而各有倾向性，如《素问·阴阳应象大论》

中的"北方生寒……在脏为肾……在志为恐"。这种结论也成为肾藏象理论的一部分。即使同一病邪，因其所在地域不同，致病亦各有特点。《灵枢·九宫八风》论述了八种方位风邪的致病特点，其中"风从北方来，名曰大刚风，其伤人也，内舍于肾，外在于骨与肩背之膂筋，其气主为寒也"。

关于五方地域特征的论述，既有五行学说、易学八卦等理论模式的影响，又体现取象比类和推演络绎的思维方式，还有古人的大量观察实践所得，虽然有的论述稍显粗糙和机械，但作为肾藏象理论的组成部分，仍有相当的理论依据和实用价值。

四、古代气象对肾藏精藏象理论的影响

我国的古气象学丰富而精深，对农业和医学影响最大也最深远。古代气象知识与当时的天文历法地理知识相互影响和吸纳，也受到阴阳五行学说和易学象数的影响。《黄帝内经》采用运气学说的历法，更适合于气象预报，吸收以五行为基础的五运说和三阴三阳为纲的六气模式，有利于在准确说明气象变化的同时，把气象变化同人的脏腑生理病理变化联系起来，实现气象和医学的有效结合。

《黄帝内经》基于"人与天地之气相参"的观点，大量引入先秦时期的气象学知识，不仅见于运气七篇大论，在其他篇章也多有论述。《黄帝内经》中论述最多的就是风寒暑湿燥火六种气象，这六种气象一旦超过了一定限度或非时而至，就会由六气变成六淫，成为致病因素。《黄帝内经》运用五运六气学说，系统论述了六淫在不同时间节气针对不同脏腑器官的致病规律。《黄帝内经》非常肯定五脏与四时气候之间有一定的对应规律，《素问·金匮真言论》指出："五脏应四时，各有收受。"前文提到的四时藏象、五脏藏象和六节藏象的某些模式，都是五脏与四季（五季）对应的模型。在这些模型中，肾一般对应冬季，易感受寒邪而伤阳。

在某一季节的气候环境下，人体对应的某些方面或部位易出现功能

障碍而直接发病，还有可能不直接发病而成为"伏气致病"。冬季感受寒邪，或直接伤肾，如《素问·金匮真言论》所说"北风生于冬，病在肾，俞在腰股"；或伏气致病，如《素问·阴阳应象大论》所说"冬伤于寒，春必温病"。

除四时正常气候可因人体正气不足而致病外，还可由于四时气候的异常变化而致病，比如运气学说中六气的"未至而至""至而不至"，五运的"太过""不及"，从五行生克制化角度总结其一般规律为"气有余，则制己所胜而侮所不胜；其不及，则己所不胜侮而乘之，己所胜轻而侮之。侮反受邪，侮而受邪，寡于畏也"（《素问·五运行大论》）。例如，在火运太过之年（戊寅、戊辰等年份），气候过于炎热，可因水气来复出现暴冷暴热的反常气候，以致多见肾气失衡的病变，《素问·气交变大论》："岁火太过……骨痛……"肾主骨，肾病则骨痛；而在土运太过之年（如甲子、甲戌等年份），土旺自然克水，以致出现"岁土太过，雨湿流行，肾水受邪……足痿不收，行善瘛，脚下痛……病腹满溏泄，肠鸣，反下甚，而太溪绝者，死不治"（《素问·气交变大论》）。

此外，气候变化对疾病发展与转归也有一定影响。如《素问·脏气法时论》："病在肾，愈在春，春不愈，甚于长夏，长夏不死，持于秋，起于冬。"肾病在月份气候变化时有相应的起伏，显然是五行生克规律的作用。

《黄帝内经》的气象医学思想贯穿于肾藏精藏象理论，把人体生命活动与自然界气候变化规律联系起来，以气象现象类比人体的脏腑生理活动，而且强调生命活动与气候变化的统一，这种"生气通天"的生命观参与奠定了《黄帝内经》肾藏象生理学说的基础。同时气象学又是运气学说的重要组成部分，通过五运六气模式加深和拓宽了肾藏象在病理机制和预后传变方面的内容，对整个肾藏精藏象理论的发展起到了不可小视的作用。

第五节　古代医学实践与肾藏精藏象理论的发生

古代医学实践是中医藏象理论发生的基础。上古时期，在中国历史上，就有燧人钻木取火、伏羲制九针、神农尝百草，黄帝作《内经》等传说，反映当时先民及其领袖在与疾病斗争的实践中对医药经验的积累和贡献。有文字记载，如《左传》有著名医生医和、医缓赴晋出诊为晋景公、晋平公诊病的故事。更有《史记·扁鹊仓公列传》："扁鹊名闻天下。过邯郸，闻贵妇人，即为带下医；过雒阳，闻周人爱老人，即为耳目痹医；来入咸阳，闻秦人爱小儿，即为小儿医；随俗为变。秦太医令李醯自知伎不如扁鹊也，使人刺杀之。至今天下言脉者，由扁鹊也。"仓公"传黄帝、扁鹊之脉书，五色诊病，知人死生，决嫌疑，定可治，及药论，甚精。受之三年，为人治病，决死生多验"。诚为流芳千古、古今闻名之中医药学代表人物。

一、古代解剖学与肾藏精藏象理论的发生

《灵枢·经水》："若夫八尺之士，皮肉在此，外可度量切循而得之，其死，可解剖而视之。其脏之坚脆，腑之大小，谷之多少，脉之长短，血之清浊，气之多少，十二经之多血少气，与其少血多气，与其皆多血气，与其皆少血气，皆有大数。"论述的是解剖方法和结果。实际上，解剖学方法是医学研究中最古老、最基本和最直观的方法，也是《黄帝内经》藏象学说赖以创生的始基。有学者认为，《黄帝内经》的解剖内容比西方医学的《魏萨利书》早1500年，因此第一部人体解剖学出自中国人之手。

古人对人体结构观察方法有二：一是先从外部进行度量观察，二是在人死后进行尸体解剖观察。《黄帝内经》在总结前人经验的基础上，进一步了解了躯干、骨骼、皮肤、肌肉、血液、五官的基本情形，对脏

腑结构和基本功能的认识也在不断增加。大量史料表明，心、肝、脾、肺、肾五脏，胆、胃、大肠、小肠、三焦、膀胱六腑，都是在解剖基础上，对人体脏器实体的命名。《灵枢·胀论》指出："脏腑之在胸胁腹里之内也，若匣匮之藏禁器也，名有次舍，异名而同处。"为解剖学的始基作用提供了有力的旁证。相关的论述散见于《灵枢》的《肠胃》《骨度》《脉度》《本脏》《天年》及《素问·诊要经终论》等篇。一些基本的脏腑生理功能就来源于解剖的直接观察和初步推论。

（一）《黄帝内经》有关肾和膀胱的解剖状况

《黄帝内经》明言肾的部位在腰，《素问·脉要精微论》云："肾者腰之府。"《灵枢·背腧》："肾腧在十四椎之间，皆夹脊相去三寸所，则欲得而验之，按其处，应在中而痛解，乃其输也。灸之则可，刺之则不可。"此处禁针以防止刺伤肾脏，乃是由于古人已了解肾脏的解剖位置，在人体腰部两侧十四椎之间。《黄帝内经》并未见有膀胱的解剖记载，但据《灵枢·本输》"膀胱者，津液之府也"以及"州都之官"的结论，可知其对膀胱功能的认识是解剖的。

从《难经》对肾、膀胱的记载来看，可以认为《黄帝内经》时代对肾和膀胱的解剖还是相对客观准确的，尽管限于种种条件还不够精细。如《难经》提到："肾有两枚，重一斤一两"。《难经》不仅记述了膀胱的功能，还进一步观察记录了容量、重量与大小。如《难经·四十二难》："膀胱重九两二铢，纵广九寸，盛溺九升九合。"

总体来看，《黄帝内经》对肾和膀胱的解剖记载篇幅不太多，这是因为古人在认识人体的生理功能和病理现象时，更多地认为能够解释生命现象的结构才有意义，并且比脏器实体的形态更重要。这种从功能角度着眼的解剖观念与中医学重气化轻形质的思想特征相契合。《黄帝内经》中最详细的解剖描述是关于胃肠部分的，那么其他脏器也不可能没有同样解剖过，只是《黄帝内经》中的记录不甚详细而已。以此推之，当为合理。

此外，在《灵枢·本脏》中描述了肾的大小、高下、坚脆、正偏等相关情况以及膀胱的厚、薄、缓、急、直、结等状况，都是关于肾、膀胱的解剖特征的论述。大小厚薄、缓急直结是形态，高下正偏是部位，坚脆是质地，其独特之处是通过腰府、皮肤、腠理和耳窍的解剖状态的观察来寻求肾和膀胱与之对应的解剖特征和规律性。此类对应性的结论是否有可靠的科学依据，目前缺乏有力的资料和公认的结论，难下断言。是否仅从大量的解剖观察得来，尚不得而知。但通过对《灵枢·本脏》中有关文字的分析，可知这种从观察外在器官的解剖特征来推知内脏的解剖情况的方法，应用的很可能是以表知里的推理方法而不仅仅是解剖实践的观察，这种方法是建立在古人的内外对应的整体观念上的，是古代哲学整体思维特点的一种体现。

（二）解剖对《黄帝内经》肾藏精藏象理论形成的影响

1. 肾为藏精之处来源于解剖

《素问·六节藏象论》："肾者，主蛰，封藏之本，精之处也。"肾为藏精之处，封藏精气，犹如越冬之虫类伏藏，才能发挥正常生理功能。"肾藏精"，以藏为主，"封藏"为本，主要是闭藏、蛰藏人体之精，包括先天之精、后天之精、五脏六腑之精、生殖之精等，防止精气无故妄泻。

2. 肾主水液之生理功能出自解剖观察

膀胱的藏津和排尿的生理功能基于解剖学的发现，肾和膀胱脏腑相合关系的确立也在很大程度上有解剖因素的参与。在脏腑解剖位置相近意味着功能的相近或密切相关的前提下，藉"肾合膀胱"这一理论中介，可以得出结论，肾具有与膀胱类似的主水液的生理功能，这就是"肾主水"之结论产生的逻辑过程。

藏象学说与病理反证密切相关，但对于不同脏器及同一脏器的不同功能，对病理反证的具体作用又当做不同的分析，不可一概而论，如肺司呼吸的认识便主要藉解剖以发生，而非以病理反证因素为主。《黄帝内经》关于水液代谢异常的记载，多与肺、脾、肾三脏有关，其因于肺者，多有"喘呼，不得卧"（《素问·水热穴论》）和"咳"（《灵枢·水

胀》《素问·平人气象论》）之特异性定位症状。其因于脾者，多有"濡
泄"（《素问·六元正经大论》）和"腹满"（《素问·六元正纪大论》）等
特异性定位症状。唯独因于肾则缺乏其特异性定位症状。这一现象至
少可以说明肺通调水道、脾运化水湿、肾主水三大理论的发生学原理不
同，就病理反证而言，对肺、脾是成立的，对肾则不然，因为《黄帝内
经》并没有观察到水液代谢异常中肾的特异性定位症状。这也从一个侧
面反映出"肾主水"理论的发生主要取决于解剖因素的作用。

3. 解剖学对"肾主骨"理论发生的决定性作用

《黄帝内经》肾主骨生髓理论的发生是多元的，比如，古人对肾藏
精的认识以及人体骨和齿的发育生长与肾精天癸盛衰同步的观察推理；
对"精气溢泻"之道与尿液排泄之道合一的观察，可能是《黄帝内经》
将生殖之精归藏于肾的根本原因。同时机体生长发育与生殖功能发展的
同步性，使《黄帝内经》将主生长、发育之功能归结于生殖之精。从
《素问·上古天真论》中年龄节段与身体发育的记载来看，骨和齿（齿
为骨之余）的生长壮老与生殖功能发展上的同步性（与生殖之精盛衰同
步），是《黄帝内经》归纳出"肾主骨"理论的重要依据之一。

不过，解剖学对骨、髓和脑的认知仍是其中较关键的有奠基作用
的因素。《灵枢·五变》有"颛骨"一名，《素问·骨空论》有"髃骨"
（肱骨）、"臂骨"（尺骨和桡骨）、"股骨""骱骨"（胫骨）、"扁骨"（如
肋骨、头颅骨）等的记载。就"扁骨"而言，该篇明确指出："扁骨有
渗理腠，无髓孔。"其解剖观察之细致，于此可见一斑。从《黄帝内经》
关于骨骼的记载来看，显然当时对骨的解剖已经有相当的认识，否则不
可能有骨骼种类和结构的诸多命名和区分，更不会有如《灵枢·骨度》
篇中关于骨骼名称、形态、大小、长短、数量方面的详细记载。

4. 解剖学对"肾藏精生髓通于脑"观念的发生学依据

如果说《黄帝内经》对骨的解剖只见骨而不见髓，那是不合逻辑
的，《素问·骨空论》的篇名及该篇中"髓孔"一词也证明了这一点。
因此，有学者认为，"骨者，髓之府"（《素问·脉要精微论》）、"髓者，

骨之充也"(《素问·解精微论》)等理论的发生亦直接起源于解剖学发现，在发生学上与骨概念的形成具有同源性质。

《灵枢·海论》："脑为髓之海，其输上在于其盖，下在风府。"所谓"盖"即位于头颅顶部头盖骨中央督脉之百会穴，之所以称之为盖，乃因督脉之应天道而环转覆盖，风府指督脉循项之穴，即风府穴。可见，该经文明确论述了脑在头颅中位置的上下限：上在头盖骨以下，下在风府穴以上。如果《黄帝内经》对脑的解剖位置有着如此翔实的认识，而对脑的实体——髓却一无所知的话，那同样是难以理解的。《素问·五脏生成》云："诸髓者，皆属于脑。"《灵枢·五癃津液别》云："五谷之津液，和合而为膏者，内渗入于骨空，补益脑髓"。都说明解剖方法使《黄帝内经》观察到脑髓的存在。"脑"字，篆文作"𦜺"，《说文解字》云："𦜺，头髓也，从匕，相匕箸也，巛象发，囟象𦜺形。"说明当时人们已经通过解剖学观察到脑表面有沟回之分。

《黄帝内经》虽无"脊髓"之名，但已认识到脊髓的存在，《素问·刺禁论》云："刺脊间，中髓，为伛。"王冰注云："脊间，谓脊骨节间也。伛偻，身蜷曲也"。说明脊髓的部位在脊间。尽管对于脑髓与脊髓的直接连通《黄帝内经》未予明言，但以上解剖发现足以证明脑髓与脊髓直接相通，所谓"脑为髓海""诸髓皆属于脑"完全可以视为"脑髓脊髓直接连通"的婉转表述。正如宋·邵康节所释："今视藏象，其脊中有髓，上至于脑，下至于尾骶。"

5. 膀胱生理功能的发现来源于解剖

《素问·灵兰秘典论》云："膀胱者，州都之官，津液藏焉。"《灵枢·本输》云："膀胱，津液之腑也。"如果这种描述是静态的，《灵枢·五癃津液别》对膀胱贮尿和排尿功能的观察则是动态的，如："水下流于膀胱则为溺。"而且《黄帝内经》对溺液从膀胱到体外的排泄途径也有细致的观察。如《灵枢·刺节真邪》云："茎垂者……津液之道也。"《素问·骨空论》中还出现过"溺孔"一词。基于上述分析，我们有充分的理由肯定，《黄帝内经》对膀胱生理功能的认识是源于解剖的。

6. 解剖对肾与膀胱表里关系确立的影响

《灵枢·本输》中，明确提出"肾合膀胱"之观点，《灵枢·本脏》中亦有此说。《黄帝内经》中脏腑配属关系的确立是有多种发生学因素参与的结果，如司外揣内的观察方法、阴阳五行学说的影响，经络学说建立过程的参与等等，解剖学不是唯一因素，但对肾与膀胱表里关系的确立仍具有不可忽视的基础性作用。

对此有人提出质疑，理由是《黄帝内经》之中对于肾与膀胱之间的直接联通，未见明确记载，这一点在《灵枢·五癃津液别》这篇专论津液各走其道的章节中有集中的体现。虽然在《难经·三十一难》有"下焦者，当膀胱上口"之论，但对于膀胱上口及其与肾的关联依然没有清晰的观察认识。但这并不足以否认肾合膀胱这一结论的确立有解剖学因素的参与。

我们知道，首先只有经过解剖实践才能从不同的形态感性认识出发，才能形成肾、膀胱等不同的概念，而这些概念又是认识肾、膀胱等相合关系的前提。其次《难经·三十五难》云："五脏皆有所腑，皆相近。而心、肺独去大肠、小肠远者，何也？"显然这里的脏腑是解剖概念，所谓脏腑相距近远显然也是指解剖位置而言。肝、胆，脾、胃，肾、膀胱的位置关系皆相近，足以说明脏腑相合关系的建立也与各自的解剖位置密切相关。换言之，解剖位置相近是确定脏腑相合关系的重要参数之一，尽管心与小肠、肺与大肠之相合对于这一参数是特例（说明解剖对于不同的脏腑相合具有不同意义，但我们并不能亦无法因此否认解剖方法的参与）。

有学者指出，某脏的某些功能本身就是从与之位置相近的腑的解剖观察中推测出来的，如古人看到脾与胃"以膜相连"，胃为腑，受纳水谷，因而推测脾运化水谷精微，也就是说，脏腑解剖位置的相近意味着功能的相近或密切相关，承认这一前提，膀胱藏津液之解剖发现便可推及肾，因五脏之中只有肾与膀胱位置最近。

总之，解剖使《黄帝内经》翔实地观察到脑、髓与骨的结构及其之间的密切联系。笔者认为在当时的条件下，人们还不可能认识到骨髓、脊髓与脑髓在深层结构和功能上的细致差异，只是用肉眼观察到外观形态相近以及脊髓、脑髓相连，于是很自然地认为三者属于一类事物，性质相同但部位功能不同，在直观上三者也确实容易给人此类印象。也就是说，先是人们通过解剖发现骨髓和脊髓（但当时并无脊髓之名），在直观上认为脊髓与骨髓位置类似（将椎管内的脊髓也认为和骨髓一样都位于骨内），外观形态相近，又观察到脊髓与脑髓连通，位置形态亦相近，故认为三者为一体。在"肾藏精、主骨"的观念作为前提的条件下，又得出肾主骨、生髓、通于脑的结论。可以看出，解剖学所起的作用不仅是基础性的，也是决定性的。

（三）解剖学对于肾藏精藏象理论发生的意义

大量考古成果和史料证明，解剖学在远古时期就已广泛存在并略有发展。由于狩猎、祭祀、屠宰、战事、仇杀和肉体酷刑等现象的大量存在，解剖人体在当时是十分普遍的现象，尽管大都出于非医学目的。到了汉代，出于医学原因而实施解剖的行为也不乏其例，《汉书·王莽传》记载太医尚方对处死后尸体"刳剥之，量度五脏，以竹筳导其脉，知所终始，云可以治病。"《后汉书·华佗传》记载东汉名医华佗解剖人体进行外科手术的过程："乃令先以酒服麻沸散，既醉无所觉，因刳破腹背，抽割积聚，若在肠胃，则断截湔洗，除去疾秽。"这些都反映出当时的解剖术已达到一定的水平，否则不可能有《黄帝内经》之中大量的器官结构名称和较为详细的形态量度的记载。唐容川在《本草问对》中分析道："中国古圣定出五脏六腑……而实有其物，非亲见脏腑不能，安得谓古之圣人未曾亲见脏腑耶。"

解剖学的普及和提高，不仅在当时是医学上的一大飞跃，而且对于中医学尤其是藏象理论的创生具有里程碑式的意义。没有解剖实践，就没有很多脏腑的名称概念，更谈不上藏象学说。从文字学角度看，很多脏腑名称的早期象形文字，都表露出脏腑的外形乃至某些内部结构，如甲骨文、金文和篆文的"心"字，心房与心室在字形上明确可见。

解剖观察使人们发现了肾和膀胱等脏腑并赋予它们最初的概念，并使人们认识到膀胱的主要生理功能，促进了肾与膀胱脏腑相合理论的创立，在很大程度上又帮助人们进一步认识到肾脏本身的某些生理功能，尤其是肾主水液和主骨、生髓、通于脑的功能。

但是，限于先秦之前的历史文化条件，解剖学未能得到充分深入的发展，其原因是多方面的，如儒学思想的约束。更重要的是由于当时自然科学技术水平的低下使解剖手段较为落后，肉眼直接观察的粗糙解剖，其深入生命内部把握其内在细节的作用是十分有限的。于是人们本能的探索真理事实的愿望和人类的思维特征促使人们用思辨的方式去推测构想自然现象的内在规律。在某些解剖观察背景下的思辨行为当然不无依据，但就当时的整体文化科技水平而言，人们靠思辨得出的结论必然是有限和粗略的，也不可避免地带有臆想的成分。当然，我们不能抹煞思辨方法在当时的某些历史必然性和合理性以及它对中医藏象理论构建的重要价值。

内容丰富、涵盖广泛的中医理论体系，其构建不可能仅仅出自古代解剖学。藏象理论系统所蕴含的丰富内容，远远超过解剖手段的观察所得。而当时的思辨所得，也必然十分有限。多数医家认为，《黄帝内经》之五脏并非血肉之五脏（即解剖概念），近代医家恽铁樵就坚定地支持此说。在现代医学体系中，也找不到任何一个脏器与《黄帝内经》所论脏腑的功能及特性完全相同。那么，究竟是哪些其他因素的参与，赋予《黄帝内经》中脏腑的诸多功能和特征，古人究竟通过哪些途径和方法，用大量的内容继续丰富和完善了《黄帝内经》的藏象理论呢？或者说，是哪些内容的加入使《黄帝内经》的藏象体现实现了解剖实体向功能概念的转化呢？让我们把目光投向博大精深的中国古代文化。

中医所说的"肾"，当然也是在当时的历史条件下，通过解剖实际观察和测量而认定的人体构造。不过其主要的理论内容，是通过人体生命活动的现象之"象"确定的。这体现出中医脏象学说的特征，中医的脏腑是形态结构和生理功能相统一的综合性概念。它虽然源于古代解剖，却而又高于解剖。既具有解剖学的意义，更重要的又是人体某些生命功能的概括。中医学所说的某一脏腑功能，包括西医多个相关组织器官的功能；西医某一器官的功能，也常常见于中医多个脏腑的协同作用。

其中肾藏精的功能，即包括了现代医学生殖系统、神经内分泌系统等，其所涉及的器官，包括垂体、甲状腺、甲状旁腺、肾上腺、卵巢、睾丸等。而干细胞理论的出现，时间生物学和生殖医学的发展，更将赋予"肾藏精"理论新的内涵。

二、临床实践与肾藏精藏象理论的发生

中医学是一门实践性很强的学科，对疾病的预防和诊治是《内经》理论体系的最终归宿。古人研究和发展医学理论，除基本的解剖知识外，更多的内容则来源于临床实践。对疾病的产生、发展、变化和防治过程进行反复观察和推理，以验证和获得理论知识，然后再以这种理论知识指导实践，再进行观察和揣摩，如此反复实践和再实践，对原理论进行不断的检验和修改，使旧的理论不断得到更新、充实和完善，这是藏象理论形成的一个重要环节。

藏象理论来源于多种观察，包括解剖、生理现象、病理现象、医疗过程和结果的观察等。古人在大量的病理观察和医疗实践中逐渐摸索认识到外感六淫、饮食劳倦和情志刺激与肾藏疾病有一定的关联和对应，也就是说，对发病因素或病理过程的观察和思辨更进一步地匡正和充实了肾藏象理论。从理论形成的角度上讲，病理过程和医疗实践的观察更为关键，因为人们通过它可以对理论进行反证、升华与总结。特别是有些脏腑功能，正常生理情况下不易窥知，必须通过病理情况下进行反证才可推断，即《素问·玉机真脏论》所说："善者不可得见，恶者可见。"

（一）过劳伤肾，反证肾藏精理论

中医学所谓"过劳"，即过度劳累，也称劳倦所伤，包括劳力过度、劳神过度和房劳过度三个方面。根据《黄帝内经》记载，劳力过度和房

劳过度是伤及肾中精气的主要病因。

其一，房劳过度是伤肾的主要因素。肾藏精，为封藏之本，精不宜过度妄泄。房劳过度，指性生活太过，或过早婚育，或手淫恶习等，多耗伤肾中精气而致病。

《素问·上古天真论》论及早衰之理："今时之人不然也，以酒为浆，以妄为常，醉以入房，以欲竭其精，以耗散其真，不知持满，不时御神，务快其心，逆于生乐，起居无节，故半百而衰也。"性生活无节制，或酒醉入房，淫欲太过，则"竭其精""耗其真"，肾精、肾气耗伤，根本动摇，常见腰膝酸软、眩晕耳鸣、精神萎靡等症状，为"半百而衰"之因，故称"房劳"为"肾劳"。房劳过度伤肾在历代医家著作中多有论述，因其伤精，进而及肾，故"肾藏精"之理由此可证，而养生之道的"补肾固精"由此而出。

其二，劳力过度亦为伤肾之因。根据《灵枢·百病始生》："劳则气耗"之理，劳力过度主要伤气，导致元气消耗。元气根于肾，精气互资互生。故劳力过度伤气，进而势必伤精，以致肾中精气被伤。如《素问·生气通天论》："因而强力，肾气乃伤，高骨乃坏。"历代医家解释"强力"，或以为强力入房，或以为体力劳动过度，损伤骨骼，累及肾气。《素问·宣明五气》："五劳所伤……久立伤骨。"同理可证。《素问·痿论》论及"骨痿"病因，亦有"远行劳倦"伤肾，以致"骨枯髓虚"。由此可见，气-精-骨-肾的逻辑关系，则佐证"肾藏精"理论的确立。

（二）外感寒邪最易伤肾，反证肾与骨、髓、腰、脊等系统联系

六淫之邪，最易伤肾的邪气是寒邪，湿、燥、风、火亦可为病。

古代医家通过观察，发现寒邪与肾的关系最为密切，也是六淫之中最容易伤肾的外邪。寒为阴邪，最易伤阳，且较直接，一是寒邪外束，郁遏损伤卫阳；二是寒邪可以直中内脏，直犯脾胃则损伤中阳，直中少阴则损伤心肾之阳。肾阳为五脏阳气之本，故寒伤肾阳，每易导致形寒肢冷，小便清长，关节痹痛，腰痛足痿以及骨和髓等的相应症状。

《素问·逆调论》论及寒邪伤肾，导致肾"脂枯不长""髓不能满"，以致骨痹挛节（"人有身寒，汤火不能热，厚衣不能温，然不冻栗，是为何病。岐伯曰：是人者，素肾气胜，以水为事，太阳气衰，肾脂枯不长，一水不能胜两火，肾者水也，而生于骨，肾不生，则髓不能满，故寒甚至骨也。所以不能冻栗者，肝一阳也，心二阳也，肾孤脏也，一水不能胜二火，故不能冻栗，病名曰骨痹，是人当挛节也"）。

寒邪多见于冬季，肾与冬气相通应，故寒邪伤肾，每见于冬季。如《素问·咳论》论及寒邪乘于冬季，则"肾先受之"，导致咳嗽（"感于寒则受病，微则为咳，甚者为泄为痛。乘秋则肺先受邪，乘春则肝先受之，乘夏则心先受之，乘至阴则脾先受之，乘冬则肾先受之"）。《素问·金匮真言论》论及冬季伤于寒冽之北风，则病肾，发于腰股、四肢之痹厥（"北风生于冬，病在肾俞，在腰股……冬气者病在四肢……冬善病痹厥"）。《灵枢·九宫八风》论及冬至季节，北风凛冽，内舍于肾，则骨与肩背之膂筋（"风从北方来，名曰大刚风，其伤人也，内舍于肾，外在于骨与肩背之膂筋，其气生为寒也"）。

寒邪又可作为伏邪致病。《素问·疟论》论及冬季中于寒风，病藏于肾及骨髓，至春夏之际，阳气发越之时，则脑髓烁，肌肉消，腠理发泄，或过劳更伤精气，则寒热、汗出，发为温疟（"温疟者得之冬中于风，寒气藏于骨髓之中，至春则阳气大发，邪气不能自出，因遇大暑，脑髓烁，肌肉消，腠理发泄，或有所用力，邪气与汗皆出，此病藏于肾，其气先从内出之于外也"）。

因此，《素问·至真要大论》"病机十九条"一言以蔽之："诸寒收引，皆属于肾。"肾阳主于水液之蒸腾气化，寒伤肾阳，气不化津而化水，则有分泌物、排泄物之清稀、透明、寒冷，故又有"诸病水液，澄彻清冷，皆属于寒"之论。

此外，湿邪类水，肾为水脏，故水湿每易伤肾。外感湿邪，多因气候潮湿，涉水淋雨，久居湿地等逐渐发病。《灵枢·邪气脏腑病形》："有所用力举重，若入房过度，汗出浴水，则伤肾。"《素问·本病论》，

"人久坐湿地，强力入水即伤肾"，即是内有劳力过度，或房劳所伤，又外感水湿之邪，损伤肾脏之例证。并且，沐浴清水而卧，或风寒湿三气之合邪，侵袭人体，内舍于肾，则为肾痹。如《素问·五脏生成》："黑脉之至也，上坚而大，有积气在小腹与阴，名曰肾痹，得之沐浴清水而卧。"《素问·痹论》："风寒湿三气杂至，合而为痹也……肾痹者，善胀，尻以代踵，脊以代头。"

风为阳邪，乘人体之过劳而汗出，而侵入人体，导致水液代谢障碍，而为水肿。如《素问·水热穴论》"勇而劳甚则肾汗出，肾汗出逢于风，内不得入于脏腑，外不得越于皮肤，客于玄府，行于皮，传为胕肿，本之于肾，名曰风水。"

风水又名"肾风"，风邪伤肾，亦多见冬季。如《素问·风论》论及"以冬壬癸中于邪者为肾风"，言其发病季节；"肾风之状，多汗恶风，面痝然浮肿，脊痛不能正立，其色炲，隐曲不利，诊在肌上，其色黑"，言其发病症状及望诊所见特点。《素问·评热病论》言其刺法禁忌："有病肾风者，面胕痝然壅，害于言，可刺不？岐伯曰：虚不当刺，不当刺而刺，后五日其气必至。"

《内经》有"肾恶燥""肾苦燥"之说，凡三见。《素问·宣明五气》有"五脏所恶：心恶热、肺恶寒、肝恶风、脾恶湿、肾恶燥，是谓五恶"。《灵枢·九针论》所论相同。《素问·脏气法时论》谓之："肾主冬，足少阴太阳主治，其日壬癸，肾苦燥，急食辛以润之，开腠理，致津液，通气也。"从"肾者水脏主津液"而论，肾之气化失常，或可致水湿停积或泛滥而成痰饮、水肿之病；亦可致津液枯竭，形成津伤液脱之候。外燥最易伤肺津，而内燥则耗肾液。

火热之邪为阳邪，阳邪过盛，亦可伤及肾中精气，而见骨痿。如《素问·痿论》："有所远行劳倦，逢大热而渴，渴则阳气内伐，内伐则热舍于肾，肾者，水脏也，今水不胜火，则骨枯而髓虚，故足不任身，发为骨痿，故《下经》曰：骨痿者，生于大热也。"

上述所言，骨痹、骨痿、骨枯、髓虚、脑髓消烁、腰脊疼痛等外候皆与肾之病变有关，历代医家据此反证肾与骨、髓、腰等具有内在联系，以病理变化为佐证，加之解剖学的观察，从而形成肾藏精，精生髓，髓充骨，脑髓满等藏象理论的认识。

（三）水液出入，反证肾主水理论

临床实践中，水肿为津液代谢障碍的常见疾病。《素问·水热穴论》提出"肾者，胃之关"，胃为水谷之海，即水之入口；水之排出在膀胱，肾与膀胱相表里，即出口在肾，故称"关门"。"肾何以能聚水而生病……关门不利，故聚水而从其类也。上下溢于皮肤，故为胕肿。胕肿者，聚水而生病也。"

古代医家通过生活体验和临床实践观察，总结出机体津液生成、输布和排泄等生理功能。见于《素问·五脏别论》："饮入于胃，游溢精气，上输于脾。脾气散精，上归于肺，通调水道，下输膀胱。水精四布，五经并行。合于四时五脏阴阳，揆度以为常也。"津液在体内代谢的复杂过程，主要依赖于脾气转输、肺气宣降、肾气蒸化、肝气疏泄和三焦通利等，是多个脏腑生理功能密切协调、相互配合的结果。其中，肾为津液代谢之主宰。

肾气蒸腾气化水液。一方面，肾气及肾阴肾阳对胃的游溢精气、脾气散精、肺气行水、三焦决渎以及小肠分清别浊等作用具有推动和调控作用；如果肾气虚亏，或肾阴肾阳失去协调，不能推动和调控各脏腑对津液的输布运行，可致津液的代谢失常。另一方面，肾直接与尿液生成和排泄有关。由脏腑代谢产生的浊液，通过肺气的肃降作用向下输送到膀胱，经过肾气的蒸化与升腾，将其中的清者重新吸收而参与全身水液代谢，将其浊者化为尿液排泄。这一升清降浊作用对维持整个水液输布代谢的平衡协调有着重要意义。故《素问·逆调论》谓之"肾者水脏，主津液"。

（四）呼吸常异，反证肾主纳气理论

"呼吸"一词，出于《灵枢·天年》："五脏坚固，血脉和调，肌肉解利，皮肤致密，营卫之行，不失其常，呼吸微徐，气以度行，六腑化

谷,津液布扬,各如其常,故能长久"。

《黄帝内经》初步认识到,呼吸异常的疾病,如咳喘等,与肾相关。如《素问·脏气法时论》:"肾病者,腹大胫肿,喘咳身重,寝汗出憎风,虚则胸中痛,大腹小腹痛,清厥,意不乐,取其经,少阴太阳血者。"明确当肾病时,可以出现喘咳等症状。

另篇《素问·经脉别论》则分别阐述伤及于肾,出现喘、汗的病因。"是以夜行则喘出于肾,淫气病肺……渡水跌仆,喘出于肾与骨……持重远行,汗出于肾。"这里,夜行过劳、渡水着湿、跌仆恐惧、持重远行,皆为古代常见的伤肾之因。

其后,《难经》明确指出,呼吸运动与五脏相关,但各脏功能不同。"四难曰……呼出心与肺,吸入肾与肝,呼吸之间,脾受谷味也。"并进一步阐述呼吸吐纳之机理:"十一难曰……人吸者随阴入,呼者因阳出。今吸不能至肾,至肝而还。故知一脏无气者,肾气先尽也。"肾肝为阴,吸气向内、向下,则随阴入,吸气至肾,方能其息深深;心肺为阳,呼气向外、向上,则随阳出,呼气达外,继则清气吸入。

肾主吸入清气,对于维持机体生命活动具有重要意义。故《难经》以"命门"肾间动气为生气之原。如"八难曰……所谓生气之原者,谓十二经之根本也,谓肾间动气也。此五脏六腑之本,十二经脉之根,呼吸之门,三焦之原。故气者,人之根本也,根绝则茎叶枯矣。"

《内》《难》之论,奠定了"肾主吸气"及其重要性,明确肾病可出现呼吸功能异常的病变,为"肾主纳气"理论及其临床实践提供理论基础和应用价值。

(五)恐易伤肾,反证肾与情志生理相关

恐,是对外界刺激产生的一种恐惧、害怕的情志活动,为人之常性,对人体自身具有一定的保护作用。

《黄帝内经》论述人的梦境,发现"梦见舟船溺人,得其时则梦伏水中,若有畏恐"(《素问·方盛衰论》),与肾气虚有关;"梦腰脊两解不属"(《灵枢·淫邪发梦》),与肾气盛有关;"梦涉大水恐惧"则知阴

盛;"梦大火燔灼"(《素问·脉要精微论》),则为阳盛。从梦解析五脏病变,中医学堪为先河,并由此得之肾与恐的内在联系。

古代医家发现,若过度恐惧,可致伤精、精却下行、气机下陷、下焦胀满等病机变化。如《灵枢·本神》:"恐惧而不解则伤精,精伤则骨酸痿厥,精时自下。"恐惧无法解除,则伤精,导致骨酸痿厥,甚则遗精、滑精等症。《素问·举痛论》:"恐则气下……恐则精却,却则上焦闭,闭则气还,还则下焦胀,故气不(下)行矣。"过度恐惧,则肾精(肾水)不能上济于心,而气机下陷,下焦胀满,以致二便失禁,或滑精、早泄之症。

由此,医家们归纳所见症状如骨酸痿厥、遗精滑精、二便失禁,分析病理变化与精伤、精却相关,进一步总结病位在肾,肾藏精,与恐惧之情志变化密切相关,则昭然若揭。从而得出结论:《素问·阴阳应象大论》"在脏为肾……在志为恐。"《素问·宣明五气》"五精所并:精气……并于肾则恐"。

志,有广义、狭义之分。广义之志,又称"志意",即神志活动,包括意识思维等精神活动及喜怒哀乐等情志活动,与五脏藏神有关。狭义之"志",即《灵枢·本神》所谓"意之所存谓之志",释为记忆、意向、志向等。"肾,盛怒而不止则伤志,志伤则喜忘其前言,腰脊不可以俯仰屈伸,毛悴色夭,死于季夏。"肝为肾之子,子盗母气,肝主怒,盛怒不止,反伐于母,则伤肾;肾伤及志,出现健忘和腰脊受损等症;土为水之所不胜,王于季夏,肾伤、志伤较重,毛悴色夭,则死于所不胜之时。

总之,古人在大量的医疗实践及观察中,不断地总结和归纳,不断分析、整理、验证、纠正和补充旧的理论知识,更确切地把握人体生命活动规律,从而使《内经》肾藏象理论得以极大的完善。从《内经》理论创生的考证来看,这个实践过程不是短暂的,而是经历一个相当长的历史时期。这也说明《内经》的理论知识来源于实践,是大量的经验的积累,有相当的事实依据,并非是仅凭推想和猜测可以完成的。

参考文献

［1］李如辉.发生藏象学［M］.北京：中国中医药出版社，2003.

［2］郑洪新.中医基础理论专题研究［M］.北京：人民卫生出版社，2007.

［3］谭春雨.中医发生学探微［M］.北京：中国中医药出版社，2013.

［4］鞠诣然，鞠宝兆.《内经》肾藏象理论发生的语义基础［J］.辽宁中医药大学学报，2007，（4）：65－67.

［5］鞠诣然.《内经》肾藏象理论发生学研究.辽宁中医药大学2007届硕士学位论文.

［6］李奕祺.论肾藏象理论建构的哲学基础——"精水合一"［J］.山东中医药大学学报，2004，（3）：168－170.

［7］陈农.脏腑名称训释［J］.医古文知识，1996，（2）：36.

［8］谷峰，吕爱平."肾藏精"与"肾主水"的哲学与医学内涵［J］.国际中医中药杂志，2011，33（12）：1107.

［9］王玉川.帝王改制与五脏祭是医史研究的误区［J］.北京中医学院学报，1992，15（5）：12.

［10］樊圃.五脏附五行是受古代祭祀的启示［J］.陕西中医学院学报，1994，17（4）：1.

［11］罗建平.汉字中五脏蕴义初探［J］.医古文知识，2000，（4）：30－32.

第二章

"肾藏精"藏象理论学术源流

"肾藏精"藏象理论源于先秦至两汉时期，中医学经典著作《黄帝内经》较为全面详尽地进行阐述，《伤寒杂病论》与肾相关辨证论治理论趋于成熟，首创"肾气丸"应用于临床实践。晋隋唐时期的主流特点是对前代《黄帝内经》《难经》等理论加以解释与继承，肾精、肾阴、肾阳概念的确立拓展了"肾藏精"概念的内涵与分类，加深了对"肾藏精"核心概念的认识。宋金元时期对"肾藏精"藏象理论有所发挥，肾与五脏的关系受到重视。明清时期"肾藏精"理论有新的飞跃，命门学说的争鸣、肾之阴阳水火理论、温补学派的形成等，对于指导临床实践具有重要价值。在两千余年的历史进程中，"肾藏精"藏象理论不断完善、创新，形成独具特色的理论系统。

第一节　先秦两汉时期

先秦两汉时期，是"肾藏精"藏象理论形成时期。《黄帝内经》首见"肾藏精"医学理论，对肾藏象研究起到奠基作用。《难经》创新"右肾命门说"，认为命门亦为藏精之所，元（原）气之系。《伤寒杂病论》首创"肾气丸"名方，为补肾方剂之祖方。《神农本草经》明确与肾相关药物164种，为"从肾论治"中药之渊源。

一、《黄帝内经》

《黄帝内经》作为中国医学宝库中现存成书最早的医学典籍，全面运用精气、阴阳、五行学说等哲学思想，深刻探讨中医学领域关于气的概念、天人关系、形神关系等重大命题，阐明中医学对生命的认识以及养生的原则和方法；研究人体的结构、生理、病理、病因、病机、疾病的诊断、治疗与康复等问题，不但为中医学理论体系的建立奠定基础，也是"肾藏精"藏象理论的基石。是书论及"精"171处，"精气"38处，以精或精气为核心，认为精是存在于宇宙中运行不息的极细微物质，是构成宇宙万物包括人类的共同本原。如《素问·阴阳应象大论》"天有精，地有形"；《灵枢·本神》"生之来，谓之精"。人体之精包括禀受于父母的先天之精和后天获得的水谷之精，精是生命之源，是维持生命活动的物质基础。

《黄帝内经》明确提出"肾藏精"，凡二见。如《灵枢·本神》："肾藏精，精舍志，肾气虚则厥，实则胀，五脏不安。"《灵枢·九针论》："五藏：心藏神，肺藏魄，肝藏魂，脾藏意，肾藏精，志也。"精者身之本，宜蛰藏不宜妄泻，如《素问·六节藏象论》"肾者，主蛰，封藏之本，精之处也"。肾所蛰藏之精，包括先天之精、呼吸精气、水谷之精、五脏六腑之精等。如《素问·上古天真论》"肾者主水，受五脏六腑之精而藏之""余闻上古有真人者……呼吸精气，独立守神……"

《黄帝内经》重视"肾气"即肾中精气，对于人体、生、长、壮、老具有重要的主导作用。如《素问·上古天真论》："女子七岁，肾气盛，齿更发长。二七而天癸至，任脉通，太冲脉盛，月事以时下，故有子。三七，肾气平均，故真牙生而长极。四七，筋骨坚，发长极，身体盛壮。五七，阳明脉衰，面始焦，发始堕。六七，三阳脉衰于上，面皆焦，发始白。七七，任脉虚，太冲脉衰少，天癸竭，地道不通，故形坏而无子也。丈夫八岁，肾气实，发长齿更。二八，肾气盛，天癸至，精气溢泻，阴阳和，故能有子。三八，肾气平均，筋骨劲强，故真牙生而长极。四八，筋骨隆盛，肌肉满壮。五八，肾气衰，发堕齿槁。六八，阳气衰竭于上，面焦，发鬓颁白。七八，肝气衰，筋不能动，天癸竭，精少，肾藏衰，形体皆极。八八，则齿发去。"记述"肾气"24 条，不仅阐述肾气的生理作用，并论及伤及"肾气"病因，多见于强力、大热、酗酒、过劳、情志所伤、年老等，其病多见于冬季，常见骨痿、骨痹、厥证、咳喘、畏恐、水肿、胀满、发堕、齿槁、温病等，并可影响五脏。

《黄帝内经》首次提出"肾""精""肾藏精""肾之精"医学涵义，对后世研究"肾藏精"藏象理论有着重要的意义。

二、《难经》

《难经》以问难的形式，亦即假设问答，解释医学疑难问题。是书沿袭《黄帝内经》对肾藏精的论述，如《难经·三十九难》云："五脏有七神，各何所主也？然：脏者，人之神气所舍藏也，故肝藏魂，肺藏魄，心藏神，脾藏意与智，肾藏精与志也。"

《难经》首创"右肾命门说"，认为命门亦为藏精之所，元（原）气之系。如三十六难曰："脏各有一耳，肾独有两者，何也？然：肾两者，非皆肾也，其左者为肾，右者为命门。命门者，诸神精之所舍，原气之所系也。故男子以藏精，女子以系胞，故知肾有一也。"《难经》之论命门，赋予肾与命门在人体更重要的生理地位。同时，引起近两千年命门之争鸣，促进肾藏精藏象理论的发展与创新。

《难经·十四难》提出"治损之法"："损其肾者，益其精。"对于后世临床实践具有重要指导作用。

三、东汉·张仲景《伤寒杂病论》

《伤寒杂病论》为张机（字仲景）所著，成书于东汉。经晋·王叔和整理，分为《伤寒论》与《金匮要略》两部分。《伤寒论》以六经辨证治疗外感热病，以"少阴病脉证"论及心、肾病变，其扶阳、育阴两法，对于后世与肾相关病证的防治具有重要启示，是书所载回阳救逆之四逆汤、温阳利水之真武汤、育阴清热之黄连阿胶汤等，皆为"从肾论治"著名经方。

《金匮要略》首创名方"肾气丸"即金匮肾气丸（又名八味肾气丸），凡五见，开创补肾方剂之先河。如《金匮要略·血痹虚劳病脉证并治》："夫失精家，少腹弦急，阴头寒，目眩，发落，脉极虚芤迟，为清谷、亡血、失精。脉得诸芤动微紧，男子失精，女子梦交，桂枝加龙骨牡蛎汤主之……虚劳里急，悸，衄，腹中痛，梦失精，四肢酸疼，手足烦热，咽干口燥，小建中汤主之。虚劳里急，诸不足，黄芪建中汤主之。虚劳腰痛，少腹拘急，小便不利者，八味肾气丸主之。"并在"血痹虚劳病脉证并治""痰饮咳嗽病脉证并治""消渴小便不利淋病脉证并治""妇人杂病脉证并治"等篇介绍了肾气丸主治病证，从其病状分析，多见小便异常等症状，皆与肾的气化功能失常密切相关。可见，仲景"金匮肾气丸"本为肾虚而设，为增强肾和膀胱的气化功能而用。

四、《神农本草经》

《神农本草经》为中国现存最早的中药学专著，集秦汉时期众多医家搜集、整理、总结药物学经验成果的精华，为本草学的发展奠定了坚实的理论基础，成为后世许多医家的用药准则。《神农本草经》与肾相关药物 164 种，其中上品药 110 种，所占比例最大；草部药物最多，达 78 种，占 47.6%（表 2-1）；木部药物 24 种，占 14.6%（表 2-2）；虫兽部药物 24 种，占 14.6%；玉石部药物 21 种，占 12.8%；果菜部药物 14 种，占 8.5%；米谷部药物 3 种，占 1.8%。

《神农本草经》所载与肾相关药物，开创"从肾论治"中药之先河，至今仍有 70% 以上药物仍在临床实践广泛使用。

表 2-1 草部"从肾论治"中药一览表

相关功效	上品	中品	下品
促生殖	巴戟天、卷柏、芎䓖、肉苁蓉、五味子	当归、淫羊藿、马先蒿	泽漆、陆英
抗衰老	菖蒲、人参、天门冬、甘草、干地黄、菟丝子、牛膝、茺蔚子、女萎、麦门冬、独活、车前子、署豫、薏苡仁、泽泻、远志、龙胆、细辛、石斛、白英、白蒿、赤箭、奄闾子、析蓂子、薯实、五色灵芝、络石、蒲黄、香蒲、漏芦、天名精、兰草、地肤子、茵陈蒿、石龙刍、王不留、青蘘、姑活、屈草	石龙芮、翘根	
强筋骨	天门冬、甘草、干地黄、防葵、巴戟天、紫芝、青蘘	蠡实、狗脊、草薢、爵床	天雄
益肾气	黑芝麻	元参、知母	
益肾精	茺蔚子、柴胡、析蓂子、紫芝、肉松容、决明子、五味子、地肤子、杜若	翘根	
益髓	天门冬、干地黄、防葵		
聪耳	菖蒲、署豫、泽泻、远志、白蒿、紫芝、香蒲、漏芦、地肤子、石龙刍、青蘘	枲耳实、王瓜	
明目	菖蒲、人参、菟丝子、茺蔚子、柴胡、署豫、泽泻、远志、细辛、白蒿、析蓂子、薯实、青芝、黄连、蒺藜子、香蒲、漏芦、地肤子、景天、杜若、石龙刍、青蘘	枲耳实、苦参、瞿麦、元参、石龙芮、翘根、秦艽	
强志	木香、远志、巴戟天	枲耳实、淫羊藿、酸浆	莨菪子
华发	白蒿、蓝实	水萍	

相关功效	上品	中品	下品
坚齿	香蒲		
主水	车前子	知母、淫羊藿、酸浆	
充脑	青蘘		

表2-2 木部"从肾论治"中药一览表

相关功效	上品	中品	下品
促生殖		桑根白皮	
抗衰老	牡桂、菌桂、松脂、枸杞、柏实、茯苓、酸枣、干漆、蔓荆实、辛夷、杜仲、女贞实	秦艽、猪苓、龙眼	蜀椒
强筋骨	枸杞、桑上寄生、杜仲		石南
益肾气	杜仲		
益肾精	杜仲		
益髓			药实根
聪耳	柏实、木兰		
明目	柏实、蔓荆实、辛夷、桑上寄生、木兰、蕤核	秦艽、合欢	
强志	杜仲	桑根白皮	
华发	桑上寄生	秦艽	蜀椒
坚齿	蔓荆实、桑上寄生	秦艽	郁李仁
主水	茯苓	猪苓	郁李仁
充脑	干漆		
强腰	杜仲		

第二节　三国魏晋南北朝时期

三国魏晋南北朝时期，是"肾藏精"藏象理论完善时期。此时具有代表性的著作和论述：如《中藏经》专论"论肾脏虚实寒热生死逆顺脉证之法"；《针灸甲乙经》论及肾之虚实针灸辨证论治；《脉经》首创寸口脉诊五脏六腑分部，以"肾与命门，俱出尺部"，并以"肾间动气，脉之根本"，发展肾与命门的脉诊理论；《肘后备急方》提出治疗肾虚、肾虚冷病证之方药；《小品方》有调治虚劳、遗精之方；《本草经集注》载药 730 种，有养肾益精作用的中药 46 种等。在此历史阶段，对"肾藏精"藏象理论，从诊法、辨证、治疗、方药等方面都有所发展。

一、三国·华佗《中藏经》

《中藏经》，旧题为华佗所作，有学者据《隋书》及新旧《唐书》均未著录，疑为六朝人所作。《中藏经》专题为"论肾脏虚实寒热生死逆顺脉证之法"，论曰："肾者，精神之舍，性命之根，外通于耳，男以闭精，女以包血，与膀胱为表里，足少阴、太阳是其经也。"并且，《中藏经》传承《黄帝内经》之论，集中对肾病之脉象，虚、实、寒、热之证候表现，生死逆顺之征象、时日等，进行详尽论述，对后世"与肾相关"病证的辨析具有重要指导意义。

二、晋·皇甫谧《针灸甲乙经》

《针灸甲乙经》是我国现存最早的一部针灸学专著，成书于公元259 年。所论肾之虚实针灸辨证论治，如《针灸甲乙经·精神五脏论第一》："肾藏精，精舍志；在气为欠，在液为唾。肾气虚则厥，实则胀，五脏不安。必审察五脏之病形，以知其气之虚实而谨调之。"对于补肾益精之针刺腧穴，如《针灸甲乙经·动作失度内外伤发崩中瘀血呕血唾血第七》："丈夫失精,中极主之。男子精溢,阴上缩,大赫主之。男子精不足,太冲主之。"

三、晋·王叔和《脉经》

《脉经》是我国现存最早的脉学专著,成书于公元三世纪。是书"辨三部九候脉证",首创寸口脉诊五脏六腑分部,以"若在尺中,肾以下病",为尺脉候肾之由来;《两手六脉所主五脏六腑阴阳逆顺》篇结合命门之说,以"肾与命门,俱出尺部",将肾与命门相提并论。

《脉经·辨三部九候脉证》提出"肾间动气,脉之根本"论,为中医诊断学"胃、神、根"脉诊理论奠定基础。《难经·十四难》有论:"人之有尺,譬如树之有根,枝叶虽枯槁,根本将自生,脉有根本,人有元气,故知不死。"将尺脉作为脉之根本。《脉经·辨三部九候脉证》进一步发挥和完善:"何也?然:诸十二经脉者,皆系于生气之原。所谓生气之原者,三焦之原,非谓十二经之根本也,谓肾间动气也。"

《脉经·肾膀胱部第五》专论与肾相关脉证,以肾之平、病、死脉为核心,论及肾之因、机、证、脉,尤其对于肾藏精理论及其脉象、治法颇有创见:"肾者,北方水,万物之所藏。百虫伏蛰,阳气下陷,阴气上升,阳气中出。阴气烈为霜,遂不上升,化为雪霜。猛兽伏蛰,蝶虫匿藏。其脉为沉,沉为阴,在里,不可发汗,发则蝶虫出,见其霜雪。阴气在表,阳气在脏,慎不可下,下之者伤脾,脾土弱即水气妄行。下之者,如鱼出水,蛾入汤。"

四、晋·葛洪《肘后备急方》

《肘后备急方》作为我国第一部临床急救治疗学专著,记述各种急性病证及某些慢性病急性发作的治疗方药、针灸、外治等法,其后经梁代陶弘景增补录、又经金代杨用道摘取《证类本草》中的单方作为附方,即现存《肘后备急方》。《肘后备急方·治卒患腰胁痛诸方第三十二》提出"治肾气虚衰,腰脊疼痛,或当风卧湿,为冷所中,不速治,流入腿膝，为偏枯冷痹缓弱，宜速治之方：独活四分，附子一枚（大者，炮），杜仲、茯苓、桂心各八分，牛膝、秦艽、防风、芎劳、芍药六分，细辛五分，干地黄十分，切，水九升，煮取三升，空腹分三服"。以及治诸腰痛，或肾虚冷，腰疼痛阴痿方、肾虚腰脚无力、肾虚耳聋方等。

五、东晋·陈延之《小品方》

《小品方》内容丰富，可谓唐以前的一部包罗广泛的小百科全书，在唐代具有相当影响，被视为与《伤寒论》具有同样重要意义的经典作品，同时又是一部门径书，所谓"童幼始学治病者，亦应先习此《小品》，以为入门"。本书在北宋末年就已经亡佚，其佚文散见于《备急千金要方》《外台秘要》《医心方》。1985年，在日本尊经阁文库发现《小品方》的残卷。现在国内可见近年刊行的复辑本。该书卷三论述调治虚劳、遗精之方，如《小品方·治梦泄诸失精众方》提出龙骨汤、熏草汤、韭子汤、龙骨散等良方。

六、南北朝（梁代）·陶弘景《本草经集注》

南朝博物学家陶弘景根据《神农本草经》《名医别录》的内容，汇总前人积累的经验和知识，结合自己的临床实践，整理成《本草经集注》一书，共载药物730种。首创按药物的自然属性和治疗属性分类的新方法，分为草、木、米食、虫兽、玉石、果菜和有名未用等七类，成为我国古代药物分类的标准方法，是本时期本草发展史上的一项重大成就。《本草经集注》在继承《神农本草经》的基础上提出具有益精作用的中药有鹿茸、玄参、五味子、黑芝、栗子、磁石、黑石脂等46种。

第三节　隋唐五代时期

隋唐五代时期，是肾藏精藏象理论的传承时期。《诸病源候论》载

"五脏六腑病诸候"，尤重于肾，又涉及临床各科与肾相关疾病诸候；《黄帝内经太素》统一肾藏精的概念内涵，统一《内经》目为命门与《难经》右肾命门说，统一肾间动气与命门之气说，对明清时期的肾间命门说具有重要启迪作用；《备急千金要方》较为详尽阐述肾藏精藏象理论，重视养生，以护肾固精为本；《外台秘要》有专论肾病病因病机以及处方用药；《悬解录》载五子守仙丸（五子衍宗丸）补肾填精、阿胶黄精丸（西施丸）美容保养，诚为益肾良方。

一、隋·巢元方《诸病源候论》

隋炀帝时，由太医博士巢元方主持，总结魏晋以来的医疗经验，编写而成《诸病源候论》，是我国现存的第一部论述病因病机证候学专书，成书于公元610年。全书分为50卷71门，共记载1739候。其中，"五脏六腑病诸候"专篇阐述脏腑病候相关内容，尤重于肾。肾病诸候可归纳为肾精亏虚候、肾气不足候、肾燥候和肾经经气不足候四类，肾气不足候又可分为气化功能减弱候和闭藏功能减弱候两方面，至今仍具有指导意义和应用价值。

涉及临床各科病证，见于虚劳病诸候、消渴病诸候、水肿病诸候、小便病诸候、淋病诸候、四肢病诸候、耳病诸候、心痛病诸候、小儿杂病诸候等。如《诸病源候论·虚劳病诸候》："肾伤，少精，腰背痛，厥逆下冷。"《诸病源候论·消渴病诸候》："少服五石诸丸散，积经年岁，石势结于肾中，使人下焦虚热。及至年衰，血气减少，不复能制于石。石势独盛，则肾为之燥，故引水而不小便也。"《诸病源候论·水肿病诸候》指出："肾者阴气，主于水而又主腰脚。肾虚则腰脚血气不足，水之流溢，先从虚而入，故腰脚先肿也"等，对于肾病的病因病机、证候特点详加论述，对于研究肾藏精藏象理论和指导临床实践具有极其重要的参考价值。

二、隋·杨上善《黄帝内经太素》

《黄帝内经太素》是我国现存最早的分类编次注释《黄帝内经》之

作，分为摄生、阴阳、人合、脏腑、经脉、腧穴、营卫气、身度、诊候、证候、设方、九针、补泄、伤寒、邪论、风论、气论、杂病十九大类。并且，因年代距离《黄帝内经》成书较近，对于考证和解读经文独具特色。

《黄帝内经》有多处"肾气"的记载，但未见关于肾阳、肾阴的表述，而见于《黄帝内经太素》文中。《素问·解精微论》有"至阴者，肾之精也"之论。"肾精"作为合成词，则见于隋·杨上善《黄帝内经太素·七邪》"肾精主骨"。"肾阳"，见于隋·杨上善《黄帝内经太素·五脏脉诊》"诊得石脉急甚者，是谓寒气乘肾阳气走骨而上，上实下虚，故骨癫也"。"肾阴"，见于隋·杨上善《黄帝内经太素·寒热厥》"此人，谓手足热厥之人，数经醉酒及饱食，酒谷未消入房，气聚于脾脏，二气相搏，内热于中，外遍于身，内外皆热，肾阴内衰，阳气外胜，手足皆热，名曰热厥也"。

杨上善统一肾藏精的概念内涵，以肾藏精，包括命门所藏之精。如《黄帝内经太素·虚实补泻》："肾藏志者，肾藏于精，精以舍志。今藏志者，言所舍也。肾有二枚，在左为肾，在右为命门。肾以藏志，命门藏精，故曰肾藏精者也。"

杨上善统一《内经》目为命门与《难经》右肾命门说，见于《黄帝内经太素·经脉标本》及《经脉根结》两篇注释："肾为命门，上通太阳于目。"太阳根于至阴即肾中精气即命门精气，上结于目，目为"藏精光照之所"，可谓完美诠释。

杨上善统一肾间动气与命门之气说，主张两者为同一概念，对明清时期的肾间命门说具有重要启迪作用。见于《黄帝内经太素·输穴》注释："人之命门之气，乃是肾间动气，为五脏六腑十二经脉性命之根，故名为原。"

杨上善提到"肾与命门，主于入房"以及服食丹药，损伤肾精，力主节制情欲，反对服食辛烈燥热之品，对于保养肾精之养生具有重要贡献。

三、唐·孙思邈《备急千金要方》

《备急千金要方》为中医学第一部医学百科全书，成书于公元652年。孙思邈提出"大医精诚"为医学道德准则和所要达到的境界，开创了中国医学伦理学之先河。关于脏腑之论、针灸之法、脉证之辨、食治之宜、养生之术、备急之方、病证诊治等内容，代表了盛唐的医学发展水平。

孙思邈对于肾藏精藏象理论的阐述，非常具体。见于《备急千金要方·肾脏脉论第一》："肾主精。肾者，生来向导之本也……故生来谓之精。精者，肾之藏也。耳者肾之官，肾气通于耳，耳和则能闻五音矣。肾在窍为耳，然则肾气上通于耳，下通于阴也。左肾壬，右肾癸，循环玄宫，上出耳门，候闻四远，下回玉海，夹脊左右，与脐相当，经于上焦，营于中焦，卫于下焦，外主骨，内主膀胱。肾重一斤一两，有两枚。"

孙思邈非常重视养生，以护肾固精为本。书中载录的枸杞根方，主养性遐龄。曲囊丸具有明目益精长志倍力，久服长生耐老；石硫黄散主房劳补虚损；麻黄根粉、竹叶黄芩汤、棘刺丸、枣仁汤等具有填精补肾作用，同时提到虎骨酒、黄芪建中汤、乐令建中汤、黄芪汤、大建中汤、肾沥汤、肾沥散、寒食钟乳散、无比薯蓣丸、八味肾气丸、肾气丸、苁蓉丸、干地黄丸、鹿角丸方等治疗肾气不足的虚劳方剂，至今为后世医家临证诊治所宗。

四、唐·王焘《外台秘要》

综合性医书《外台秘要》汇集了初唐及唐以前的医学著作，成书于公元752年。该著作以肾气不足、肾劳、肾劳实热、肾劳热、肾热、肾劳虚寒、骨极、骨极实证、骨极虚证、精极、虚劳失精、虚劳尿精、虚劳梦泄精等为题，专论肾病病因病机以及处方用药。如对肾气虚损不能藏精，并分别载用"深师方"的补肾方、人参丸、韭子丸等予以治疗。

对于与肾相关病证，如肾消、肾着、腰痛、水肿、遗尿、淋证、痹证、痿证、咳喘等，综述医理在前，记载数方于后，很有参考价值。

五、《悬解录》

《道藏》中有一本三千余字的小书《悬解录》，为道教外丹著作，作者不详。记载有张果（即后世传说"八仙过海"中的张果老）在公元733 年献给唐玄宗的五子守仙丸，其组成余甘子、覆盆子、菟丝子、五味子、车前子、枸杞嫩叶汁、莲子草汁、杏仁、生地黄汁、鹿角胶等补肾填精之品，形成五子衍宗丸的雏形。又有阿胶黄精丸，又称西施丸，主要组方阿胶、黄精、白芷、百合、木瓜、荷叶、枸杞、茯苓、益智仁等，后见于明代《食疗本草集经注》，是中国中医药学史上较早的女性美容保养良方。

第四节　宋金元时期

宋金元时期，是肾藏精藏象理论的不断补充发展的时期。官修大型方书《太平圣惠方》《圣济总录》等先后问世，从肾论治方剂中药占有重要位置。又有名家辈出，各具特色。钱乙提出"肾主虚，无实"论，开五脏虚实补泻之先河，据金匮肾气丸化裁治疗肾阴不足的六味地黄丸（原方为地黄丸）新方；许叔微以补脾"常须暖补肾气"立论，主张"补脾不如补肾"；陈无择《三因极一病证方论》按因类证、因证列方、先论后方、方论结合，有《肾膀胱经虚实寒热证治》专篇；严用和继承和发展命门肾中真火学说，据金匮肾气丸加牛膝、车前子，形成具有温肾化气、利水消肿功效的名方即济生肾气丸；杨士瀛详述补益精血治法，以二地二冬合用滋补精血；刘河间提出"肾命门为相火"论，命门与肾相提并论，主"心火暴甚，肾水虚衰"病机以辨析中风、喑痱等，善用地黄饮子；张元素发扬脏腑辨证理论，规范脏腑虚实标本用药式，对肾病辨证用药具有重要价值；王好古传承补土派思想，又重温养脾肾，主张肾阳虚证治疗不宜升发；朱丹溪立"相火论"，认为"肝肾之阴，悉具相火"，故以滋阴降火为主。宋金元时期对肾藏精藏象理论的补充完善，对明清时期的创新发展具有承前启后、继往开来的重要作用。

一、北宋·《太平圣惠方》

《太平圣惠方》是宋代官修编纂的第一部大型方书，成书于公元992年。全书根据疾病证候划分为1670门，每门之前都冠以巢元方《诸病源候论》有关理论，次列方药，以证统方，以论系证；并广泛收集宋代以前的医药方书及民间验方，载方16834首。包括脉法、处方用药、五脏病证、内、外、骨伤、金创、胎产、妇儿、丹药、食治、补益、针灸等内容，很有临床实用价值。如《太平圣惠方·治一切风通用浸酒药诸方》载录的治风、益精气、明耳目的天雄浸酒方;《太平圣惠方·治五劳六极七伤通用诸方》中补暖益精、明目驻颜的牛膝丸方;《太平圣惠方·治虚损补益诸方》中强肾气、补不足的黄芪散方等，长期受到后世医家的眷宠。

二、北宋·钱乙《小儿药证直诀》

《小儿药证直诀》是我国现存最早的儿科专著，约成书于1119～1125年。钱乙（仲阳）根据"肾为先天之本"之本以及肾脏自身生理、病理的独特性，提出"肾主虚，无实"，加之小儿肾气未充，一旦罹病，尤以精气的亏损不足作为疾病的主要矛盾，故肾不受泻，若有邪实，当泻膀胱之腑。《小儿药证直诀》开五脏虚实补泻之先河，成为后世医家脏腑辨证论治的重要参考文献。钱乙所制方剂110余首，既有化裁精当的古方，也有独创巧妙的新方，其中，治疗肾阴不足的六味地黄丸（原方为地黄丸），更是流传百世。

三、宋·许叔微《普济本事方》

《普济本事方》为许叔微（知可）汇集生平历验有效之方、医案和理论心得之作，成书于1132年。许氏认为，肾是一身之根柢，脾胃乃生死之所系，二者之中又当以肾为主，补脾"常须暖补肾气"。如《普济本事方·补脾并补肾论证》论述二神丸治疗脾肾虚弱全不进食的机理："有人全不进食，服补脾药皆不验……盖因肾气怯弱，真元衰劣，自是不能消化饮食。譬如鼎釜之中，置诸米谷，下无火力，虽终日米不熟，其何能化？"并且，主张虚证宜补者，以补脾补肾为主。在五脏病症中，该著作仅于脾、肾两脏列出了补益方剂。对于补肾，提倡柔剂温养，反对滥用刚燥，推崇肾沥汤、香茸丸等。故后世有"许学士（曾任翰林学士）以为补脾不如补肾"之说。

四、宋·《圣济总录》

《圣济总录》为宋徽宗时政府主持医家编纂的方书，较全面地反映了北宋时期医学发展的水平、学术思想倾向和成就。镂板后未及刊印即被金兵掠运北方，较早有金大定年间（1161～1189年）刊本。全书包括内、外、妇、儿、五官、针灸、养生、杂治等，共66门，运气内容列于全书之首。所录方剂中，丸、散、膏、丹、酒剂等明显增加，反映宋代重视成药的特点。该著作论及肾中风、肾虚骨痹、少阴伤寒、肾咳、肾积贲豚、肾虚冷脚气、消肾、肾虚水肿、肾黄、肾心痛、肾寒、肾虚腰痛、肾劳、虚劳失精、肾脏虚冷二便不利、肾虚诸淋、肾虚、肾实、肾胀、喑痱、肾虚阳痿、肾虚多唾、骨虚实、髓虚实等病证的处方用药。如《圣济总录·消渴门》："消渴之病，本于肾气不足，下焦虚热。若病久不愈者，邪热蕴积，营卫滞涩，精血衰微，病多传变。宜知慎忌。凡忌有三：一饮酒，二房室，三咸食及椒面炙煿。又消渴病，经百日以上者，当忌针刺。若妄针灸，则疮上漏水，变成痈疽矣。"《圣济总录·眼目门》："论曰天一生水，在脏为肾，天三生木，在脏为肝，肾藏精，肝藏血，人之精血充和，则肾肝气实。上荣耳目，故耳目聪明，视听不衰，若精血亏耗，二脏虚损，则神水不清，瞻视乏力，故令目黑暗。"对于肾的病因、病机、证治等具有指导作用。

五、南宋·陈言《三因极一病证方论》

《三因极一病证方论》是陈言（无择）研究中医病因学说和临床各科辨证论治的著作，成书于 1174 年。该著作编纂体例的重要特点是按因类证、因证列方、先论后方、方论结合，其中，有"肾膀胱经虚实寒热证治"专篇，立论治疗肾实热的清源汤、治膀胱实热的泻脬汤、治肾虚寒的温肾散、治膀胱虚冷的补脬汤。"五劳证治"有治疗肾劳实热的栀子汤、肾劳虚寒的五加皮汤。关于心肾、肝肾、脾肾、肺肾的关系亦有诸多记载。

六、南宋·严用和《济生方》

《济生方》成书于 1253 年，严用和（子礼）广采古人可用之方，兼收已验之效方，以杂病各门为纲，下列总论、病源、病机，再附主方，每方详述主证、组方、炮制、服法等。严氏在强调脾胃的同时，更重视肾的作用，如论"补真丸"："房劳过度，真阳衰虚，坎火不温，不能上蒸脾土，冲和失布，中州不运……古人云补肾不如补脾，余谓补脾不若补肾，肾气若壮，丹田火经上蒸脾土，脾土温和，中焦自治，膈开能食矣。"这是对命门肾中真火学说的继承和发展，对明代命门学说的发展产生了一定影响。严氏常用古方善于化裁，如扩大仲景治疗肾虚的金匮肾气丸的适应范围，加味牛膝、车前子，形成具有温肾化气、利水消肿功效的名方——济生肾气丸，后世广为应用。《严氏济生方·小便门》提出，遗精白浊二证，脉息多涩，伤精脉所致，可用固精丸、猪苓丸、芡实丸、秘精丸等固精治浊之方主之。

七、南宋·杨士瀛《仁斋直指方论》

《仁斋直指方论》为综合性医书,成书于 1264 年。杨士瀛(仁斋)全书将诸科病证分为 72 门,每门之下,均先列"方论",阐述生理病理、证候表现、治疗概要;次列"证治",说明证候主治、药物组成及修制服用方法。《仁斋直指方论·附诸方》提到人参固本丸,以详补益精血治法:"……肾藏精,精血充实,则须发不白,颜貌不衰,延年益寿,其夭阏者,多由服性热之药,不能滋生精血也。而药之滋补精血者,无出于生、熟二地黄。世人徒知服二地黄,而不知服二门冬为引也。盖生地黄能生心血,用麦门冬引入所生之地;熟地黄能补肾精,用天门冬引入所补之地,四味互相为用,本草又以人参为通心气之主,故宜加焉。"

八、宋金·刘完素《素问玄机原病式》《宣明论方》

《素问玄机原病式》(1182 年)和《宣明论方》(1172 年),为刘完素(河间)的代表作。刘完素力倡火热论,用药善用寒凉,后人称其为"寒凉派"。并且,提出"肾命门为相火"论,命门与肾相提并论,如《素问玄机原病式·六气为病》:"右肾命门小心,为手厥阴包络之脏,故与手少阳三焦合为表里,神脉同出,见手右尺也。二经俱是相火,相行君命,故曰命门尔。故《仙经》曰:心为君火,肾为相火。是言右肾属火,而不属水也。是以右肾火气虚,则为病寒也。"相火有余则病热,相火不足则病寒。

刘氏将《内经》"亢害承制"理论及五行生克制化理论进一步深化、发展,应用于疾病的病机研究及治疗之中,为认识疾病变化本质与表象的关系,开拓了新的途径。如《素问玄机原病式·六气为病》以"心火暴甚,肾水虚衰"分析中风病机:"由于将息失宜,而心火暴甚,肾水虚衰,不能制之,则阴虚阳实,而热气怫郁,心神昏冒,筋骨不用,而卒倒无所知也。多因喜、怒、思、悲、恐之五志,有所过极,而卒中者，由五志过极，皆为热甚故也。若微则但僵仆，气血流通，筋脉不挛，缓者发过如故。"《宣明论方·诸证门》论述"喑痱"症状，"内夺而厥，舌喑不能言，二足废，不为用。肾脉虚弱，其气厥不至，舌不仁"，病机为"肾虚内夺"，故以地黄饮子主之。现代多以此方治疗老年痴呆、中风后遗症、重症肌无力、假性延髓麻痹等病。

九、金·张元素《医学启源》《脏腑标本用药式》

《医学启源》（1186年）和《脏腑标本用药式》为张元素（洁古）的代表作。张元素为"易水学派"的开创者，其发扬脏腑辨证理论，重视六气病机证治，首创中药引经报使理论，规范脏腑虚实标本用药式，阐发气味厚薄与制方法度等，为中医理论体系的发展作出了重大贡献。《医学启源·五脏六腑除心包络十一经脉证法》重点论述五脏病虚实寒热辨证，如肾病的虚实寒热辨证涉及肾虚、肾实、肾寒、肾热、肾虚寒以及肾病预后的症状、脉象特点。并且，总结肾病是动、所生病以及肾之苦欲补泻用药等。

《脏腑标本用药式》首见于明代李时珍著《本草纲目·序例》，题为《脏腑虚实标本用药式》。该著作根据脏腑虚实寒热辨证要点、脏腑生理特性以及脏腑之间的五行生克制化关系，分别虚补、实泻、寒温、热清之治法，兼以标本，辨证论治，可为用药范式。尤其对肾的本病标病、命门的本病、肾与命门的虚、实、寒、热证候用药特点进行详细论述，对临床实践很有指导意义。

张元素首次提出"命门"辨证论治理论，将命门与肾相提并论，其主要观点：

其一，命门属肾。《医学启源·五脏六腑除心包络十一经脉证法》论及"肾之经，命门，肾脉本部在足少阴，寒，癸水……"该篇开门见山："肾者，精神之舍，性命之根，外通于耳，男子以藏精，女子以系胞，与膀胱为表里，足少阴太阳是其经也。"直接以肾替换《难经·三十六难》之论，则命门属肾理论昭然。

其二，命门水火即肾中阴阳。《脏腑标本寒热虚实用药式·命门》论及："肾火与水并处""火居水内，即坎中一画之阳，先天之本是也。"命门标本寒热虚实用药式，一为"火强泻之"，其基本治则是"水不足，火乃有余，滋阴即以泻火，所谓壮水之主以制阳光，是也。"一为"火弱补之"，其基本治则是"肾中元阳不足，无以藏精而生血，故补火而不失之燥，则阳能配阴，而火不耗水，即用燥药，亦必以滋肾之药佐之，益阳与温里，所以不同，所谓益火之源，以消阴翳，是也。"可知命门之水火，即肾中水火，所谓肾阴肾阳是也。其三，命门与肾脉诊相同。《医学启源·五脏六腑除心包络十一经脉证法》"肾之经，命门，肾脉本部在足少阴，寒，癸水……"该篇论及诊脉之法，旁引《脉诀》，提出："命门与肾脉循骨而行，持脉指法，按至骨上得之为沉；又重手按之，脉道无力者，为濡；举手来疾流利者为滑。此乃沉濡而滑，命门与肾脉不病之状也。命门与肾部近骨，若出于骨上，见于皮肤血脉筋骨之间，是其浮也；入而至骨，是其沉也。"其四，命门与肾同治。《脏腑标本寒热虚实用药式·肾》论及肾中气、血治法，内里明言："补气之法，亦不外泻火补火二端，内经肾脏不分左右，本草虽分，究竟命门治法，已该左肾中""滋阴温肾，皆所以益精而补血也，亦兼命门治法在内。"可知命门与肾既可分而言之，又合而为一，其理、其诊、其治皆同。

十、元·王好古《阴证略例》

《阴证略例》是研究伤寒阴证的专著，最后增补本定稿于1236年。王好古（海藏）受其师张元素影响较深，又发扬李杲（东垣）的学说，在治疗方面主张温养脾肾，如附子散、肉桂散、白术散等；尤其偏重于温肾阳，如返阴丹、火焰散、霹雳散、正阳散等，都是以附子为主药的温肾方剂。王氏提出，阴证的病源在肾，而肾阳虚证治疗不宜升发，其与李杲以益气升阳法治疗内伤脾胃有所不同。

十一、元·朱丹溪《格致余论》《丹溪心法》

《格致余论》（1347年）和《丹溪心法》（1481年）为朱震亨（丹溪）的代表作。在钱乙"肝有相火"以及刘完素"肾为相火"论的基础上，《格致余论》立"相火论"，认为"肝肾之阴，悉具相火"，相火以肝肾之阴为基础，相火之动，则可以生养人体，"天主生物，故恒于动；人有此生，亦恒于动。其所以恒于动，皆相火之为也"。肝肾在维系人体正常生殖机能中，具有重要作用。肾主藏精，主生殖，肝藏血，具调节血液的机能而司血海，二者共同起繁殖后代的作用。见于《格致余论·阳有余阴不足论》："主闭藏者，肾也；司疏泄者，肝也。二脏皆有相火，而其系上属于心。"并且，朱氏主张，相火妄动，则损伤阴精，以此为导致衰老和疾病的机理，创立"阳常有余而阴不足"说，作为"养阴论"的倡导者，主张从清心寡欲、节食茹淡、寒凉补肾等方面，颐养个体的"本然之真"，专门创制了"大补阴丸""虎潜丸"等滋阴降火、益气生津的方剂，尤其善用知母、黄柏等药物，开创了中医补剂史上，独用寒凉滋阴药补肾的新思路。此外在《丹溪心法·补损五十一》中记载的八味丸，在《丹溪心法·劳瘵十七》中记载治虚劳盗汗遗精莲心散和在《丹溪心法·腰痛七十三》中记载的益精助阳的青娥丸等，均是补肾填精的良方，至今仍被后世借鉴。

第四节 明清时期

明清时期，是肾藏精藏象理论的创新时期。温补学派的代表人物薛己、孙一奎、赵献可、张介宾、李中梓等人，皆重视命门学说，虽各家对命门的形态、部位、功能认识有不同见解，但命门与肾息息相关却得到了共识。此外，李时珍亦重命门，阐发多种药物可调命门而补肾；李梴提出"心包即命门"之论；喻昌以右肾通于命门；汪绮石提出"治虚有三本"，而"肾为性命之根"；徐灵胎著"肾藏精"论，提出精有长存、日生者以及保养肾精之法。清代，温病学派代表人物叶天士、吴鞠通等皆强调肾藏精在温病发病、病机演变以及伏气温病中的重要作用。明清时期中医药学著名医家对肾与命门的研究使肾藏精藏象理论学术水平和临床应用达到了前所未有的高度。

一、明·薛己《内科摘要》

《内科摘要》是中医学理论体系最早以内科命名的医书。薛己（立斋）为温补学派的开创者，学术思想的中心是以人体脾胃命门为主，尤其强调真阴真阳的不足，调治肾阴迥异于丹溪，力避知、柏的苦寒泻火，注重肾中阴阳的生化，药尚温补，每以温补取效。薛氏主张治病必求于本，临证治疗常用古方，其变化加减也只在一两味之间，但疗效甚为显著，对于疾病辨证治法有一定的独创之见。如将张仲景《金匮要略》的肾气丸（八味丸）与钱乙《小儿药证直诀》的地黄丸（六味丸）广泛运用于治疗以虚损为主的杂病。其后，赵献可等医家受其影响，立命门学说及其治法，善用六味丸、八味丸，功莫大焉。

二、明·李时珍《本草纲目》

《本草纲目》是集16世纪以前中药学大成的著作，还是一部涉及化学、地理、生物等多学科的百科全书，于1578年撰成，1596年正式刊行。《本草纲目》共有52卷，载有药物1892种，绘插图1111幅，方剂11096首，约190万字。

李时珍重视命门学说，以命门为"藏精系胞之物"，论述"其体非脂非肉，白膜裹之，在七节之旁，两肾之间。二系著脊，下通二肾，上通心肺，贯属于脑。为生命之原，相火之主，精气之腑。人物皆有之，生人生物，皆由此出"。并以胡桃"为命门三焦之药"。如《本草纲目·果部第十三卷》："胡桃通命门，利三焦，益气养血，与破故纸同为补下焦肾命之药。夫命门气与肾通，藏精血而恶燥，若命门不燥，精气内充，则饮食自健，肌肤光泽，肠腑润而血脉通，此胡桃佐补药有令人肥健能食、润肌黑发、固精治燥调血之功。命门既通则三焦利，故上通于肺而虚寒咳嗽者宜之，下通于肾而腰脚虚痛者宜之。"

三、明·李梴《医学入门》

《医学入门》自谓"医能知此内外门户，而后可以设法治病，不致循蒙执方，夭枉人命"，故命之为题，刊行于1575年。李梴（健斋）提出，"心包即命门，其经手厥阴，其腑三焦，其脏心包络，其部分在心下横膈膜之上"，其后，也有清·程知《医经理解》之赞同者。细考《医学入门》，未见提出"心包即命门"说的临床运用，反而，在诊法、针灸、本草等部分，仍禀《难经》之论，从右肾命门以治疗。如记载肉苁蓉"补右命门相火不足，男子绝阳不兴，泄精，尿血，遗溺，下痢，止茎中寒热痛，膀胱邪气，强筋髓，暖腰膝，止腰痛。又治妇人血崩带下、瘕、阴痛、绝阴不产"。

四、明·孙一奎《医旨绪余》《赤水玄珠》

《医旨绪余》（撰于万历年间）和《赤水玄珠》（1584年）为孙一奎（东宿）的代表作。孙氏启明代命门学说争鸣之开端，发挥命门之意。见于《医旨绪余·命门图说》："动静无间，阳变阴合，而生水火木金土也，其斯命门之谓欤。"孙氏论点主要有三，其一，命门即人身之太极，为脏腑之本、生命之源。其二，命门有名而无形，既无动脉之形诊，又无经络可指。其三，命门非水非火，乃肾间动气，为生生不息、造化之机枢。因此，临床辨证论治尤重肾命。如肾消即三消病中之下消，是因下元不足，元气升腾于上，故渴而多饮多尿，治法忌用滋阴降火，而主用肾气丸加鹿角胶、五味子、益智仁等，大补下元，温补之中重视精以化气，使精气充盛，蒸腾于上；又与命门原气根于两肾阴精、精不足则气失资化的理论相合。再如孙氏治疗肾虚气喘，认为多由肾虚气不归元所致，必须审识真阴、真阳的虚实。用药也有所谓气、血之分，气虚用补骨脂、杜仲、菟丝子之类，如安肾丸等方即是；血虚用山药、山茱萸、熟地之类，如六味地黄丸之类即是。凡此皆为"纳气归元"的治法，其最重者则全在于补益真阴，见于《赤水玄珠·眩晕门》所论："肺出气，肾纳气，今气不归元，是肾之真阴不足，当益肾阴以全其职可也。"

五、明·赵献可《医贯》

《医贯》为研究中医学"命门学说"的重要著作之一，成书于1687年。全书凡六卷，分为《玄元肤论》《主客辨疑》《绛雪丹书》《先天要论》《后天要论》等篇章。赵氏认为先天之火乃人生立命之本，养生致病莫不以此理"一以贯之"，因名其书为《医贯》。赵氏命门学说主要观点有：其一，首创命门为"脏腑之主、十二经之主"，见于《医贯·内经十二官论》："余所以谆谆必欲明此论者，欲世之养身者、治病者，的以命门为君主，而加意于火之一字""五脏之真，唯肾为根。"其二，命门之所以能主十二官，正是由于"命门先天之火"寓于其中。如"余有一譬焉，譬之元宵之鳌山走马灯，拜者、舞者、飞者、走者，无一不具，其中间唯是一火耳。火旺则动速，火微则动缓，火熄则寂然不动。而拜者、舞者、飞者、走者，躯壳未尝不存也，故曰汝身非汝所有，是天地之委形也"。其三，命门部位，在于两肾之间，即《素问·刺禁论》所谓"七节之旁，中有小心"。其四，以命门学说指导临床补肾之法，"命门君主之火，乃水中之火，相依而永不相离也。火之有余，缘真水之不足也，毫不敢去火，只补水以配火。壮水之主，以镇阳光。火之不足，因见水之有余也，亦不必泻水，就于水中补火，益火之源，以消阴翳"。

赵氏重视命门之火的作用，也未尝忽略阴精，他认为"阴阳互为其根"（《医贯·阴阳论》），阴精亏耗，不仅为阴虚，且每多出现阳虚之证，故"阴虚有二：有阴中之水虚；有阴中之火虚"（《医贯·中风论》），即"阴虚之中，又有真阴、真阳之不同"（《医贯·五行论》）。赵氏理论对于启迪后学影响很大。

六、明·张介宾《景岳全书》

《景岳全书》为张介宾（景岳）毕生治病经验和中医学术成果的综合性著作，全面精详地将中医理论、诊断辨证、临床各科、治法方剂、本草药性等内容囊括无遗，成书于 1624 年。《景岳全书·传忠录》之《命门余义》集张景岳命门学说的精华，论述颇有特色。其一，命门为精血之海、元气之根、水火之宅、五脏六腑之本。"五脏之阴气，非此不能滋。五脏之阳气，非此不能发。"其二，命门有火候，即元阳之火、生物之火。"盖此火生气，则无气不至；此火化神，则无神不灵。"其三，命门有生气，即乾元不息之机。"至若人之生气，则无所不在，亦无所不当察。如脏腑有生气，颜色有生气，声音有生气，脉息有生气，七窍有生气，四肢有生气，二便有生气。"其四，命门有门户，为一身巩固之关。"肾之政令，则总在乎命门。盖命门为北辰之枢，司阴阳柄，阴阳和则出入有常，阴阳病则启闭无序。"其五，命门以阴精为基，故命门有阴虚，真水不足则邪火偏胜。"故予之治此，必以甘半之剂，专补真阴，此虽未必即愈，自可无害，然后察其可乘，或暂一清解，或渐加温润，必使生气渐来，庶乎脾可健则热可退，肺渐润则嗽渐宁，方是渐复之佳兆，多有得生者。"

张氏将命门与肾相提并论，认为"命门与肾，本同一气""肾两者，坎外之偶也；命门一者，坎中之奇也。一以统两，两以包一，是命门总主乎两肾，而两肾皆属于命门"《类经附翼·求正录》）。又以命门为子宫，"子宫者，肾脏藏精之腑也"，此当以狭义而指。

对于从肾论治，张氏有"补气生精，精以益气""阴中求阳、阳中求阴"之治法。见于《景岳全书·新方八阵·补略》："其有气因精而虚者，自当补精以化气；精因气而虚者，自当补气以生精……故善补阳者，必于阴中求阳，则阳得阴助，而生化无穷；善补阴者，必于阳中求阴，则阴得阳升，而源泉不竭。"创立大补元煎以为"回天赞化，救本培元第一要方"、左归饮以为"壮水之剂"、右归饮以为"益火之剂"，又以阴阳互济之左、右归丸培补肾中阴阳，乃后世补肾之宗。

七、明·喻昌《寓意草》

《寓意草》为喻昌（嘉言）所著的中医医案著作，收录以内科杂病为主的疑难病案 60 余则，撰于 1643 年。喻氏论及命门，以右肾通于命门加以说明，见于《寓意草·论顾鸣仲痞块痞疾根源及治法》"肾有两窍，左肾之窍，从前通膀胱；右肾之窍，从后通命门"，并列举医案以证之。对于真阳脱失之病，"金道宾后案"论曰："肾为水脏，而真阳居于其中。在《易》坎中之阳为真阳，即此义也。真阳既以肾为窟宅，而潜伏水中……唯夫纵欲无度，肾水日竭，真阳之面目始露。"则有魄汗淋漓、目中有光、面如渥丹、神魂飘荡、腰脊牵强、眩掉动摇等真阳亡越、阴精耗竭之症。对于脱证的治疗，法当"治分新久，药贵引用""新病者，阴阳相乖，急当补偏救弊，治法宜纠其偏，投以重剂；久病者，治以扶元养正，用药宜平，若偏重，则转增其竭。"对于阳浮越于上之脱证，须加入介类潜纳浮阳之品，才能使真阳复返其宅，以与其阴相恋，才能达到阴平阳秘。

八、明·李中梓《医宗必读》

《医宗必读》作为综合性医书，撰于 1637 年。李中梓（士材）明确"肾为先天本，脾为后天本"之论，多从脾肾入手，重视先后二天的调理。治疗内伤杂病，宗薛氏之法，取方于六味丸、八味丸、枳术丸、补中益气丸等诸方之间，效果显著。又有"气血俱要，补气在补血之先；阴阳并需，而养阳在滋阴之上"之说，临证重视保养阳气，用药偏于温补，如《医宗必读·泄泻》："肾主二便，为封藏之本，内寄命火真阳，火为土之母。命火衰微，犹如柴薪之熄。中宫之釜，何以腐熟五谷？水谷精气，又何以运行三焦？久泻常属下元无火，故治疗亦宗许学士之法，以四神丸、八味丸、金匮肾气丸治之。"久泻责之下元无火，常宜温肾助阳，寓有"益火补土""寒则温之"之义。

九、明·汪绮石《理虚元鉴》

《理虚元鉴》为中医虚劳证治专著，成书于1644年。对阐发虚劳的病因病机、论治大法和预防措施等，自成体系，对中医虚损学说的形成产生了深远影响。如《理虚元鉴·虚症有六因》："有先天之因，有后天之因，有痘疹及病后之因，有外感之因，有境遇之因，有医药之因。"肾为先天之本，故"先天之因多肾精不足，如受气之初，父母或年已衰老，或乘劳入房，或病后入房，或妊娠失调，或色欲有亏，则至二十左右，易成劳怯。然其机兆，必有先现，或幼多惊风，骨软行迟；稍长读书不能出声，或作字动辄手振，或喉中痰多，或胸中气滞，或头摇目瞬。此皆先天不足之征"。《理虚元鉴》提出"治虚有三本"："肺为五脏之天，脾为百骸之母，肾为性命之根"，而"肾之为脏，合水火二气，以为五脏六腑之根"。但治疗肾之病证，不可过于拘泥立斋补火之说，用左归、右归丸，不离苁蓉、鹿茸、桂、附等类，当清金保肺以无犯中州之土、培土调中以不损全高之气、金行清化以合金水于一致治法。

十、清·叶桂《外感温热篇》《临证指南医案》

四大温病学家之一叶桂（天士）之《外感温热篇》，创立了外感热病"卫气营血辨证"。叶氏重视温病之辨证，强调"热邪不燥胃津，必耗肾液"，有舌诊之辨，以"先安未受邪之地"："或其人肾水素亏，虽未及下焦，先自彷徨矣，必验之于舌。如甘寒之中，加入咸寒，务在先安未受邪之地，恐其陷入易易耳。"验齿之法："齿为肾之余，龈为胃之络，热邪不燥胃津，必耗肾液，且二经之血，皆走其地，病深动血，结瓣于上。阳血者，色必紫，紫如干漆；阴血者，色必黄，黄如酱瓣。阳血若见，安胃为主；阴血若见，救肾为要""齿若光燥如石者，胃热甚也。若无汗恶寒，卫偏胜也，辛凉泄卫，透汗为要。若如枯骨色者，肾液枯也，为难治。"若在齿焦有垢之时，辨为"肾热胃竭"，当以微下之法，或用玉女煎以清胃救肾。

叶氏在治疗虚损时用药常顾及肾脏，通过培养下焦，可"温养有情，栽培生气"（《临证指南医案·虚损》），主张取质重味厚填补滋养的血肉有情之品来栽培体内精血，以治疗下损，指出"血肉有情，皆充养身中形质，即治病法程也"，避免用刚烈的桂、附及苦寒的知、柏，此为其理虚大法中一个特点，益精滋肾善用鳖甲胶、龟板胶、淡菜、海参等，反对单纯地投草木无情之药，"以草木无情之物为补益，声气必不相应"（《临证指南医案·虚劳》）。

十一、清·徐灵胎《医学源流论》

《医学源流论》为徐灵胎（大椿）论医文章九十九篇，撰于1757年。《医学源流论》有"肾藏精论"，论点有三：其一，精何以藏？"精藏于肾，人尽知之""夫精，即肾中之脂膏也"。其二，精何以生？精"有长存者，有日生者。肾中有藏精之处，充满不缺，如井中之水，日夜充盈，此长存者也。其欲动交媾所出之精及有病而滑脱之精，乃日生者也。其精施去施生，不去亦不生，犹井中之水，日日汲之，不见其亏；终年不汲，不见其溢。"其三，精何以出？"精之为物，欲动则生，不动则不生。能自然不动则有益，强制则有害，过用则衰竭。任其自然，而无所勉强，则保精之法也。"其四，节养肾精。"盖天下之理，总归自然。有肾气盛者，多欲无伤；肾气衰者，自当节养。《左传》云：女不可近乎？对曰：节之。若纵欲不节，如浅狭之井，汲之无度，则枯竭矣。曰：然则强壮之人而绝欲，则何如？曰：此亦无咎无誉，唯肾气略坚实耳。但必浮火不动，阴阳相守则可耳。若浮火日动而强制之，则反有害。盖精因火动而离其位，则必有头眩、目赤、身痒、腰疼、遗泄、偏坠等症，其者或发痈疽，此强制之害也。"该篇以老子之言总结，即"自然之道，乃长生之诀"。

十二、清·吴瑭《温病条辨》

《温病条辨》为吴瑭（鞠通）所著温病学的重要代表著作，成书于

1798 年。温病按初起发病类型可分为新感温病、伏气温病两类。《温病条辨》明确温病的发生是外因作用于内因的结果，强调"藏精"的重要性。精者身之本，肾藏精是机体抵御外邪的内在根据，吴氏所谓"能藏精者一切病患皆可却，岂独温病为然哉"！凡是影响人体正气的原因，如喜怒不节、过劳、过思、过汗、禀赋不足，均可导致肾不藏精从而引发温病。尤其伏气温病，更与肾不藏精有关。如《温病条辨·原病篇》："不藏精三字须活看，不专主房劳说，一切人事之能摇动其精者皆是，即冬日天气应寒而阳不潜藏，如春日之发泄，甚至桃李反花之类亦是。"

十三、清·雷丰《时病论》

《时病论》为外感病专著，撰于 1882 年。全书围绕各种时令病的病因、病理、症状特点以及辨证立法的依据，依次列出作者自拟诸法及选方，因其有较高的临床实效，近代医家颇多采用。雷氏进一步论述伏气温病之机理，如《时病论·冬伤于寒春必病温大意》"皆由冬伤于寒，伏而不发，发于来春而成诸温病者，都是冬不藏精肾脏内亏所致"。冬不藏精之人，易患冬温、春温、风温；就其治则用药而言，新感温病迥然有别。

十四、清·唐宗海《血证论》

《血证论》为唐宗海（容川）所撰的第一部有关血证治疗的中医学专著，成书于 1884 年。该著作填补了血证理论和临床治疗的空白，又对脏腑病机有专门论述。《血证论·脏腑病机论》论述肾的生理功能颇具特色。其一，肾内寓阴阳，为元气之根。"肾者水脏，水中含阳，化生元气，根结丹田，内主呼吸，达于膀胱，营运于外，则为卫气。此气乃水中之阳，别名之曰命火。"其二，肾藏精而为先天之本，精血同源。"肾又为先天，主藏精气，女子主天癸，男子主精，水足则精血多，水虚则精血竭。"其三，肾主气化而为水之主。"肾又为水之主，肾气行，则水行也。"该篇对于肾的病因病机也有精彩论述："若水虚，则火不归

95

元，喘促虚痨，诸证并作。咽痛声哑，心肾不交，遗精失血，肿满咳逆，痰喘盗汗。如阳气不足者，则水泛为痰，凌心冲肺，发为水肿，腹痛奔豚，下利厥冷，亡阳大汗，元气暴脱。于体主骨，骨痿故属于肾。肾病者，脐下有动气。肾上交于心，则水火既济，不交则火愈亢。位在腰，主腰痛，开窍于耳，故虚则耳鸣耳聋。瞳人属肾，虚则神水散缩，或发内障，虚阳上泛，为咽痛颊赤。阴虚不能化水，则小便不利；阳虚不能化水，小便亦不利也。肾之病机，有如此者。"

第六节 民国时期

民国时期，是肾藏精藏象理论进入中西医汇通时期。由于近代西学东渐以及改良主义的引导，中医学界产生了中西医汇通派，出现一批主张中西医汇通的医家，本着保存和发扬中医药学的愿望提倡中西医汇通，在总结临床经验的基础上，进一步充实了"肾藏精"藏象理论学说。

一、张锡纯《医学衷中参西录》

《医学衷中参西录》为中西汇通医家张锡纯（寿甫）所著，初刊于1918至1934年间。该著作《论肾弱不能作强治法》篇，明确提出："《难经》谓命门之处，男以藏精，女以系胞。胞即胞室，与肾系同连于命门。西人之生理新发明家谓其处为副肾髓质，又谓其处为射精之机关，是中、西之说同也。又谓副肾髓质之分泌素名副肾碱，而鸡子黄中实含有此物，可用以补副肾碱之缺乏。此说愚曾实验之，确乎可信。方用生鸡子黄两、三枚，调开水服之，勿令熟，熟则无效。"此说今日看来虽觉勉强，但在当时诚属可贵！

二、恽铁樵《药盦医学丛书》

《药盦医学丛书》为中医学家恽铁樵（树珏）辑医学著作22种而

成。创办"铁樵中医函授学校",竭力主张西为中用,"为近代中医界精通旧学、独具只眼,又受过较系统近代科学训练的第一人"。当时余云岫撰《素灵商兑》,诋毁中医,恽氏作《群经见智录》与其论争,谓:"西方科学不是唯一之途径,东方医学自有立脚点。"提出"腺体一统,以肾为平的腺肾相关论"等独见解观点,对后来肾本质研究有一定启示作用。

三、祝味菊《祝味菊医书四种》

《祝味菊医书四种》由《病理发挥》《诊断提纲》《伤寒新义》和《伤寒方解》四书组成,刊于 1931 年。祝氏极其推崇仲景、景岳诸家,学贯中西,常与上海名医徐相任、陆渊雷、章次公等畅谈医理,主张中医改革,认为"要发皇古义,必须融会新知"。临证重视温热扶阳治法,广征博引历代医家有关扶助阳气的论述,以敢用、广用、善用附子而著称,获有"祝附子"之誉称,卓然自成一派。并且,治病以温补法见长,如"因清阳卜陷致虚者,用补中益气汤加减;肾气不足,阴阳两虚者,用金匮肾气丸,或景岳右归饮法;阳虚上浮者,以桂枝龙骨牡蛎法,温而潜阳,此其治虚之大略也,唯不用清补之法"。

四、张山雷《中风斠诠》

《中风斠诠》为关于中风病的专书。张山雷融会中西学说,阐述中风病名及证治,见解独特,具有重要的临床指导意义。该著作内风治疗八法,即闭证宜开、脱证宜固、肝阳宜于潜镇、痰涎宜于开泄、气逆宜于顺降、心液肝阴宜于培养、肾阴宜渐滋填、偏瘫宜于宣通。所述"猝暴昏仆,皆是肝阳上升,气血奔涌,冲激入脑,扰乱神经所致"之论,为中风治疗开辟了新的思路。中风之病,肝阳亢逆为标而肾阴亏虚为本,又常夹痰,故治肝阳者,养水滋肾一法,必不可少,但须注意,肝阳暴动,责之肾虚,是为研究病本之原因,并非治疗见症之急务;何况痰塞喉间,气填中州,滋肾黏腻之药,能够透过这些关隘,直补下焦?

因此必须分清主次缓急，"唯在潜降摄纳之后，气火既平，痰浊不塞，乃可徐图滋养，固护其本"。方如六味，四物等可斟酌用之。

第七节 现代时期

现代时期，肾藏精藏象理论研究达到一个高潮，以实证研究为主，以临床应用研究为重点，获得诸多研究成果。特别是20世纪50年代上海医科大学藏象研究组以姜春华教授、沈自尹教授为带头人开始了肾阳虚以及肾本质的中西医结合研究，为临床肾虚证的诊治提供客观、科学、合理的实验数据和研究结果，加速中医药现代化的进程。最近20年，肾藏精藏象理论研究更是向纵深层次、向更高水平发展，硕果累累。

一、基于文献共词分析的肾虚证候疾病谱

肾病多见虚证，故现代以肾虚证研究居多。肾虚是指肾的精、气、阴、阳虚衰不足，常见者包括肾精不足、肾气虚（肾气不固、肾不纳气）、肾阴虚和肾阳虚等。肾虚病位在肾，但广泛涉及中西医学诸多疾病，男女老幼，无所不及。刘树春等根据近年来肾虚证候专题研究文献的发表情况，并通过文献的主题词统计与共现分析，探讨肾虚证候相关的中医和西医疾病谱。

（一）肾虚证候相关疾病高频主题词分布

利用"肾虚"主题词扩展全部树检索《中国生物医学文献数据库》（CBM）数据库，获得最近20年肾虚（包括其下位分类肾阳虚、肾阴虚、肾气虚、肾虚火动）的相关文献3727篇。去除其中的综述、述评和讲座类非研究性文献156篇，余3571篇与肾虚相关的研究类文献作为分析来源数据。将肾虚主题词，包括"肾虚""肾阳虚""肾阴虚"和"肾气虚"作为标志主题词，利用SPSS统计分析软件对24个中医类疾

病高频（≥ 15 次）主题词和 24 个西医类疾病高频（≥ 30 次）主题词分别作系统聚类分析（表 2-3）。

SPSS 系统聚类分析结果显示，肾虚证候相关的中医类疾病主要集中于四大类，即：与肾阴虚和肾阳虚相关的中医男科、妇科疾病（男性不育、阳痿、更年期综合征）、眩晕、痴呆及脾胃病；与肾虚相关的中医妇科疾病（女性不育、月经失调、闭经、功血、崩漏）、中医内科疾病（痹证、腰痛）及耳鸣等；与肾气虚相关的中医内科脏腑疾病（便秘、遗尿、水肿、消渴）；其他类疾病，包括喘证、哮喘、咳嗽、肾病、老年病和卒中。

肾虚证候相关的西医类疾病主要集中在以下四大类，即：与肾气虚相关的肾病（肾炎、遗尿及其他肾脏疾病）、呼吸道疾病（哮喘）及女性生殖器疾病（先兆流产、自然流产）；与肾阴虚和肾阳虚相关的再生障碍性贫血、男性生殖器疾病（男性不育、前列腺增生）及绝经后骨质疏松；与肾虚相关的女性生殖器疾病（女性不育、无排卵、多囊卵巢综合征）、肌骨骼疾病（骨质疏松）、心血管疾病（高血压、冠状动脉疾病）以及前列腺炎、慢性肾衰、阿尔茨海默病等；以及包括糖尿病、II 型糖尿病、糖尿病肾病、高脂血症在内的内分泌与代谢疾病。

表 2-3　肾虚证候相关中医类和西医类疾病高频主题词

	中医疾病主题词	出现频次	西医疾病主题词	出现频次
1	不育，女性	112	不育，女性	112
2	阳痿	59	骨质疏松	97
3	更年期综合征	58	不育	79
4	腰痛	58	糖尿病	72
5	不育，男性	55	慢性肾功能衰竭	65
6	哮喘	55	冠状动脉疾病	58

	中医疾病主题词	出现频次	西医疾病主题词	出现频次
7	月经失调	45	肾炎	56
8	遗尿	37	不育，男性	55
9	痹证	37	哮喘	55
10	崩漏	35	高血压	51
11	闭经	29	肾疾病	47
12	喘证	29	糖尿病，II 型	47
13	咳嗽	28	前列腺炎	46
14	消渴	28	再障性贫血	43
15	耳鸣	27	前列腺增生	43
16	老年病	24	多囊卵巢综合征	41
17	功能性子宫出血	23	阿尔茨海默病	40
18	痴呆	23	糖尿病肾病	38
19	脾胃病	22	流产，先兆	37
20	便秘	18	遗尿	37
21	水肿	18	无排卵	37
22	眩晕	16	流产，自然	36
23	卒中（中风）	15	绝经后骨质疏松	33
24	肾病	15	高脂血症	30
25	胸痹	14	肾小球肾炎	28
26	五更泻	13	耳鸣	27

	中医疾病主题词	出现频次	西医疾病主题词	出现频次
27	遗精	12	肾病综合征	27
28	泄泻	11	尿路结石	26
29	聋	11	牙周炎	23
30	带下	11	痴呆	23

（二）肾虚证候相关疾病的网络关系

利用 NetDraw2.084 社会网络分析与可视化工具软件分别对 23 个中医类疾病高频（≥ 15 次）主题词和 24 个西医类疾病高频（≥ 30 次）主题词进行可视化处理，分析肾虚证候相关中医、西医疾病谱及其相互关系。结果见图 2-1 和图 2-2。

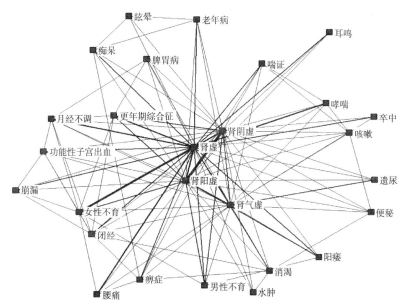

图 2-1 肾虚相关中医类疾病网络关系图

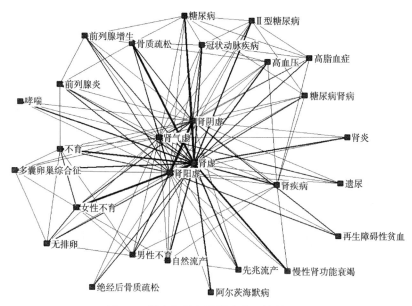

图 2-2　肾虚相关西医类疾病网络关系图

　　中医学"肾虚"概念中的"肾"不仅指解剖学上的肾脏，而且是一个生理作用相当广泛，与人体生殖、生长发育、消化、泌尿、内分泌代谢等都有直接或间接关系的重要脏器。因此，肾虚也必然与上述系统的疾病有着密切的关系。肾虚证候相关研究文献中所涉及的中医疾病和西医疾病也基本反映了上述关系。

　　通过对肾虚证候专题研究文献中所涉及的中医及西医疾病类主题词的标引频数统计分析，可见不孕不育、阳痿、更年期综合征、腰痛、哮喘、月经病等中医病证以及不孕不育、骨质疏松、糖尿病、肾衰、高血压及前列腺炎等西医疾病出现较多，说明这些疾病与肾虚证候具有密切的相关性，也是肾虚证候专题相关研究的主要内容。而利用高频主题词共词聚类分析也进一步表明，肾虚证候与中医的男科疾病、妇科疾病、肺系疾病、肾脏疾病和内伤病证等关系密切，与西医的男女生殖器疾病、肾疾病、肌骨骼疾病（骨质疏松）、内分泌代谢疾病（糖尿病）和呼吸道疾病等较密切。

肾虚证候专题研究文献的主题词统计与聚类分析显示的肾虚相关疾病与中医学中的肾主生长发育、主生殖、主水、主骨和主纳气的理论相吻合。

我们利用数据分析工具，不仅可以通过主题词在文献标引中的共现频率分析肾虚证候（包括肾阳虚、肾阴虚、肾气虚）与各种中医类疾病和西医类疾病的关系及其密切程度，也可以反映出各种疾病间的关系和密切程度。从图1和图2中的连线可以看出，肾虚与男女性不孕不育、阳痿、哮喘、骨质疏松、慢性肾衰、糖尿病等关系密切。同时，也可以反映出中医学中的女性不育－崩漏－功血－闭经－月经失调－更年期综合征，西医学中的骨质疏松－前列腺炎－前列腺增生－糖尿病－高脂血症－冠状动脉疾病－糖尿病肾病间的相互关系和密切程度。

二、基于文献的肾虚专题相关研究者和研究团队

（一）肾虚研究高频发文作者

2880位研究者在过去的20年中以第一作者身份发表了肾虚相关研究论文3571篇。其中有95.17%（2741/2880）的研究者发表论文在2篇以下。3571篇论文共涉及合作研究者7149个。其中，有90.31%（6456/7149）的合作研究者发表或参与发表论文在2篇以下。7149个研究者在3571篇研究论文中共出现10456人次，平均每篇论文的作者数为2.93（10456/3571）个，每个作者平均发表论文0.50（3571/7149）篇。取在最近5年间有肾虚相关研究文献发表，且在过去20年间发表或参与发表论文较多（≥10篇），同时以第一作者身份发表至少4篇，或参与发表20篇以上的16位高频发文研究者作为肾虚专题的核心研究者（表2-4）。

表2-4 肾虚研究文献高频发文作者

姓名	所在机构	发文数量	
		全部发文	第一作者
沈自尹	复旦大学附属华山医院	19	16
陈小野	中国中医科学院基础所	18	10
王米渠	成都中医药大学	55	9
赵晓山	南方医科大学南方医院	21	9
杨鉴冰	陕西中医学院	10	8
严石林	成都中医药大学	23	7
周安方	湖北中医药大学	16	7
郭瑞林	第四军医大学唐都医院	11	7
邹世洁	中国中医科学院基础所	17	6
李震	山东中医药大学	18	5
吴斌	复旦华山医院（成都中医）	14	4
郑洪新	辽宁中医药大学	13	4
孙伟正	黑龙江中医药大学附一院	12	4
谭从娥	陕西中医学院（成都中医）	12	4
吕圭源	浙江中医药大学	10	4
罗仁	南方医科大学南方医院	28	3

（二）肾虚研究高频发文机构

在3571篇肾虚相关研究论文中，标注作者所在机构的3522篇。第一作者分别来自于1528个研究机构。按照高频词与低频词界分公式,应取发文数量较多的 39 个机构作为高频发文机构。鉴于发文数量并列,现取发文量较高(≥ 16 篇)的前 33 个机构中的前 14 个教学研究机构和 14 个医疗机构作为肾虚专题的高频发文机构,见表 2-5、表 2-6。14 个教学研究机构合计发表论文 608 篇,占全部论文的 17.026%,14 个临床医疗机构合计发表论文 382 篇,占全部论文总量的 10.697%。

表 2-5 肾虚专题高频发文教学研究机构

No.	发文机构	发文篇数	累计%
1	广州中医药大学	75	2.100
2	成都中医药大学	72	4.116
3	南京中医药大学	57	5.713
4	陕西中医学院	54	7.225
5	辽宁中医药大学	49	8.597
6	福建中医药大学	47	9.913
7	山东中医药大学	42	11.089
8	上海中医药大学	39	12.181
9	湖南中医药大学	38	13.246
10	浙江中医药大学	37	14.282
11	湖北中医药大学	27	15.038
12	中国中医科学院基础所	24	15.710
13	黑龙江中医药大学	24	16.382
14	河南中医学院	23	17.026

表2-6　肾虚专题高频发文医疗机构

No.	发文机构	发文篇数	累计%
1	广州中医药大学第一附属医院	48	1.344
2	广州中医药大学二院（广东省中医院）	47	2.660
3	上海中医药大学曙光医院	36	3.668
4	南京中医药大学附院（江苏省中医院）	33	4.593
5	上海中医药大学附属龙华医院	31	5.461
6	复旦大学附属华山医院	27	6.217
7	成都中医药大学附属医院	24	6.889
8.	中国中医科学院广安门医院	23	7.533
9	山东中医药大学附属医院	22	8.149
10	中国中医科学院西苑医院	20	8.709
11	河南中医学院第一附属医院	20	9.269
12	南方医科大学南方医院	19	9.801
13	湖南中医药大学第一附属医院	16	10.249
14	北京中医药大学东直门医院	16	10.697

（三）肾虚专题研究核心团队和研究重点方向

作为核心研究者，高频发文作者及其合作者构成了肾虚研究领域的重要学术团队。本文统计获得的12个肾虚专题重要学术团队分别来自于复旦大学华山医院、成都中医药大学、南方医科大学南方医院、山东中医药大学、中国中医科学院中医基础理论研究所、广州中医药大学、湖北中医药大学、辽宁中医药大学、第四军医大学唐都医院、浙江中医药大学等。这些学术团队发表肾虚相关论文都在9篇以上，最多可达到70余篇，其研究成果和发表的论文基本上可以反映出肾虚专题的研究方向和研究状况。

从数据网络分析确定出的肾虚专题重要学术团队及其发表的论文可以看出，各团队在肾虚相关研究中各有侧重（表2-7）。在基础理论性研究中，主要是利用基因表达谱芯片等现代化手段研究肾本质、"恐伤肾"中医遗传学相关理论、脾肾虚与SOD等生化指标的关系、杜仲等多种补肾中药的作用机理和提取物对性激素致肾阳虚的影响、脾肾阴阳虚证动物模型、肾虚DNA等消减文库及相关蛋白质组研究等方面。而在临床研究中，主要集中于吸食毒品、流产、骨质疏松、糖尿病等行为和疾病与肾虚证的相关性以及补肾法治疗不育、阳痿和前列腺增生等男科疾病方面。

表2-7 肾虚相关研究的重要学术团队及研究方向

学术团队构成	所在机构	主要研究方向
沈自尹，张新民，黄建华，吴斌	复旦大学附属华山医院	肾本质及生理性肾虚与衰老的关系；肾虚证与下丘脑－垂体－靶腺轴
王米渠，严石林，丁维俊，李炜弘.吴斌，谭从娥等	成都中医药大学基础医学院	肾虚证与糖尿病；"恐伤肾"中医遗传学问题；基因表达谱芯片技术
陈小野，邹世洁，王震，艾景录，吕爱平，徐世杰，李艳等	中国中医科学院中医基础理论研究所	大鼠肾虚萎缩性胃炎证病结合模型；肾虚痹证研究
周安方，曹继刚，张长城，周艳艳，张茂林等	湖北中医药大学	"肝实肾虚"与男科疾病；"泻肝补肾"法治疗男科疾病

学术团队构成	所在机构	主要研究方向
沃兴德，唐利华，李毅，卢德赵等	浙江中医药大学生命科学学院	肾阳虚大鼠肝线粒体蛋白质组研究
吕圭源，陈素红，张益勋，范景，苏洁等	浙江中医药大学药学院，温州医学院	多种中药的不同有效部位对性激素致肾阳虚的影响
郑洪新，任艳玲，林庶茹，尚德阳，杨芳，吕爱平等	辽宁中医药大学基础医学院	肾虚骨质疏松的相关研究；脾肾阴、阳虚证动物模型的研究
陈芝喜，赵慧，陈津岩，李志强，何赞厚等	广州中医药大学基础医学院	强肌健力方对脾肾虚生化指标的影响
郭瑞林，侯颖，史恒军，赵宁侠等	第四军医大学唐都医院	吸食毒品与肾虚的相关性
罗颂平，周英，张玉珍，许丽绵等	广州中医药大学第一附属医院	肾虚型流产的相关研究
李震，张丹，朱庆均，陶汉华等	山东中医药大学基础医学院	"劳倦过度，房室不节"肾虚模型
罗仁，赵晓山，崔丽娟，薛耀明，代方国，李玉萍等	南方医科大学南方医院	肾阳虚证、肾阴虚证的 DNA、cDNA 消减文库构建；亚健康肾虚证

在过去的 20 年中，肾虚相关文献的发表量逐年上升，来自 1528 个机构的 2880 个作者以第一作者的身份发表了 3571 篇研究论文，而且大部分论文集中来自于部分教学、研究或医疗机构的部分研究者，获得了新的发现和新的研究成果。

三、肾藏象理论现代研究的主要成果

（一）中西医结合肾本质研究

沈自尹院士及其研究团队从 20 世纪 50 年代开展中西医结合肾本质研究，主要从 3 个方面进行了比较系统的研究与深入探索：肾阳虚证的研究、从系统生物学研究肾虚与衰老、肾藏精与干细胞的研究。《中国中西医结合杂志》2012 年第 3 期发表沈自尹院士的撰文：《中西医结合肾本质研究回顾》，本文择其要点，记录于此。

1. 肾阳虚证的现代研究

（1）肾阳虚证尿 17 羟值明显降低、下丘脑－垂体及 3 个靶腺轴功能紊乱

研究始于 20 世纪 50 年代末，当初首先发现反映肾上腺皮质功能的尿 17 羟值，在不同疾病的肾阳虚证患者普遍很低，为了证明这一现象的可靠性，进一步从 1961 ～ 1972 年间不断重复肾虚患者与正常人尿 17 羟值的比较，累计正常人 128 名、肾阴虚患者 151 例、肾阳虚患者 201 例，均显示肾阳虚患者尿 17 羟值明显降低，此一结果为国内 7 个省市和日本高雄医院学者所重复验证，首次证实中医证候有相应物质基础。20 世纪 60 ～ 80 年代由肾上腺皮质向上追溯到脑下垂体，以至下丘脑，形成肾阳虚为下丘脑－垂体－肾上腺皮质功能紊乱。进而由肾上腺皮质轴扩展到性腺轴、甲状腺轴，都有相似的功能紊乱，这样肾阳虚证存在下丘脑－垂体及 3 个靶腺轴不同程度、不同层次的功能紊乱，如此可推论肾阳虚证病理发源地在下丘脑。

20 世纪 90 年代选取模拟肾阳虚证的皮质酮大鼠模型，改用以药测证的方法，以健脾的四君子汤、活血的桃红四物汤为对照，只有补肾的右归饮能有效地提高促肾上腺皮质释放激素的基因表达量，至此连同其他有力的证据，可以说肾阳虚证的主要调节点定位在下丘脑。

（2）肾阳虚证与衰老机理

沈自尹院士及其研究团队在研究男性下丘脑－垂体－甲状腺－性腺

轴全套功能测定的同时，分别加设了老年 I 组和老年 II 组，结果老年男性甲状腺及性腺轴的异常改变和肾阳虚证患者甚为类似，故肾阳虚证之外象意味着未老先衰，亦即衰老可称为生理性肾虚。进一步采用全基因组芯片和以药测证的方法，以自然衰老大鼠为肾虚模型，在老年大鼠和青年大鼠之间的比较，可见老年大鼠在下丘脑 – 垂体 – 肾上腺 – 胸腺（HPAT）轴各层次上与生长、发育、衰老相关的基因如神经递质和神经肽、生长激素和促生长细胞因子、促性腺激素和性激素以及淋巴细胞抗调亡、促增殖、参与免疫效应信号通路分子均为低表达（差异表达两倍以上），反映了老年大鼠 HPAT 轴上的基因表达谱是以衰退的表现为主。在 3 个药物组中以温补肾阳药淫羊藿总黄酮（EF）使老年大鼠中下调的基因表达全面上调，而右归饮组及桃红四物汤组未见广泛地调节作用。在以药测证对肾虚和肾阳虚大鼠基因表达谱的比较研究中，两组大鼠均用 EF 以药测证，分别取下丘脑、垂体、肾上腺、淋巴细胞（HPAT 轴）组织，采用 Affymetrix 公司的大鼠全基因组芯片，各两次重复基因表达谱研究。结果显示老年大鼠和皮质酮大鼠分别与青年大鼠比较，在 HPAT 轴上首先是众多的神经递质受体显著下调，接下来是生长激素类和性激素类都显著下调，其表达下调的模式两组两次均呈高度一致。EF 能全面上调上述基因的表达，所不同的是 EF 在皮质酮大鼠显著上调热休克蛋白和细胞色素 P450 以及促甲状腺激素大幅度上调，以上显示两组大鼠均具有肾虚的内涵，但肾阳虚的主要物质基础是甲状腺激素促进能量代谢的氧化磷酸化过程，这样对肾阳虚的认识不断拓宽和深入。

（3）温肾药物防治肾阳虚证的临床疗效

中医基础理论研究理应指导临床实践，临床实践的实现反转来证明理论研究的可靠。从温补肾阳药改善肾上腺皮质、性腺轴功能为依据，显著提高了临床疗效。例如，鉴于哮喘有轻微的或潜在的肾上腺皮质功能不足，温肾药物预防哮喘季节性发作 1008 例，温肾组显效率 57.7% ~ 86.9%，而对照组为 5.0% ~ 22.6%；长期用激素严重抑制自身肾上腺皮质，使得激素难于撤除，采用大剂量皮质激素吸入加口服温肾药治疗长期用激素的哮喘患者 30 例，使激素撤除率成功率由国外报道的 27% ~ 44%，提高到 70%；补肾治疗儿童性早熟 106 例，抑制了性腺轴提前发动，身高较对照组高 5.2cm；补肾治疗多囊卵巢综合征 133 例，疗效为 82.7%，而西药 LH–RH 组为 53.1%；补肾治疗自然流产 310 例，其妊娠成功率为 82% ~ 91.6%。显示中医肾阳虚证的理论研究能经受临床实践、提高疗效的考验。

2. 从系统生物学角度研究肾虚与衰老

（1）基于基因表达谱技术关于肾虚证的研究

实验利用基因表达谱数据，建立量化肾虚证程度的数学模型，并以 EF 促使老年（肾虚）相关基因在 3 个层次上的逆转。第一层次实验采用 4、10、18、24 不同月龄段大鼠，以 24 个月龄用 EF 干预，摘取大鼠与"肾"相关的下丘脑、垂体、肾上腺、淋巴细胞、骨、肝、肾 7 个组织块，利用大鼠全基因组芯片，检测全基因组的 mRNA 表达，并用不同月龄段大鼠的基因表达谱数据建立神经网络模型（具有模拟人类大脑学习、推理、决策特性的一种数学模型），然后利用此模型评价 EF 干预肾虚证的效果。结果 7 个组织共筛选到 199 个基因表达具有年龄依赖特征，其中相当一部分为神经内分泌免疫相关基因。模型预判发现 EF 作用后，24 个月龄老龄大鼠下丘脑、垂体、肾上腺、肝、肾、骨、脾的基因表达与 8 ~ 13 个月龄大鼠相似，使得老化组织显著年轻化，亦即衰老进程得以显著逆转。同时观察基因表达谱上基因群节点的研究，"节点"即两个基因群交叉重叠的区域，节点愈多反映基因群之间的联系愈多，实验随着大鼠月龄的增加，用超几何分布方法可推演出衰老进程中基因群节点由密变疏，而 EF 可使 24 个月龄大鼠基因群节点由疏变密，显示肾虚证基因群之间的联系由 EF 使之逆转。

第二层次系核因子 NF–κB 信号传导通路：NF–κB 是一多向性核转录因子，在调节机体多种功能中发挥枢纽作用。实验采用动物模型、分月龄观察与药物同上，采用与 NF–κB 相关基因的寡核苷酸芯片，取淋巴细胞，观察 NF–κB 信号传导通路中呈上下游关系 6 个功能类基因网络。结果显示6个基因网络曲线都呈年龄依赖关系，经聚类分析EF干预组亦落入10.5个月龄，亦即NF-κB的衰老进程得以逆转。

（2）基于代谢组学技术关于肾虚证的研究

动物模型、分月龄观察与药物同上，取材血清，采用液相色谱和质谱检测。经主成分分析由多元统计确定生物标志物，有18个生物标志物得到鉴定，其中12个具有一个共同特征，即年龄依赖关系，EF干预组可使代谢物水平年轻化至18个月龄。3项动物实验都是采用同一批具有时间段（青、壮、老前、老年）不同月龄大鼠。3个不同层面（7个组织块、淋巴细胞、血清）的众多小网络呈现同一个年龄依赖曲线，经EF干预这些生物标志物都年轻化至10～18个月龄。

3. 肾藏精与干细胞的研究

（1）肾藏精与神经干细胞的研究

沈自尹院士及其研究团队为证明肾所藏的精主要代表是干细胞，检测1、3、5、7个月龄小鼠脑部海马神经干细胞，结果显示神经干细胞随增龄（肾精亏虚）而数量减少（P<0.05，P<0.01），提示肾所藏的精主要代表是干细胞。

（2）EF具有激活内源性干细胞的作用

为证明EF激活内源性干细胞，采用以药测证观察EF对肾上腺皮质干细胞的增殖再生作用。实验将大鼠分为对照组、皮质酮大鼠模型组、EF治疗组，造模及治疗后，处死大鼠取肾上腺，采用BrdU免疫组织化学染色法观察干细胞增殖情况，结果发现阳性染色细胞位于外侧球状带；对照组、模型组、治疗组阳性染色细胞和细胞总数的比率分别为（35.15±13.91）%、（15.71±7.58）%、（48.52±10.59）%，与对照组比较，模型组显著降低（P<0.01）；与模型组比较，治疗组显著升高（P<0.01），表明EF能促进肾上腺皮质外侧区域细胞的增殖。为观察干细胞迁移情况，造模前1天即给大鼠腹腔注射BrdU，这些标记细胞随时间而迁移，14天之后，BrdU染色结果显示对照组和模型组的标记细胞均位于球状带，治疗组绝大部分标记细胞位于束状带及网状带。表明

EF 能促进被标记的增殖干细胞向内侧迁移。以上表明 EF 激活并增强了内源性肾上腺皮质干细胞的数量和功能。

（3）淫羊藿苷（ICA）激活老年大鼠沉默干细胞的研究

大脑的海马齿状回颗粒下层是公认的神经干细胞最为集中之处，这里神经干细胞表现为两种状态，即沉默与活跃（增殖）并存。实验采取 3 组老年大鼠（对照组、淫羊藿苷组、川芎嗪组），先灌胃给药 3 个月，接着用阿糖胞苷杀灭增殖期干细胞，自然恢复 7 天，经检测剩下的 3 种干细胞（神经干细胞、神经前体干细胞、短暂增殖干细胞），都以 ICA 组数量明显增多，而川芎嗪组未增加，说明沉默神经干细胞数量被 ICA 所激活。从以药测证的角度，沉默干细胞能被温肾的 ICA 所激活，进一步表明肾所藏的精主要是干细胞。

（二）中医肾本质与"肾 – 骨 – 髓 – 血 – 脑"一体论研究

李恩教授及其研究团队 40 余年来致力于中医肾本质的研究。研究包括"肾主骨"与佝偻病和骨质疏松，"肾主骨生髓，髓生血"与肾性高血压和肾性贫血，"髓通脑""脑为髓之海"与精神分裂症和老年性痴呆，"肾主生殖"与性激素调节，"其华在发"与黑色素代谢等关系。本文根据 2010 年 17 期《现代中西医结合杂志》李恩教授发表的《中医肾本质与"肾 – 骨 – 髓 – 血 – 脑"一体论研究》，整理而成。

1. 中西医学关于肾的生理功能的比较

现代医学研究证明，肾不仅是人体的一个重要排泄器官，而且是一个重要的内分泌器官，可以产生许多生物活性物质，表现出相应的重要生理功能，与中医的经验的论述，具有超前的相似性。如：肾合成和分泌肾素、前列腺素：通过"肾素 – 血管紧张素 – 醛固酮"升压系统和"激肽 – 前列腺素"降压系统，说明肾参与正常血压动态平衡的调节；肾合成促红细胞生成素（EPO）：肾脏产生的促红细胞生成素，作用于骨髓，发挥肾的造血功能；产生活化维生素 D_3：肾脏合成 1α – 羟化酶，可促使维生素 D_3 活化，变成具有生理功能的 1、25–（OH）2–D_3，参与骨代谢的调节。另外，肾上腺皮质还可以产生皮质激素、性激素，参与物质代谢的调节等。以上这些生物活性物质表现的多种功能，证明中医所说的"肾"，应包括内分泌在内的人体重要功能的调节系统。

2．"肾－骨－髓－血－脑"一体论

"肾－骨－髓－血－脑"一体论的提出，发展了"肾藏象"的理论，揭示其内在联系的规律。把"肾主骨""骨生髓""髓生血""髓通脑，脑为髓之海"，构成了"肾－骨－髓－血－脑"一体论的理论框架。

根据中医形象思维的思辨学为指导，作者通过40多年对中医肾的内涵的部分内容的基础实验和临床实践，应用现代的科学技术和方法，以临床疾病为切入点，采用补肾为主的方法，探索了"肾"的本质。如："肾主骨、藏精""肾其充在骨"与佝偻病和老年骨质疏松，通过制造雏鸡佝偻病动物模型和采用切除卵巢、地塞米松、维甲酸以及自然衰老大鼠制造了多种骨质疏松模型。用自拟补肾壮骨方药进行治疗观察，结果提示，具有促使小肠黏膜钙结合蛋白的合成、骨Ⅰ型胶原的合成、激活肾 1 羟化酶的活性并促使肾小管对钙的重吸收以及作用于卵巢和肾上腺皮质促使雌激素的合成等，通过多环节、多靶点综合调整，改善了骨代谢，达到防治骨质疏松的目的。

"肾主骨生髓""髓生血"与肾性高血压和肾性贫血：通过制造狗肾动脉狭窄高血压动物模型和顺铂致肾性贫血大鼠动物模型，采用活血化瘀、滋补肝肾治疗，通过调节肾素和前列腺素系统的动态平衡，而达到降压作用。

"髓通脑，脑为髓之海"与精神分裂症和老年性痴呆：分别制造了精神分裂和老年性痴呆动物模型以及临床研究，采用了补肾填精方药治疗，取得了明显效果。提示了老年性痴呆的发病机理与"乙酰胆碱降低－雌激素下降－糖化终末产物增高－AB淀粉样肽沉积"有密切关系，说明致病多因素之间的关系。

另外，对"肾主生殖"与不育和不孕，"其华在发"与脱发、白发等从补肾与性激素调节和养血进行研究，探讨其作用机理。

"肾-骨-髓-血-脑"一体论得到的启示：中西医结合的研究，如何把中医以功能体系为主与西医以结构体系为主，做到二者有机的结合，即把中医重视"意"与西医重视"形"达到统一，必须以临床疾病为切入点，以"法"求"理"，把从形态学定位转为功能性定位，可发现新物质、阐明新功能，发展藏象理论。

（三）肾藏精藏象理论与干细胞及其微环境的研究

"肾藏精"是中医藏象理论的重要内容之一。在中医学研究中，"肾藏精"的科学内涵与神经内分泌免疫网络、干细胞及其微环境的相关性，以及"从肾论治"对干细胞增殖分化的调控作用引起学术界的广泛关注和重视。2010年国家重点基础研究发展计划（973计划）项目"基于'肾藏精'藏象理论的基础研究"立项，首席科学家为上海中医药大学附属龙华医院王拥军教授，包括六个课题进行全面研究（表2-8）。

表2-8 课题名称、承担单位及负责人一览表

6个课题名称	第一承担单位	承担单位	课题负责人
"肾藏精"理论文献与临床信息综合分析研究	辽宁中医药大学	辽宁中医药大学 天津中医药大学	郑洪新
"肾藏精"理论与干细胞和NEI网络相关性的研究	复旦大学	复旦大学 湖南中医药大学	沈自尹
从不孕不育探讨"肾主生殖"理论的研究	成都中医药大学	成都中医药大学 北京中医药大学	陆华
从骨质疏松症探讨"肾主骨"理论的研究	上海中医药大学	上海中医药大学 辽宁中医药大学	王拥军
从老年性痴呆探讨"肾生髓，脑为髓之海"理论的研究	天津中医药大学	天津中医药大学 上海中医药大学	张玉莲

6个课题名称	第一承担单位	承担单位	课题负责人
从障碍性贫血探讨"肾生髓"理论的研究	中国中医科学院广安门医院	中国中医科学院广安门医院北京中医药大学	吴志奎

"基于'肾藏精'藏象理论的基础研究"研究项目提出："肾藏精"主要或部分体现为干细胞及微环境的调和状态，体现为干细胞、微环境和 NEI 网络的动态平衡。在整体层次，"肾藏精"主要体现为 NEI 网络的调控作用；在细胞及分子层次，"肾藏精"主要或部分体现为干细胞及微环境的调和状态。"肾藏精"与在 NEI 网络整体调控下的内源性干细胞"沉默"休眠、"唤醒"激活、增殖分化以及多种内在机制和微环境因素密切相关。"从肾论治"相关疾病的作用机制之一是动员"肾藏精"的生理功能而激活内源性干细胞和发挥微环境作用，同时调控 NEI 网络动态平衡。继续深化相关研究，可能在肾藏象理论基础研究方面取得重大突破，并在临床"从肾论治"相关疾病辨证论治规律方面具有指导作用和应用价值。

第一阶段的研究成果表明：

1. 肾藏精藏象理论的概念体系

通过建立"中医肾藏精藏象理论知识管理平台"（辽宁中医药大学与沈阳航空航天大学研制），进行知识挖掘和理论分析，提出："肾藏精"是肾藏象理论概念体系的核心，其基本内涵是：肾藏精，以藏为主，肾具有贮存、封藏精气的生理功能，防止精气无故妄泻；同时，藏中有泻，肾所藏之精又可流溢脏腑、布散体表、充养骨髓脑髓、化生血液、溢泻精气等；藏精起亟，为生理功能提供物质基础，或应急机体需求，发挥重要作用。"肾藏精"藏象理论的相关概念 185 条，分为三个层次结构，即"道""象""器"，形成完整的概念体系。"道"属于哲学层次，以规律、法则为重点，属于抽象逻辑范畴。"肾藏精"藏象理论概念体系之"道",即以精气学说、阴阳学说、五行学说为核心所构建的基本规律和基本法则。"象"属于理性层次,反映和认知事物的本质和联系,属于理性认识范畴。中医肾藏象理论即肾的"天人合一"之象、"形神合一"之象、"体用合一"之象,肾的生理特性和生理功能正是在"象"的理性层次基础上建立起来的理论。"器"属于物质层次,包括以肾为中心的脏腑、形体、官窍以及生命物质的肾系统。"肾藏精"藏象理论是具有中国文化基因、层次结构明晰、概念内涵丰富的概念体系,对于临床实践具有重要指导意义。

2."生长壮老取决于肾"的生物学基础

(1)基于神经内分泌免疫网络指标变化的健康志愿者流行病学调查

通过近千例不同年龄健康志愿者的流行病学调查,表明"生长壮老取决于肾"的生命活动规律与神经内分泌免疫网络的变化趋势颇相一致(图2-3、图2-4)。10岁左右,随着肾中精气不断充盛,人体神经内分泌免疫网络指标呈现上升趋势;40岁以后,随着肾中精气由盛而衰,则神经内分泌免疫网络指标呈逐渐下降趋势;60岁以后,肾中精气衰退,"生理性肾虚精亏",神经内分泌免疫网络功能减退。由此,可以说明神经内分泌免疫网络的变化是"生长壮老取决于肾"的生物学基础之一。

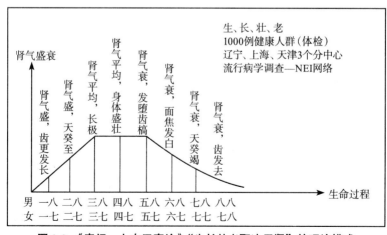

图2-3 《素问·上古天真论》"生长壮老取决于肾"的理论模式

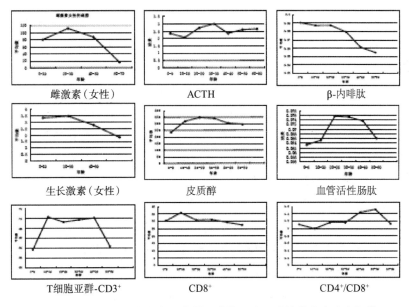

雌激素（女性）　　　　ACTH　　　　β-内啡肽

生长激素（女性）　　　　皮质醇　　　　血管活性肠肽

T细胞亚群-CD3⁺　　　　CD8⁺　　　　CD4⁺/CD8⁺

图 2-4　揭示 NEI 指标与"肾精盛衰"具有一致性的生命演变规律

（2）基于干细胞及其微环境的小鼠生长壮老变化规律

研究表明，自然衰老小鼠随月龄增加，与肾精亏损相关的 NEIC 指标及干细胞的变化具有一致性，海马区域增殖性神经干细胞数量减少；随年龄增长，小鼠骨髓间充质干细胞增殖、分化能力降低，骨髓间充质干细胞成骨特异性转录因子 Runx2 表达随年龄增加而减弱，成骨细胞数目减少，骨量逐渐丢失。说明生命演变过程中，干细胞自我更新及分化和"肾精"变化存在一致性。

3."从肾论治"相关疾病临床疗效产生的内在机制和规律

根据"肾藏精"的主要生理功能体现，即主骨、生髓、主生殖，开展了骨质疏松症、老年性痴呆、不孕不育和地中海贫血等多中心临床流行病学调查，结果显示上述疾病的证型分布：以肾精亏虚为主，中医常见症状分布：以健忘和发、齿改变居多。以"补肾益精法"治疗不孕不育、骨质疏松症、老年性痴呆和地中海贫血，初步获得临床有效性的证据，从而证明"肾精"是生长发育以及脑、骨、血液、脊髓形成的重要物质基础，填补肾精可以增强"肾藏精"的主要功能体现——肾主生殖、主骨、生髓。

补肾中药促进肾阴虚型男性少弱精子症不育者生精能力。补肾中药可以提高骨质疏松症患者骨密度，缓解骨痛、减轻肾虚证候，改善生活质量。补肾中药可以改善地中海贫血患者红细胞结构和功能，降低患者骨髓细胞铁蛋白基因表达，减少铁蓄积，有效治疗地中海贫血。

4. 肾藏精的科学内涵

（1）主要体现于干细胞及其微环境变化

研究发现，人脐带组织分离纯化的干细胞具有胚胎干细胞一些特性（表达胚胎干细胞的标志物 SSEA–3、SSEA–4、OCT–4、Nanog、Sox2、TRA–81–1、TRA–60–1），在体外能够形成胚胎体，在不同的培养条件下能够诱导分化成各种组织细胞，说明细胞微环境具有体外模拟性。应用 Runx、BMP–7 转基因与基因敲除小鼠、RNAi 等方法，发现 Runx1、2、3、wnt/β–catenin–BMP 等小鼠骨髓间充质干细胞分化为骨与软骨细胞过程中具有持续、直接的作用，证实了微环境对干细胞行为的重要作用。

构建了 Tat–Sox2/Oct–his 载体以及中药联合诱导型多能干细胞分化技术平台；中药有效组分作用后得到高效安全 iPS。建立细胞重编程技术平台，证明胶质细胞内源性表达 Mash–1 基因后，促使胶质细胞向神经元细胞转化，实现体细胞相互转化，证实微环境对细胞有重要作用。发现神经干细胞上分泌相关性受体，其中雄激素、甲状腺激素、糖皮质激素受体的表达明显，初步证实神经干细胞受 NEIC 网络调节。初步证实外源性 Aβ 抑制神经干细胞增殖，而促进其向神经前体细胞（NPC）分化和增殖。

通过基因芯片筛选，显示激素类、生长因子类受体均高表达，总体证明了干细胞不断接受微环境的信息刺激和调控，调节自身状态，从而发挥生理效应，这种特性与"肾精"依赖脾胃所化后天之精的不断培育和充养发挥其功能，具有相似性。基础研究也证明，补肾益精法对于"肾藏精"功能的提升是通过调节干细胞及其微环境实现的，从而证明"肾精"与干细胞及其微环境的高度统一性。

（2）补肾填精药及其有效成分通过干细胞及其微环境而发挥作用

研究显示，补肾填精药及有效组分能够直接作用于干细胞或通过调控微环境的信号转导通路作用于各种干细胞，或促进增殖，或促进分化，提升"肾藏精"的功能体现，从而证明了"肾藏精"是内源性干细胞与微环境 NEIC 网络功能的综合体现。

补肾类中药有效组分可促进骨髓间充质干细胞分化为成骨细胞效果优于其他类中药。淫羊藿苷、齐墩果酸增加去卵巢和皮质酮引起的骨质疏松大鼠骨量，机制与 Notch、Wnt 通路有关；淫羊藿苷等有效成分通过作用于 BMP2、Wnt 信号途径而调动骨髓间充质干细胞功能和活性；滋阴药齐墩果酸通过作用于 Notch 信号途径而促进骨髓间充质干细胞向成骨细胞分化，改善绝经后骨质疏松。

"温肾阳方"和"滋肾阴方"均能增加去卵巢骨质疏松小鼠骨量，温肾阳方优于滋肾阴方。温肾阳方和滋肾阴方均能抑制 BMSCs 成脂肪，促进成骨分化，均有效逆转的异常基因分别为 320 和 100 个，交集基因 90 个，这些基因的深入研究将有效揭示补肾可能作用的分子靶点。

补肾中药在体外具有诱导人早孕流产胚胎脐带间充质干细胞向类卵细胞分化的能力，齐墩果酸具有诱导小鼠胚胎干细胞 D3 定向分化为生殖细胞的作用，机理与显著上调小鼠胚胎干细胞 D3 的 Oct–4、GDF–9、SCP3、Mvh、ZP3、Itga6、Itgb 等生殖分化相关基因有关；补骨脂素显著上调 Oct–4、Stra8、SCP3、Itgb1 等基因的表达；补肾法治疗男性不育症，能够增加患者精液量，提高精子密度、a 级精子百分率、a+b 级精子百分率（精子活力）、精子活动率。

补肾填精药改善小鼠大脑认知功能（衰老 SAMP8 小鼠潜伏时间明显延长，而温肾阳方和滋肾阴方灌胃能改善这一现象），并优于西药组。淫羊藿苷、大黄素和补骨脂素下调皮质 PS1 基因；淫羊藿苷、齐墩果酸和补骨脂素均下调海马 PS1 基因；淫羊藿苷促进神经干细胞增殖，对分化作用不明显，机制可能与 MAPK 通路有关；补骨脂素促进向胶质细胞分化，齐墩果酸促进 NSCs 向神经元分化，可能通过 Runx–1、Mapk9、JNK2 发挥作用；齐墩果酸对神经 – 内分泌 – 免疫网络均有调节作用。

通过建立辐射损伤致小鼠肾精亏虚、精血不足证模型，揭示补骨脂素、Emodin 等改善红系、粒系、混合系（CFU–GM、CFU–E、CFU–Meg、CFU–Mix）造血祖细胞增殖分化，补肾填精中药成分能直接作用于干细胞，或促进增殖，或促进分化。

四、肾藏象理论现代研究的主要著作

（一）姜春华等《肾的研究》

现代第一部关于肾藏象本质研究的专著，由上海第一医学院藏象专题研究组姜春华等主编。本书集该研究团队 1959 ~ 1977 年的六个阶段对肾的研究成果：第一阶段，异病同治的物质基础——肾虚；第二阶段，肾阴肾阳中西医结合辨证论治原则的初步探讨；第三阶段，肾阳虚病人的垂体 – 肾上腺皮质系统的改变；第四阶段，中医补肾法治疗支气管哮喘的研究；第五阶段，肾阳虚病人的下丘脑 – 垂体 – 肾上腺皮质系统的全面观察；第六阶段，调节肾阴、肾阳的中药方剂（温补肾阳药、滋阴泻火药）的防治作用；并对肾本质研究进行综述和研究总结。

该著作由上海科学技术出版社出版，1964 年第 1 版，1981 年第 2 版。

（二）沈自尹《肾的研究》续集

《肾的研究》续集总结自 1979 年以后的肾本质研究成果。全面阐述从温阳片防治哮喘发病、老年性慢性支气管炎、输尿管结石嵌顿性肾积水症、无排卵功能性子宫出血、多囊卵巢综合征、不孕症、下丘脑 – 垂体功能失调性闭经、撤戒糖皮质激素依赖等 8 个病种的临床疗效及其作用机制研究。

同时，从肾阳虚证的肾上腺轴延伸到甲状腺 – 性腺轴的同病异治对

比研究，得到与肾上腺轴相同的结论，因此将肾阳虚证的发病环节推论到下丘脑（或更高中枢）。并且，提出微观辨证将是实现"证"本质研究必不可少的手段。

肾虚，有青壮年的"未老先衰"，也有老年人衰老的"生理性肾虚"，从肾虚原理来研究衰老机理是中西医结合的一个途径，而衰老学说中以神经内分泌免疫学说掌管整体调节，更符合中医特色。无论从肾阳虚证患者和老年人在神经内分泌免疫方面的对比研究，或者从证效关系判别"证"——药物验"证"，以观察补肾法延缓神经内分泌免疫各方面的衰老进程，都得到肯定的结论。肾阴、肾阳的调节是整体性调节，从神经内分泌免疫方面的动态研究引出"阴阳常域调节论"以及肾阳虚证病人与老年人的不同反馈模式对阴阳理论的研究有更深入的认识。

该著作于1990年由上海科学技术出版社出版。我们重新温习上述二部肾本质研究的专著，觉得虽然时过多年，肾的研究也进入更高层次，但其研究思路和技术路线等仍然具有重要指导和启示作用。

（三）李恩《中医肾藏象理论传承与现代研究》

《中医肾藏象理论传承与现代研究》全书包括12章。第1章为概论，简要阐述医药学的起源、中医学的形成与发展、中医理论的思想基础、中医四大经典的内容和价值、医学各家与创新医家、温病学说的突出成就、中西医汇通派、中西医结合的形成与发展、中医药学在我国医学中的地位与作用、中医学研究的方法论等。第2章重点突出肾藏象及肾与他脏的关系，包括肾藏象学的内涵（肾的主要生理功能、肾的联属功能）；肾与他脏的关系（肾与心、肝、脾、肺的关系）。第3章为肾脏古今论，包括肾的发生（肾的发生、肾发生的机制、胎儿肾与胎儿生长的关系、先天性畸形）；肾的结构（肾的形态、肾的位置与毗邻、肾的被膜与固定、肾的一般结构、肾的微细结构、肾的血液循环、肾的淋巴管、肾的神经、肾结构的年龄性变化）；现代肾生理学（肾功能概述、尿的生成及影响因素、尿生成的调节、尿的排放、肾的非排泄功能）。

第 4 ～ 11 章，为该著作的核心内容。以李恩教授带领的团队研究成果为主，同时反映国内研究现状，分别阐述"肾主骨""肾藏精"肾"其充在骨"与骨代谢；肾主骨生髓、髓生血与血液、血压的相关性；肾藏精、精生髓、脑为髓之海与老年性痴呆和精神分裂症；"肾主生殖"与生殖系统和性激素调节；"肾主纳气"与呼吸系统的相关性；"肾开窍于耳"与挺立和平衡的相关性；"肾在志为恐"与智力和心理；"肾藏精，其华在发"与白发和脱发等内容。第 12 章，肾藏象研究启示与思考，通过肾藏象学研究的思路与方法取得的经验，提出了中医学未来发展的方向，颇有启发。每章还增加了"章首导语"和"章尾点评"，突出了《中医肾藏象理论传承与现代研究》的学术思想。

该著作于 2007 年由人民卫生出版社出版发行。《中医肾藏象理论传承与现代研究》以中医学术思想为指导，以肾脏的理论体系为纲，全面追溯了肾藏象理论形成和发展的历史沿革，医家论述，总结了现代研究成果，是一部具有研究性的中医学基础理论专著，为研究肾藏精藏象理论的重要参考书。

（四）董竞成《肾虚与科学：沈自尹院士的中西结合研究心中历程》

该著作全面叙述沈自尹院士的中西结合研究历程和取得的丰硕成果，体现在肾虚证系列理论研究的七次突破。

1959 ～ 1960 年异病同治的物质基础：肾阳虚 – 尿 17 羟皮质类固醇值低下异病同治的物质基础、无排卵性功能性子宫出血病的治疗法则与病理机制的探讨、支气管哮喘患者肾上腺皮质功能与祖国医学中肾虚关系、肾虚病人尿 17 羟皮质类固醇排泄量改变的观察。

1961 ～ 1965 年从肾上腺皮质追溯到下丘脑：肾阳虚病人的垂体 –肾上腺皮质系统的改变、肾虚病人皮质激素代谢过程的研究、补肾中药对垂体 – 肾上腺皮质系统的作用研究、肾阳虚病人的下丘脑 – 垂体 – 肾上腺皮质系统的全面观察、血浆 17 羟皮质类固醇昼夜节律变化的观察。

1978 ～ 1982 年从肾上腺轴扩大到性腺、甲状腺轴："肾阳虚"证的下丘脑 – 垂体 – 甲状腺轴初步观察、肾阳虚证的下丘脑 – 垂体 – 甲状腺－性腺－肾上腺轴功能的对比观察。

1985～1994年肾阳虚证涵盖着神经内分泌免疫网络：补肾对神经内分泌老化调节作用研究、补肾益气法对淋巴细胞糖皮质激素受体老年性改变的影响、有关证与神经内分泌免疫网络的研究、中西医结合神经内分泌免疫网络研究的思考、右归饮对大鼠下丘脑－垂体－肾上腺－胸腺轴抑制模型的影响。

1995～1997年对肾阳虚证进行功能定位：乌头碱对大鼠下丘脑促肾上腺皮质激素释放激素含量的影响、补肾、健脾、活血三类复方对下丘脑－垂体－肾上腺－胸腺轴及CRF基因表达的影响、肾阳虚证的定位研究、以药测证对肾虚和肾阳虚大鼠基因表达谱的比较研究。

1998～2000年攻克老年T淋巴细胞过度凋亡：补肾、活血复方调节老年鼠T细胞凋亡的对比研究、补肾、活血复方对老年大鼠T细胞凋亡相关基因Fas、FasL转录的影响、补肾、活血复方对老年大鼠T细胞凋亡相关基因表达调控模式的比较研究、补肾法延缓免疫衰老的临床与实验研究。

2001～2005年绘就肾虚证的基因网络调控路线图谱：淋巴细胞基因表达谱揭示淫羊藿总黄酮重建衰老免疫稳态的分子机制、EF延缓HPAT轴衰老的基因表达谱研究、衰老——生理性肾虚证的HPAT轴分子网络调控研究、以药测证对肾虚证基因网络和信号转导的研究、淫羊藿总黄酮经由核因子－kB相关信号转导途径调控免疫衰老机制、以药测证绘制肾虚证两大基因网络调控路线图谱。

同时，全面系统地阐述沈自尹院士的专题研究内容，包括对肾阴肾阳的研究、肾虚与衰老的研究、补肾法调节肾上腺皮质功能的意义、补肾法对免疫功能的影响，详见"中西医结合肾本质研究"一节。

该著作于2007年由人民卫生出版社出版发行。对肾藏精藏象研究具有重要参考价值。

（五）瞿岳云《治病求本从肾论》

《治病求本从肾论》分为上、下两篇。上篇为中医肾的基本理论，主要包括中医学对肾的认识（肾的生理功能，肾与体、华、窍、志、液、时的关系，肾与脏腑的关系）；肾虚病机与发病（肾的生理病理特点、肾虚与脏腑病证）；肾虚的辨证与治法（补肾法的源流、肾虚证的分类、肾及相兼虚证、补肾法的分类）；论肾虚为诸虚证之根；论内伤杂病重在治肾；补肾滋阴温阳名方组方的特点（滋补肾阴名方组方之特点、温补肾阳名方组方之特点）；常用补肾中药（补肾填精药、补益肾气药、滋补肾阴药、温补肾阳药、固肾涩精缩尿药）；肾虚本质的现代研究（肾虚与神经内分泌的关系研究、肾虚与性激素的关系研究、肾虚与相关基因的关系研究）；肾本质的科学构想（肾藏精与肾小管重吸收功能、肾主纳气与肾小管酸碱平衡调节功能、肾主水与体液调节的关系）等。并且，通过分析肾主虚无实之源、肾实证历代医著有论、肾无实不符合理论规范、肾实证责之他脏问题、肾实病因与证候、治肾实证的方剂、治肾泻实的药物，对中医传统所言"肾病主虚无实"之说提出了"异议"。下篇为从肾虚论治诸病，是《治病求本从肾论》的重点。内容涉及当代专家学者从肾论治内科、妇科、男科、儿科、外科、骨伤科、皮肤科和眼耳鼻喉口腔科 66 种疾病的证治，而主体是内科疾病，特别是疑难疾病的验案。采用西医病名编排，其中同一疾病录有多个验案，既体现了中医"同病异证异治"的特点，又汇集了各名家临床经验之长。每一疾病分为理论探析与临证验案二项。前者着重探讨、辨析该病从肾虚论治之理；后者则为验案实录，以冀求理论与实践的连贯性、一致性。《治病求本从肾论》理论与实践相结合，取材广泛，内容丰富，为研究肾藏精藏象理论的重要参考书。

该著作于 2009 年由人民卫生出版社出版发行。

参考文献

［1］王键，胡建鹏，何玲，等."肾藏精"研究述评［J］.安徽中医学院学报，2009，28（2）：1.

［2］郑洪新，李敬林."肾主精"基本概念诠释［J］.中华中医药杂志，2013，

28（9）：2548 – 2550.

［3］李炳如，等 . 补肾药对下丘脑 – 垂体 – 性腺功能的影响［J］. 中医杂志，1984，4（07）：63 .

［4］俞理，等 . 肾主生殖的实验研究［J］. 中西医结合杂志，1989，9（9）：552.

［5］沈自尹，黄建华 . 从淫羊藿激活内源性干细胞探讨"肾藏精"的科学涵义［J］. 中医杂志，2010，51（1）：8 – 10.

［6］王拥军，施杞，沈自尹，等 ."肾藏精本质"机理研究与临床应用［R］. 第十三次全国中西医结合虚证与老年医学学术研讨会，2013：48.

［7］吴志奎，崔京华 . 肾生髓理论分子基础的研究［J］. 中医杂志，1996，（2）：109.

［8］李林，魏海峰，张兰，等 . 中医"肾生髓，脑为髓海"现代生物学基础探讨［J］. 中国中药杂志，2006，31（17）：1397 – 1399.

［9］钱嘉厚，贺晓丽 . 浅析"肾"与免疫［J］. 浙江中西医结合杂志，2001，11（12）：750 – 751.

［10］钟历勇，沈自尹，蔡定芳，等 . 补肾健脾活血三类复方对下丘脑 – 垂体 – 肾上腺 – 胸腺轴及 CRF 基因表达的影响［J］. 中国中西医结合杂志，1997，17（1）：39.

［11］张家玮 . 金匮肾气丸对金匮肾气丸证患者免疫功能的影响［J］. 中国中医药信息杂志，2002，9（4）：18.

［12］张登本 . 肾精、肾气、肾阴、肾阳析［J］. 陕西中医学院学报，1982，（3）：24 – 26.

［13］范磊，张向农，欧阳兵 . 新辨肾中精、气、阴、阳［J］. 光明中医，2010，25（10）：1764 – 1765.

第三章

"肾藏精"藏象理论的思维模式

　　中医思维模式形成于中医理论体系确立之时，是在中医理论体系的形成和中医医疗实践不断发展的过程中逐渐形成的，是把天、地、人、时的统一关系作为研究对象，以形象思维和整体思维为主导，并有机地结合抽象思维方式，建立起相应的理论框架。藏象学说是中医理论的核心，"肾藏精"是肾藏象理论的重要组成部分，其理论一直指导着临床多种疾病的论治，并收到良好的效果。

　　中医思维方法作为中医理论体系与临床活动的内在核心，对"肾藏精"理论体系的建构、演变以及中医临床诊疗活动都具有深刻的影响。开展"肾藏精"藏象思维模式研究，对于提高中医药理论水平、增强中医临床实践能力、促进中医学术科学发展和中医人工智能技术的开发，都有着十分重要的意义。

第一节　"肾藏精"藏象理论的象思维模式

　　目前，有关中医学藏象理论已开展了广泛深入、多学科、多角度的研究，涵盖了从哲学的高度到实验室的微观深入，既有理论研究，又有临床的印证，使得藏象理论得到不断完善。近些年，随着思维科学的发展和应用，从思维的角度探讨藏象理论，是中医人面临的又一课题，尤其是中医原创思维的提出，在中医藏象理论研究中起到振聋发聩的作用。象思维是中国传统文化的主要思维方式，也应该是中医学的原创思维，运用象思维对"肾藏精"藏象理论进行研究，一定会为中医学的藏象理论研究开辟一条新路。

一、象思维概述

（一）象的概念

中华民族是个崇尚"象文化"的古老民族，无论是民俗风情还是官承文化，无不渗透着"象"文化在其中。单从汉字的构造来说，"象形"就是汉字的主要构造法，它源于对所指代事物的客观描摹，达到汉字与所指事物的形似或神似，由此还在"象形"的基础上衍生出"指事""会意""形声"构字法。

"象"字，原为动物象之象形，甲骨文述以"长鼻巨齿为其特征"；《说文解字》曰："象，南越大兽，长鼻牙。"《古代汉语辞典》注释为：象，一种哺乳动物。《韩非子·解老》曰："人希见生象也，而得死象之骨，案其图以想其生也。"这里"象"字的含义，一方面指大象作为一种哺乳动物的客观实体；另一方面，通过"长鼻牙"的特征，或者"死象之骨"的"整体之部分"展开想象的思维模式。《古代汉语辞典》还标明"象"字的引申义，有形象、法式、摹拟、相像、象征等含义。

古人观天地以察象，从观察鸟兽的踪迹，得到"具体之象"，到发明利用一种事物或简单符号来占筮，得到"抽象之象"。在这一历史性的演化进程中，"象思维"无疑起到最关键的作用。彼时的象，是事物的形象、现象、表象、征象、图像之意，《易传·系辞上》说："见乃谓之象，形乃谓之器。"此"见"即"现"，表现于外之意，此"象"指事物表现于外，能被观察者主观感受得到的"物象"或"形象"。能够为观察者利用视觉、触觉感知得到的具有某种形状、颜色、质地的器物为"有形之器"。"形"应该是器物的客观之象，具有稳定、静止的特点；"所见之象"却是对器物的主观感受，具有运动、变化的特点，为主观之象。这里虽然对"象"做了主客观之分,也有从不同的角度,将其统而概之的。《管子》将义、名、时、似、类、比、状,谓之象。它把事物所涵盖的意义、名称、时间、相似、同类、比较、形态等全部信息统统称之为象。正如《易传·系辞下》云:"象者,像也。"《周易》是用"象"来代表世间万物、传情达意的最古老、最经典的哲学著作。其中爻和卦都是"象"。象既是《周易》的内容,又是其特征,所以《周易》强调:"是故易者,象也。"

在象思维的作用下,象的含义进一步引申为天象、地象、拟象、卦象等具有诸多内涵,能够解释天地万物及其复杂关系的"抽象之象"。《左传·僖公十五年》言:"龟,象也。"《易传·系辞下》曰:"古者包羲氏之王天下也,仰则观象于天,俯则观法于地,观鸟兽之文与地之宜,近取诸身,远取诸物,于是始作八卦,以通神明之德,以类万物之情。"此时的象,是通过一种事物或卦爻等抽象的符号或数字系统来表现事物的特征,形成"效天下之动者"之象,以达到推测宇宙变化,揭示事物联系之目的。

吴氏认为《周易》的"象"具有性象、质象和所象征的事物三个方面的内容。其性象以阴阳分,其质象以刚柔判,所象征的事物则又有"个别与类"的分别。这是从总体上概括了《周易》卦爻的性质特点,表明阴阳、刚柔是古人解释宇宙万物所把握的总纲,为其"象"的总体特点,再进一步理解每一卦爻的"基本象"以致"类象"的含义。现代学者对"象"的研究,还反映出更广泛的含义。邢玉瑞根据事物从其客观物象到内化为主观意象的思维过程,将"象"分为物象、知觉形象、表象、意象四种。物象指客观事物表露于外的形象、现象,表现为形状、色彩、气味、声音等可以被感知的属性,是客观事物的外在表现形式。知觉形象源于物象,又依赖于人的感官所带来的主观感受,在大脑所产生的直觉形象。表象是内化的物象,经过多次感觉、知觉后,为人脑所摄取、留存、被反映的客观事物的形象,这是一种观念性的形象。意象是对一类事物的共性进行有效的抽取,将抽取而来的表象概括成理性形象，它是主体对事物的表象进行深层次理解的结果。

关于"象"的特征，我们可以概括为以下几个方面。①形象性。《易传·系辞上》指出："圣人有以见天下之赜，而拟诸其形容，象其物宜，是故谓之象。""象其物宜"就是通过模拟各类事物的不同形象、征象，使其表达的含义与其所摹之"物象"有很高的吻合度。如坎卦，将其卦形竖起来，像水流貌，后演变成"水"字。②意象性。因为《周易》要"立象以尽意"，它通过对八卦的演绎而成六十四卦，每一卦由上下两部分组成，其最终的含义就要从这两部分的卦义来演绎，却并不是此两卦含义的简单加和，而非要有理解者的主观参与不可，这就是"象"的意象性。③属向性。古人取象并非随意、无原则进行。一个具体事物有多方面的形象、征象，只能选取其中之一的属性作为"立象"依据。比如对"气"之象的描述，《国语·周语下》说："气无滞阴，亦无散阳，阴阳序次，风雨时至。"指出气所分的阴阳二气的运动是有一定规律的，即为动态属性的"象"。④多媒性。刘氏认为，象不仅具有形象性、形象内容，而且这些形象信息是多媒的，它既可以是图形、图像，也可以同时具有听觉、嗅觉、触觉的信息形式，即象是人脑对表象多媒、多维的抽象。⑤普遍性。古人对宇宙间的一切事物"仰视""俯察"以构象，所以，万物皆可成象。《周易》取象的范围大则天地日月，小则动植飞潜。⑥规律性。《周易》的卦爻不仅反映事物各自的本质属性，而且反映事物之间的各种必然联系，进而可以成为推断事物发展趋势的根据，这种卦爻之象也可称为"道象"。如《周易》以龙作为乾卦六爻之象。从初九爻取象为"潜龙勿用"，到上九爻取象"亢龙有悔"反映了事物发展变化逐渐达到高潮，物极必反，又必须走向衰落的发展趋势。

（二）象思维的概念

目前，刊登于各种报刊上的有关"象思维"的概念，并非具有标准逻辑学意义上的准确概念。因其本身来自《周易》，理当具有中国古代哲学思维特征的全部信息，所以后世对其解释必然呈现"百花齐放"的态势。据近些年的文献研究，可对"象思维"的释义归纳为如下几种：象数思维、形象思维、形象逻辑思维、取象思维、意象思维、象征思维等。

1. 象数思维

张其成教授在其主编的《中医哲学基础》教材中将"象思维"表述为："象数思维，指运用带有直观、形象、感性的图像、符号、数字等象数工具来揭示认知世界的本质规律，通过类比、象征等手段把握认知世界的联系，从而构建宇宙统一模式的思维方法。"同时对其思维过程做了简单概括："象思维就是一个由'物象'提炼'意象'，再由'意象'反推'物象'的过程。"

2. 形象思维

杨春鼎在其《形象思维学》一书中记述到："形象思维是对形象信息传递的客观形象体系进行感受、储存的基础上，结合主观的认识和情感进行识别（包括审美判断和科学判断等），并用一定的形式、手段和工具（包括文学语言、绘画线条色彩、音响节奏旋律及操作工具等）创造和描述形象（包括艺术形象和科学形象）的一种基本的思维形式。"还有学者有更为简约的概括：不脱离形象想象和情感的思维叫形象思维。

3. 形象逻辑思维

刘庚祥称其为形象逻辑思维，认为"在象形文化中形象思维是人类认知世界的主要思维方式，但这种形象思维并不是以往认为的那种非逻辑、非理性或艺术性的思维，而是对客体形态的再认识与内在实质的理解相统一的认识活动，是人类认识世界重要的思维与逻辑形式之一，因此把它也称为形象逻辑思维"。

4. 取象思维

"取象比类，推演络绎"是古代先哲认识世界，认识自我的主要方法。取象，才能立象，才能达意、尽意，在此过程中，"象"既是思维的对象，又是思维的手段，更是思维的内容。因此，多数学者将"象思维"与"取象思维"等同理解。"取象思维的本质是一种比附推论的逻辑方法。所谓比附推论是指通过想象，由具体事物直接推知一个抽象事理的逻辑方法。""取象思维是古人在观察事物获得直接经验的基础上，运用客观世界具体的形象及其象征性符号进行表述，依靠比喻、象征、联想、推类等方法进行思维，反映事物普遍联系及其规律性的一种思维方法。"

5. 意象思维

王洪图主编的《内经选读》（第 6 版中医教材）提出了"意象思维"的概念，即运用物象或符号，并以心智的体悟把握被研究对象抽象内容的一种思维活动。"意"是"象"所蕴含的抽象意义，而"象"是以直观经验为依据的代表某种意义的物象或符号。并指出"意象思维"的过程，包括审察于物、别异比类和慧然独悟三个阶段。吉文辉认为，在长期的实践中，意象思维产生了一系列的意象模式，即借用某一特殊形象来标志各种事物的某类相通属性以及相互间的某种关系并浓缩成一个既封闭又开放的系统。其中，阴阳、五行就是最基本的意象模式。

6. 象征思维

谢清果将象征思维概括为意象性思维，强调从具体的形象符号中把握抽象意义。

综上所述，我们首先将"象"定义为客观物质世界的外物形象或现象，是我们认识的客体；而象思维是认识主体通过主观的意识、情感对客体进行表征，探究事物之象及其规律的思维方法。是主体作用于客体外在形象而进行的思维过程，寻求规律是象思维的根本目的。因此，"象思维"必定是以客观的"象"为思维的对象、内容和出发点，加之主观的、动态的以及一系列的思辨活动，最后或许能够得到抽象的、概括的、高级的规律性的结果的思维过程。刘长林认为，在"象思维"的过程中，并不对世界进行个别和一般、本质和现象的分割，而在主客互动中寻找现象的规律。整个思维过程均不脱离"象"，并用"象"统摄思维的各个环节。梁永林等认为，象思维是运用带有直观、形象、感性的图像、符号等象工具，通过类比、象征等手段，揭示客观世界的本质规律，把握其中蕴含的内在联系，构建宇宙统一模式的思维方式。

（三）象思维的古代哲学研究

著名哲学家康德有一句话，"每当理智缺乏可靠论证的思路时，类比这个方法往往能指引我们前进"（《宇宙发展史概论》，1972 年版中译本 147 页）。其所提的"类比"方法与中国古代哲学"象思维"有异曲同工之妙，皆有以此物比它物之特色。然而，对西方文明而言，此法只是思维之浩瀚海洋中的灵光一现，顶多算是一种点缀，而对中国古代整个文明史而言，它却成就了中国历史上最灿烂的古代文明和辉煌的科技成就。所以，"象思维"在古代哲学史上的价值是显而易见的。

1. 古代哲学的象思维模型

古人在参天悟地、环顾四野的主观体察后，逐步形成一套独特的围绕"象"所展开的思维模式，它外可达宇宙，内可触及人类内心，并且在不断解析、回答自身所提出的关乎天地、人类所有问题的过程中得到完善。在应用中，逐渐形成"阴阳模型""五行模型"和"八卦模型"。

（1）阴阳模型 阴阳模型，从表现形式来看，就是阴爻、阳爻的文字式。卦爻是《周易》的主要内容，古人就是通过这些简单的符号、数字解释自身乃至整个宇宙的生命自然现象的，因此，用以说明《易经》的《易传》实际是先秦"阴阳"哲学的集大成者。阴阳模型可归纳为两种，一是阴阳二象模型，一是阴阳四象模型。①阴阳二象模型。"一阴一阳谓之道"（《易传·系辞上》），宇宙是一个整体，由阴阳两个部分所组成。将宇宙万物按阴、阳属性分为两类，并以此为纲把握事物现象的本质。如，天地、父母、刚柔等。②阴阳四象模型。阴阳，是普遍性，且无限可分，古人为更详细地解说阴阳，阐述阴阳也有自身的消长变化，即对立、互根、消长、转化，从而衍生出"阴阳四象"，即少阳、太阳、少阴、太阴。少阳象，阴渐消，阳始长之象；太阳象，阳盛极，阴始转为阳之象；少阴象，阳渐消，阴始长之象；太阴象，阴盛极，阳始转为阴之象。阴阳四象模型旨在说明阴阳的消长、转化的运动变化规律。

（2）五行模型 五行模型，是选取木、火、土、金、水五种自然之物的特性之象，将自然界的宇宙万物归为五大类，成为后世的五行模型。五行最早记载于《尚书·洪范》，其"九畴"的第一项即规定了五行："一曰水，二曰火，三曰木，四曰金，五曰土。水曰润下，火曰炎上，木曰曲直，金曰从革，土爰稼穑。润下作咸，炎上作苦，曲直作酸，从革作辛，稼穑作甘。"从此以后"五行"的意义从单纯的物质元素所指逐渐上升为世界观，成为思维模式和哲学层次的认识论。《尚书·洪范》对五行特性的阐述，形成后世对五行特性阐发的经典依据。古人还依据长期的生产生活实践和观察，发现五行间具有相生相克的内在关系，即"木生火、火生土、土生金、金生水、水生木"的五行相生次序，与所谓"木克土、土克水、水克火、火克金、金克木"的五行相克规律。对每一行来讲，都有我生、生我、我克和克我的内在关系。五行及其关系就构成了古代哲学思维模式的"五行学说"，成为认识事物及其内部规律的认识论和方法论。

（3）八卦模型 据《易传·系辞上》的记载："是故易有大极。是生两仪，两仪生四象，四象生八卦，八卦定吉凶，吉凶生大业。"这里的"大极"即太极，是宇宙所呈现的最和谐、最完美的状态，图如阴阳鱼合抱的大圆；"两仪"即指阴阳，如"太极图"里的阴鱼和阳鱼；"四象"就是少阴、太阴、少阳、太阳（也有的指四方，即东、南、西、北）。"八卦"包括八经卦及其所衍生的六十四别卦，所有的"卦"都由阴阳爻组成，所以，"阴阳"实际上是"象思维"的总纲。八卦即乾、坎、艮、震、坤、离、巽、兑。周易的阴阳八卦学说对当时的其他学科影响很大，诸如军事、天文、地理、物候、气象、医学等都引用其理作为本门学科的思维方式和论理的工具。

2. 象思维构建方法

所谓象思维的构建方法即取象的方法，是一种模型思维方法，是《周易》的基本方法。象思维始终围绕"取象比类"而进行，将认识对象以"象"的形式提取出来，再按照其功能动态进行同"象"的归类，

"同类相从，同气相求"是其归类原则，按照这个原则认识整个宇宙万物。由此可见，"取象比类"是"象思维"的本质。"象思维"的构建所使用的具体方法涉及观象、立象、取象、意象、想象和联想等。这些方法不能孤立存在，而是在构建"象思维"的整个过程中，有机结合，密切联系，甚至会有所叠加，具有动态流动性和层层深入性。

（1）观象 《易传·系辞下》指出："古者包羲氏之王天下也，仰则观象于天，俯则观法于地，观鸟兽之文与地之宜，近取诸身，远取诸物，于是始作八卦。"文中"观象、观法、观鸟兽之文"就是进行象思维的第一步，即观象的过程。通过视觉对事物外观的大小、形状、颜色、方位等静态之象进行观察；同时调动其他感官，如听觉、嗅觉、触觉等捕捉该事物或现象的更多信息特征，进而推测其内在的功能属性，并且考察其随时间推移而可能产生的变化，综合以上信息最终获得关于该事物或现象的静态、动态之象，为象思维的顺利进行奠定基础。观察进行得越详细、越全面，所获得的"象"的信息就越完整、越准确。实际上，"八卦"就是观物取象的结果，用八卦图之象反映万物之象。

（2）立象 《易传·系辞上》云："子曰：'书不尽言，言不尽意。然则圣人之意其可见乎？'子曰：'圣人立象以尽意，设卦以尽情伪，系辞焉以尽其言，变而通之以尽利，鼓之舞之以尽神。'"这段话将古人"立象以尽意"的原因交代清楚了。既然言辞不能完全表达其意，只好"立象以尽意"。为了更准确地立象，古人也颇费些脑筋，要在选象上下些功夫，使所取之象能恰如其分地与其所要传达之意相吻合，即指"象其物宜"。所以，《易传·系辞上》指出："圣人有以见天下之赜，而拟诸其形容，象其物宜，是故谓之象。"

（3）取象 在"象其物宜"的原则下，选取自然界中能够传情达意的形象、征象，作为思维过程的媒介，从而获得理论意义和客观规律，《周易》时期将所取之象作为爻、卦之象，以符号的形式进行说理，并且揭示宇宙的规律。《易传·系辞上》曰："是故法象莫大乎天地，变通莫大乎四时，悬象莫大乎日月。"世界是取象的范围，世界万物也是取象的对象。四季的更替是最明显的变化，日月也是最具广泛意义的象。可以说"象思维"的取象过程是人类对宇宙进行悉心观察的过程。

（4）意象　《易传·系辞上》有"圣人之意"的记载，所以，古人对"意"的理解很抽象。汉魏学将其解释成"性与天道"的意思。《正蒙·诚明》又进一步解释"性"为"万物之一源"，而将天道释为"天道者，五行阴阳而已"（《原善》）。所以意象是古代哲学家用以阐释自然之道的方法论和认识论，对具体之象进行高度提炼得出近乎自然规律的"圣人之意"。意象思维正是以"象"为中介，以"意"为契机，把握宇宙万物乃至人类自身的发展变化及其规律的。

（5）想象和联想　想象和联想是"象思维"过程中大脑所进行的主动思维活动，也是完成"象思维"的主要思维方法。想象是形象创造和语言描述的思维活动方式，它是通过大脑对记忆中的表象进行加工改造从而创造新形象的过程，也是对过去经验中已形成的那些暂时联系进行新的分解和组合的运动过程。创造性思维离不开想象，离开想象也无法进行创造性的思维。联想是一种特殊的想象活动，可以分为相似联想、接近联想、相对联想等多种类别。在复杂的形象思维过程中，要运用"想象""联想""幻想""通感"等多种思维方式，这与思维者平时的知识积累、文化修养和抽象思维能力密切相关，有更显著的主观心理和感情色彩。这两种思维方式主要反映在类比推理方面。

（四）中医象思维的特点

象思维作为一种典型的东方思维，以象形文字为思维载体，以"象"为思维工具，通过意象加工，将认识主体与客体相互关联，通过取象比类的逻辑思维过程，获得认识客体在认识主体头脑中的形象规律。所以象思维必须具有形象性、意象性、动态整体性和潜逻辑性等特征。

1. 形象性

由于形象思维的趋势及自然科学的落后，在解释自然方面不可避免地带有各种幻想、夸张等情况，许多概念、抽象的东西都带有较大成分的形象性。我国的文字是摹拟事物的形象而来，鲁迅有"写字就是画画"之说。甲骨文至正楷，越是早期，形象越生动、直观。由于字由"拟诸形容"而造，字与物的摹拟增加了认字、思维、记忆等各方面对形象思维的定势。观象、取象是"象思维"的起点，所以形象性是取象的首要条件。这里的形象具有视觉感知的大小空间方位的特性，同时还必须与其他感官所能体察的声音、气味相关联。因此，"形象性"是象思维最本质的特点。

2. 意象性

意象性之"意"必须建立在"象"的基础上，所以，象思维要在取象立象的步骤上下一番功夫。这里所讲的"象"既有观象时的具体形象之表象，更是指认识主体所摄取的头脑中的表征之象，它必然要成为进一步获取"意"的思维基础。在思维方式上，"象思维"富于诗意联想与想象；表现手法上，善于应用比兴、象征、隐喻等文学方式。因此，在整个象思维的过程中，充满许多诗意的浪漫手法，其中难以理解和认识的就是以模糊和歧义为特点的"意象性"。

3. 动态整体性

"象思维"所把握的不是实体之"物"，而是道、气、太极等非实体之"象"，具有超越现实和动态之特点。"象思维"在"象的流动与转化"中进行，表现为"比类"的思维活动。因为所取之象就是自然外物的形象，自然界本身具有永远的动态性，所以"象"亦应该随之而变动；另外，象思维的主体具有动态性，认识主体对认识对象的捕捉和考量也并非一成不变的，既包括"天人合一"的应变，也包括认识主体的思维变化。所以，象思维总要在意象的层面展开丰富的思维进程，呈现动态整体性的特征。

4. 潜逻辑性

"象思维"之象是多层次、多环节的，同时也是多样性的。所以，把"象"作为思维对象及思维内容的"象思维"必然要克服这种多维性，而使思路清晰明了，才能正确把握认识对象的本质特征及内在规律。这种内在的符合逻辑的思维过程呈现的就是"象思维"的潜逻辑性。从观象强调外在之形象，到认识主体的意象，是象思维过程中从可感知的具体形象到内心体会的抽象之象的认知过程。通过意象获取自然之物的运动变化的规律，即法象。"象"在整个思维过程中表现为思维层面的不同层级之"象"，增加了不同层次的内涵。

（五）象思维的现代认知心理学研究

人类文明建立在形象思维的世界里，至今中国仍然具有发达的象形文化、仍然在使用象形文字。因此，中国古代的"象思维"成就了中国古代哲学，成就了中国古代文明，反之，中国古代的哲学也成就了一套人类思维的完善体系。随着现代文明的快速发展，人们越发将关注的目光集中于内心、思维等精神领域，关于思维的多维度、多角度、多层次的研究正如火如荼地进行着。那么，关乎东方文明的中国古代"象思维"是如何统领中国古代哲学几千年，至今仍发挥着自己无以替代的作用呢？我们很有必要从现代认知的角度对其作以审视，在现今利用"原子论"的研究已经步入"山穷水尽"之境的时刻，提供可以借鉴的参考。

首先，我们要以人们熟悉的认知领域的"黑箱与灰箱理论"的表述切入本研究。所有的认识对象对于认识主体而言都相当一个封闭的箱。认识活动开始前对箱的认识差别只是可开启或不可开启两种情况。当认知主体的认识活动开始后，对于能够开启的箱，人们总是能够按照思维的惯性逐层开启箱，使之渐次呈现出内在构成要素，思维活动也能够在此基础上获得主观的认识，当黑箱的内部能够一目了然时，黑箱变为灰箱，由深灰到浅灰并趋向于白箱。一般来讲，这种认识活动主要采用解剖、分析、还原的方法，分解出其中的部件或元素，以此作为认识的基点，从部分认识整体，从微观认识宏观，达到对认识对象的全面感知和理解。事实上，由于人类认识能力的局限，或者认识对象本身的复杂性，往往使认识主体在面临该认识对象时陷于尴尬的境地。此箱无从开启，甚至找不到可触及的切入点，此箱即黑箱。面对这种认识对象，人类的认识活动不会停顿，但是认知方式不能不作出明显的调整。既然此箱开启不得，聪明的人类顺势将其保留在该状态，但人类思维的触角却不能停滞不前，它要缠绕在箱的表面或伸向四周，或伸向更遥远的外部世界，寻求一种可供参考的思维路径，进而描摹出黑箱的虚拟的内部世界，以虚拟的内在构成成分或元素为基础建立一种同样是具有解释和指导意义的认识。对这两种思维方式，鄢来新将前者称为开箱式思维，后者称为闭箱式思维。据此，中国传统哲学上常用的"象思维"应为闭箱式思维，具有不可开启的模糊性和神秘性。

古代社会，人们生活在刀耕火种、生产工具原始和劳动技术无比落后的状态。尽管如此，人们还是要通过"仰视上天""俯瞰大地""细察鸟兽潜虫""审视内心"来满足认识自身、认识世界的宏大愿望。因此，古人创造性地提出"象"这一认知术语，将最易考察的日月、寒热、雄雌等在象的层面进行归类，形成思维观念，称之"阴阳"。然而，此"阴阳"并非仅指挂在天上的太阳和月亮，根据太阳和月亮的特性，人们自觉地将其特性进行抽象性地归类，对具有该特性的事物进行统一的表征，形成一种简约、抽象的一般性表象。古人将这种始于取象，经过抽象，形成意象的思维观念，称为"象"。所以，在古代的象思维中"阴阳"是象，"五行"也是象，都具有解释事物归类的象意义。

与我们古代哲学的"立象尽意"不同，古希腊的原子论提出物质是由在量上极小的原子构成的。因为有"量上的极小的原子"和"不同比例"等相关的概念，西方哲学将思维的指针直接指向事物的内部，关注物质的构成成分和量化指标，为后续研究进入微观领域奠定了基础。相反，我们的阴阳，并非可以测出其量化的指标，正所谓"一尺之竿，日取其半，万世不竭"。而"五行"所指"木火土金水"又非物质的"木火土金水"，构不成对物质构成成分的分析。因此，我们以"阴阳""五行"为代表的象思维永远深入不到认识对象——箱的内部，但这并不妨碍我们以自创的思维方式成功地认识了这个世界和我们自身。

现代认知心理学认为，形象思维的形象识别与认知是由人脑形成的形象识别模式完成的，不同类型的形象思维要相应地建立不同的形象识别模式。中国古代的阴阳作为"象"，实质就是一个综合的"信息集合"，我们应用"形象识别模式"进行象思维的过程是如此操作的：当外界事物的形象反映到认识主体的大脑，形成表象，认识主体就要对该事物的形象进行在表象层面的分离、简约与抽绎，形成该事物的意象，然后将这个意象与"形象认知模式"进行比较、识别，进而得出该事物形象的本质与意义。这里所讲的"比较、识别"实际就是我们常用的"比类"或"比象"手法，现在，这种手法也常常应用在文学创作中。"比象"就是用大脑的"形象识别模式"对认识客体进行形象识别与本质的理解。因此，中国古代哲学的"阴阳之象"及"五行之象"无疑都是形象识别模式，其中，"阴阳之象"占有核心枢纽的地位，在意义的理解和评价的取向上具有决定性的作用。

相对于开箱思维具有一种立体的多维的多层次的线性联系而言，具有"形象识别模式"特点的闭箱思维所确立的不是内在的数量形式的线性联系，而是个体直观表象之间及其与内在结构和机制上的"相应性"联系，即"比类"或"比象"。若无象可比，或无法归于同类，此思维方式便无法进行下去。因为它判断的前提是在同类性（或相似性）认识指导下的实践的有效性。比如，阴阳的实质是人脑利用多媒多维的感知与抽象能力，以世界外在形象、形态为材料，对自然世界的形式、内容、联系、结构、实质进行终极的类概括，只是以一种相当于定性化的方式来表述的。所以，闭箱思维不能以量化的方式来把握，它必须根据直观表象的属性进行分类归纳和类比定性，即通过"取象比类"才能完成，而且必须采用一种通用的格式——形象识别模式，这也是闭箱思维（象思维）的基本特征，有学者也将"象思维"称为"模型思维"。

象思维作为人类最早的认知形式之一，创造性地构建了形象识别模式，即"阴阳模式"和"五行模式"，围绕宇宙这个不可开启的箱，做了大胆的尝试，从整体上、宏观上完成人类对未知的探索，也开启了人类智慧的大门。当我们用这种思维方式去认知客观事物时，方法上就是用模拟自然的方法去认识自然之物。

二、象思维在中医理论中的应用

分形理论是由美籍数学家曼德布罗特（B.B.Mandelbort）率先提出的新理论、新学科。分形的概念是把部分与整体以某种方式相似的形体称为分形（fractal）。自相似原则和迭代生成原则是分形理论的重要原则。它表征分形在通常的几何变换下具有不变性，即标度无关性。分形形体中的自相似性可以是完全相同，也可以是统计意义上的相似。分形理论作为一种认识论和方法论，强调普遍联系和整体统一，启发人们通过认识部分来认识整体，从有限中认识无限，而这一点正是中国传统象思维的特长。以《黄帝内经》为代表的中医学是中国传统文化的重要组成部分，它势必要打上中国传统思维范式——象思维的印记，这一结论完全契合了现代分形理论的主要观点。

根据现代认知心理学的分析，当认识主体对认识客体取象时，必然要与大脑中已贮存的"形象识别模式"进行有效的比较、识别，在此比对的过程中，二者之间的"相应性"或"相似性"是其必要的前提条件，而这里的"相应性"或"相似性"就是分形理论中分形形体相似性特点的体现，因为，正如整个自然界是个大宇宙，生活在大宇宙中的每个人都是个小宇宙一样，每个人都具备这个大宇宙的全部信息；中国古代哲学就是那个大宇宙，而以古代哲学为基础所产生的中医学就是那个小宇宙，所以，中医学必然要遗传古代哲学的象思维特征，承载象思维模式。并且，我们将二者利用相似性进行比对的过程称为"取象比类"，"取象比类"中的"象"是用来反映事物关系的一个术语，"类"是这一术语中的连属和印证，取象的目的是比类，而比类的目的是解释说明和推断事物之间的内在联系和印证取象是否科学的反馈，因此，"取象比类"也是我们分析中医思维特点的常用方法。

下面拟从"象思维方法"及"象思维模型"两方面分析古代哲学象思维在中医理论中的应用。

（一）"象思维方法"在中医理论中的应用

象思维方法，作为一种科学的理论，在中医学中的应用主要表现在以《黄帝内经》为代表的中医理论的构建上。《黄帝内经》的象思维，是以人体生命活动的外在表现为出发点，即"取象"的基础上来探索、研究人体内脏、器官、组织的生理功能、病理特点，即将所取之"象"与"形象识别模型"进行"比类"，从而建立起中医学的相关理论，如藏象理论、经络学理论、病因学理论、病证学理论、诊断学理论等等，指导临床诊断和治疗。因此，"象思维方法"在中医理论中的应用，突出表现为据"象"归类、取"象"比类的整体、动态思维方法，其理论前提是"分形理论"中所强调的整体与部分、分形形体间的"相似性"，亦即"同类相从，同气相求"之意。

1. 六气之象

自然界风、寒、暑、湿、燥、火六种正常的气候，称为六气。六气的太过或不及，就成为致病因素，称为六淫。《黄帝内经》运用象思维来把握六淫的性质和致病特点。其机理如下：首先取自然界六气之象，形成六气之"象识别模型"，当某一外淫邪气作用于人体时，人体就会出现与"该气之象"相应的病理表现；或当人体出现某些气血阴阳的变化与某"一气之象"相应时，我们即可判断机体遭受了何种外邪。如"风"之象，为春季的主气，但四季皆有，具有升发、向上、向外，善行而数变的特性，与其他之气可伴随而行。所以，当风邪侵袭人体，常伤及人体的头面、阳经和肌表，使皮毛腠理开泄，常出现头痛、汗出、恶风等症状。若机体出现眩晕欲扑、手足抽搐、震颤等症状，因其具有"风之善动、动摇"的特征，故可归为"风证"。由此看出，对六淫致病的判断，要通过建立"六气之象"模型，再对机体气血阴阳变化之病证取象，并且将两种象进行"比类"，最终获得客观评价。

2. 脏腑之象

脏腑之象即藏象，人体脏腑深藏于体内，虽可"剖而视之"，但基于当时的历史条件，或不可成行，或只能略窥其貌，难察其实际之功能状态。人体于医者而言不啻为"不可开启的黑箱",难以详观其貌,所以,古代医家运用象思维方法,结合粗略的解剖知识,建立了藏象理论,开启了独特的中医原创思维模式。

《黄帝内经》对脏腑首先作了"阴阳二象"的分类。因"阴阳二象"法于天地,地静天动,地阴静藏,天阳健运。《素问·五脏别论》将脏腑分为五脏、六腑和奇恒之腑三大类。心、肝、脾、肺、肾五脏和脑、髓、骨、脉、胆、女子胞奇恒之腑取象于地,属阴;胆、胃、大肠、小肠、三焦、膀胱取象于天,属阳。《素问·金匮真言论》言:"脏者为阴,腑者为阳。"人与天地相参,五脏与奇恒之腑的功能特性法地"阴、静、藏"之象,藏阴精而不输泻,故"藏而不泻"。六腑又称传化之腑,其功能特性法天"阳、健、运"之象,传化输泻水谷而不藏留,故"泻而不藏"。

中医将人体脏腑和形体官窍及情志活动与外界的声音、颜色、季节、气候、方位、味道等按"象的相似性"归属在一起,用"五行"作为同类事物关系的纽带,正如《素问·金匮真言论》所言"东方青色,入通于肝,开窍于目……其应四时,上为岁星……"形成了以肝木、心火、脾土、肺金、肾水五大功能系统为中心的中医藏象理论,并且通过五行之间的相生相克关系,类推各脏腑的功能特征规律,进而衍化出五脏六腑之间的关系规律。如心、肾两脏,心属火,质刚;肾属水,质柔,心火下降温暖肾水,肾水上升制约心火,水火相交,刚柔相济。若心火不能下降于肾而独亢,肾水不能上济于心而凝聚,则"心肾不交,水火失济",临床上出现以失眠为主症的心悸、怔忡、男子梦遗、女子梦交等症,多属"心肾不交"。这就是从象的"性""质"方面对中医藏象作了动态的取象和分析,勾勒出脏腑之象在动态流转的过程中所形成的法象。

对于脏腑功能的表述,《黄帝内经》还采用了当时国家管理机构中主要官位的职能之象加以类比说明。如《素问·灵兰秘典论》云"心者,君主之官,神明出焉……肺者,相傅之官,治节出焉……"因为中医取象注重象在功能关系及动态属性上的相似性，所以，可以不断扩宽取象的范围。《素问·五脏生成》曰："五脏之象，可以类推。"如心系藏象，其基本功能是主神明，主血脉，宇宙万物中的赤色、徵音、火、夏、热、南方、苦味、七数、羊、黍、荧惑星等均可归属于心。五脏之象均可以此类推。

3. 病证之象

中医根据象思维确立了八纲辨证：阴阳表里寒热虚实阴阳是总纲，表里寒热虚实为分目，这里的八纲并非仅指其字面意思，实际表示的是阴阳的性质之象、表里的位置之象、寒热虚实的质象和量象，具有"象的识别模式"的特征。如表证，表示本证有表象，具有初、轻、浅、外的机制。同理，热证也并不是必有体温的升高，症状如表现为有热之象者，如面赤、心烦、舌红苔黄甚至狂越，即使没有体温的升高也属于热证。中医重"证"不重"病"。证是通过望闻问切四诊搜集的资料所取的象，构成一种象之识别模式。同一种证可表现为不同的症状，同一种症状也可分属不同的证，其关键在于病机的不同，这里所说的症状实际是该证之象的外在表现。因此，中医有"同病异治，异病同治"的原则。如对感冒的治疗，因季节的不同，治法也不同。暑季感冒，由于感受暑湿邪气，须用芳香化浊的药物，以祛暑湿，其他季节则不用。

4. 四诊之象

中医的辨证论治实际上就是四诊合参的取象过程。《素问·阴阳应象大论》中写到："善诊者，察色按脉，先别阴阳；审清浊，而知部分；视喘息，听音声，而知所苦；观权衡规矩，而知病所主；按尺寸，观浮沉滑涩，而知病所生。以治则无过，以诊则不失矣。"中医通过四诊合参之法将人体表现于外的色象、舌象、声象、脉象等信息搜集起来，综合医家自己头脑中已有的"模型识别之象"，通过司揣内外的"类比"过程，揣度患者生理和病理信息，以抽取多维之象的理性意义。如，《黄帝内经》将自然界之颜色总分为五类，即青、赤、黄、白、黑。五色分属五脏所主，在病理情况下，色青，主肝病，主风，主痛；色赤，主心病，主热；色黄，主脾病，主湿；色白，主肺病，主虚；色黑。主肾病，主寒，主水。色还有泽夭、抟散的区别。色泽，即颜色明润光泽，一般为正常之色；色夭，即颜色晦暗无泽，一般为病色。在病理情况下，色泽者病轻，预后良；色夭者病重，预后不良。中医四诊取象的过程实质就是观象、别象的过程，取象是否准确直接决定辨证论治的效果。《难经·六十一难》中说："望而知之谓之神，闻而知之谓之圣，问而知之谓之工，切而知之谓之巧。"因此，所谓专家，在诊断时能够迅速从头脑中直接选择和确定比较符合病人实际情况的证象，做出比较准确的判断。

5. 理法方药之象

取象比类是认识事物的一种逻辑方法，运用这种方法的结果具有或然性，但在长期临床经验的基础上，中医学家还是独创了许多具有"取象比类"特色的中医疗法。如，用杏仁治肺气不宣之水肿，肺主"通调水道"，由于肺气闭塞不宣，水道不得通畅，膀胱难以排水，水邪停于肌肤成为水肿。就像一个茶壶，上面的壶盖如果不开一个小孔，茶水就难以倒出来。杏仁虽然没有利尿的功能，但却是开宣肺气的灵丹妙药，肺气一宣，水道通利，于是尿少水肿都能够逐渐改善。中医称这种疗法为"提壶揭盖"。所取之象是生活中"提壶揭盖"的动态之象以及利用杏仁而至宣发肺气，达到利尿消肿的疗效的治疗机理之象，这两种象通过抽取类比后，生动地说明了中医"象思维"的广泛应用。正如张元素所创的"气味厚薄寒热阴阳升降图"，将中药的四气五味与阴阳五行相配属，再根据阴阳四时之象，将阴阳、五行、四时、四气、五味以象为媒介推理药物功能与特性，从而开辟了立法处方的新方法。

（二）"象思维模型"在中医理论中的应用

中医学采用据"象"归类、取"象"比类的整体、动态思维方法，成功地将古代哲学中的"象思维模型"引入中医理论的构建中。《灵枢·阴阳系日月》指出："阴阳者，有名而无形。"《素问·阴阳应象大论》亦言："阴阳者，天地之道也，万物之纲纪，变化之父母，生杀之本始，神明之府也。"《素问·五运行大论》曰："天地阴阳者，不以数推，以象之谓也。"因此，《黄帝内经》诸篇以阴阳五行理论为基础，运用取象思维方法，按照"同类相从，同气相求"的原则，对中医学所涉及的"天、地、人"三个领域中各种事物进行"阴阳、五行、八卦"模型的归类，概括了阴阳、五行、八卦之象，说明了阴阳、五行、八卦之性，明确了事物之间的消长转化、生克制化的关系，指出宇宙万物是一个统一的整体，提出了人体以五脏为核心内外相应的整体系统结构。

1. 中医理论的阴阳模型

源自《易经》的"阴阳"模型从实质上看正是其卦爻模型的文字形式。《黄帝内经》虽然没有采用卦爻模型，但却采用阴阳思维模型，成为解释人体生命现象的基本模式。

用阴阳阐释人体生命结构。《素问·宝命全形论》说："人生有形，不离阴阳。""生之本，本于阴阳。"于是据阴阳对人体外部形态及内部脏腑进行宏观划分，"腰以上为天，腰以下为地，故天为阳，地为阴"（《灵枢·阴阳系日月》）。《素问·金匮真言论》说："言人身之阴阳，则背为阳，腹为阴。言人身之脏腑中阴阳，则脏者为阴，腑者为阳。肝、心、脾、肺、肾五脏皆为阴，胆、胃、大肠、小肠、膀胱、三焦六腑皆为阳。"对人体脏腑阴阳模型的划分，"法于阴阳，和于术数"（《素问·上古天真论》）是其基于"取象比类"的划分依据。《素问·五脏别论》说："脑、髓、骨、脉、胆、女子胞此六者，地气之所生也。皆藏于阴而象于地，故藏而不泻，名曰奇恒之腑。""胃、大肠、小肠、三焦、膀胱，此五者天气之所生也，其气象天，故泻而不藏。此受五脏浊气，名曰传化之府，此不能久留，输泻者也。"《素问·五脏别论》又说："五脏者，藏精气而不泻也，故满而不能实。六腑者，传化物而不藏，故实而不能满也。所以然者，水谷入口则胃实而肠虚，食下则肠实而胃虚。故曰实而不满，满而不实也。"这里用天地的藏泻功能推论奇恒之腑和传化之腑的阴阳属性之象。关于人体脏腑阴阳的动态描述用天地阴阳的变化进行类比推理，如《素问·阴阳应象大论》说："故清阳为天，浊阴为地；地气上为云，天气下为雨；雨出地气，云出天气。故清阳出上窍，浊阴出下窍；清阳发腠理，浊阴走五脏；清阳实四肢，浊阴归六腑。"通过对自然界云雨天气形成的动态描绘，旨在说明人体内清阳与浊阴的不同流向，进而呈现出关于脏腑的阴阳变化之象。

《黄帝内经》又按阴阳禀赋取象将人分成五类，如《灵枢·通天》云："盖有太阴之人、少阴之人、太阳之人、少阳之人、阴阳平和之人，凡五人者，其态不同，其筋骨血气各不等。""太阴之人，阴气纯盛；少阴之人，阴多阳少；太阳之人，阳气纯盛；少阳之人，阳多阴少；阴阳平和之人，阴阳二气协调和正。"说明人体禀赋就存在阴阳的多寡情况，这就决定了人体生理病理的先天差异，为"因人制宜"进行辨证论治提供了理论的依据。

《黄帝内经》以空间方位的阴阳属性类推人的生理特点和感邪特点，《素问·阴阳应象大论》云："天不足西北，故西北方阴也，而人右耳目不如左明也。地不满东南，故东南方阳也，而人左手足不如右强也。""东方阳也，阳者其精并于上，并于上则上明而下虚，故使耳目聪明而手足不便。西方阴也，阴者其精并于下，并于下则下盛而上虚，故其耳目不聪明而手足便也。故俱感于邪，其在上则右甚，在下则左甚，此天地阴阳所不能全也，故邪居之。"用空间方位上的自然差异之象解释人体上下左右不同部位的生理、感邪差异。

用阴阳寒热属性概括阴阳发生胜负之变而致病的"象"，以及不同季节疾病的间甚。《素问·阴阳应象大论》曰："阳胜则身热，腠理闭，喘粗为之俯仰，汗不出而热，齿干，以烦冤腹满死，能冬不能夏。阴胜则身寒，汗出身常清，数栗而寒，寒则厥，厥则腹满死，能夏不能冬。此阴阳更胜之变，病之形能也。"

中医学以"阴阳"模型阐释"天人相应"。《素问·阴阳应象大论》曰："阴阳者，天地之道也，万物之纲纪，变化之父母，生杀之本始，神明之府也。"中医认为阴阳模型是天地之道，阐释了人体和宇宙万物一样充满"阴阳"对立统一的关系之象。

在阴阳模型的基础之上，《黄帝内经》又建立了具有自身特点的三阴三阳思维模式。《素问·天元纪大论》曰："阴阳之气，各有多少，故曰三阴三阳也。"三阴三阳模式表明：阴阳之气在量上有多少之分，这种模式在《黄帝内经》中被广泛应用，如五运六气学说中的三阴三阳六气；经络学说中的三阴三阳经脉，手足分别配以太阴、阳明、少阴、太阳、厥阴、少阳，共十二经脉，三阴三阳有开合枢的序次和功能；三阴三阳之脉现于寸口的脉象描述和主病等。三阴三阳用以阐释经络时，手足三阳为阳，手足三阴为阴，有时还称其为"三阳、二阳、一阳；三阴、二阴、一阴"。太者，大也，故太阴太阳为阴阳之气最盛。太阳，又称为"巨阳"，其阳气最旺。对阳明和厥阴解释为"两阳合明也，谓之阳明；两阴交尽也，谓之厥阴"。少阴、少阳则为阴阳之气初盛，具有生发之性。

在《黄帝内经》中，阴阳思维模型应用于中医学所要表述的各个方面，囊括藏象学说、经络学说、四诊、八纲、证候、标本、正邪等学说。在应用阴阳模型阐释人体生理、病理现象时，尤其关注阴阳的对立制约、互根互用、消长平衡及相互转化的关系。

2. 中医理论的五行模型

《黄帝内经》明确提出了"天地之间，六合之内，不离于五，人亦应之，非徒一阴一阳而已也"（《灵枢·通天》）。同"阴阳模型"一样，"五行模型"作为古代"象思维模型"的重要内容，也被纳入中医理论的构建中，二者有机结合，共同构成阐释生命现象和规律的理想模型。《黄帝内经》将五脏与五行相配属，并以五行为纽带，将器官（五官）、形体（五体）、情志（五志）、声音（五声）以及方位（五方）、季节（五时）、颜色（五色）、味道（五味）、生化（五化）等纳入其中，构建了中医理论的"五行模型"。一方面通过功能分类表明人与自然的统一性以及人体自身的整体性；另一方面通过五行间的生克乘侮、亢害承制的变化规律，探讨人体生理、病理现象，确定具有中医特色的诊断、辨证和治疗原则。

　　在"五行象思维模型"的基础上，仍然采用取象比类的方法，中医建构了具有自身特点的中医"五行模型"系统。《素问·阴阳应象大论》曰："东方生风，风生木，木生酸，酸生肝，肝生筋，筋生心，肝主目。其在天为玄，在人为道，在地为化。化生五味，道生智，玄生神，神在天为风，在地为木，在体为筋，在脏为肝。在色为苍，在音为角，在声为呼，在变动为握，在窍为目，在味为酸，在志为怒。"以五行的各自"特征象"为标准，将具有"象"相似性的方位、自然风物、植物、性味、脏腑、官窍、组织、颜色、声音、变动以及情志进行比类，归结到一起，形成"一行"的藏象系统，说明了人体与天地自然的密切联系。《素问·金匮真言论》仍用"据象归类"的方法，扩展了五行系统的内容，使其更具中医特色："东方青色，入通于肝，开窍于目，藏精于肝。其病发惊骇，其味酸，其类草木，其畜鸡，其谷麦，其应四时，上为岁星，是以春气在头也。其音角，其数八，是以知病之在筋也。其臭臊。"《黄帝内经》将"据象归类"的"象范畴"扩展到五方、五季、五气、五星、五日、五数、五色、五音、五味、五臭、五谷、五菜、五果、五畜、五脏、五腑、五窍、五华、五体、五声、五志等。《素问·天元纪大论》云："天有五行御五位，以生寒暑燥湿风。人有五脏化五气，以生喜怒思忧恐。""在天为风，在地为木；在天为热，在地为火；在天为湿，在地为土；在天为燥，在地为金；在天为寒，在地为水。故在天为气，在地成形。"完整地建构了五行藏象学说，使中医在探讨人体生理病理时更加强调"天、地、人"三者的和谐统一关系。

　　如同根据阴阳将人分成五类，《黄帝内经》按五行的自然之象也将人分为五大类。《灵枢·阴阳二十五人》指出："先立金木水火土，别其五色，异其五行之人。"如木行之人，皮肤色苍，小头长面，身直大肩背，小手足，有才华，好用心思，多忧，劳于事，但体力不强，能耐受春夏，不能耐受秋冬，秋冬易感邪发病。据此，每行之人均有本行的共同属性特征，为个体的辨证论治及有针对性养生保健提供了藏象方面的支持。

　　"五行象模型"内含五行间的相生关系，即"木生火、火生土、土生金、金生水、水生木"的五行相生次序。《黄帝内经》称"五行相生"为"所生"，包括生我、我生两种关系，生我者谓之母，我生者谓之子。所以在疾病传变时有"母病及子""子病及母"；治疗时有"虚则补其母""实则泻其子"之说。《素问·玉机真脏论》云："五脏受气于其所生"，这里的"受气"是接受精气，被滋养的意思，即每一脏都受其母脏的滋养。《黄帝内经》原文记载了"肝受气于心""心受气于脾""脾受气于肺""肺受气于肾""肾受气于肝"。表明了每一脏受滋养的情况：肝之所生为心，肝与心的关系是"木生火"，心主血脉、肝藏血，肝所藏之血是由心所资助的；心之所生为脾，心与脾的关系是"火生土"，脾为气血生化之源，心所主之血是由脾所化生；脾之所生为肺，脾与肺的关系是"土生金"，肺主气，具有宣发肃降和朝百脉的功能，脾主运化，肺的功能正常，保证了脾能够把其化生的气血运达周身；肺之所生为肾，肺与肾的关系是"金生水"，肾主水、肺通调水道，肺对水道的通调，需要肾阳气化功能的保证，才能使水液下输到膀胱；肾之所生为肝，肾与肝的关系是"水生木"，肝主疏泄、肾主藏精，肾之藏精功能正常，需要肝之疏泄有度，肝之疏泄太过则肾亦不能正常藏精。《素问·阴阳应象大论》提出的"肝生筋，筋生心""心生血，血生脾""脾生肉，肉生肺""肺生皮毛，皮毛在肾""肾生骨髓，髓生肝"也反映了木生火、火生土、土生金、金生水、水生木的相生关系。这里的筋、血、肉、皮毛、髓分别代表"肝、心、脾、肺、肾"的象，应该与"木、火、土、金、水"的五行之象相对应。

　　"五行象模型"还包含五行相克的关系。《黄帝内经》承认五行相克是五行的正常关系，《素问·六节藏象论》曰："五气更立，各有所胜，盛虚之变，此其常也。"这种相克的顺序为"木克土、土克水、水克火、火克金、金克木"（《素问·六节藏象论》），即《素问·宝命全形论》所述："木得金而伐，火得水而灭，土得木而达，金得火而缺，水得土而绝，万物尽然，不可胜竭。"在季节表现为"春胜长夏，长夏胜冬，冬胜夏,夏胜秋,秋胜春"(《素问·金匮真言论》)。五行相克反映了五行之间正常的相互制约关系,以保持五行之间的协调一致。对于"相克"的解说,《黄帝内经》用"所胜""所不胜"表示,我克者为我"所胜",克我者为我"所不胜"。也有用"主"称谓的,"所不胜"为其"主",如"心,其主肾也;肺,其主心也;肝,其主肺也;脾,其主肝也;肾,其主脾也"(《素问·五脏生成》)。

自然环境不是一成不变的,所以五行间的相克关系也难以保持协调一致,如《素问·六节藏象论》曰:"苍天之气,不得无常也。气之不袭是谓非常,非常则变矣。""非常之气"常表现为五行的相克太过和相克不及,相克太过则为"相乘",相克不及则为"反侮"。无论是"相乘"还是"反侮"都会导致人体疾病的发生或者传变。《素问·至真要大论》从"六气"之"司天""在泉"太过的情况论述人体疾病发生,"气之太过则淫,淫则害也"。如"厥阴司天,风淫所胜,则太虚埃昏,云物以扰,寒生春气,流水不冰;民病胃脘当心而痛,上支两胁,膈咽不通,饮食不下,舌本强,食则呕,冷泄腹胀,溏泄瘕水闭,蛰虫不去病本于脾;冲阳绝,死不治"。为木淫乘土。"厥阴在泉,风淫所胜,则地气不明,平野昧,草乃早秀。民病洒洒振寒,善伸数欠,心痛支满,两胁里急,饮食不下,膈咽不通,食则呕,腹胀善噫,得后与气,则快然如衰,身体皆重。"为木淫乘土。但因为五行相克是有顺序的,所以其疾病的发生或者传变也是有次序的。《素问·玉机真脏论》曰:"五脏相通,移皆有次。五脏有病,则各传其所胜。""变至则病,所胜则微,所不胜则甚。"(《素问·六节藏象论》)《素问·至真要大论》曰:"清气大来,燥之胜也,风木受邪,肝病生焉;热气大来,火之胜也,金燥受邪,肺病生焉;寒气大来,水之胜也,火热受邪,心病生焉;湿气大来,土之胜也,寒水受邪,肾病生焉;风气大来,木之胜也,土湿受邪脾病生焉。所谓感邪而生病也。"

中医可通过五行的生克关系把握疾病的传变与转归,如《素问·玉机真脏论》曰:"五脏受气于其所生,传之于其所胜,气舍于其所生,死于其所不胜。肝受气于心（木生火），传之于脾（木克土），气舍于肾（水生木），至肺而死（金克木）。心受气于脾（火生土），传之于肺（火克金），气舍于肝（木生火），至肾而死（水克火）。脾受气于肺（土生金），传之于肾（土克水），气舍于心（火生土），至肝而死（木克土）。肺受气于肾（金生水），传之于肝（金克木），气舍于脾（土生金），至心而死（火克金）。肾受气于肝（水生木），传之于心（水克火），气舍于肺（金生水），至脾而死（土克水）。"其意为受气于"我生"，传之于"我克"，气舍于"生我"，至"克我"而死。

"五行相克"关系对判断疾病的预后和诊疗方面也颇有意义。《素问·脏气法时论》有云："夫邪气之客于身也。以胜相加，至其所生而愈，至其所不胜而甚，至于所生而持，自得其位而起；必先定五脏之脉，乃可言间甚之时，死生之期也。"说明疾病与邪气所停留之位置有关。另外，《黄帝内经》还记述了根据五行相克的关系所组方用药的情况："风淫所胜，平以辛凉，佐以苦甘，以甘缓之，以酸泻之。热淫所胜，平以咸寒，佐以苦甘，以酸收之。湿淫所胜，平以苦热，佐以酸辛，以苦燥之，以淡泄之。湿上甚而热，治以苦温，佐以甘辛，以汗为故而止。火淫所胜，平以酸冷，佐以苦甘，以酸收之，以苦发之，以酸复之。热淫同。燥淫所胜，平以苦湿，佐以酸辛，以苦下之。寒淫所胜，平以辛热，佐以甘苦，以咸泻之。""少阳之主，先甘后咸；阳明之主，先辛后酸；太阳之主，先咸后苦；厥阴之主，先酸后辛；少阴之主，先甘后咸：太阴之主，先苦后甘。佐以所利，资以所生，是谓得气。"（《素问·至真要大论》）利用五行相克关系确定的治疗方法还有："怒伤肝，悲胜怒，风伤筋，燥胜风，酸伤筋，辛胜酸。""喜伤心，恐胜喜。热伤气，寒胜热。苦伤气，咸胜苦。""思伤脾，怒胜思，湿伤肉，风胜湿，甘伤肉，酸胜甘。""忧伤肺，喜胜忧，热伤皮毛，寒胜热，辛伤皮毛，苦胜辛。""恐伤肾，思胜恐，寒伤血，燥胜寒，成伤血，甘胜咸。"（《素问·阴阳应象大论》）

3. 中医理论中的八卦模型

八卦学说出自于《周易》。"八卦模型"作为古代"象思维模型"的重要内容，也被纳入中医理论的构建中，与阴阳模型和五行模型进行有机结合，共同构成阐释生命现象和规律的理想模型。

八卦模型在中医学中的应用也很广泛，首先体现在中医学对人体组织结构的划分方面。《灵枢·邪客》指出："天圆地方，人头圆足方以应之；天有日月，人有两目；地有九州，人有九窍。"《易传》将人体划分为乾为首，坤为腹，震为足，巽为股，坎为耳，离为目，艮为手，兑为口。张景岳《景岳全书》解释说："乾为首，阳尊居于上也；坤为腹，阴广容物也；坎为耳，阳聪于内也；离为目，阳明在外也；兑为口，折开于上也；巽为股，两垂而下也；艮为手，阳居于前也；震为足，刚动在下也。"这应该是应用八卦模型对人体进行诠释的较早记录。

在说明人体的生理功能上，元·王好古在《此事难知》说："清者，体之上也，阳也、火也；离中之阴降，午后一阴生，即心之生血，故曰清气为荣。浊者，体之下也，阴也、水也；坎中之阳升，子后一阳生，即肾阳举而使之，故曰浊气为卫。""脾虽寄于坤，实寄于巳，从上肺心，从下肾肝，脾中得三数也。如气寄于辛而用于寅，包络三焦寄于丑而用于申也。此人之所以肖天地而生。"

在说明病因方面，《医醇賸义·中寒》中说："寒气中人为最烈，伤寒者，寒从外来，中寒者，寒从内发。伤寒多发热之候，中寒则但有厥冷，而无发热之候。此必其人之真阳先亏，坎中之火渐为水淹。寒，在天为坎卦，主一阳生，搏击则化热，在人亦为坎卦，二阴势重，冰伏生机。"

在解释人体的病机方面，刘河间补充了"诸涩枯涸，干劲皲揭，皆属于燥"的燥邪病机，并在自注中说"乾为天而为燥金，坤为地而为湿土，天地相反，燥湿异用，故燥金主于紧敛，所以秋脉紧细而微；湿土主于纵缓，所以六月其脉缓大而长也。如地湿则纵缓滑泽，干则紧敛，燥涩皲揭之理明可见焉"（《素问玄机原病式》）。

八卦理论还应用在治疗方面。明·赵献可在《医贯·阴阳论》中说;"天上地下,阴阳之定位,然地之气每交于上,天之气每交于下,故地天为泰,天地为否。圣人参赞天地,有转否为泰之道,如阳气下陷者,用味薄、气轻之品,若柴胡、升麻之类举而扬之,使地道左旋而升于九天之上。阴气不降者,用感秋气肃杀而生者,若瞿麦、萹蓄之类抑而降之,使天道右旋而入于九地之下。泰为泰卦,否为否卦,地气上升于天为泰卦,天气下降于地为否卦。"

三、基于象思维的肾藏象理论科学内涵

"藏象"一词,首见于《素问·六节藏象论》,论述"藏象"的还有《素问·灵兰秘典论》《素问·五脏别论》《素问·脏气法时论》等二十多个篇章。藏象学说是中医理论的核心,"藏象"二字从字面上就反映了其思维方法的特征。中医学运用取象思维,将人体脏腑、形体、官窍、情志等与自然界声音、颜色、味道、季节、方位等,按运动功能之象上的一致,分门别类地纳入阴阳五行的象(数)模型中,确立了以五脏为核心的"四时五脏阴阳"的藏象模式,对人体脏腑的形态、性质、功能等进行了全面的认识和探究。肾藏象是藏象理论中五大系统之一,肾藏象科学内涵的揭示同样离不开象思维方法。在他人研究《黄帝内经》藏象理论的基础上,本文对肾藏象的科学内涵,重新加以界定。

(一)肾的形态之象

形态之象指脏腑的大小形状及其生理病理状态的征象。《黄帝内经》时代由于传统的道德观念,人体解剖通常不被允许,但是,智慧的古代医家还是通过各种渠道获得了有关脏腑的外在形态的描述资料。所以,肾的形态之象在古代文献中有所记载,描述之细仍令今人惊叹。

肾有两枚,外形椭圆弯曲,状如豇豆,是其外形之象。"肾有两枚,重一斤一两"(《难经·四十二难》),"肾有二,精所居也,生于脊膂十四椎下,两旁各一寸五分。形如豇豆,相并而曲附于脊外。有黄脂包裹,里白外黑。各有带二条,上条系于心包,下条过屏翳穴后趋脊骨"

（《医贯》）。"生于肾，如以缟裹紫，此五脏所生之外荣也"（《素问·五脏生成论》）。这些经文从数量、重量、在身体的部位、形状、颜色等诸方面描述了肾的解剖之象。又以"腰者肾之府"（《素问·脉要精微论》）及"肾两枚，附脊第十四椎"（《类证治裁》）的条文描述了肾的部位之象。

"肾小则脏安难伤；肾大则善病腰痛，不可以俯仰，易伤以邪。肾高则苦背膂痛，不可以俯仰；肾下则腰沉痛，不可以俯仰，为狐疝。肾坚则不病腰背痛；肾脆则善病消瘅易伤。肾端正则和利难伤；肾偏倾则苦腰尻痛也"（《灵枢·本脏》）。本条经文通过对肾的实体大小及所处位置、坚脆性质的观察，得出肾的形态之象与腰腑所患疾病的关系。"黑色小理者肾小，粗理者肾大。高耳者肾高，耳后陷者肾下。耳坚者肾坚，耳薄不坚者肾脆。耳好前居牙车者肾端正，耳偏高者肾偏倾也"（《灵枢·本脏》）。通过对人体外在特点的观察获悉关于肾大小、坚脆、位置高下、偏正的形态之象。

总之，古代文献对肾的形态之象的描述为我们进一步研究肾藏象理论奠定了基础。

（二）肾的生理之象

1. 职能之象

据象思维动态整体性的特征，取象即体现了"比类"的思维活动，象思维采用诗意的想象和联想，在象的流动与转化中，完成整个思维过程。所以，《黄帝内经》采用了当时国家管理机构中主要官位的职能之象对脏腑之象加以类比说明。如《素问·灵兰秘典论》曰："心者，君主之官，神明出焉……肺者，相傅之官，治节出焉……肾者，作强之官，伎巧出焉……"因为中医取象注重象在功能关系及动态属性上的相似性，所以，可以不断扩宽取象的范围。所谓"作强之官"即取此意。又因为"肾藏精，主骨生髓"，髓通脑，脑生智慧，所以，能生出各种技艺，故有"伎巧出焉"。《灵枢·五癃津液别》说："五脏六腑，心为之主……肺为之相，肝为之将，脾为之卫，肾为之主外。"《素问·本病论》有"心为君主之官""脾为谏议之官""肝为将军之官"等的表述，这种"取象比类"的用法不仅强调了十二官相使协调的整体性，而且概括了各脏腑的主要功能，呈现功能之象，在藏象理论中占有重要的地位。

2. 阴阳之象

《素问·五脏别论》将脏腑分为五脏、六腑和奇恒之腑三大类。心、肝、脾、肺、肾为五脏，人与天地相参，五脏的功能特性法地阴静藏之象，藏阴精而不输泻，故"藏而不泻"。《素问·金匮真言论》亦指出："脏者为阴，腑者为阳。"可见，肾属阴，具有"藏而不泻"的功能特点。

"腹为阴，阴中之阴，肾也"（《素问·金匮真言论》）。"阴中之太阴，肾也"（《灵枢·九针十二原》）。"肾者，牝脏也，地气上者属于肾，而生水液也，故曰至阴"（《素问·水热穴论》）。"肾者，主蛰封藏之本，精之处也……通于冬气"（《素问·六节藏象论》）。从以上《黄帝内经》原文中，我们可以判断肾为牝藏，为阴中之太阴。肾主蛰，为封藏之本，有藏伏之性。与冬气相通，为寒水之脏。且肾之藏精宜藏不宜妄泻，故曰"封藏之本"。肾为至阴之脏，杨上善注曰："至，极也，肾者，阴之极也。"

3. 五行之象

（1）空间之象 古代哲学的"五行象模型"应用于广阔的宇宙空间，利用"取象比类"的方法，将自然风物纳入"五行象模型"之中。其中围绕空间方位，将脏腑涉及的自然风物与五行相配属，形成中医藏象理论中特有的脏腑空间之象。下面将肾的空间之象作以细述。

"北方生寒，寒生水，水生咸，咸生肾，肾生骨髓，髓生肝，肾主耳。其在天为寒，在地为水，在体为骨，在脏为肾，在色为黑，在音为羽，在声为呻，在变动为栗，在窍为耳，在味为咸，在志为恐"（《素问·阴阳应象大论》）。"北方黑色，入通于肾，开窍于二阴，藏精于肾，故病在溪，其味咸，其类水，其畜彘，其谷豆，其应四时，上为辰星，是以知病之在骨也，其音羽，其数六，其臭腐"(《素问·金匮真言论》)。"天气通于肺，地气通于嗌，风气通于肝，雷气通于心，谷气通于脾，雨气通于肾"(《素问·阴阳应象大论》)。"肾主冬"(《素问·脏气法时论》)。说明了肾为水脏，五行属水；五方与"北"相应；五季与"冬"相应；五味与"咸"相应；五色与"黑"相应；五音与"羽"相应；五声与"呻"相应；变动与"栗"相应；五畜与"彘"相应；五谷与"豆"相应；自然之气与"雨气"相通；其数为"六"；其味为"腐"等，同时还表明其生理功能，从而建立起以五行为纽带的肾的空间之象，体现了中医学"天人相应"的特点。

因为五行有相生、相克的辩证关系，所以，肾的空间之象也有因地域的生克制约表现出强弱的非常之象，表现在人体则会出现机体肾脏系的病理之象。肾属水，与北方相通应，故生活在北方的人，其肾的功能相对强健，东方属木，水生木，故人在东方肾气和顺，南方属火，水能制火，肾气不弱，西方属金，金能生水，故肾气较旺，中央属土，土克水，故肾气较弱。

4. 时间之象

肾之象能因"年、月、日、时辰"在时间上的不同变化而出现改变，使人体呈现不同的生理病理状态，为养生保健提供了"四时养生"的依据。

首先因年而变，《素问·五常政大论》指出："静顺之纪……其候凝肃，其令寒，其脏肾，肾其畏湿。"说明肾为水脏，在水运平气之年（辛亥），与冬寒之气相应，状况如常。而在水运太过之年，则如《素问·气交变大论》所记："岁水太过，寒气流行，邪害心火。民病身热烦心、躁悸、阴厥、上下中寒、谵妄心痛、寒气早至，上应辰星。甚则腹大胫肿，喘咳寝汗出，憎风……"该年应热反寒，肾多病变，因水能制火，故多有邪害心火的临床表现。《素问·气交变大论》指出："岁水不及，湿乃大行……腰股痛发，腘腨股膝不便，烦冤、足痿清厥，脚下痛，甚则胕肿，藏气不政，肾气不衡。"说明在水运不足之年，气候干燥多风，土克水气更甚。至于其他火运、土运太过或不及的年份，肾气也会按五行的生克规律而出现相应的变化，使肾之象发生改变，呈现非常之象。

其次，因月而变，表现为肾之象与五季的关系上，因五季各有五行属性，与五行之水必有生克的关系，所以，肾之象随着季节的变化而呈现不同的生理病理变化。如《素问·脏气法时论》所言："病在肾，愈在春，春不愈，甚于长夏，长夏不死，持于秋，起于冬。"

再次，因日而变，应用天干记日并配以五行归属，自然会与肾水发生五行的生克关系。《素问·脏气法时论》述曰："肾病者，愈在甲乙，甲乙不愈，甚于戊己，戊己不死，持于庚辛，起于壬癸。"《素问·刺热篇》云："肾热病者……戊己甚，壬癸大汗。气逆则戊己死。刺足少阴太阳，诸汗者，至其所胜日汗出也。"这条经文指出，肾属水，故肾气在属木之甲乙日较旺，在属土之戊己日则较弱，肾病亦随之缓解或加重。

最后，因时辰而变，古人把一天分成十二个时辰，分别配以十二地支。《灵枢·顺气一日分为四时》："春生，夏长，秋收，冬藏，是气之常也，人亦应之，以一日分为四时，朝则为春，日中为夏，日入为秋，夜半为冬。"按"同气相求"的原则，肾为水脏，会表现出不同时辰的变化之象，因此，肾气在清晨属木的寅卯之时较旺，午后属土的辰、未、戌、丑四个时辰则较弱，在其他时辰的肾气变化亦可以此类推，疾病的预后和转归也会随之发生轻重的变化，故《素问·脏气法时论》指出："肾病者，夜半慧，四季甚，下晡静。"

5. 肾的八卦之象

中医藏象学说的产生主要受《周易》象思维的影响，藏象模型也是受到《周易》阴阳四象模型的启发，总结大量临床实践成果、充分结合认知经验，在阴阳五行的框架上构建的一套"四时－五脏－阴阳"模型。

《周易·系辞上》指出："易有太极，是生两仪，两仪生四象，四象生八卦，八卦定吉凶，吉凶生大业"。《素问·六节藏象论》中记载的五行藏象和《灵枢·九宫八风》记载的八卦藏象都标志着中医的藏象理论与易学的八卦理论有着密切的关系。其中肾在八卦中为坎，于象为龙，方位为北……古代医家用八卦的理论解释肾的功能及与他脏的关系。如《怡堂散记》指出："肾者，受五脏六腑之精而藏之，故五脏盛乃能泻，是精藏于肾而非生于肾也。五脏六腑之精，肾实藏而司其疏泄，疏泄以时，则五脏六腑之精相续不绝，所以成其坎而位乎北，上交于心，满而后溢。"在解释肝与肾的乙癸同源时，《医学正传·医学或问》指出："肾应北方壬癸，于卦为坎，于象为龙，龙潜海底，龙起而火随之，肝应东方甲乙，于卦为震，于象为雷，雷藏泽中，雷起而火随之。泽也，海也，莫非水也，莫非下也，故曰乙癸同源，东方之木，无虚不可补，补肾即所以补肝；北方之水，无实不可泻，泻肝即所以泻肾。至乎春升，龙不现则雷无声，及其秋降，雨未收则龙不藏。但使龙归海底，必无迅发之雷；但使雷藏泽中，必无飞腾之龙，故曰肾肝同治。"再如心与肾的关系之象"水火既济""心肾相交"也是八卦理论的应用，明·戴元礼在其所著《推求师意》中说："心为离火，内阴而外阳。肾为坎水，内阳而外阴。内者是主，外者是用。又主内者王神，主外者王气，是故心以神为主，阳为用；肾以志为主，阴为用。阳则气也，火也；阴则精也，水也。及乎水火既济，全在阴精上承以安其神，阳气下藏以定其志。"

6. 肾与他脏的联系之象

（1）水火既济　水火既济即是肾与心的联系之象。既济，是卦名，其卦象是"离下坎上"。对其卦象解释为："水在火上，既济。"表明了水火之间的关系之象。"其于五脏也，心为阳中之太阳……肾为阴中之太阴"（《灵枢·阴阳系日月》）。"故背为阳，阳中之阳，心也……腹为阴，阴中之阴，肾也"（《素问·金匮真言论》）。从阴阳的角度，心位居于上而属阳，肾位居于下而属阴。因阴阳具有无限划分的相对性，所以，《黄帝内经》称"心为阳中之太阳，肾为阴中之太阴""肾足少阴之脉……其支者，从肺出络心，注胸中"（《灵枢·经脉》）。肾与心通过脉络在胸中交汇，使二者密切联系。实际上，心与肾的关系主要表现在五行之象的相克关系上，心在五行属火，肾在五行属水，结合二者的阴阳之象，在上之火（阳）宜降，在下之水（阴）宜升。生理上，心火（阳）必须下降于肾，使肾水不寒；肾水（阴）必须上济于心，使心火不亢，这样心肾功能才能协调。中医称"心肾相交""水火既济"。否则，若心火不能下降于肾而独亢，肾水不能上济于心而凝聚，心肾的生理功能就会失去协调，而出现"心肾不交"或"水火不济"的病理现象。

对此，《黄帝内经》也有论述："五脏受气于其所生，传之于其所胜，气舍于其所生，死于其所不胜。病之且死，必先传行至其所不胜，病乃死。此言气之逆行也，故死……心受气于脾，传之于肺，气舍于肝，至肾而死……肾受气于肝，传之于心，气舍于肺，至脾而死"（《素问·玉机真脏论》）。"是故多食咸，则脉凝泣而变色"（《素问·五脏生成》）。"心之合脉也，其荣色也，其主肾也"（《素问·五脏生成》）。"心部于表，肾治于里"（《素问·刺禁论》）。"肾乘心，心先病，肾为应"（《灵枢·五色》）。在情志方面二者也有联系，肾藏精，心藏神。精能生神，神能驭精，彼此相安有制，则心肾协调，表现为"既济之象"。《类经·摄生类》说："虽神由精气而生，然所以统驭精气而为运用之主者，则又在吾心之神""恐伤肾，思胜恐；寒伤血，燥胜寒；咸胜血，甘胜咸"（《素问·阴阳应象大论》）。"夫水之精为志，火之精为神，水火相感……是以目之水生也"（《素问·解精微论》）。

（2）乙癸同源　乙癸同源即是肾与肝的联系之象。"腹为阴，阴中之阴，肾也；腹为阴，阴中之阳，肝也"（《素问·金匮真言论》）。"肝为阴中之少阳……肾为阴中之太阴"（《灵枢·阴阳系日月》）。肝肾表现在阴阳之象的关系上，相互制约，协调平衡，故在病理上也常相互影响。"肝受气于心，传之于脾，气舍于肾，至肺而死……肾受气于肝，传之于心，气舍于肺，至脾而死"（《素问·玉机真脏论》）。"七八，肝气衰，筋不能动，天癸竭，精少，肾脏衰，形体皆极"（《素问·上古天真论》）。肾阴不足，引起肝阴不足，阴不制阳而肝阳上亢，称之为"水不涵木"；若肝阴不足，导致肾阴亏虚，而致相火上亢；反之，肝火太盛也会下劫肾阴，形成肾阴不足的病理变化。《素问·五脏生成》云："故人卧，血归于肝，肝受血而能视，足受血而能步，掌受血而能握，指受血而能摄""北方生寒，寒生水，水生咸，咸生肾，肾生骨髓，髓生肝，肾主耳"（《素问·阴阳应象大论》）。肝藏血而肾藏精，肝木为子，肾水为母。后人总结肝肾关系，有"肝肾同源"或"乙癸同源"之称。因肝血、肾精相互资生，故曰"互化同源"，表现为"同源之象"。病理上更是相互影响，临床上治疗精血亏虚之症常常肝肾同治。

（3）先后天互生 先后天互生即是肾与脾的联系之象。"脾为阴中之至阴，肾为阴中之太阴"（《灵枢·阴阳系日月》）。"肾之合骨也……其主脾也"（《素问·五脏生成》）。肾藏先天之精，为先天之本；脾运化水谷精微，为后天之本。先天决定后天的禀赋，后天不断滋养先天，所以，两者又表现为先天之象与后天之象的关系。脾的运化有赖于肾气的推动；肾所藏先天之精气亦赖脾所运化的水谷之精的充养，所以先后天有相互资助、相互促进的关系。五行象模型之中，肾为水之象，脾为土之象。根据五行相克的关系，"土能制水"。因此，脾肾在水液代谢的过程中，相互为用。脾运化水液离不开肾阳蒸化及温煦，肾主水液须赖脾气之助，当二者功能失调，则出现水湿内停，"土不制水"的病理之象。"所谓生阳死阴者，肝之心，谓之生阳。心之肺，谓之死阴。肺之肾，谓之重阴。肾之脾，谓之辟阴，死不治"（《素问·阴阳别论》）。"脾受气于肺，传之于肾，气舍于心，至肝而死……肾受气于肝，传之于肝，气舍于肺，至脾而死"（《素问·玉机真脏论》）。

（4）金水相生 金水相生即是肾与肺的联系之象。"西方生燥，燥生金，金生辛，辛生肺，肺生皮毛，皮毛生肾"（《素问·阴阳应象大论》）。"少阴脉贯肾络于肺"（《素问·热论》）。"阳中之少阴，肺也……阴中之太阴，肾也"（《灵枢·九针十二原》）。"少阳属肾，肾上连肺，故将两脏"(《灵枢·本输》)。"肾足少阴之脉……其直者，从肾上贯肝膈，入肺中，循喉咙，夹舌本；其支者，从肺出络心，注胸中"(《灵枢·经脉》)。由此可见，肺属金之象，肾属水之象，在五行象模型中，表现为金水相生的关系。二脏又因经络相连，关系甚为密切。在人体呼吸之气的处理上，《黄帝内经》作如下描述："肺受气于肾，传之于肝，气舍于脾，至心而死。肾受气于肝，传之于心，气舍于肺，至脾而死"(《素问·玉机真脏论》)。人的呼吸由肺所主，但有赖于肾的封藏作用使吸入之清气下纳于肾，使气机升降正常，完成机体自主呼吸的作用，故有"肺为其气之主，肾为气之根"之说。病理上，肺肾功能失调可导致喘促的发生。"是以夜行则喘出于肾，淫气病肺……有所惊恐，喘出于肺……渡水跌仆，喘出于肾与骨"(《素问·经脉别论》)。肾主水，肺为"水之上源"，肺宣发肃降和通调水道，有赖于肾的蒸腾气化；肾气蒸化升降的对象，是来自于肺气肃降使之下归于膀胱的水液，肺肾协同保证了水液输布排泄的正常。"脾气散精，上归于肺，通调水道，下输膀胱"(《素问·经脉别论》)。"肺移寒于肾，为涌水，涌水者……水之病也"(《素问·气厥论》)。病理方面，因肺肾关系失调导致水液代谢障碍而水肿的情况亦十分常见。如，"肺者……故其本在肾，其末在肺，皆积水也"(《素问·水热穴论》)。"故水病下为胕肿、大腹，上为喘呼……故肺为喘呼，肾为水肿，肺为逆不得卧，分为相输俱受者，水气之所留也"(《素问·水热穴论》)。综上，肺肾二脏在人体气之升降和水液的代谢过程中相互影响，相互协同，呈现"金水相生"的正常之象，否则，表现为非常之象，人体相继出现一系列的病理症状。

7. 肾的功能之象

象思维的特点之一就是强调整体功能动态，基于象思维探讨肾的功能作用，就要将肾放在机体整体的生理活动功能关系上研究，肾具有藏精、主水、主纳气的功能，其功能之象反映在生长发育、生殖机能；水液代谢；呼吸；骨骼、髓海；生命力及血液等诸多方面。

（1）生长发育正常、生殖机能旺盛 《灵枢·本神》所谓"生之来，谓之精"及"夫精者,生之本也"(《素问·金匮真言论》)。表明"精"是人体生命的本始,主要指"生殖之精",为肾所贮藏。"肾者,主蛰,封藏之本,精之处也"(《素问·六节藏象论》)。肾对精气具有封藏的作用,肾所藏之精既包括来自父母的先天之精,又包括源自五脏六腑功能活动消耗之后的剩余之精。肾中所藏精气不同于他脏,除生殖之精化生天癸、主司生殖外,又总司人体一身之精气,促进人体的生长和发育,肾精旺盛,则人体表现为生长发育的正常之象,如"人始生,先成精,精成而脑髓生,骨为干,脉为营,筋为刚,肉为墙,皮肤坚而毛发长,谷入于胃,脉道以通,血气乃行"(《灵枢·经脉》)。《黄帝内经》将男女按年龄分段,具体描述了机体因肾气盛衰的变化,通过齿之象、发之象、筋骨之象、天癸和生殖能力之象的变化,揭示了在生、长、壮、老、已等不同生命阶段与之同步变化的规律,进一步论证了肾中精气与人体生长发育以及生殖的密切关系。原文如《素问·上古天真论》曰:"女子七岁,肾气盛,齿更发长;二七而天癸至,任脉通,太冲脉盛,月事以时下,故有子;三七,肾气平均,故真牙生而长极;四七,筋骨坚,发长极,身体盛壮……丈夫八岁,肾气实,发长齿更;二八,肾气盛,天癸至,精气溢写,阴阳和,故能有子;三八,肾气平均,筋骨劲强,故真牙生而长极;四八,筋骨隆盛,肌肉满壮。"故人的生长发育正常,生殖机能正常是肾的功能之象。

　　(2)水液代谢通畅 "肾者主水"(《素问·上古天真论》)。"肾者水藏,主津液"(《素问·逆调论》)。以上经文旨在说明肾为水脏,具有调节水液代谢的作用。在生理情况下,津液的代谢是通过胃的摄入、脾的运化和转输、肺的宣散和肃降、肾的蒸腾气化,以三焦的通道,输送到全身,经过代谢后的津液,则化为汗液、尿液和呼气排出体外。整个水液代谢的过程均依赖于肾的蒸腾气化作用才能完成,尤其是尿液的生成及排泄,更是与肾中精气的蒸腾气化直接相关。在整个水液代谢中,蕴含着象思维的"潜逻辑性",它不仅通过现实的观察和主观思辨,而且在更高的层次上进行想象和联想,使思维获得更多的层次和内涵,才完成"肾藏精"与水液代谢顺畅的关系论述。如果肾之蒸腾气化作用失常，可引起关门不利，出现水停为肿等病理之象。正如下文所述："'少阴何以主肾，肾何以主水？'岐伯对曰：'肾者，至阴也，至阴者，盛水也。肺者，太阴也，少阴者，冬脉也，故其本在肾，其末在肺，皆积水也。'帝曰：'肾何以能聚水而生病？'岐伯曰：'肾者，胃之关也，关门不利，故聚水而从其类也'"（《素问·水热穴论》）。故水液代谢通畅也是肾的功能之象。

（3）呼吸调匀　"肾上连肺"（《灵枢·本输》）。"肾者水藏，主津液，主卧与喘也"（《素问·逆调论》）。"咳嗽烦冤者，是肾气之逆也"（《素问·示从容论》）。"是以夜行则喘出于肾，淫气病肺……渡水跌仆，喘出于肾与骨"（《素问·经脉别论》）。上述《黄帝内经》原文说明，肺病以喘咳为主症，但喘咳又不拘于肺。从文中所述肾与喘咳的关联可以反证肺肾关系。人体的呼吸功能，虽以肺为主，但只有依赖于肾的纳气功能，实际上就是肾的闭藏作用在呼吸运动中的表现，才能完成体内外的气体交换。从理论上来说，肺吸入之清气，必须下达于肾，如《难经·四难》所述"呼出心与肺""吸入肾与肝"。其实，人体的呼吸顺畅也是肺肾二脏"金水相生"之象的正常表现，反映了五行象模型的关系之象。

（4）骨骼坚固、髓海有余　《黄帝内经》中已明确指出，肾藏精，精生髓，髓居骨中，骨赖以充养。肾精充足，则骨髓生化有源，骨骼得其滋养而坚固有力，能顺利完成各种动作，否则，若肾精匮乏、骨髓空虚，则会出现小儿囟门迟闭、骨软无力以及老年人的骨质脆弱，易于骨折等病理变化。《黄帝内经》原文摘录如下，"肾生骨髓"（《素问·阴阳应象大论》）。"肾者，作强之官，伎巧出焉"（《素问·灵兰秘典论》）。"肾之合骨也"（《素问·五脏生成》）。"肾者……其充在骨"（《素问·六节藏象论》）。"五脏所主：心主脉，肺主皮，肝主筋，脾主肉，肾主骨，是谓五主"（《素问·宣明五气论》）。以上为肾精充盈，骨有所养而表现的正常之象。否则会出现腰脊不举、骨枯髓减的病理之象。如，"肾气热，则腰脊不举，骨枯而髓减，发为骨痿"（《素问·痿论》）。

髓有骨髓、脊髓与脑髓之分，而且均由肾中精气所化生。肾生髓上通于脑，脑为髓聚而成，故脑亦应为肾中精气化生。"脑为髓之海"（《灵枢·海论》）。"诸髓者，皆属于脑"（《素问·五脏生成》）。生理上，肾中精气充盈，则髓海得养，则脑的发育正常，能够发挥正常的"精明之府"的生理功能。外在呈现一派精神健硕、精力充沛的健旺之象。即《灵枢·海论》："髓海有余，则轻劲多力，自过其度；髓海不足，则脑转耳鸣，胫酸眩冒，目无所见，懈怠安卧。"若肾精不足，则会出现髓海不足的病理变化，外在呈现一派萎靡懈怠的病理之象。所以有"凡髓脑之病，无不与肾有关"的论断。故骨骼坚固、髓海有余也是肾的功能之象。

（5）生命力旺盛　肾精充足，则机体的生命力旺盛，外在呈现一派精力充沛，刚强有力的生理之象。此时，"正气存内，邪不可干"，人体抗邪能力增强，其实也是生命力旺盛的表现，所以，肾精是人体非常宝贵的物质，某种程度上决定着抗邪能力。"藏于精者，春不病温"（《素问·金匮真言论》）。即说明肾精充盛，机体就能适应外界环境的变化，而不发生温病（热性病）。若"冬不藏精，春必病温"，即说明肾精不足，机体失去对外界环境的适应能力，容易遭受致病因素的侵袭而发病，与"邪之所凑，其气必虚"所反映的内涵相同。《温病条辨》曰："不藏精三字须活看，不专立房劳说，一切人事之能动摇其精者皆是。"旨在说明凡是能导致肾精亏虚的因素，均能降低机体的抵抗力，易于招致疾病。所以说，"邪却而精胜也"（《素问·评热病论》）。故生命力旺盛也是肾的功能之象。

（6）血液充盈　中医学早已认识到"精血同源"理论，肾精充盈，则精能化血，人体血液充盈，外在表现为气色红润，人体官窍得其所养而活动自如，表现为生理活动正常之象。"骨者，髓之府"（《素问·脉要精微论》）。"肾主身之骨髓"（《素问·痿论》）。"冬者盖藏，血气在中，内著骨髓，通于五脏"（《素问·四时刺逆从论》）。"骨髓坚固，气血皆从。如是则内外调和，邪不能害，耳目聪明，气立如固"(《素问·生气通天论》)。综上所述，明确了骨内含髓，髓能化血及骨髓与气血的关系。"肾不生则髓不能满"(《素问·逆调论》)。说明肾精能生骨髓，骨髓可以造血，所以说肾精可以化血。若出现"肾脉……其软而散者，当病少血，至令不复也"(《素问·脉要精微论》)。因此，肾脏系发生病变，必然导致血液的生成障碍。中医学不但认识了精能化血，而且明确了其生化的机制，即"气不耗，归精于肾而为精，精不泄，归精于肝而化清血"(《张氏医通》)。故血液充盈也是肾的功能之象。

（三）肾的病理之象

肾脏藏精、主水、主纳气的功能，具体可以反映在人体的生长发育、生殖机能、水液代谢、呼吸、骨骼、髓海、生命力及血液等诸多方面。当上述功能失常时就可以反映在相应的各个方面，构成了肾藏象复杂多变的病理之象，具体表现如下。

1. 腰痛、腰脊不举

"腰者，肾之府"(《素问·脉要精微论》)。说明肾脏从解剖部位来说位于腰部，肾主骨生髓，有充养腰脊的作用。另外，肾经、膀胱经和督脉彼此相关，其循行路线都经过腰部，故腰与肾在生理病理上都有着极其密切的关系，肾脏系病变常表现腰腑的病理之象。如《黄帝内经》原文所述，"少阴所谓腰痛者，少阴者，肾也，十月万物阳气皆伤，故腰痛也"(《素问·脉解》)，"督脉者……夹脊抵腰中入循膂络肾"(《素问·骨空论》)，"膀胱足太阳之脉……夹脊抵腰中……络肾属膀胱；其支者，从腰中下夹脊……是动则病冲头痛……腰似折……项背腰尻腘腨脚皆痛"(《灵枢·经脉》)，"足少阴之别……外贯腰脊……虚则腰痛"(《灵枢·经脉》)。在病理上，肾与腰联系更加密切，肾病常见腰腑的症状，而且肾病也最易影响到腰腑。当腰腑若出现病证时必与肾相关，所以，对腰腑病变的诊疗往往采用"从肾论治"的方法，而且能够取得奇效。对此，经文也有描述，"北风生于冬，病在肾俞，在腰股"(《素问·金匮真言论》)，"邪在肾，则病骨痛，阴痹。阴痹者，按之而不得，腹胀，腰痛"（《灵枢·五邪》），"肾胀者，腹满引背央央然，腰髀痛"（《灵枢·胀论》），"肾大则善病腰痛，不可以俯仰……肾下则腰沉痛，不可以俯仰……肾坚则不病腰背痛……肾偏倾则苦腰尻痛也"（《灵枢·本脏》），"其眚北，其脏肾，其病内舍腰脊骨髓"（《素问·气交变大论》），"肾病少腹腰脊痛胻酸"（《素问·标本病传论》），"骨伤则内动肾，肾动则冬病胀腰痛"（《素问·刺要论》），"肾脉搏坚而长，其色黄而赤者，当病折腰"（《素问·脉要精微论》），"肾热病者，先腰痛胻酸"（《素问·刺热》），"肾疟者，令人洒洒然，腰脊痛"（《素问·刺疟》），"肾咳之状，则腰背相引而痛"（《素问·咳论》），"肾气热，则腰脊不举"（《素问·痿论》）。故肾的病理之象也包括腰的病变。

2. 耳鸣、耳聋

"肾主耳。其在天为寒……在脏为肾……在窍为耳"（《素问·阴阳应象大论》）。"耳者，肾之官也"（《灵枢·五阅五使》）。明确了肾开窍于耳，与耳有直接的联系。"肾气通于耳，肾和则耳能闻五音矣"（《灵枢·脉度》）。"肾者主为外，使之远听，视耳好恶，以知其性"（《灵枢·师传》）。"精脱者，耳聋"（《灵枢·决气》）。"髓海不足，则脑转耳鸣"（《灵枢·海论》）。指出耳窍在生理病理上与肾中精气充盈与否有着密切的关系，"和则能闻五音，脱则耳聋"。《灵枢·本脏》云："高耳者肾高，耳后陷者肾下。耳坚者肾坚，耳薄不坚者肾脆。耳好前居牙车者肾端正，耳偏高者肾偏倾也。"古人还将对耳窍之象的观察作为对肾在位置及性质的判断标准。故肾的病理之象也包括耳的病变。

3. 口热舌干、不能言

因肾与舌通过经络建立了联系，当肾出现病变自然会引起舌的病变，出现"口燥舌干或不能言"的病理之象。如，"足之少阴，上系于舌"（《灵枢·忧恚无言》）。"胞络者系于肾，少阴之脉，贯肾系舌本，故不能言"（《素问·病能论》）。"肾足少阴之脉……夹舌本……是主肾所生病者，口热舌干"（《灵枢·经脉》）。"五日，少阴受之，少阴脉贯肾络于肺，系舌本，故口燥舌干而渴"（《素问·热论》）。"足少阴之正……直者，系舌本……合于太阳"(《灵枢·经别》)。因此，《黄帝内经》指出舌病取肾经穴位治疗的方法。如"舌纵涎下，烦悦，取足少阴"(《灵枢·寒热病》)。故肾的病理之象也包括舌的病变。

4. 目下肿、目无所见、目𥇦𥇦如无所见、视歧

肾藏精，主水，目无精血而不视，目有分泌泪液的功能，因此，虽然目为肝窍，却因"精、血、水"之表象的关系，与肾建立起密切的联系。"其精阳气上走于目而为睛"(《灵枢·邪气脏腑病形》)。"目者，宗脉之所聚也，上液之道也……液者，所以灌精濡空窍者也，故上液之道开则泣，泣不止则液竭，液竭则精不灌，精不灌则目无所见矣，故命曰夺精"(《灵枢·口问》)。因此，《黄帝内经》多条经文记述了因肾精不足或肾主水功能障碍而导致目的疾患，还描述了泪液的生成与肾藏精和肾藏志的关联。"年五十，体重，耳目不聪明矣……有余则耳目聪明"(《素问·阴阳应象大论》)。"有病肾风者……至必少气时热……目下肿"(《素问·评热病论》)。"诸有水气者，微肿先见于目下也"(《素问·评热病论》)。"肾疟者……目眴眴然，手足寒。刺足太阳少阴"(《素问·刺疟》)。"肾脉急甚为骨癫疾……起则目无所见"(《灵枢·邪气脏腑病形》)。"膀胱足太阳之脉……络肾属膀胱……是动则病冲头痛，目似脱"(《灵枢·经脉》)。"肾足少阴之脉……是动则病饥不欲食……目𥇦𥇦如无所见"(《灵枢·经脉》)。"是以悲哀则泣下，泣下水所由生。水宗者，积水也，积水者，至阴也，至阴者，肾之精也。宗精之水，所以不出者，是精持之也。辅者裹之，故水不行也。夫水之精为志，火之精为神，水火相感，神志俱悲，是以目之水生也。故谚言曰：心悲名曰志悲，志与心精共凑于目也"(《素问·解精微论》)。因为肾有主骨生髓通脑的功能，所以，《黄帝内经》还记述了"精、髓、脑、目"的关系。"髓海不足，则脑转耳鸣，胫酸眩冒，目无所见，懈怠安卧"(《灵枢·海论》)。"故五脏六腑之津液，尽上渗于目"(《灵枢·五癃津液别》)。"五脏六腑之精气，皆上注于目而为之精。精之窠为眼，骨之精为瞳子，筋之精为黑眼，血之精为络，其窠气之精为白眼，肌肉之精为

约束，裹撷筋骨血气之精而与脉并为系，上属于脑，后出于项中……邪其精，其精所中，不相比也则精散，精散则视歧，视歧见两物。目者，五脏六腑之精也"（《灵枢·大惑论》）。故肾的病理之象也包括眼睛的病变。

5. 齿槁、齿脱

肾主骨生髓，"齿为骨之余"，牙齿要有肾精的充养才能完成其咀嚼的功能。《黄帝内经》不仅把牙齿的生长状况看成人体肾气盛衰的标志，而且强调由于肾气不足，则会出现牙齿发育不良，过早松动脱落或其他病变之象。"女子七岁，肾气盛，齿更发长……三七，肾气平均，故真牙生而长极……丈夫八岁，肾气实，发长齿更……三八，肾气平均……故真牙生而长极……五八，肾气衰，发堕齿槁……八八，则齿发去"（《素问·上古天真论》）。"齿者，骨之所终也"（《灵枢·五味论》）。"当有所犯大寒，内至骨髓，髓者以脑为主……齿亦痛"（《素问·奇病论》）。"少阴终者，面黑齿长而垢"（《素问·诊要经终论》）。"肾热者，色黑而齿槁"（《素问·痿论》）。"足少阴气绝则骨枯……故齿长而垢"（《灵枢·经脉》）。"骨寒热者……齿未槁，取其少阴于阴股之络；齿已槁，死不治"（《灵枢·寒热病》）。故肾的病理之象也包括牙齿的病变。

6. 发堕、发鬓颁白

发为肾之苗，当肾出现病理变化，就会表现为发堕、发鬓颁白、发去的病理之象。《素问·六节藏象论》云："肾……其华在发""女子七岁，肾气盛，齿更发长……四七……发长极……五七……发始堕；六七……发始白……丈夫八岁，肾气实，发长齿更……五八，肾气衰，发堕齿槁；六八……发鬓颁白……八八，则齿发去"（《素问·上古天真论》）。这段描述揭示了人体的齿更发长状况说明肾气随年龄盛衰的变化，肾之精气充盈则发长，反之，则发鬓颁白、发去。"足少阴气绝则骨枯，少阴者，冬脉也……发无泽"（《灵枢·经脉》）。提示我们通过观察头发的荣枯状态之象，作为临床确立"从肾论治"的依据。故肾的病理之象也包括头发的病变。

7.骨痿、骨痹、骨极、骨枯

肾具有主骨生髓的功能，当内外因素导致肾生髓功能失调，骨失所养则发为骨病，临床上表现为骨痿、骨痹、骨极、骨枯的病理之象。《素问·痿论》曰："肾主身之骨髓……肾气热，则腰脊不举，骨枯而髓减，发为骨病。"又云："有所远行劳倦，逢大热而渴，渴则阳气内伐，内伐则热舍于肾。肾者水脏也，今水不胜火，则骨枯而髓减，故足不任身，发为骨痿。"描述了骨痿的病理之象，即腰脊痿软，不能伸举，下肢痿弱，不能行动，面色呈黧黑之色，牙齿呈干枯之象。骨痹是以骨萎弱不能行走，腰背弯曲，不能伸直，或关节肿胀、强直不能屈曲等为主要表现的病证。《素问·痹论》曰："肾痹者，善胀，尻以代踵，脊以代头。"这里的肾痹即是骨痹。骨极，是骨弱髓枯的危重疾患。《诸病源候论·虚劳病诸候》曰："骨极，令人酸削，齿苦痛，手足烦疼，不可以立，不欲行动。"临床表现为腰背痛，不能久立，屈伸不利，面肿而垢黑，发堕齿槁，或四肢常冷等病理之象。骨枯肉脱指的是精气败绝之象，是危重症。《素问·玉机真脏论》曰"大骨枯槁，大肉陷下"，主死候。故肾的病理之象也包括骨骼的病变。

8.遗尿、癃闭、大便秘结、五更泄

"肾其畏湿，其主二阴"（《素问·五常政大论》）；"北方黑色，入通于肾，开窍于二阴，藏精于肾"（《素问·金匮真言论》）。肾开窍于前后二阴。"二阴"指前阴（外生殖器）和后阴（肛门）。前阴是排尿和生殖的器官，后阴是排泄粪便的通道。二便的排泄虽各有所腑——膀胱和大肠的功能作用，但若想使其达到正常状态，必须依靠肾的气化功能，若肾的气化功能失常则会影响膀胱的开合功能，出现"膀胱不利为癃，不约为遗尿"（《素问·宣明五气》），大肠的功能失常，出现五更泄和大便秘结的病变。正如《景岳全书》所言："肾为胃之关，开窍于二阴，所以二便之开闭，皆肾脏之所主。今肾中阳气不足，则命门火衰而阴寒独盛。古于子丑五更之后，当阳气为复，阴气极盛之时，则令人洞泄不止也。"若肾阳虚衰不能蒸化津液，温润肠道，可使大便排出困难以致秘

结不通（称之为冷秘），如老年习惯性便秘。若肾阴亏虚，不能滋润大肠，肠道干枯也可导致便秘，如产后便秘。所以中医学有"肾司二便"之说。故肾的病理之象也包括二便的病变。

9. 遗精、早泄、滑脱、不育、早产、不孕

肾者封藏之本，主生殖，肾中精气充盛，则精液及时溢泻，男女阴阳合而有子。反之若肾精肾气不足或失常，肾失封藏，则可见久泄滑脱之病象。则导致性器官的发育不良和生殖机能减弱，从而出现男子性功能障碍和不育症以及女子月经早产病和不孕症等。《诸病源候论·小便不禁候》云："小便不禁者，肾气虚，下焦受冷也。"说明肾气虚损则出现小便不禁的动态之象。《诸病源候论·虚劳候》曰："肾气虚弱，不能藏精，故精漏失……"《诸病源候论·虚劳梦泄精候》又言："肾藏精，今肾虚不能制精，因梦感动而泄也。"《医学心悟·遗精》篇说："梦而遗者，谓之梦遗；不梦而遗者，谓之精滑。"均指出肾藏精功能失常而导致遗精之症。宋·陈自明在《妇人大全良方·妊娠数堕胎方论第一》记述："若气血虚损者，子脏为风寒所苦，则血气不足，故不能养胎，所以数堕胎也。"说明滑胎的病因。故肾的病理之象也包括性和生殖方面的病变。

10. 胕肿

《素问·逆调论》曰："肾者水脏，主津液。"认为肾有主持和调节人体水液代谢的功能，这一功能主要是依靠肾中阳气的气化作用来实现的，若肾阳不足，气化失常，则会引起水液代谢障碍而发生疾病，如《素问·水热穴论》曰："肾者胃之关也，关门不利，故聚水而从其类也。上下溢于皮肤，故为胕肿。"《灵枢·水胀》曰："水始起也，目窠上微肿，如新卧起之状，其颈脉动，时咳，阴股间寒，足胫肿，腹乃大，其水已成矣。"这是对肾虚水泛之水肿之象的详细描述。故肾的病理之象也包括水肿病变。

11. 面色黧黑

中医四诊强调望色，侧重观察"面部之象"在颜色的变化。《黄帝

内经》将面色分为五类，即青、赤、黄、白、黑。五色分别为五脏所主，在病理情况下，色青，主肝病，主风，主痛；色赤，主心病，主热；色黄，主脾病，主湿；色白，主肺病，主虚；色黑，主肾病，主寒，主水。黑为阴寒水盛之色。由于肾阳虚衰，水饮不化，阴寒内盛，血失温养，筋脉拘急，气血不畅，故面色黧黑。颧与颜黑，为肾病。面黑而干焦，多为肾精久耗，虚火灼阴。黑而浅淡者，为肾病水寒。凡黑而黯淡者，不论病之新久，总属阳气不振。眼眶周围发黑，往往是肾虚或有水饮，或为寒湿下注之带下病。面黑而手足不遂，腰痛难以俯仰，为肾风骨痹疼痛。心病额见黑色为逆证，口黧黑多为肾绝。若足少阴肾经阴寒之邪上逆泛心，可在心所主的鼻根部出现黑色。故肾的病理之象也包括色象的改变。

12. 尺脉无力

寸口诊脉法，始建见《黄帝内经》，详于《难经》，推广于晋代王叔和的《脉经》。诊脉独取于寸口，分寸、关、尺三部，左右手分别与心肝肾、肺脾命相配合，每部有浮、中、沉三候，亦称"三部九候"，是自《难经》之后临床常用的诊脉方法。肾为先天之本，肾气足，反映于脉象必有根，沉以侯肾，尺以侯肾，尺脉沉取应指有力，就是有根的脉象形态，若病中肾气犹存，先天之本未绝，尺脉沉取尚可见，便还有生机，如《脉诀》所述："寸口虽无，尺犹不绝，如此之流，何忧殒灭。"疾病反映于脉象的变化，就叫病脉。如，肾阳虚可见脉沉弱之象；肾阴虚可见脉细数之象；肾精不足可见脉沉细之象；肾气不固可见脉沉弱之象；肾不纳气可见脉细数之象。故肾的病理之象也包括脉象的改变。

13. 呼多吸少、动则益甚

呼吸虽主要为肺所主，但肺吸入之清气，必须下归于肾，方能呼吸调匀。故云："肺为气之主，肾为气之根。肺主出气，肾主纳气。阴阳相交，呼吸乃和"（《类证治裁》）。关于肾主纳气之处，导引家称为"丹田""气海"。肾（命门）为"十二经脉之根，呼吸之门"，肾脉上贯肝膈入肺中循喉咙，与肺司呼吸而主一身之气。"气根于肾，亦归于肾。

故曰肾纳气，其息深深"（《医碥》）。肺主呼气，肾主纳气。肾的纳气功能减退，摄纳无权，呼吸就浅表，可出现动辄气喘，呼多吸少的病理现象，称为"肾不纳气"。"真元耗损，喘生于肾气之上奔"（《证治准绳》）即是此意。故肾的病理之象也包括呼吸异常。

（四）肾的诊断之象

中医的诊断实际上就是四诊合参的取象过程，中医师通过四诊合参之法将人体表现于外的色象、舌象、声象、脉象等信息搜集起来，综合医家自己头脑中已有的"模型识别之象"，通过司揣内外的"类比"过程，揣度患者生理和病理信息，以抽取多维之象的理性意义。因此，所谓专家，在诊断时能够迅速从头脑中直接选择和确定比较符合病人实际情况的证象，做出比较准确的判断。因之将肾的诊断之象作如下描述，或许在结合临床的前提下能成为成就专家的"肾之象识别模式"。

1. 肾精不足证之象

《灵枢·经脉》曰："人始生，先成精。"《素问·六节藏象论》曰："肾者主蛰，封藏之本，精之处也。"《灵枢·海论》曰："髓海不足，则脑转耳鸣，胫酸眩冒，目无所见，懈怠安卧。"《素问·痿论》曰："骨枯而髓减，发为骨病。"《灵枢·决气》曰："精脱者耳聋。"所以，肾精不足之证常表现为眩晕、头痛、耳鸣、虚劳、腰痛、痿证、阳痿、不孕、解颅、五迟、五软等病理之象。

肾精不足证是肾精亏虚、髓海空虚所致的发育迟缓、未老先衰、肢体痿弱不用等临床表现。主要表现为眩晕、耳鸣、腰膝酸软、阳痿、性功能减退，男子精少不育，女子闭经不孕，小儿生长发育迟缓、智力和动作迟钝、骨骼痿弱、囟门迟闭，成人早衰、发脱齿摇、精神萎靡、健忘、动作迟缓、两足痿弱、步履艰难、脉细无力等。以上均为肾精不足而表现于外的病理征象，鉴于此可进行肾精不足证的诊断。

2. 肾气不固证之象

肾气不固证，是肾气亏虚固摄无权所表现的证候。多因年高肾气亏虚或年幼肾气未充，或房事过度，或久病伤肾所致。其病之象常表现为：面白神疲，听力减退，腰膝酸软，小便频数而清，或尿后余沥不尽，或遗尿，或小便失禁，或夜尿频多。男子滑精早泄，女子带下清稀，或胎动易滑。舌淡苔白，脉沉弱。对此，古代文献也多有记述。"肾主水，劳伤之人，肾气虚弱，不能藏水……故小便后水液不止而有余沥"（《诸病源候论·虚劳候》）。"肾气虚弱，不能藏精，故精漏失……"（《诸病源候论·虚劳候》）。巢氏从病机角度论述了肾气虚弱，下元虚冷，不能制约水液，精关不固，因而可出现小便失禁、余沥、遗精等症，这里的症即是因肾气不固而致的机体之动态病象。明·张景岳《景岳全书·遗精》说："有素禀不足，而精易滑者，此先天元气之单薄也。"说明先天禀赋薄弱，肾气不足而致固摄失权导致遗精之病象。

3. 肾不纳气证之象

早在《黄帝内经》中，对肾不纳气证的证候特点就有所描述。如《灵枢·经脉》曰："肾，足少阴之脉……是动则病饥不欲食，面如漆柴，咳唾则有血，喝喝而喘。"《素问·经脉别论》曰："是以夜行则喘出于肾，淫气病肺。"肾不纳气之证常见于喘证、哮证等病证中，主要指肾虚气不归元，肾失纳气之能所产生的一系列症状。主要表现为如下的病理之象：喘息气短，气不接续，呼多吸少，唯以吸气为快，动则喘甚，甚则汗出肢冷，小便常随咳而出，舌质淡，脉沉细。

4. 肾阴虚证之象

《素问·厥论》曰："阴气衰于下，则为热厥。"《素问·痿论》曰："肾者，水脏也。今水不胜火，则骨枯而髓虚，故足不任身，发为骨痿。"肾阴虚证常见于腰痛、遗精、眩晕、不寐、虚劳、耳鸣耳聋、消渴、膏淋、尿血、崩漏以及温热病等疾病中。肾阴虚证又称肾水不足证，是肾阴亏损，虚火上炎而出现的一系列症状的总称。其主要的病理之象为：眩晕，耳鸣，五心烦热，失眠多梦，颧红盗汗，午后潮热，口干咽燥，形体消瘦，腰膝酸软，足跟疼痛，男子遗精、早泄、阳强易举，女子崩漏或闭经不孕，溲黄便干，舌红少津无苔，脉细数。

5. 肾阳虚证之象

《黄帝内经》对肾阳虚之证也有描述，《素问·厥论》曰："阳气衰于下，则为寒厥。"《素问·脏气法时论》曰："肾病者，腹大、胫肿、喘咳、身重、寝汗出、憎风；虚则胸中痛，大腹、小腹痛，清厥，意不乐。"说明了肾阳虚衰，温煦失权则可出现腹大、胫肿、身重、四肢厥冷等病理表现。肾阳虚又称命门火衰、命火式微。是以元阳不足、气化无权而出现的温煦失职、水湿内盛以及性功能衰弱等临床表现的概称。其病理之象表现如下：面色㿠白，精神萎靡，头目眩晕，耳鸣耳聋，形寒肢冷，腰膝酸软冷痛，小便清长或遗尿，或尿少浮肿，以腰以下为甚，性欲减退，阳痿不举，早泄滑精，女子带下清冷，宫寒不孕，大便久泄不止，或五更泄泻，舌质淡胖或边有齿痕，苔白，脉沉细或沉迟等。

6. 肾实热证之象

《黄帝内经》对肾实热证称之为"肾热病"。《素问·刺热》说："肾热病者，先腰痛胻酸，苦渴数饮身热，热争则项痛而强，胻寒且酸，足下热，不欲言，其逆则项痛员员淡淡然。"肾实热证主要是反映阳热之气在体内亢盛，因此，在病变过程中以阳热亢盛之实证为主。此时可见热象明显，也可见燥象明显，阳热灼精耗液，阳损及阴，还夹有肾阴虚证的表现。肾实热证的病理之象常表现为：身热，心烦，嗌干，咽肿，喘咳汗出，胸胁时痛，小腹胀痛，腰背强急，足下热痛，时而足胫肿满，小便黄赤涩痛，遗精，阳强不倒或阳痿，舌红苔黄，脉沉数有力或弦数。

7. 肾寒湿证之象

《素问·至真要大论》曰："诸寒收引，皆属于肾。"《素问·调经论》曰："志有余则腹胀，飧泄。"肾寒湿证常见于水肿、奔豚证、泄泻、腰痛、痹症、寒疝等疾病中。其病理之象表现为：畏寒蜷卧，四肢厥冷，腰脊冷痛，少腹拘急，咳喘身重，心悸汗出，腹大胫肿，阴下湿冷，尿少，舌淡苔白，脉沉微或沉弦。肾寒湿证在其象的表现上侧重为寒盛和湿重两个方面。寒邪直中少阴，阴寒内盛，水湿不化，泛滥横溢。肾主水液，诸寒收引，皆属于肾，故体内阴寒内盛，与肾之关系密切。因此，在病变过程中，在一定程度上会出现夹有肾阳虚证的表现。

8. 肾虚水泛证之象

《素问·逆调论》曰："肾者水脏，主津液。"认为肾有主持和调节人体水液代谢的功能，这一功能主要是依靠肾中阳气的气化作用来实现的，若肾阳不足，气化失常，则会引起水液代谢障碍而发生疾病，如《素问·水热穴论》曰："肾者胃之关也，关门不利，故聚水而从其类也。上下溢于皮肤，故为胕肿。"《灵枢·水胀》曰："水始起也，目窠上微肿，如新卧起之状，其颈脉动，时咳，阴股间寒，足胫肿，腹乃大，其水已成矣。"这是对肾虚水泛证之象的详细描述。其具体的病理之象表现为：畏寒肢冷，尿少身肿，腰以下为甚，按之没指，腹胀满，腰膝酸冷，舌体胖嫩，有齿痕，舌质淡，苔白滑，脉沉迟或沉细无力。

9. 肾虚血瘀证之象

肾虚血瘀证指肾精或阳气亏虚、鼓舞无力而致瘀血阻滞。本证多由于肾阴阳失调，气血偏衰，或他脏及肾，日久导致肾的功能低下，肾虚化生元气不足，激发推动脏腑经络功能活动的原动力减弱，以致气血运行不畅而成肾虚血瘀之证。《校注妇人良方》曰："夫人之生．以肾为本，人之病，多由肾虚所致"。《杂病源流犀烛》载"百病皆生于肾"。《医林改错》所载"元气既虚，必不能达于血管，血管元气必停留而瘀"。肾气虚，则化生元气不足，激发推动脏腑经络功能活动的原动力减弱，以致气血运行不畅而成瘀血。同时，瘀血形成之后，肾得不到气血的濡养，久病可致肾虚。《诸病源候论》曰："肾藏精，精者，血之所成也。"其病理之象表现为：腰膝酸软、腰脊刺痛拒按、耳鸣、尿少、尿浊或尿血、舌淡紫、脉细涩等。其临床表现错综复杂，可见于多种疾病的发病过程中，如肾病综合征（浮肿），再生障碍性贫血（虚劳），阳痿、不孕症等。

（五）肾的治疗之象

中医的诊断从四诊搜集病象，到应用医者头脑中的"证象识别模型"进行辨证，得出患者的病证，再到应用理法方药去治疗疾病，整个过程都离不开"象思维"的参与，可以说，象思维总是贯穿在中医临床诊治疾病的始终，某种程度上决定着诊治的效果。对肾系疾病的治疗亦是如此，现举几例为代表作如下论述。

1. 壮水之主，以制阳光

阴阳本来就是中国传统文化中象思维的结果，用于中医学中，更是成为中医理论的重要内容，无论是辨证还是论治始终不离"阴阳"。所以中医有"一阴一阳谓之道，偏盛偏衰谓之疾"的说法。因此，调整阴阳，纠正阴阳的偏盛偏衰从而恢复阴阳的相对平衡协调，就是中医治疗疾病的根本法则之一。调整阴阳要根据患者阴阳失调的具体情况，或损其偏盛，或补其偏衰。

肾阴是人体阴液的根本，对人体各个脏腑起着濡润、滋养的作用。因此，肾阴虚不但可出现阴虚内热，眩晕耳鸣，腰膝酸软等症，而且还可引起人体各脏腑的阴液不足，进而出现全身的阴液不足之象。中医认为阴虚则阴不制阳，出现阴虚阳亢的虚热证，最终可导致肾阴亏虚。应该用"补阴"之法调整阴阳，使其恢复平衡，此法也可叫"滋阴"或"养阴"。中医讲究"阳病治阴"，即阴虚致阳热亢盛者，则当滋阴以制约过于亢盛之阳，这就是所谓"壮水之主，以制阳光"。这里的水实际是"阴之象"（既是表象也是意象），而阳光是阴虚阳相对亢盛的病象。当然，中医还有"阳中求阴"之说，《景岳全书·新方八略》曰："善补阴者，必于阳中求阴，则阴得阳升而泉源不竭。"比如，在滋阴的左归丸里加入补阳的鹿茸，即是此意。

2. 益火之源，以消阴翳

肾阳是人体阳气的根本，对人体各脏腑起着温煦、推动的作用。因此，肾阳虚能引起机体生理活动的动力不足。"五脏之阳气，非此不能发"（《景岳全书》）。所以，肾阳虚往往导致其他各脏的阳虚；而其他各脏的阳虚日久也可累及肾阳。因阳虚不能制阴而致阴寒偏盛者，最终导致肾阳虚损，多为虚寒证，应补阳以制阴。也可叫"扶阳"或"助阳"之法。中医所谓"阴病治阳"，阴病就是阴寒为外象的疾病，如因阳虚导致，就要治阳，即补足阳气（人体正常之火），尤其要补阳气之根——肾阳，才能消除这些阴寒的表现，即寒之象。这就是"益火之源，以消阴翳"，"火之源"即肾阳的表象和人的主观意象，火力充足了才能驱散阴气凝聚而成的阴霾，所以"阴翳"是阳虚阴相对过盛而呈现的病理之象。

根据阴阳互根、阴阳互用的原则，对于阳偏衰的治疗，中医还讲究"阴中求阳"，即"善补阳者，必于阴中求阳，则阳得阴助而生化无穷"（《景岳全书·新方八略》）。因此，在补阳药里适当加一些滋阴药，通过滋阴取得补阳的效果。比如，补阳的右归丸里加入滋阴的熟地、山茱萸。

3. 泻南补北

南北是方位之象，五行象模型中将火与南方配属；水与北方相配属，而五脏象模型中心主火；肾主水，水火是相克制的关系。所以，泻南补北法，是泻心火滋肾水，又称"泻火补水"法，滋阴降火法。适用于肾阴不足，心火偏旺，水火不济，心肾不交之证，为水不制火的病证。

《素问·六微旨大论》曰："升已而降，降者为天；降已而升，升者为地。天气下降，气流于地；地气上升，气腾于天。"从宇宙自然的范围说明了阴阳、水火的升降，是自然之象的表述。又因心位居人体上部属阳；肾位居人体下部属阴，根据阴阳、水火升降的理论，认为心火必须下降于肾，肾水必须上济于心，这样，心肾之间的生理功能才能协调，称为"心肾相交"，即"水火既济"。在运用自然规律对中医理论进行思辨的过程实际就是象思维的过程，将自然之象上升为法象的过程。因此，泻南补北法是心肾不交之证的治疗之法象。

4. 金水相生

金水在五行象模型中是相生的关系，即金生水。在五脏象模型中肺

178

属金；肾属水，所以《时病论》有"金能生水，水能润金之妙"。创肺肾同治的方法，即"金水相生"法。是滋养肺肾阴虚的一种治疗方法，又称补肺滋肾法，滋养肺肾法。适用于肺虚不能输布津液以滋肾，或肾阴不足，精气不能上滋于肺，而致肺肾阴虚的病证。

第二节 "肾藏精"藏象理论的系统思维模式

20世纪40年代到50年代初，世界范围的复杂性研究进入起步阶段。它将复杂性作为研究对象，并且建立了一般系统论、控制论、信息论等为代表的复杂系统论，提出系统思维是解决复杂性问题的新的思维方式。

一、系统思维概述

（一）系统思维的概念

系统指由相互联系、相互作用的若干要素构成的有特定功能的统一的整体。系统思维，就是根据研究对象的系统特征，从系统整体出发，着眼于系统的整体与部分、部分与部分、系统与环境的相互联系和相互作用关系的一种思维方法。

20世纪以来，基于科学家们对系统学、复杂性问题的深入研究，系统思维一词也应运而生。首先将系统思维与复杂性研究明确联系起来的是贝塔朗菲。他在《一般系统论：基础、发展、应用》一书中指出："我们被迫在一切知识领域中运用'整体'或'系统'概念来处理复杂性问题。这就意味着科学思维基本方向的转变。"这种转变指的应该是从分析思维向系统思维的转变，即用整体或系统概念来处理复杂性的思维方式。贝氏还指出，"系统思维在广阔的范围内起着显著的作用"。出版于1969年的《Systems thinking；selected readings》一书明确阐述了两个问题，即系统思维的构成；系统思维与组织管理所需要思维的关系。

但均没有关于系统思维的明确定义。

最早给系统思维作明确定义的是切克兰德，他在其著名的《Systems Thinking，Systems Practice》（中译本名为《系统论的思想与实践》）一书中，对系统思维作如下阐释：系统思维作为一种思维方式，具有各种思维方式的共性，即一套概念框架或话语体系，并且可以运用它来整理我们的思想；同时作为一种特殊的思维方式，善于借助"系统"这个词及其整体性概念来整理我们的思想，强调把握对象的整体性和思维成果的系统化。

《第五项修炼》是一本专题研究系统思维的著作，作者彼得·圣吉针对企业组织管理的大量案例，总结西方国家企业的经营管理经验，从不同侧面给系统思维作了深入而又生动的阐述。其中的一些表述值得我们参考，如"系统思维是'看见整体'的一项修炼""系统思维是一项看清复杂状况背后的结构以及分辨高杠杆解与低杠杆解差异所在的一种修炼"等。遗憾的是书中并没有对系统思维作以明确的定义。

刘长林在其专著《中国系统思维》一书中，指出中国传统文化思维的主要特征是"质朴的系统性原则"，认为"系统思维乃是中国传统思维方式的主干"。为了更加客观地对中国传统文化的思维方式进行考察，他还运用一般系统论、信息论、控制论、耗散结构论等现代系统理论进行比对分析。

系统思维是系统学与思维学交叉融合的产物，应包含两个层面上的含义。第一，从系统学出发，把认识对象作为系统加以理解和把握，着重从整体与部分、部分与部分、结构与功能、优化与建构、信息与组织、控制与回馈、系统与环境之间的相互联系、相互作用中研究和考察认识对象，最终达到对认识对象的客观把握，从而正确指导人类的实践活动。第二，从思维学出发，把认识主体的大脑思维活动作为系统来规范和运作。苗东升认为，目前研究系统思维的学者们，都限于在第一层面论述系统思维。

20世纪80年代复杂性科学作为一门新兴的学科，将系统复杂性问题与生命科学、物质科学、信息科学和认知科学的许多问题联系起来，使系统思维成为解决此类问题的主要思维方式。我国科学家钱学森院士吸收了世界复杂性的研究成果，结合中国的实际需要，把复杂性研究看成系统科学的延伸和新阶段，明确采用系统观点和方法来研究，提出"开放复杂巨系统理论"的新概念，其中蕴含着具有中国特色的复杂性特征，即巨型性、异质性、结构的等级层次性、非线性、动态性、开放性。并为处理这类系统提出解决问题的方法论——人机结合、从定性到定量的综合集成法。

（二）中医学系统思维的特点

回顾中医学的产生和发展不难发现，五四运动之前，其发展和应用都是顺畅的，不但各家流派频生，而且切实为中华民族的医疗保健事业做出了贡献。五四运动之后，尤其是西学东渐以来，中医的发展不但缓慢、甚至停滞、以致几近走向灭亡。因此，我们很有必要从科学的角度、思维的角度一探究竟，或许能另辟蹊径，找到解决这一"世纪问题"的有效方法。

根据对系统复杂性的研究表明，研究对象属于生命、社会、意识等公认的复杂性领域的研究即属于复杂性研究，应该采用综合"整体性及还原性"的系统思维方法。我们考察中医学的科学特点可以看出：其一，中医学是中国传统文化的分支，它是建立在古代哲学基础之上的思辨医学，人文特征显著；其二，中医学的研究对象是人，其目的是解决有关人体的疾病健康问题。因此，中医学无论从其产生的背景还是其自身所研究的对象来说，都是的的确确的复杂性科学，具有系统复杂性的特征。

而近四百年来，我们最擅长也最为推崇的是解决简单性科学的思维方法——还原论、分析思维。这种思维方式强调的是切割、分析、还原，解决问题的方式是线性的、简单的。用这种思维方式去解决复杂性问题，只能获得"驴唇不对马嘴"的混乱结果。因此，从钱学森提出的"开放的复杂巨系统"相关理论出发，应用系统思维，或许对中医药的研究有所裨益，对我们的研究思路有所启迪。

中医学从古代开始，就已经具有系统思想和方法的雏形，它对自然与人体，生理与心理以及人体的组织结构、功能活动、病因、病证、药物、方剂、治则等的认识，无不贯穿着系统思想和方法，并成功地指导着中医的临床实践。

中医学认为，自然、社会与人是个有机的大系统。复杂的宇宙是一个不可分割的整体，是个大系统，它包含着若干个小系统，如日月星辰、地理方位、季节气候、生物、非生物等等。人是这个大系统的一个小系统；人和自然、人和社会也都是相应的系统。人与自然中的其他因素之间存在着密切的关系，互相影响、互相依赖。人的社会存在，包括所处的环境、地位，与人的健康也密切相关。人的生命活动受以人为主体构成的社会这个系统的影响和作用。中医学通过把人作为自然、社会这个大系统的一个分系统，研究了人与自然、人与社会、生理与心理的种种联系，集中体现了中医的整体观念。

中医学进而把五脏六腑、四肢、皮毛肌肉、五官九窍联系起来，构成以五脏为中心的五个生理病理系统。这五个系统既具有各自不同的功能活动，又相互联系、相互影响。

具体表现在中医的五行学说，根据心、肝、脾、肺、肾五脏某一方面的生理特性，将其分别归属于木火土金水五行。并用五行的特性来说明五脏的生理功能或生理特性。在此基础上，中医学又将与五脏相应的五腑、五官、五体、五志、五液、五神、五华等分别归属于五行，从而建立了五脏系统。例如五脏中的肾、五腑中的膀胱、五官中的耳、五体中的骨、五志中的恐、五神中的志、五液中的唾、五华中的发等均属木，构成了肾系统。其他四系统以此类推。在此基础上，又将自然界的五方、五时、五气、五味、五色、五化、五音等，与人体的五脏系统联系起来，认为同一行的事物之间有着相互感应现象。

这一五脏系统模型，在中医学中应用非常广泛。中医学在考察人的生命活动时，总是从系统的角度出发，认为复杂生命活动的完成，五脏系统缺一不可。而且按照五行相生相克的规律，五脏之间也存在着相互资生和相互制约的关系。同时，五脏还与时间、空间等体外信息相互对应，构成一个内外相通的有机整体。在这个整体出现问题时，即表示五脏系统出现了失调。生理的相互联系决定着病机的相互影响，从而发生一脏病变传至他脏，他脏病变也可传至本脏的相生和相克传变。

人是一个有机的整体，五脏系统内在功能的紊乱及其相互关系的失调，可通过一定的途径反映于外，出现色泽、声音、形态、口味、情志、舌象、脉象等许多方面的异常变化。由于五脏等脏腑组织器官均可分别归属于五行，而同一行事物之间有着相互感应现象，存在着某种特定的联系，因此，在诊断时，就可以根据病人色、味、脉象等的变化，依据五脏系统之间的彼此联系用于诊断某一系统中某个脏腑组织的病变。

在治疗五脏系统之间关系失调而引起疾病时，依据五行的相互生克理论，有助于确定相应的治疗原则和方法。具体包括补母泻子、抑强扶弱的治疗原则和益火补土、抑木扶土等八种治疗方法。从中医学的五行系统在生理病理诊断治疗中的应用，充分体现了系统思维所要求的整体性原则，即整体大于部分之和，组成系统的各要素之间存在着联系与协同的关系。

系统思维的另一个原则就是动态性原则，五脏模型也符合这种原则。中医学把五脏看成是动态的系统。五脏之间的生克制化就是正常状态下的调节机制，用以维持人体的动态平衡。五脏之间的乘侮逆行就是异常状态下的调节机制，是打破了人体的动态平衡，而中医治疗就是调整五脏系统的失调，使之从不平衡恢复到相对平衡。

综上所述，中医的五行－五脏系统，就五行模型而言，五行生克意味着五脏形成一个自我调节网络，五脏通过五行生克维持动态平衡，这就是人体自身追求的目标——健康。人体五脏是一个开放系统，五脏之气与天地之气相通，并且五脏生克产生自我调节，使人体无序的病理状态向有序的健康状态转化，从而产生动态平衡的有序结构。它与系统科学的基本原则极为吻合。

二、系统思维在中医理论中的应用

20 世纪 80 年代末，钱学森院士对处理复杂系统进行了全面的、具有创新性的概括，提出了"开放的复杂巨系统"的概念。为以人体为研究对象的中医学解决了思路上的难题，从此，系统思维进入中医研究的视野，打开了中医理论研究上的瓶颈。当前，我们要发展中医学，首先要打破以往单一整体思维的局限，实现思维方式的解放，这就需要运用系统思维解决中医的复杂性问题。系统思维要求我们综合运用整体思维和分析思维，在整体关照下运用分析思维，从整体上认识和解决问题。此外，还需把科学方法的可操作性和哲学的思辨性结合起来。在进行中医研究的过程中，不仅注重人的整体性特性，还要关照人与环境的关系，注重部分、局部的研究，最后，还是要回到人、人体、环境相互关联的统一体中，既要注重人体的系统的整体涌现性，又要关注人体与环境系统的相关联的整体性，使系统思维在中医研究中发挥终极作用。

苗东升认为："所谓从复杂性科学看中医，就是从开放论、整体论、有机论、生成论、信息论、控制论、非线性论、动态系统论、自组织论、他组织论、模糊论、不确定性论、软系统方法论、复杂适应系统理论、开放复杂巨系统理论、复杂网络理论来看中医，以及用心理学、人体科学、思维科学、生态科学、环境科学、社会科学的观点看中医。如此不难发现，中医与这些理论和学科之间在科学精神上有深刻的一致性，显示出中医自身的科学性。"

（一）系统思维在生理上的应用

系统思维最突出的特点之一就是从整体上认识对象和解决问题。而中医理论最重要的特点是整体观念，它表现为：在生理上，把人体看作是由各组成部分构成的一个整体，这些组分在结构上不可分割，功能上相互协调，病理上相互作用。另一方面就是"天人合一"，把人体这一系统放到宇宙的大系统中去，这与系统的本质是一致的，表现在生理上，即"天人相应"的中医理论。

1.系统思维与人体自身的整体性

系统论要求把认识对象放在系统中进行考察，站在认识对象的角度，研究自身与内外系统的关系整体性相互作用的结果。中医理论注重人体生理上的整体性，表现在"藏象模型"的构建上。将人体的脏腑和形体官窍等按"阴阳五行"特性进行主动划分，这一点与系统思维中注重对事物内部各组分的分析，并通过这种分析解释不同结构的事物的特定功能是相区别的。

"藏象"思维模型把人体分为五大系统，通过它们之间功能的相互联系以及"阴阳自和"的自组织机制，来维护机体的有序状态，其中，五脏关系是"藏象"思维模型的核心问题。同时，中医理论还将五脏、六腑及经络，包括其中运行的"气血精津液"等在内构成一个复杂的网络系统。因此，钱学森将人体称为"开放的复杂巨系统"，要想揭开这个复杂巨系统的奥秘，必须自觉应用系统思维。

中医理论"藏象模型"的构建是以古代哲学的"阴阳五行学说"为理论框架的，从系统思维的角度来分析，作为中医理论基础之一的五行学说就是一种非线性学说。所谓非线性，是指不同变量之间不是按照固定比例发生变化的关系。人体是强非线性系统，无法作近似线性化处理，即使非线性偏微分方程也无法描述人体系统的复杂性。古代中国将金、木、水、火、土视为宇宙万物构成的基本元素，五元素之间不是静止的，而是运行着的，即相生与相克的关系。五行学说视宇宙为动态的、运行的五元素系统，五行之间相生相克关系是非线性关系。所以，建构在五行学说基础上的"藏象模型"所指的五大系统也具有非线性的关系特点。

自组织理论也是系统论的重要内容，五行学说是中医学论述人体自组织的重要理论依据。所谓自组织，指的是系统内部存在的、无需外界作用力参与的、自行维持、处理，改变或者调整本系统秩序的能力。中医理论在创建"五行藏象模型"时强调阴阳互根互用，五行相生相克，旨在表明人体五大系统的功能关系。根据五行相生关系建立起来的两行间相互滋生、相互促进，发挥了系统的自组织作用。而相克关系也是系统不可或缺的，它是保证组分和要素之间关系不会失控的必要条件，从而确保系统中的五行关系生克有制，阴阳调和，人体生理状态健康，所以，可以说人体是最高级最发达的自组织系统。

中医始终将人体作为具有五大功能系统的整体进行考量，其中，"神"的表现常常作为判断人体健康、疾病的标志。"神"是人体系统整体涌现性的非凡表现，它只能通过对人体的外在观察才能获得，无法通过具体指标进行衡量。正如整体涌现性所表述的，这种现象、特征或属性只有整体本身具有，分解成部分立刻消失；高层次显现，低层次捕捉不到。所以，中医强调"得神者昌，失神者亡"的养生保健理念，实际是对人体系统整体涌现性的重视。如果用还原论——分析思维去考察"神"的功能状态，便是无从下手的技术难题。所以，只有应用系统思维才能获得作为整体功能态的人体系统的功能表现。

2. 系统思维与"天人合一"

《黄帝内经》曰："人以天地之气生，四时之法成"(《素问·宝命全形论》)。说明人体系统对自然界外环境密切相关，所以说"天人合一"的整体观念是中医理论的重要内容，它强调人体与外界环境之间的相互作用，与"系统中心论"有着惊人的相似之处。中医认为，"五脏者，所以参天地，副阴阳，而运四时，化五节者也"(《灵枢·本脏》)。用以说明五脏的生理功能与天地阴阳，四时五节的自然变化紧密相连，遥相呼应。

耗散结构系统是开放性模型，揭示了开放性的物理学（热力学）意义。耗散的本意是，系统要维持生存并能够发展，必须不断从环境吸收足够的高品位物质能量（负熵），向环境排出低品位的物质能量（正熵）。中医学将研究的对象——人体视为开放的巨系统，不断跟环境进行物质和能量的交换。正熵和负熵的交换一般会得到两个结果：其一，负熵足够大，则出现"正气存内，邪不可干"的健康状态；其二，正熵足够大，则出现"邪之所凑，其气必虚"的疾病状态。正常的熵交换意味着人体与环境的和谐共处，达到"天人合一"的良好状态。

复杂适应系统（CAS）是从信息运作角度描述的开放性模型，该系统由探测器、处理器和效应器三个子系统组成。人体也是CAS，不断获取环境信息，不断调整自身以适应环境，所以，中医形成"顺天之分""因时之序"的养生观（《素问·生气通天论》）。如果人体这一系统能够准确而全面地获取环境信息，及时而有效地进行处理，还能合理调整自身，达到"天人相应"，人体就是健康的。如果人体遭遇环境突变，或者系统内部机能虚弱，或者某个子系统失去了平衡，不能有效完成自己的信息运作任务，人体就处于疾病态。所以，中医在病因上强调"夫百病之所始生者，必起于燥湿寒暑风雨，阴阳喜怒，饮食居处"（《灵枢·顺气一日分为四时》）。在病理上主张"知病本始，本于天地阴阳，四时经纪"（《素问·疏五过论》）。在治疗上更是提出"圣人之治病也，必知天地阴阳，四时经纪"的总原则（《素问·疏五过论》）。

系统与环境之间是互塑共生的关系。对人体系统而言，外界环境时刻发挥着其自身的影响力，与人体系统进行着物质、信息和能量的交换。这种作用在系统论上称为"他组织作用"。即系统与其存在的环境之间的交互关系，当环境对系统的形成、功能、属性等因素发挥作用时，就被看作"他组织作用"。中医所指的人与外部环境的关系的最佳状态是"天人相应"，而这种相应关系在本质上都是非线性的。中医在治疗疾病时考虑"因时因地因人"三因制宜，认为人有气血禀赋之各异，天有四时阴阳之不同，临证必审气血，察阴阳，然后方因证立，药随法施，确定理法方药以及"同病异治""异病同治"的方法都是系统论非线性的体现。

所谓开放的人体系统也包含对社会的开放性，关注社会环境对健康与疾病的影响。在病因学说上，中医既重视外感六淫，又重视内伤七情。"尝贵后贱，虽不中邪，病从内生，生曰脱营；尝富后贫，名曰失精"（《素问·疏五过论》）。就强调了社会因素对人体致病的可能性。所以，在诊断上，有"入国问俗，入家问讳，上堂问礼，临病人问所便"（《灵枢·师传》）的古训，并且告诫行医者要"上知天文，下知地理"，还须"中知人事""通于人气之变化"（《素问·气交变大论》）。在养生观上，同样注重对社会因素的关注，圣人"适嗜欲于世俗之间""行不欲离于世""举不欲观于俗"（《素问·上古天真论》），因而长寿。就是说，人欲长寿，应当做到嗜欲同世俗嗜好相适应，行为不背离世俗的一般准则，举止也无炫耀于世俗之处。这样可以保证人体的小系统与宇宙自然及社会的大系统相一致，达到"天人合一"的和谐境地。

（二）系统思维在病理上的应用

系统论是整体论与还原论的综合，系统思维要求我们从整体上认识和解决问题，"天人合一"是中医整体观的重要内容，所以，中医认为人体这个复杂系统具有同内外环境保持平衡并进行稳态调节的功能。由于内外环境，即指"七情"（喜怒忧思悲恐惊）和"六淫"（风寒暑湿燥火）作用于人体这一系统，导致系统的某些方面失衡，结果致病。而在对待疾病的问题上，中医更是强调从整体上把握，把疾病理解为致病因素作用于人体的整体反应；把病机也概括为机体的阴阳失调；探讨病因时，不强调特异性致病因素，而把是否与环境相适应作为发病机制。

钱学森说："一个系统从无序转化为有序的关键并不在于系统是平衡和非平衡，也不在于离平衡态有多远，而是由组成系统的各子系统，在一定条件下，通过它们之间的非线性作用，互相协同和合作自发产生稳定的有序结构，这就是自组织。"中医学一再强调阴阳平衡，五行间生克有节以保证人体系统的有序平衡，实际上就是系统内部的自组织作用的结果，当五行脏腑功能出现盛衰的失衡时，机体呈现疾病状态。根据五行相生的关系，会出现五脏的"母病及子""子病及母"的病理表现，以及"子病补其母""母病泻其子"的治疗原则。中医在治疗上奉行"治病求本"的原则，本者，阴阳也。阴阳失调是机体发病的根本，因此把"调节阴阳"、恢复脏腑功能的平衡状态为其首要，即阴平阳秘，精神乃治。

人体系统正常的功能活动表现是其构成各子系统的整体涌现性的正常作用，若子系统间出现关系失衡的状态，人体系统的整体涌现呈现反常的变化，出现病理表象。中医对疾病的诊断就是对人体系统非正常整体涌现的考察。人体处于疾病状态，通过西医的一系列检查，可能并未发现足以致病的指标，但人体就是感觉浑身不舒服。究其原因，正在于人体系统整体涌现性发挥作用的结果，此时表现的就是非正常整体涌现性的疾病态。这些涌现性的确切信息并不能通过分析思维所获得的微观信息给出充分的解释。

非线性理论同样被应用于中医对待机体病理的解释上。关于病因，中医指出饥饱无常和过食膏粱厚味都会导致疾病的发生。关于针刺疗法的治则包括防止太过与不及。"过之则内伤，不及则生外壅，壅则邪从之。浅深不得，反为大贼，内动五脏，后生大病"（《素问·刺要论》）。中医治则上强调"损其有余"和"补其不足"也都是系统复杂性的非线性表现。

（三）系统思维在诊断中的应用

中医诊断主要靠望、闻、问、切，即"四诊"获取病人在哪些方面失衡及失衡程度的信息，并将其归结为患者——人体复杂巨系统的病理信息——"证"。"证"是中医学特有的概念，它通过疾病某一阶段的病因、病位、病性、病机、病势等内容，对疾病本质的概况。中医还确定了"八纲辨证"，即通过"八纲"——阴阳、表里、寒热、虚实，表征人体系统在这八个方面的失衡表现，据此作出中医诊断，再处方用药，将失衡的脏腑系统和人体系统调节恢复到正常的平衡态。

人体的脏腑、经络、表里、阴阳共同构成了一个复杂的网络系统，尤以表里关系最为明显，脏藏于内，象显于外，从体表之象可以辨识内部脏腑的状况。故中医发展了以四诊为核心的一整套诊断方法，以"表之证"测"里之病"。基于人体的复杂性系统，必然产生整体涌现性，当系统处于失衡状态时，就会出现非正常的整体涌现性，中医的诊断学就是以把握人体系统整体涌现性为目标而建立的，通过望闻问切四诊所获得的信息都是有关人体整体涌现特性的信息。这些信息被整合形成具有动态性的"证"，表征整个病变过程中正邪的消长变化，从而获得人体系统病理状态下的整体涌现及其动态变化规律。为了准确判断系统的动态变化，要深入到子系统的层面作该层级的整体涌现的归纳，获得有关疾病的本质信息。

系统思维要求认知的主体要把思维活动作为系统来规范和运作。在中医诊断的过程中，中医师就是认知的主体，一方面他要将患者作为一个系统来识病求"证"；另一方面，作为诊断的主体，更强调自身系统思维的运作。中医师通过四诊获得的信息，成为医者大脑系统思维的表征对象。医生经过四诊合参，以个人已有的知识结构来接纳所表征的信息，把病人的临床表现分析综合与医者头脑中某证的概念、范畴比类，从而得出症状的病理意义，最终判定为某种证，这就是认知主体智能的涌现。中医诊疗的过程也是一个整体的、动态的、辨证的复杂过程。从信息加工的观点出发，认知主体（医生）被看成是一个主动的动态系统，在处理和传送所接收的四诊信息时，具有极大的个体灵活性，对处理的结果是否更具准确性和可操作性，除了与医者的个人知识结构有关，更强调个体的感悟，这也是中医辨证论治属个体化诊疗方式的特色。因此，为提高中医师临证时的感悟能力，做到准确地辨证论治，需要更多地研究中医学方面的经验知识，包括老中医及经典文献的医案医话，将这种集体的智慧涌现用于个体的诊疗过程中，提高诊疗的效果。

（四）系统思维在处方用药的应用

辨证论治是中医诊治疾病的特殊手段。如果说辨证是用唯象的模型方法，"由外知内"，根据人体系统整体涌现性的反应，进而判断出致病因素。那么论治——处方用药就是根据判断的结果，制定方案，通过处方用药恢复失衡的系统，使之阴平阳秘，恢复健康。中医强调辨证施治，在处方用药时不强调特异性病因、特异性病灶和特异性治疗，所以临证时不像西医那样"头痛医头，脚痛医脚"，把治疗重点放在局部或仅限于病灶，而是以"证"为核心，调整阴阳，使阴阳恢复到相对平衡。从整体上"扶正祛邪",使机体的失稳状态恢复到平衡态,这种注重整体性的治疗方法体现了系统思维的特点,着眼于追求整体目标最佳原则。中医强调处方用药时,侧重考虑药物作用于人体所体现的四气五味和升降沉浮,不单独考虑各味药孤立状态下的物理、化学性质,从而使一剂药整体功效与全身调节相适应。

中医的处方用药最能体现系统思维的整体涌现性。中药是一个庞大的、多层次多维的复杂系统,无论是单味药还是经过配伍而成的方剂,都是系统整体涌现的典范。将每一味中药都视为一个系统,其四气(寒、热、温、凉)、五味(酸、苦、甘、辛、咸)以及升、降、沉、浮特性都是该系统的整体涌现性,再作用于人体发挥作用,若将其分解到分子、原子,所呈现的药性或者有所改变或者将完全不同。这些在中药的现代研究中已经被证明。针对多味药的配伍原则,更能体现整体涌现性特质。根据君臣佐使的关系将多味药配伍构成一付汤剂,其实就是一个复杂的系统,各味药相当于系统的组分,它们是汤剂系统的子系统,通过子系统间的相互作用,产生各子系统不具备的功能效应,显现出系统整体的新性质(信息),这就是整体涌现性。一旦将药物的配伍整体还原为它的组分,某些有效特性便不复存在。另外,对于某些药物的炮制,或对汤剂的特殊煎熬方法都是处成其整体涌现的方法。因此,《神农本草经》记载了药物配伍(组合方式)时需注意的"七情",即单行、相须、相使、相畏、相杀、相恶和相反。其中,相须、相使、相畏、相杀产生的整体涌现性是中医配药的基本方式,能够保证药物疗效;相恶和相反所产生的整体涌现性是临床禁忌。这是古代医家根据积累的经验所获得的临床指南,单味有毒的中药经过炮制,会产生无毒的整体涌现;而几味无毒的中药经过煎煮可能会产生出剧毒的整体涌现。所以,中医师要铭记中药配伍的"十八反""十九畏",从而保证用药的安全。

中医诊疗疾病注重系统对象的自我调节,将治病看成他组织与自组织相结合的过程。人体是最高级最发达的自组织系统,自愈应是医学自组织理论的核心概念之一。中医的诊疗强调人体的自组织作用,认为医生的诊疗只是他组织有效干预，诊治的目的不是要杀死病毒细菌，而是帮助机体调理失衡的系统，尤其指人体这一复杂巨系统下的子系统，包括脏腑系统、心理系统、天人关系系统等。《黄帝内经》强调医家治病必须因天之序，顺地之势，不可逆势而为。通过对气血阴阳调理的他组织作用，以期能够恢复人体系统的自组织作用，最后达到治愈疾病的目的。

控制论和运筹学通过输入输出模型为基本工具描述了开放系统，这一过程可以用来描述中医处方用药的机制：外邪相当于干扰作用，外邪入侵人体而致病，使人体这个系统的平衡态遭到破坏而失稳，通过针灸、服药、按摩等措施，是为调整失稳状态而从外部输入的控制作用（他组织作用），进而获得调整的结果，或者恢复了系统的自组织作用，达到新的平衡；或者仍然处于失衡状态呈现疾病的情况，最后，通过观测疗效而了解和评价控制（治疗）的效果。

西医的思维方式有明显的线性思维特点，治疗措施直接指向病灶或靶点。中医的思维方式始终是非线性的，如利小便以实大便，治肝实脾等。中医对治愈病人强调需要一定的疗程，原因也是人体系统固有的非线性动力学因素导致的滞后现象。如"冬伤于寒，春必病温；春伤于风，夏生飧泄……秋伤于湿，冬生咳嗽"（《素问·阴阳应象大论》）。即是从病因到疾病发生的角度表明系统非线性的特性。

三、基于系统思维的肾藏象理论科学内涵

系统方法，是以系统的形式来考察对象。中医学对自然与人体、生理与病理以及人体的组织结构、功能活动、病因、病证、药物、方剂、治则等的认识，无不贯穿着系统思维和方法，并成功地指导着中医临床实践。构建中医藏象学说的五行学说就其本质是古代中国特有的一种朴素的普通系统论。它把整个宇宙看作是一个按照五行法则构成的庞大的五行母系统，它以四时和五方为核心，向外伸展开去。每一项具体事物各是一个五行子系统。它们和它们的每一部分按其不同的功能属性，各

自配列到宇宙的五行体系之中。所有子系统都从属于母系统，它们之间具有鲜明的同构关系和统一的运动节奏。

五行学说就是体现系统思想的典型例证，它被广泛用于人体五脏的生理功能，五脏与六腑及形体、诸窍之间的联系；五脏与自然界五方、五季、五气、五化、五色、五味、五音的关系。用五行的生克乘侮理论解释五脏之间的对立统一关系；以此来研究脏腑病变传变的规律，并对疾病发展预后作出判断。古人把五行学说应用于医学，对研究和整理古代人民积累的大量临床经验，形成中医学特有的理论体系，起了巨大的推动作用，它促使人们从系统结构的观点观察人体，有助于比较辩证地认识人体局部与局部，局部与整体之间的有机联系，以及人体与生活环境的统一。中医学将五脏视为外应四时阴阳，内合六腑、五官、五体、五华等组织器官的人体五大功能系统。鉴于古代医疗工具和水平低下的实际情况，《黄帝内经》很少从生理解剖方面记述五脏的详细情况，而主要从其功能状态作以描述，如《灵枢·本脏》将其概括为"五脏者，所以藏精神血气魂魄者也""五脏者，所以参大地，副阴阳，而连四时，化五节者也。"可见，这里所指的五脏都显然不是孤立的器官层次的五个解剖脏器，而是指"五大功能系统"，即在一个有机生命整体层次的完整的人体系统。因此，要创造性地进行中医基础理论的研究必须要有系统的观念，将考察的对象放在系统当中，用系统思维探讨系统复杂性问题。系统具有层级性特点，任何一个系统都可以逐层划分为母系统、子系统和分系统，如与肾相关的各种关系都是肾这一母系统的子系统。系统构成要素及其相互关系存在着物质、能量、信息的交互，共同维持着系统的有序和稳定。如人体的五脏系统既有与系统内部形体官窍及他脏的信息交换，又有同外界环境的联系。中医通过辨证论治旨在调整系统间的关系，系统内部各要素之间的关系，以期恢复系统内外的平衡稳态，保证人体的健康长寿。

肾藏象系统作为人体五大功能系统之一，其主要包括肾、膀胱、骨、髓、脑、发、耳、二阴、志、恐等组成要素。因为任何一个系统所呈现的功能状态都不可能是某一构成要素单一作用的结果，它必须是组分间通过物质、能量、信息的交互作用所共同产生的系统整体涌现性。中医的藏象学说学将五脏视为外应四时阴阳，内合六腑、五官、五体、五华等组织器官的人体五大功能系统。"肾藏精"藏象系统作为人体五大功能系统之一，与肾相关的各种要素都是肾这一母系统的子系统。所以"肾藏精"藏象理论所揭示的内涵，从系统思维角度，应当包括天人合一系统、形神合一系统以及体用合一系统。

（一）天人合一系统

在中国传统哲学中，"天人合一"是一个复杂的命题。中医学受天人合一观的影响，主要从自然之天与人的关系角度来研究人的生命活动，提出了"人与天地相参"的命题，奠定了中医学的整体观基础。藏象学说以五脏生理功能为重点，强调脏腑与五体九窍等的内在联系，强调脏腑与时辰、节令、物候、方位、音律、颜色等的阴阳五行取象比类关联。肾系统在与外部环境的物质、能量、信息交互时，就产生了本系统特有的"天人相应"的调控机制，即冬季、北方、寒、水、咸味、黑色通于肾，构成肾藏象系统与外部自然环境的联系，形成"肾藏精"藏象系统的子系统，即"天人合一系统"，揭示"肾藏精"藏象理论与环境相通应的内涵，即"肾主封蛰，应冬"，完成肾系统在"天人关系"中的调控作用。

1. 肾藏精功能与自然环境的统一

天地自然界是人类生命进化之源，又为生命延续提供必要的条件。天地由气构成，人则由天地阴阳之气的交互作用而生成。人类生存于自然界，自然界存在着人类赖以生存的物质基础。《素问·六节藏象论》说："天食人以五气，地食人以五味。五气入鼻，藏于心肺，上使五色修明，音声能彰。五味入口，藏于肠胃，味有所藏，以养五气，气和而生，津液相成，神乃自生。"五气、五味入于脏腑，达于肌表，使脏腑的功能协调、气血旺盛，人体生命活动才能正常。肾所藏的精是否旺盛，与禀受于父母的先天之精和来源于大地的饮食物所化生的水谷之精密切相关。因此，肾藏精与自然环境密切相关。

中医理论认为："非出入则无以生长壮老已，非升降则无以生长化收藏；是以升降出入，无器不有，故器者，生化之宇，器散则分之，生化息矣。"王冰注曰："器，谓天地及诸身也。"其实，这里的"器"就是系统，天地自然可称为系统；人体可称为系统。所以，肾系统作为人体系统的子系统，同样具有系统与外界环境的物质、能量、信息的交换，只有这种"出入"交换的正常运行，才能保证系统内部升降代谢的正常，最终达到系统自身的一个平衡稳态。

《素问·金匮真言论》曰："五脏应四时，各有收受。""受"通"授"，即赋予之意。指出了人与自然环境间能量交换的关系，亦反映了人与自然界的系统调控过程。肾系统作为人体这一母系统的子系统，与自然界也具有收受关系。肾主封藏，内寓真阴真阳，封藏有节，阴平阳秘。自然界中，冬季气候寒冷，寒水当令，万物归藏。肾气与冬气相通应，是说肾气在冬季最旺盛，封藏功能最强。水在天为寒，在脏为肾。不及与太过，四时阴阳异常，在人则肾之阴阳失调，封藏失职。故肾病，关节疼痛以冬天多见。如《素问·六节藏象论》说："肾者，为阴中之少阴，通于冬气。"即肾与大自然的冬令季节相通应，所谓"肾主封蛰，应冬"之意。"应"有"适应"的意思，肾系统对天人关系的调节表现在"肾应冬"的调控机制上，虽然这一机制的运行首先要依靠系统本身的自组织过程，但因为人体系统是一个复杂适应性系统，在与环境的能量交换过程中具有适应性的变化。总能在适应性的系统调节过程中保持自身系统的平衡稳定，进而获得人体的健康状态。

阴阳时间医学中的年节律即四时（或曰五时）节律，在气化上表现为春生、夏长、长夏化、秋收、冬藏。这是万物共同遵守的普遍法则。年节律在人体上主要表现为五脏分属五时的时间属性。即肝主春、心主夏、脾主长夏、肺主秋、肾主冬。而五脏又是主司人体生理活动的主要脏器和功能系统。所以《黄帝内经》说："人形以法四时五行而治"（《素问·脏气法时论》）。违者则病。五脏更相主治的运动节律就构成了人体的五时。所谓五脏更相主治，是说每一脏在其主治季节，显示出比其余四脏更旺盛的功能作用，承受着更重的内外压力。肾精内蓄，还可应时而动，以调节不同时间的失衡，如春天阳气升发，精气易耗，若冬日精足，则可补充春天的匮乏，故有"冬藏于精，春不病温"的养生之说。

对于中国古代的哲学家和医学家们来说，将人和自然界看作统一整体，是不言自明的公理。因此，中国古代医学向来重视人体生命活动与大自然、包括地理环境和天时因素两个方面的关系。中医学非常重视地域对人体的影响。生长有南北、地势有高低，体质有阴阳，奉养有膏粱藜藿之殊，更加天时有寒暖之别，受病亦有地域之异。东南中西北五方地域气候不同，水土饮食风俗各异，人体五脏的功能也会发生改变，因而形成不同的体质和地区常见病。肾主封藏，内寓真阴真阳，封藏有节，阴平阳秘。自然界中，冬季气候寒冷，寒水当令，万物归藏。如《素问·金匮真言论》曰："北方黑色，入通于肾，开窍于二阴，藏精于肾，故病在溪。其味咸，其类水，其畜彘，其谷豆，其应四时，上为辰星，是以知病之在骨也。其音羽，其数六，其臭腐。"《素问·阴阳应象大论》又有记载："北方生寒，寒生水，水生咸，咸生肾，肾生骨髓，髓生肝，肾主耳。其在天为寒，在地为水，在体为骨，在脏为肾，在色为黑，在音为羽，在声为呻，在变动为栗，在窍为耳，在味为咸，在志为恐。"上述引文说明了"肾藏精"藏象系统与冬季、北方、寒、水、咸味、黑色、羽音、彘（猪）、豆、腐等外部物质信息有着内在的联系。肾藏精的功能与自然界的诸多要素密切相关。反映了《黄帝内经》天人相应的思想，体现了以五脏为核心的四时 – 五脏 – 阴阳的模型本质。肾精内蓄，还可应时而动，以调节不同时间的失衡，如春天阳气升发，精气易耗，若冬日精足，则可补充春天的匮乏，故有"冬藏于精，春不病温"的养生之说。

现代研究表明"肾藏精应冬"的调控机制是通过肾中两类不同的调节物质的自稳调节来实现的，即促进生殖之精和抑制生殖之精的物质的节律性变化。马淑然等的研究证明了这种节律性变化与"肾藏精应冬"的联系，通过对性腺轴褪黑素受体的季节性变化的研究，找出松果腺的高位调节机制在"肾藏精应冬"的调节中的重要作用。此项研究充分证明了"肾藏精"与"天人相应"的密切相关性，为四时养生提供了可靠的依据。

2. 肾藏精功能与社会环境的统一

中医学认为，天文、地理、人事是一个有机整体。天人合一、形神一体。人类生活在自然界和人类社会之中。人既有自然属性，又有社会属性。中医学从人与自然、社会的关系去认识生命、健康和疾病问题、重视自然、社会和心理因素的作用，形成了人（生物、心理）－自然－社会的整体医学模式。

社会环境包括社会的政治、经济、文化等社会领域，人们的年龄、性别、风俗习惯、宗教信仰、婚姻状况等人群特征以及生活方式、饮食习惯和爱好等。社会环境的变动、直接或交接的影响着人们的身心健康和疾病。人生活在社会环境中，社会生态变迁与人的身心健康和疾病的发生有着密切的关系。重视社会心理因素，即情志因素对健康和疾病的影响。视七情内伤为内伤疾病的重要致病因素，这是中医学的社会医学思想。随着科学的发展，社会的进步，社会环境的变迁，对人的身心机能的影响也在发生变化。现代社会"不孕不育症"等的高频发生与现代人来自工作、家庭等社会因素的变化所带来的人们身心的高度紧张与竞争压力有着密切关系。说明社会因素的改变对肾藏精功能的影响。

（二）形神合一系统

"形神"概念既是重要的哲学范畴，也是中医学生命观中的基本范畴。中医学早在两千多年前的《黄帝内经》中便提出"形与神俱"这一命题。中医学所指的形即形体，泛指脏腑经络、四肢百骸、五官五体、九窍腧穴，也包括精、气、血、津液等。神有广义和狭义之分，广义之神指整个人体生命活动的外在表现，狭义之神指人的精神意识思维活动。作为肾藏精功能"形神合一"系统中的"形"，既包括构成肾系统

（包括脑）的实体结构、又包括髓和精等精微物质，"神"乃包括广义之神和志、惊恐等狭义之神的内容。

关于形神的关系，古代唯心论者认为，精神是可以脱离形体而独立存在的。中国古代的《黄帝内经》则作了唯物主义的回答，它认为人体生命活动之外在显现（广义之神）和形体是统一的，心理活动（狭义之神）作为生命活动外在显现的一个重要类别和形体自然也是统一的。骨、髓、脑、齿、发、耳、二阴、唾与肾相通，并且，"肾藏精，精舍志""肾在志为恐"，所以，包括志、恐（惊）在内的诸要素共同构成肾藏象系统的内部子系统，即"形神合一系统"，揭示了肾藏象系统具有调节人体的形与神等多种精神情志功能的内涵。形神合一系统包括"形"的系统和"神"的系统，前者涵盖了"骨、髓、脑、齿、发、耳、二阴及精、唾"的构成要素；后者包括"志、恐（惊）"的构成要素。具体分述如下：

1. 肾精与狭义之"神"的关系

肾藏象的形神合一系统首先表现在肾精与生命的诞生方面。中医学生命观认为，生命形成于"精"，《灵枢·决气》说："两神相搏，合而成形，常先身生，是谓精。"这里的神指父母的精气，精指人先天之精。《灵枢·本神》说："故生之来谓之精，两精相搏谓之神。"《素问·六节藏象论》说："天食人以五气，地食人以五味。五气入鼻，藏于心肺，上使五色修明，音声能彰。五味入口，藏于肠胃，味有所藏，以养五气，气和而生，津液相成，神乃自生。"可见，肾精为形之基，形为身之基，肾精气充则形健而神足，肾精气亏则形弱而神衰。

肾藏象的形神合一系统其次表现在"肾-精-脑-髓"形系统对神志的调节方面。神虽由心所主，但是在《黄帝内经》中多指藏象学意义上的心，也包含了奇恒之腑的脑的功能。《灵枢·经脉》说："人始生，先成精，精成而脑髓生。"说明精与神关系密切。《素问·脉要精微论》说："头者，精明之府，头倾视深，精神将夺矣。"《灵枢·海论》说："脑为髓之海，其输上在于其盖，下在风府。"说明脑位于颅骨内，上至天灵盖，下至风府穴，具有"诸髓者皆属于脑"的特性。《灵枢·海论》："髓海有余则轻劲多力，自过其度；髓海不足则脑转耳鸣，胫酸眩冒，目无所见，懈怠安卧。"又说明了脑髓充足，则精力充沛，身体轻劲多力；否则，头痛、耳鸣、眩晕以及肢体疲乏等。所以，中医称"脑为元神之府"，将人的精神情志和思维活动纳入该系统，实际上，这些属于人体的动态功能是由系统的整体涌现决定的。因此，肾的精、髓、脑、骨的关系，实际只是肾系统内部诸要素的关系，构成系统的组分（要素）相互作用，相互影响，才能实现该系统的整体涌现。所以，正如《素问·阴阳应象大论》说"肾生骨髓"，《素问·宣明五气》说"肾主骨"，都是"肾藏精"这一子系统对髓、骨、脑的作用。肾主藏精，精能生髓，髓可养骨又通于脑，所以说肾主骨生髓通于脑。因此，肾精充足，髓生化有源，骨得所养则骨骼强劲，人体从整体上表现为动作有力，牙齿坚固；脑得所养则精神健旺，思维敏捷，聪明多智，更是从人体的整体精神面貌上而言。肾精对神的调节是通过肾藏精，精生髓，髓通于脑。脑与神的关系主要在于精旺则神旺，精衰则神衰。

2. 肾精与五志之"志"、七情之"惊""恐"的关系

肾藏象的形神合一系统还表现在"肾藏志，应惊恐"方面。肾藏志是指人的一部分精神意识活动和肾系统的功能有密切关系。精神意识活动虽由心所主，但分属五脏。"志"有意志、毅力、决心之意，是人的精神、意识的表现形式之一，志亦神之用也。它是对外来事物的意念积累所存的认识。《黄帝内经》对"志"的记录共有 73 处，根据其含义的不同可分为广义之志，即精神层面的"志"；狭义之志，即思维层面的"志"。

广义之志，属精神活动，有学者认为与"神"或情志同义。如《素问·阴阳应象大论》曰："肝在志为怒……心在志为喜……脾在志为思……肺在志为忧……肾在志为恐。"这样的语境在《黄帝内经》中均是"志"在广义上的应用。

狭义之志，指意识思维活动，有学者认为相当于现代心理学所谓的

意志。古代的"志"还有意向、志向的意思。《灵枢·本神》曰："所以任物者谓之心，心有所忆谓之意，意之所存谓之志，因志而存变谓之思，因思而远慕谓之虑，因虑而处物谓之智。"王冰注《素问·宣明五气》"肾藏志"云："专意不移者也。"关于"记忆"的意思，《素问·宝命全形论》云："慎守勿失，深浅在志。"杨上善注曰："志，记也。"狭义之志在《黄帝内经》均指人的意识思维活动或记忆而言。

关于"肾藏志"的理论，应该既包括广义之志，又包括狭义之志。《素问·灵兰秘典论》曰："肾者，作强之官，伎巧出焉。"作强，指精神健旺，精力充沛之意；伎巧，指精巧多能之意。肾藏志，出伎巧，如果肾精充盛，则表现为意志坚定，有毅力，对外界事物有较强的分析、识别和判断能力。处理外界事物时能表现出足智多谋，反应灵敏，活动敏捷有力。若肾精不足，则表现出意志消沉，对外界事物分析、识别能力下降，处事优柔寡断，精神萎靡不振，呆滞，行动迟钝。此时，肾所藏之志为广义之志，注重对精神活动的强调。同样，肾亦藏狭义之志，如《素问·调经论》曰："夫心藏神，肺藏气，肝藏血，脾藏肉，肾藏志，而此成形。"肾藏精，精为神之宅，志属五神之一，所以"志"藏于肾精中，并受其涵养。即"肾藏精，精舍志"。志虽出于心，但其坚定不移，须依赖人体精气的充盛。肾藏精，是一身精气之根。肾精充足，则志得涵养，志方能坚，进而表现为脑力充足，记忆力旺盛。肾精不足，则精神不振，健忘。

精神活动的变化也会影响肾精，如大怒会伤耗肾精，肾精受伤，志失所养，则出现健旺等精神活动失于正常的现象。《灵枢·本神》曰："肾，盛怒而不止则伤志，志伤则喜忘其前言……""肾藏精，精舍志，肾气虚则厥，实则胀，五脏不安。"

《三因极一病证方论·三因论》曰："七情人之常性。"所谓"七情"指"喜怒忧思悲恐惊"七种不同的情志变化。"肾在志为恐"指的是肾在情志上主恐。《黄帝内经》对"恐"的记述共62处。中医学认为七情是五脏精气活动的结果。如《素问·阴阳应象大论》说："人有五脏化五气，以生喜怒悲忧恐""肾在志为恐""精气并于肾则恐""恐伤肾"
等，说明恐是肾系统情志变化的表现，二者关系密切。

恐是人们对事物惧怕的一种精神状态。正常情志变化过程中，恐由
肾所出，所以说"肾主恐""精气并于肾则恐"。在病理情况下，过度惊
恐每易伤肾，如《素问·阴阳应象大论》曰："在脏为肾……在志为恐，
恐伤肾。"恐何以伤肾？《素问·举痛论》曰："恐则气下……恐则精却，
却则上焦闭；闭则气还，还则下焦胀，故气不行矣。"张景岳说："恐惧
伤肾则伤精，故精却，却者退也。精却则升降不交，故上焦闭，上焦闭
则气归于下，病为胀满而气不行，故曰恐则气下也。"可见，恐伤肾主
要是影响肾的气机，使肾的气机逆乱，气泄于下，肾气不固，所以恐
伤肾常出现二便失禁，或遗精滑泄，阳痿阴缩，腰酸腿软等临床表现。
《灵枢·本神》说："恐惧而不解则伤精，精伤则骨酸痿厥，精时自下。"
即肾气虚损，封藏不固，不能升腾而虚陷，或逆气上冲则形成奔豚病，
如《金匮要略·奔豚气病脉证治》所说："从少腹起，上冲咽喉，发作
欲死，复还止，皆从惊恐得之。"

恐与惊相似，但惊为不自知，事出突然而惊；恐为自知，俗称胆
怯。即"恐自内生，惊由外触"。惊则气乱，恐则气下，二者在病理条
件下均能使气机逆乱。肾为藏精舍志之脏，而志由心神所发，故恐与惊
为肾藏精气活动的反应。中医理论强调心在志为喜为惊，过喜过惊则伤
心；肾在志为恐，过恐则伤肾。恐为肾志，其志过度，则伤及本脏，故
恐则伤肾。由此看出惊主要与心相关，恐主要与肾相关。鉴于惊与恐的
相似性，众多医家将其视为一类情绪，并不做分别。如何梦瑶在其《医
碥·杂症》中说："惊恐常相关，恐则惊矣，惊则恐矣。"

综上所述，肾藏象的形神合一系统，揭示了肾精－脑髓与神的辩证
关系，即精存则神（志）存，精衰则神（志）衰，精亡则神（志）亡。

（三）体用合一系统

藏象学说是《黄帝内经》的重要内容，"体用合一"是其重要特征。
《易传·系辞上》有"藏诸用"和"见乃谓之象"之说，所以古人认为

藏为体，象为用。《灵枢·本脏》曰："视其外应，以知其内藏，则知所病。"即言通过对人体外部的观察，可以了解整体的病变。中医学对人体生命现象的认识总是由反映于外的征象来推断内在的深微基础，进而指导临床实践。肾藏象是中医藏象学说的内容之一，同样属于"体用合一"系统。系统思维不同于一般朴素整体思维的特点在于其关注的是系统的整体涌现性，当我们用系统思维探索生命奥妙的时候，必须首先认识到的是生命所表现出来的所有征象及功能都是肾系统所包含的组分，尤其是组分间的功能关系的整体涌现。这种系统的整体涌现性就是系统自身功用的表现。肾藏精是肾藏象系统的重要组分，通过肾气、肾阴和肾阳，调节着人体的生长发育及水液代谢等功能，形成肾藏象系统的子系统，即肾藏象的每一个子系统都是"体用合一系统"，揭示了肾藏象系统的主要内涵。

1. 肾精

肾精作为肾藏象系统的重要组分，其本身就是一个完整独立的"体用合一"系统，"精"为该系统之体，其功用表现为主生长、发育和生殖；充髓、化髓；抵御外邪和调节五脏藏精等。当这些功用失调呈现病理之象时，可以反证"肾精之体"发生了改变，常出现"肾精亏虚"之证。

（1）主"生长、发育和生殖"之用　根据《黄帝内经》的有关论述，藏精是五脏的共性，五脏皆贮藏精气，尤其提出肾藏精，旨在强调肾所藏之精与其他脏腑之藏精不同，特别是生殖之精，所以，肾所藏之生殖之精必然属于肾系统，在生命物质系统中起关键作用。《素问·上古天真论》指出"（男子）二八，肾气盛，天癸至，精气溢泻，阴阳和，故能有子"，再次说明肾所藏之精有生殖作用，是人类繁衍生命的物质基础。男女这种生殖能力是在"天癸至"的前提下完成的，所以，天癸也应纳入生命物质系统，其功能作用由其母系统——肾系统所决定。虽然，根据现代解剖所见，肾脏本身是一个实体，并无孔窍可以藏匿"精"这种物质，可见，所谓"肾藏精"并非出于实体的考量；至于"天癸"的实物更无从考察，但系统思维就能找到解释这种现象的思路，即"整体涌现性"，它们均可以被理解为肾系统的"整体涌现性"，也是肾精作为体用合一系统的综合表现，发挥着对生命物质系统的调节作用。

据《灵枢·刺节真邪》记载："茎垂者，身中之机，阴精之候，津液之道也。"又说明了"茎垂"是身体的重要器官，其中贮藏着阴精，即生殖之精。它既能够排泄尿液，又能排泄满溢之精，功能上"合二为一"；于女子而言，一曰"溺孔"，一曰"廷孔"（《素问·骨空论》），但均属"前阴"，溺由前阴出，精亦由前阴出。

由于组成系统诸要素的种种差异，包括结合方式的差异，从而使系统组成在地位与作用，结构与功能上表现出等级次序性，形成具有质的差异系统。肾系统相对于整个人体系统，处于子系统的地位，虽然"肾藏精"系统功能决定着人体系统的生长发育，如《素问·金匮真言论》说："夫精者，身之本也。"一个新生命的肾系统所藏之精应是禀受于父母的先天之精，是繁殖生育的根本，也是人体生命活动的物质基础。但随着肾系统不断与母系统及其他四脏系统进行物质、能量和信息的交换，它在壮大自身的同时，其内部组分的构成关系及相应功能也要发生变化，作为耗散结构的正熵增加，系统内部由有序状态趋向无序状态，系统自身出现微小的涨落，即系统在各因素的作用下发生微小的变化，但即使是微小的涨落也可能造成整个系统的崩溃。这就是系统所表现的功用上的失常，可以反推系统之体的非正常状态。对于肾精子系统而言，由于肾中之精的盛衰决定着机体的生、长、壮、老，所以，肾精不足则婴幼儿表现为生长发育不良，出现五迟（立迟、行迟、齿迟、发迟、语迟）、五软（头顶软、口软、手软、足软、肌肉软）等，在青壮年则表现为生殖能力下降、早衰等。

（2）"充髓、化血"之用　肾藏精生髓，髓有骨髓和脊髓之分。《素问·阴阳应象大论》曰："肾生骨髓。"肾精充足，骨髓生化有源，骨骼得到髓的滋养而坚固有力。而"齿为骨之余"，齿与骨同出一源，牙齿也由肾中精气充养。另外，脊髓上通于脑，脑为髓汇而成，故《灵

枢·海论》曰:"脑为髓海。"脑髓为肾之精华化生。肾精充足,髓海有
余,则轻劲多力,能正常发挥"精明之府"的功能。若肾精虚少,骨髓
化源不足,不能营养骨骼,便会出现骨骼脆弱,不能久立,在小儿多为
发育不良。临床上,牙齿松动、脱落及小儿牙齿生长迟缓等疾病多与肾
的病变有关。若肾精不足,髓海空虚,则脑失所养。如《灵枢·海论》
曰:"髓海不足,则脑转耳鸣,胫酸眩冒,目无所见,懈怠安卧。"

《素问·四时刺逆从论》曰:"冬者盖藏,血气在其中,内著骨髓,
通于五脏。"《素问·生气通天论》曰:"骨髓坚固,气血皆从。如是则
内外调和,邪不能害,耳目聪明,气立如固。"这些均说明骨内含髓及
骨髓与气血的关系。肾精生骨髓,髓可化血。《素问·脉要精微论》曰:
"肾脉……其软而散者,当病少血,至令不复也。"由于肾精可以化血,
故临床上常用补肾填精法治疗血虚证。

(3)"抵御外邪"之用 肾精是人体非常宝贵的物质,与人的抵抗
力有关。《灵枢·本神》曰:"五脏主藏精者也,不可伤,伤则失守而阴
虚,阴虚则无气,无气则死矣。"《素问·生气通天论》曰:"阴者藏精
而起亟也,阳者卫外而为固也。"说明肾藏精属阴,藏精而起亟,能应
激、应变,强调肾具有调节机体与内、外界环境之间的平衡,维护机体
健康的功能。机体的这种应变能力就是我们所说的正气,与精气盛衰密
切相关。精为正气的本原,具有抵御外邪而使人免于疾病的作用,为起
亟之基础。《素问·金匮真言论》曰:"藏于精者,春不病温。"肾藏一
身之精,若精气充盈,则正气旺盛,抵御外邪和抗病能力强盛。"不藏
精三字须活看,不专立房劳说,一切人事之能动摇其精者皆是"(《温病
条辨》)。凡能导致肾精亏损的因素均能降低机体的抵抗力,易于导致疾
病。所以说"邪却而精胜也"(《素问·评热病论》)。

在自然界的大系统里,总会有来自机体内外环境的各种因素的干
扰,使机体处于应激状态,以便保证人体系统的动态平衡。这种动态平
衡就是由肾的藏精功能才得以保证的,当其他脏腑精气不足时,肾将所
藏之精输出部分以备不时之需;反之,当其他脏腑之精气充溢时,则会

将多余的精气贮藏到肾，满足肾藏一身之精的要求。这个过程实际上是系统的自组织作用。基于此才使得人体系统能在复杂的内、外环境变化中安然无恙，得到随时适应这些变化的适时调控，保证复杂适应性系统的功能特点。当系统无法做出适应性的调整时，机体抗邪能力下降，免疫功能障碍，说明肾精之体出现了病变，或者表现为"肾精不足"之证。

（4）"调节五脏藏精"之用 肾藏脏腑之精，一方面说明肾本脏功能要依靠他脏功能的正常得到保障，同时又强调"肾藏精"对他脏功能发挥重要调节作用。肾所藏之精，可根据机体的需要，重新输送到其他脏腑，化为其他脏腑功能活动的补充能量，成为他脏之精的重要来源。使得五脏间"藏中有泄，泄中有藏，循环往复，生生不息"。正如《怡堂散记》所说："肾者主水，受五脏六腑之精而藏之，故五脏盛乃能泄，是精藏于肾非生于肾也。五脏六腑之精，肾实藏而司其输泄，输泄以时，五脏六腑之精相续不绝，所以成其坎而位乎北，上交于心，满而后溢，生生之道也。"肾具有贮藏、调节一身之精的功能，才能使得机体的生命活动正常有序。

为了保证整个人体系统的稳定性，同样作为人体系统子系统的其他四脏系统就会产生一种耦合关系，即关系各方在物质、能量、信息交换过程中彼此选择、约束、协同、放大，正如《素问·上古天真论》说："肾者，受五脏六腑之精而藏之。"由于脾胃对饮食物的运化和吸收，产生能够灌溉五脏六腑之精，其他四脏将本系统自身耗散之后所剩的部分输入肾系统，成为肾所藏之精的一部分，称为后天之精。所以，肾系统的稳定平衡有赖于其他四脏系统的物质、能量、信息的交流，进而完成对整个人体生命物质系统的调节。

由上可见，五脏皆藏精，非独肾也。肾精和五脏六腑之精在贮藏、转输、相互调节方面是动态的、多向性的，有赖于此既保障了肾所藏之精的充足，又促进了全身各脏腑之精的贮藏和调节，所以才有"五脏之虚，穷必及肾"和"肾虚必及全身"观点。肾精仅是五脏之精之一，虽在人体生命活动中发挥着重要作用，但不能替代脏腑之精或一身之精。

2. 肾气

用系统思维分析人体系统的生命物质现象，离不开系统的突变性原理，经过突变发展变化是系统发展变化的基本形式。精是肾系统的构成要素，精能化气，肾精所化之气称为"肾气"，是人体生长发育和生殖能力的主宰，即肾系统的整体涌现。肾气具有推动作用、固摄作用及气化作用。

（1）推动作用　肾气的推动作用主要表现为人体的生长发育等方面。这种"肾气"从人的幼年始就推动着人体的生长发育，决定着生长发育情况，但那是系统的渐变，直到青春期，肾的精气充盈到一定程度，产生促进性机能成熟的"天癸"物质，使男子能产生精子，女子出现月经，按期排卵，具备了生殖能力，此时，该系统发生了突变，使人体系统上升了一个层次，变成另一种组织状态，成为具有生育能力的系统，系统内部增加了因突变而产生的新要素——生殖之精。随着年龄的增长，系统内部的物质不断耗散，出现了肾的精气逐渐衰减，性机能和生殖能力随之减退乃至消失，形体也日趋衰老的变化。正如《素问·上古天真论》所述："女子七岁，肾气盛，齿更发长。二七而天癸至，任脉通，太冲脉盛，月事以时下，故有子。三七，肾气平均，故真牙生而长极。四七，筋骨坚，发长极，身体盛壮。五七，阳明脉衰，面始焦，发始堕。六七，三阳脉衰于上，面皆焦，发始白。七七，任脉虚，太冲脉衰少，天癸竭，地道不通，故形坏而无子也。"对男子的描述："丈夫八岁，肾气实，发长齿更。二八，肾气盛，天癸至，精气溢泻，阴阳和，故能有子。三八，肾气平均，筋骨劲强，故真牙生而长极。四八，筋骨隆盛，肌肉满壮。五八，肾气衰，发堕齿槁。六八，阳气衰竭于上，面焦，发鬓颁白。七八，肝气衰，筋不能动，天癸竭，精少，肾脏衰，形体皆极。八八，则齿发去。"此番描述正说明了肾系统精气的盛衰对人体生命物质系统的调节起着至关重要的"推动"作用。

（2）固摄作用　气的固摄作用，主要是对血、津液等液态物质具有防止其无故流失的作用。肾气的固摄作用主要表现为在对精、气、津液的固摄方面。

肾为主水之脏，肾气不固，封藏失职，则膀胱失约，水失所主，直趋而下，出现尿频、尿量增多，尤以夜尿显著，甚至饮一溲一，或小便失禁、遗尿或小便余沥。肾失封藏，则精关不固，临床表现为滑精、早泄；冲任、带脉不固则女子带下清稀，崩漏。肾气的固摄作用还表现在纳气和固胎之用。肾不纳气是指因肾脏亏虚而引起清气不能下纳，肾中元气上浮的病变。正常情况下，肺吸入的新鲜空气有赖于肾气的摄纳，才能下达气海，即所谓肺为气之主，肾为气之根。当肾的摄纳功能失常，则肺吸入之气不能归纳于气海，可导致呼吸急促、呼多吸少的证候。肾不固胎，是由于肾气亏虚，不能养育胎体以致胎动不安，甚则滑胎的病变。由于肾虚，髓海不充，筋骨失荣，肾气不足失于固摄，故常兼见腰膝酸软、头晕耳鸣、健忘失眠、小便频数或阴道下血等症。平素可见月经量少、带下清稀等症。

（3）气化作用　《素问·逆调论》说："肾者水脏，主津液。"说明人体的水液为肾所主。但事实上，人体水液的代谢应该是整个人体系统的功能，主要依赖肾系统、脾系统、肺系统的综合参与，并非只是一个肾系统所能独自完成的，但"肾藏精"的动态功能的确发挥了关键的作用。水液代谢的顺畅要靠肾的气化功能来实现。人体水液代谢的过程是复杂的自组织现象，即多个子系统之间非线性作用产生的整体动态功能，自组织是将非线性与多子系统结合，通过多种非线性作用"整合"后的整体效应。

水液的代谢过程如下：饮入于胃，由脾上输于肺，因肺气的肃降，使水液经三焦下归于肾。根据中医理论，将水按清浊划分，清者上升，浊者下降。上升于肺者为清水，清中之清者，由肺转输至皮毛，起到濡润的作用；清中之浊者，通过三焦下行至肾。再次分清泌浊，浊中之浊者，经膀胱排出体外，是为尿液；浊中之清者，再通过三焦气化上升至肺，再经肺化水下行于肾。如此循环往复，以维持人体水液代谢的平衡。这种情况正符合系统论的循环非线性特性，循环是非线性的另一种常见的表现形式，中医理论中对气血的运行或是经络的描述，多具有循环的特性。水液代谢的顺畅进行也具有循环特性。适应这种循环，便是健康态，否则，就是病态。

显而易见，全身的津液，最后都要通过肾的蒸腾气化，升清降浊，使"清者"蒸腾上升，从而向全身布散；"浊者"下降化为尿液，注入膀胱。这种"升清降浊"亦是肾气对气机的调节。尿液排泄量的多少，实际上是调节着全身津液的代谢平衡。故《素问·水热穴论》说："肾者，胃之关也，关门不利，故聚水而从其类也。上下溢于皮肤，故为胕肿。胕肿者，聚水而生病也。"再次强调了"精系统"的整体功能涌现性，即表现为肾的气化功能正常与否直接决定着水液代谢的过程。

3. 肾阳

为了进一步分析肾精化肾气，调节生命物质系统的机制，我们不妨再次应用系统的层级性特点，将肾系统作为母系统，向下分出一个"精系统"。肾精分为阴精和阳精，所以，阴精和阳精是该系统的组分。那么，肾精化生肾气，就可以理解为阴精、阳精相互作用而产生的"精系统"的整体涌现性，中医学中常将肾气分为肾阴和肾阳。

肾阳（又称元阳，真阳，真火，命门真火）为人体阳气之本，对各脏腑组织起着温煦和推动的作用。如肾阳虚衰，温煦之力不足，则引起形寒肢冷，小便频数，男子阳痿、早泄、不育，女子宫寒、不孕等阳虚阴盛的证候。阳虚则阴盛，如《素问·厥论》曰："阳气衰于下，则为寒厥。"肾阳虚证常见于虚劳、腰痛、眩晕、耳鸣、耳聋、遗尿、癃闭、水肿、泄泻、哮喘、阳痿、遗精、早泄、不育、不孕、带下等疾病中。

4. 肾阴

肾阴（又叫元阴、真阴、真水、肾水）是人体阴液之根，对各脏腑组织起到濡润和滋养的作用。因此，肾阴虚不但可出现阴虚内热，眩晕耳鸣，腰酸膝软等症，而且还可引起人体各脏腑的阴液不足。《素问·厥论》曰："阴气衰于下，则为热厥。"如肾阴亏虚，阴不制阳，则发生五心烦热，潮热盗汗，男子遗精，女子梦交等阴虚火旺的证候。肾阴虚证常见于腰痛、遗精、眩晕、不寐、虚劳、耳鸣耳聋、消渴、膏淋、尿血、崩漏以及温热病等疾病中。

由于肾阳、肾阴为人体阳气和阴液的根本，在人体系统的整体功能活动中占有非常重要的地位。所以《景岳全书》有"五脏之阴气（阴液），非此不能滋；五脏之阳气，非此不能发"的记述。肾阳、肾阴二者相互制约、相互依存，共同保持着"肾藏精系统"的动态平衡。当这种动态平衡遭到破坏，阴阳失调，就会产生该系统的无序非平衡态，人体出现一系列的病理反应。

由于系统内部各要素发生了随机的涨落，就会产生与之相应的系统自组织，这种自发的系统运动总是以系统内部矛盾为根据，以系统环境为条件进行的。当肾阳虚少时，阳虚则阴盛，系统表现出一派阴盛寒凉的征象，为了达到阴阳自和，系统会自发地产生消耗肾阴的机制，从而导致阳损及阴，最后至阴阳两虚的证候。当肾阴亏虚时，同样由于系统的自组织作用导致相同的病理结果。至于治疗，则需要对该系统施加干预的条件，发挥他组织作用，根据控制论的原理，对输入的信息作输出的疗效考量，进而评估干预的效果，是否恢复了系统阴阳自和的自组织，使系统重新达到或接近平衡的稳态。

综上，在肾藏象系统的子系统——体用合一系统中，无论是肾之精、气、阳还是阴的功用，之所以能在人体大系统中显现其作为整体涌现的功能，发挥其应有的作用，其根本在于"肾藏精"为其物质基础，保证了其功用的正常完成。但肾中精气亏损的表现形式是多样的，在一定条件下，肾中精气虽已亏损，但其阴阳失调的状况却不明显，即肾虚无明显的寒象和热象的病证，称作肾中精气亏损，或可分别称为肾精不足和肾气虚。

第三节 "肾藏精"藏象理论的辩证思维模式

辩证思维也是中医学独特的思维方式。这种思维方式旨在使人们在观察问题时，采取完整而非独立、变化而非静止、相对而非绝对的态度，从事物的对立统一关系去认识事物的运动变化。中医学用矛盾的整体的和运动的观点，看待生命、健康和疾病的发生发展变化，认为生命过程就是体内阴阳对立双方在不断的矛盾中取得统一的过程。

一、辩证思维的概念

辩证思维，是以相互联系、相互制约，从矛盾的运动、变化和发展的观点去观察、研究问题的一种思维方式。辩证思维渊源于古代的阴阳、五行学说。

中国古代哲学富于辩证思维，已为人们所公认。许多专家学者认为《易传》是我国古代学者运用辩证法思想方法来体现说明宇宙和人类社会万事万物生成和变化的基本原理的著作，其辩证思想可以说是最丰富和最深刻的。《周易》中的主要问题是讲矛盾的对立统一规律问题。

对立统一规律是辩证法的核心，在《周易》的太极、两仪、四象、八卦、六十四卦及三百八十四爻中，提到天地、乾坤、尊卑、动静、刚柔，说明《周易》已认识到自然界一切事物存在着相互对立的两个方面；同时《周易》还认为，矛盾的对立是相对而不是绝对的。如坎卦，坎为水，水为阴，然一阳藏于二阴中，阴中有阳；离卦，离为火，火属阳，而二阳处于一阴外，阳中有阴。这就有力地说明了《周易》作者直观地、不自觉地反映了自然界和人类社会中的矛盾事物，寓有对立统一思想。世界上所有事物之间，都存在着既相互对立又相互联系的问题。正是这种既相反又相成的对立统一运动变化，推动了事物的发展。

医学和其他自然学科一样，总要受一定的世界观所支配。由于中医学是在长期的医疗实践的基础上形成和发展的，所以在其形成过程中，必然受到中国古代辩证法思想，尤其是《周易》辩证思维的深刻影响，因而在其理论体系中，亦包含着相当丰富的辩证法思想。《周易》的对立统一观在中医学中得到了充分的体现。如阴阳、水火、气血、营卫、脏腑、表里、寒热、虚实、正邪等，皆是矛盾双方相互对立统一的两个方面。

此外，《周易》中标示阴阳对立统一辩证法的"位""时""中"，对中医学的生理、养生、防治都有一定的指导意义。例如正常人的组织结构、生理功能，按照属阳的必居阳位、属阴的必居阴位的法则而排列。例如营血为阴，营居脉中，卫气为阳，卫行脉外，养生中提到的"春夏养阳，秋冬养阴"的法则以及正常人体内的阴阳必须保持相对平衡，《黄帝内经》称之为"阴平阳秘"等理论都是受到易学"位""时""中"的影响。其中"位"（指的是爻的阴阳与卦的初、二、三、四、五、上位的统一性）；"时"（即卦的时间意义，时间效用）；"中"（指的是上、下卦之间的一爻，即二、五爻，因为在中间不偏不倚称作得中，也就是说易学认为阴阳的运动发展变化除了与地点位置、时间有关以外，还要受限度限制）

在古代哲学辩证思想的指导下，中医学形成了一整套辩证思维的理论，用于阐述人体的生理、病理、诊断、治疗等各个方面。

二、辩证思维在中医学中的应用

中医学的辩证思维方式，是运用概括了自然界的对立统一规律的阴阳学说，在古医家对人体微观结构了解甚少的情况下，运用矛盾分析方法，在对立统一中把握生命运动，揭示生命活动的矛盾运动。为中医先哲们回避人体的组织结构，先研究生命运动的过程、疾病变化规律，提供了思维工具和方法。

五行学说为中医理论带来了整体性、联系性的辩证思维方式，建立起一个以"五行"为思维起点，以自然界的方位、季节和人体的五脏为基本结构的天地人一体的理论框架，使中医理论自始至终贯穿着以五脏为中心的，多因素、多层次联系和运动变化地考虑人体的生理、病理活动的辩证思维观念。在生克五行模式中，木火土金水五行之间既递相资生，又间相制约，生中有克，克中有生，维持了五行系统的平衡协调。这一辩证思维方式被中医学用以说明五脏之间既相互资助又相互制约以维持人体生命活动的稳定有序。

中医学的辩证思维方法，贯穿在中医学的生理、病理、诊断和治疗的各个方面，指导人们以整体、全面、运动、联系的观点去认识健康和疾病。

（一）辩证思维中蕴含的对立思维在中医学中的应用

辩证思维最大的特点，是把客观事物及其在人脑中反映的概念，都看成是相互联系、相互制约着的，是运动、变化和发展着的。对立思维是其主要表现形式。在中医理论中，是指用对立的概念来分析人体的生理、病理、诊断、治疗活动的思维方法。对立概念是对立思维的标志，中医学使用了大量的对立概念来阐明人体的生命活动。

阴阳学说的对立制约、互根互用、消长转化、动态平衡理论，起到了对立统一思维规律样的指导和认识作用。阴阳的对立制约思想，揭示生命运动中同一思想的内在差异。在诠释人体生理状态和病理变化时，中医学使用了阴阳的对立概念，并根据阴阳对立、互根、消长和转化的相互关系来认识人体正常的生命活动和异常的生命过程。如健康是阴阳达到阴平阳秘的相对平衡状态；疾病是阴阳处于失调状态。同时阴阳失调的双方表现之形式多种多样，不仅存在阴盛则寒，阳盛则热的实性病变，而且也存在阳虚则寒，阴虚则热的虚性病变。即用阴阳之间动态平衡被打破后出现的多种状态，来阐明复杂多变的病理变化。

中医学继承了古代哲学气一元论的合理内涵，提出了中医学的气理论。气的重要性在于不断运动（气机）及其伴随发生的各种变化（气化）。而气运动的基本形式也使用对立概念的升降、出入来描述。气聚则生，气散则死，气机正常，则能升其清、降其浊，吸收精微，排除糟粕。气机失常，也就意味着疾病的发生，其中升降失调表现为气逆和气陷，出入失常表现为气闭和气脱。对立思维还体现在中医的辨证方面。阴阳、表里、寒热、虚实四对对立的概念所反映的八个证候，即八纲辨证，是中医最基本的辨证方法。在分析证候的性质时，使用寒热、虚实的对立概念；认为邪气盛则实，精气夺则虚；阳盛则热、阴盛则寒、阴虚则热、阳虚则寒；在分析疾病的病位时，使用表里的对立概念。在判断疾病的预后时，中医经常使用生死的对立概念，认为有胃气则生、无胃气则死；在说明疾病传变时，使用顺逆的对立概念，认为母病及子为顺，子病犯母为逆；相乘传变为顺，相侮传变为逆。在治疗上使用补泻的对立概念，如虚则补其母，实则泻其子。其他如抑制和扶助对立概念的使用，如五行乘侮异常，有余时则用抑强，不足时则用扶弱。凡此种种，数不胜数，都是对立思维的具体运用，从而构建了中医学的"生命就是对立运动"的辩证思维命题。

（二）辩证思维中蕴含的动态思维在中医学中的应用

动态思维是指用运动的、变化的、发展的观点来分析研究生命、健康和疾病等医学问题的思维方式。恒动观念是中医学的一大特点。

1. 中医生理学强调动态思维

世界是运动着的世界，一切物质，包括整个自然界，都处于永恒的无休止的运动之中。动而不息是自然界的根本规律。无论是动植物的生育繁衍，还是无生命物体的生化聚散，世界万物的生成、发展、变更，乃至消亡，无不根源于气的运动。动和静是物质运动的两种表现形式。气有阴阳，阴阳相错，动静相召，动亦舍静，静即含动。阳主动，阴主静，阳动之中自有阴静之理，阴静之中已有阳动之根。动静相互为用，促进了生命体的发生发展，运动变化。

人体生命运动，始终保持着动静和谐状态，维持着动静对立统一的整体性，从而保证了正常的生命活动。健康是一个动态的概念，中医学用气、阴阳的概念及其运动和形式转化的观点来说明健康问题。从生理而言，饮食物的消化吸收，津液的环流代谢，气血的循环贯注，物质与功能的相互转化等等，无一不是在机体内部以及机体与外界环境的阴阳运动之中实现的。人的生命是一个运动变化的过程，人体内气血运行有序，则脏腑经络功能正常，其人则健康。即只有机体经常处于阴阳动态变化之中，才能保持和促进健康。阴阳动态平衡的破坏意味着疾病。"阴平阳秘，精神乃治""阴阳乖戾，疾病乃起"。

总之，中医学用气的运动和形气转化的观点，来说明生命和健康等问题。

2. 中医病理学强调动态思维

中医从动态的观点，认为疾病的发生以及所出现的一切病理变化，都是机体脏腑气化运动失常的结果；一切病理变化，都是阴阳矛盾运动失去平衡协调，出现了阴阳的偏胜偏衰的结果。

从病理而言，不论是六淫所伤，还是七情为害，都会使人体升降出入的气化运动发生异常，阴阳动态平衡失调，从而导致疾病。换言之，人体发生疾病后所出现的一切病理变化，不论是整体还是局部，只要气机升降出入运动失常，就能影响脏腑、经络、气血、阴阳等的协调平衡，引起五脏六腑、表里内外、四肢九窍等各种各样的病理变化。诸如，气血瘀滞、痰饮停滞、糟粕蓄积等，都是机体脏腑气化运动失常的结果。

疾病过程是一个不断运动变化的过程。因此，中医在分析病理变化时，始终强调用变化的观点来处理。如《黄帝内经》有百病多以旦慧、昼安、夕加、夜甚的记载。升降出入，无器不有，人体的气化运动，由于气的交感作用，无论整体还是局部，都是统一协调的。在病理情况下，只要某一局部气机失常，就会导致脏腑、经络、组织、器官的相继失调，最终出现全身的病变。

3. 中医诊断学强调动态思维

辨证论治的过程，就是中医临床辨证思维的过程。在整体观念指导下，运用四诊时病人进行仔细的临床观察，将人体在病邪作用下反映出来的一系列症状和体征，根据"辨证求因"的原理进行推理，判断其发病的病因，再结合地理环境，时令，气候，病人的体质、性别、职业等情况进行具体分析，从而找出疾病的本质，得出辨证的结论，最后确定治疗法则，选方用药进行治疗。这是中医临床辨证论治的基本过程。

在辨证论治中，正确掌握病与证的关系，既要辨病，又要辨证，而辨证更重于辨病的理念正是辩证思维的产物。证是疾病不同阶段，不同病理变化的反映。因此，在疾病发展过程中，可出现不同的证候，辨证论治就是根据不同证候进行治疗。如，温病的卫分证、气分证、营分证、血分证，就是温病过程中四个不同阶段的病理反映，应分别治以解表、清气、清营、凉血等法。再如，同为黄疸病，有的表现为湿热证，治当清热利湿；有的表现为寒湿证，又宜温化寒湿。这就是所谓同病异治。同病可以异证，异病又可以同证。再如，不同的疾病，在其发展过程中，由于出现了性质相同的证，因而可采用同一方法治疗，这就是异病同治。比如，久痢、脱肛、子宫下垂等，是不同的病，但如果均表现为中气下陷证，就都可以用升提中气的方法治疗。由此可见，中医治病主要的不是着眼于"病"的异同，而是着眼于"证"的区别。

证是可变的、动态的，因此辨证论治所体现的正是辩证思维的动态过程。

4. 中医防治学强调动态思维

治未病是中医预防医学的一大特点。中医学主张未病之先，应防患于未然；既病之后，又要防止其继续传变。这种未病先防，既病防变的思想，就是用运动的观点去处理健康和疾病的矛盾，旨在调节人体阴阳偏颇而使之处于生理活动的动态平衡。中医学养生防病治疗的基本原则，体现了动静互涵的辩证思想。如果疾病已经发生，则强调及早治疗，防止其继续传变，而且治疗应随着病情的变化而适时进行。《难经·七十七难》说："见肝之病，则知肝传之于脾，故先实脾。"此外，中医治疗学中的三因制宜也包含了这种动态性和相对性的认识，体现了灵活的、个体化的诊疗思路。

综上所述，中医学认为生命在于运动，生命的发展变化始终处于阴

阳相感、动静相对平衡的状态之中，这种思维形式贯穿于中医学的各个
领域，正确指导着人们认识生命、健康、疾病的诊断和防治。

（三）辩证思维中蕴含的平衡思维在中医学中的应用

平衡思维是指用相对平衡的观点去认识人体的生理与病理、诊断与
治疗的一种思维方法，它是在对立思维和动态思维基础上所形成的一种
特殊思维形式，也是一种理想的辩证思维形式。中医学认为，事物在不
断地运动变化，统称为气化。阴阳有盛衰、消长、转化的运动变化，五
行有生克、乘侮的运动变化，气有升降出入的运动变化。不管运动变化
形式多种多样，只要达到平衡则机体健康，失去平衡则发生疾病，治疗
的关键在于恢复动态平衡，只不过达到平衡的方式各有不同。

1. 阴阳的胜复方式

中医以阴阳的平衡关系来揭示健康的真谛，认为人体阴阳双方相互
依存且处于一种动态平衡的状态时，其人则健康。如果阴阳双方达不到
相对平衡，就会出现阴盛则寒，阳盛则热，阳虚则寒，阴虚则热的病理
改变，甚至产生阴阳离决，精气乃绝的危候。所以治疗时针对阴阳有
余，则损其有余；针对阴阳不足则补其不足，目的在于重建阴阳的动态
平衡。

2. 五行的亢害承制方式

五行用于中医领域，首先是将五脏之间按其属性进行归类，然后根
据五行的相互关系来分析五脏之间存在的平衡关系。在生理状态下，某
脏功能亢进就会受到他脏制约，功能不足就会得到它脏协助，以五行之
间这种相互资生、相互制约的生克制化规律来解承乃制，制则生化的
动态平衡。在病理方面，以五行的生克制化规律来解释脏腑组织器官发
生的病理变化。认为一脏功能失调，会影响其他组织器官，出现"气有
余，则制己所胜而侮所不胜；其不及，则己所不胜侮而乘之，己所胜轻
而侮之"的病理变化。五行的治疗在于恢复彼此之间的动态平衡。如中
医学创立的虚则补其母、实则泻其子、隔一隔二治法等，目的都是企图
通过五行生克承制的方式来达到平衡，恢复健康。

3. 气机的升降出入方式

三焦主气化，五脏气机各有规律，位于上者以下降为主，位于下者以上升为宜，中焦为气机升降的枢纽，"脾宜升则健，胃宜降则和"，脾胃配合，精微上升，浊阴下降，则气机升降有度。此外，肺主肃降与肝主升发的左升右降，心火下降与肾水上承的心肾相交等，无一不是为了达到气机的动态平衡而进行的自身调整，因此平衡思维也是一种理想的辩证思维形式。

三、基于辩证思维的肾藏精藏象理论科学内涵

肾藏精功能是肾生理功能的核心和基础，具有促进人体的生长发育和生殖，促进血液的化生、抵御外邪等多种功能，其中富含辩证思维的大量内容。以下具体从对立思维、动态思维和平衡思维三种形式来加以阐释。

（一）"肾藏精"理论体现的对立思维

对立思维又称对待思维。在中医理论中，是指用对立的概念来分析人体的生理、病理、诊断、治疗活动的思维方法。对立概念是对立思维的标志，中医学使用了大量的对立概念来阐明人体的生命活动。肾藏精理论中使用了先天与后天、肾阴与肾阳、藏精与泄精等对立概念来阐释其理论。

1. 先天之精与后天之精

就精的来源而言，主要分为先天之精和后天之精两类。肾藏先天之精和后天之精。先天之精又称肾本脏之精，是禀受于父母，与生俱来的构成人体的原始生命物质。在胚胎发育过程中，精是构成胚胎的原始物质，为生命的基础，故称"先天之精"。先天之精藏于肾中，出生之后，得到后天水谷之精的不断充养，成为人体生育繁殖的基本物质，故又称为"生殖之精"。先天之精的盛衰决定着子代的禀赋，对子代的体质具有重要的影响。后天之精又称五脏六腑之精，是由脾胃化生并灌溉五脏六腑的水谷之精。人出生之后，经胃的受纳腐熟和脾的运化而化生

的水谷之精，转输到五脏六腑，成为脏腑之精，供给脏腑生理功能活动之需；其剩余部分则贮藏于肾，以备不时之需。当脏腑功能活动需要时，肾又把所藏之精，重新输出供给。这样肾不断贮藏，又不断供给，循环往复而生生不息。这就是肾藏五脏六腑之精的过程和作用。由此可见，后天之精是维持人体生命活动，促进机体生长发育的基本物质。

先天之精和后天之精的来源虽然不同，但却同藏于肾，二者相互依存，相互为用，在肾中密切结合而成为肾精。先天之精为后天之精的生成准备了物质基础，后天之精源源不断的产生又充养和培育了先天之精。先天之精只有得到后天之精的补充和滋养，才能充分发挥其生理效应；后天之精也只有得到先天之精的活力资助，才能源源不断地化生即所谓"先天生后天，后天养先天"。这种"先天之精"与"后天之精"的对立统一，恰好说明了"肾藏精"理论的形成离不开辩证思维。

2. 肾阴与肾阳

肾中精气可分为肾阴、肾阳。肾为先天之本，内藏肾阴和肾阳，二者在生理功能、病理表现等方面都是对立的，但都统一于肾藏精。肾阴，又称元阴、真阴、命门之水，对各脏腑具有滋润、成形、抑制作用。肾阳，又称元阳、真阳、命门之火，对各脏腑具有推动、温煦、兴奋作用。由于命门之水火为一身阴阳之根本，因此肾阴、肾阳亦为人体各脏腑阴阳之根本，对维持人体脏腑的功能活动具有重要的作用。"五脏之阴气非此不能滋，五脏之阳气非此不能发"（《景岳全书·传忠录》）。肾阴肾阳在人体内既相互对立、相互制约，又相互依存、相互为用，共同维持人体"阴平阳秘"的生理状态。故曰："人之水火，即阴阳也。无阳则阴无以生，无阴则阳无以化"（《医宗必读》）；"阴阳原同一气，火为水之主，水即火之源，水火原不相离也"（《景岳全书》）。

3. 藏精与泄精

肾主藏精。《素问·六节藏象论》曰："肾者主蛰，封藏之本，精之处也。"肾具有闭藏的特性，能够贮存精气。精是构成人体和维持人体生命活动的基本物质。《素问·金匮真言论》曰："生之来，谓之精。"

《灵枢·本神》曰："夫精者，身之本也。"《素问·上古天真论》曰："肾者主水，受五脏六腑之精而藏之。"可见肾所藏之精既包括禀受于父母的先天之精，又含来源于水谷精微所化生的后天之精。

肾又主泄精，藏精与泄精统一于肾。禀于先天的先天之精与来源于水谷精微及脏腑所化生的后天之精在肾中密切结合，组成肾中精气，并在肾的摄纳作用下藏于肾中，在肾的封藏作用下不断充盈并防止其过度耗散。肾精有促进机体的生长、发育和生殖能力，且能生髓化血，抵御外邪的作用，肾精功能的发挥有赖于肾的贮藏。同时肾又有泄精之功能。肾的泄精体现在两个方面。其一，根据机体的需要，肾将所藏的精重新输送至其他脏腑，成为脏腑功能活动的物质基础。肾中精气为一身精气的总根，当其他脏腑精气不足时，肾中精气又可以作为后备力量，补充代偿诸脏腑精气的不足。其二，人体青春期后，肾中精气充盈到一定程度时产生的具有促进人体生殖器官成熟，并维持生殖功能的物质，即"天癸"。在天癸的作用下肾精开始盈满并能溢泻，在女子则月事以时下，即月经来潮，男子则出现排精现象，都是肾中精气盈满溢泻的表现。

如此，肾藏精是藏中有泄，泄而又藏，循环往复，生生不息。正如《怡堂散记》所说："肾者，主受五脏六腑之精而藏之，故五脏盛乃能泄，是精藏于肾而非生于肾也。五脏六腑之精，肾实藏而司其输泄，输泄以时，则五脏六腑之精相续不绝，所以成其次而位乎北，上交于心，满而后溢，生生之道。"

（二）"肾藏精"理论体现的动态思维

动态思维是指用运动的、变化的、发展的观点来分析研究生命、健康和疾病等医学问题的思维方式。恒动观念是中医学的一大特点。

众所周知，气一元论和阴阳五行学说是中医学的哲学基础，两者的核心内容都体现了运动和变化。中医学用气、阴阳的概念及其运动和形式转化的观点来说明健康问题，认为健康本身就是一个动态的概念，人的生命是一个运动变化的过程，人体内气血运行有序，则脏腑经络功能正常，其人则健康。

　　肾作为人体内最为重要的脏腑之一，被历代医家称为"先天之本""生命之根"。肾之所以重要，是因为肾所化生与闭藏之物——肾精，是人体生命活动最为重要的物质基础，机体的生殖繁衍、生长发育、各个脏腑组织生理功能的发挥与维持，都无一不是依靠肾精作为物质基础，都无一不是肾精生理效应的体现。肾精在体内处于不断的运动变化中，人体正是随着肾精的盛衰变化而有了生老病死的生命过程。

　　1. 人的生命过程随着肾精的盛衰而变化

　　人从出生以后的发育、成熟、衰老以至死亡前机体生存的时间，称之寿命，通常以年龄作为衡量寿命长短的尺度。即生、长、壮、老、已是人类生命的自然规律。中医认为人以五脏为中心，肾为五脏之根本。肾所藏之精气为生命之本，在人的生、长、壮、老、已的过程中起着主导作用。一般把生长壮老已这一生命过程，按年龄分为少年、青年、中年和老年四期。中医对人体生命历程的划分，按《素问·上古天真论》的记载，以男八女七为单位，一般分为四个阶段。男子出生至16岁，女子出生至14岁为第一发育阶段；男子16岁至40岁，女子14岁至35岁为第二身体壮盛阶段；男子40岁至64岁，女子35岁至56岁为第三身体渐衰阶段；男子64岁、女子56岁以后为第四身体衰老阶段。在整个生命过程中，从幼年开始，肾精逐渐充盛，出现齿更发长等生理现象。到了青壮年，肾精进一步充盈，乃至达到极点，机体则随之发育到壮盛时期，表现为真牙生而长极，筋骨强劲，肌肉满壮等生理现象。此后，肾中精气逐渐衰少，机体也逐渐衰弱，出现牙齿枯槁无华、发脱、鬓白、面焦、筋骨活动不灵活等生理现象，人体开始衰老。男子64岁、女子56岁以后，人体则进入了衰老阶段，肾中精气亏损，表现为齿脱，鬓发皆白而且脱落严重，面憔悴，筋骨软弱，活动不便等一派老态龙钟之象。由此可见，肾精决定着机体的生长发育，为人体生长发育之根。如果肾精亏损不足，则会出现生长发育障碍，在儿童可见"五迟""五软"等病证；在青少年则可见筋骨痿软，发育迟缓，肌肉瘦削无力等；在成年则见牙齿早脱，头发早白脱落，未老先衰等。所以，临床上补肾填精是延缓衰老和治疗早衰、早老以及老年病的重要手段。

2.人的生殖功能随着肾精的盛衰而变化

肾精是胚胎发育的原始物质，又能促进生殖功能的成熟，对繁衍后代起着重要的作用，人的生殖能力随着肾精的盛衰而变。"人始生，先成精，精成而脑髓生，骨为干，脉为营，筋为刚，肉为墙，皮肤坚而毛发长，谷入于胃，脉道以通，血气乃行"（《灵枢·经脉》）。父母所藏生殖之精在胎孕期间主宰人体生长发育，故称"先天之精"；人出生以后，由于先天之精和后天之精的相互滋养，从幼年开始，肾的精气逐渐充盛。发育到青春期，随着肾精的不断充盛，体内便产生一种具有促进生殖功能发育成熟和维持生殖功能作用的精微物质，称作"天癸"。于是，男子就能产生精液，女子则月经按时来潮，性功能逐渐发育成熟，具备了生殖能力。以后，随着肾精的更加充盛，个体进入了壮盛阶段，天癸物质不断产生，人的生殖功能也就处于最旺盛时期。此后，随着人从中壮年时期进入老年，肾精也就由充盈逐渐趋向亏虚，天癸的生成亦逐渐随之减少乃至耗竭，生殖能力就随之逐渐下降，以至丧失。因为肾精具有促进人体的生殖功能的作用，为生殖繁衍之本，故有"肾主生殖"之说。如肾藏精的功能失常，就会导致性功能异常，生殖能力下降，这也是临床上治疗性与生殖功能异常采用固肾保精的理论根据。

（三）"肾藏精"理论体现的平衡思维

平衡思维是指用相对平衡的观点去认识人体的生理与病理、诊断与治疗的一种思维方法，它是在对立思维和动态思维基础上所形成的一种特殊思维形式，也是一种理想的辩证思维形式。中医学认为，事物在不断地运动变化，统称为气化。阴阳有盛衰、消长、转化的运动变化，五行有生克、乘侮的运动变化，气有升降出入的运动变化。不管运动变化形式多种多样，只要达到平衡则机体健康，失去平衡则发生疾病，治疗的关键在于恢复动态平衡，只不过达到平衡的方式各有不同。"肾藏精"理论体现的平衡思维具体包括如下两个方面。

1. 肾藏精，阴阳协调，维持体内环境平衡

肾是生命之本，五脏六腑之根，水火之宅，寓真阴（命门之水）而涵真阳（命门之火）。五脏六腑之阴，非肾阴不能滋养；五脏六腑之阳，非肾阳不能温煦。肾之阴阳，又名元阴元阳。肾阴，又称元阴、真阴、真水、命门之水，为人体阴液之根本，对全身各脏腑组织起着滋养和濡润作用。肾阳，又称元阳、真阳、真火、命门之火，为人体阳气之根本，对全身各脏腑组织起着推动和温煦作用。肾阴和肾阳，二者相互制约，相互依存，相互为用，维持着人体生理上的动态平衡。肾阴肾阳为脏腑阴阳之根。肾阴充则全身各脏腑之阴亦充；肾阳旺则全身各脏腑之阳亦旺。正如张景岳所言，"所谓真阴之用也，凡水火之功，缺一不可。命门之火，谓之元气，命门之水，谓之元精。五液充，则形体赖而强壮；五气治，则营卫赖以和调。此命门之水火即十二脏之化源，故心赖之，则君主以明；肺赖之，则治节以行；脾胃赖之，济仓廪之富；肝胆赖之，资谋虑之本；膀胱赖之，则三焦气化；大肠赖之，则传导自今"（《类经附翼·三卷》）。阐明了肾阴肾阳具有调节人体代谢和生命活动的作用，诸脏功能依赖于肾阴肾阳的调节。

在病理情况下，由于某种原因，肾阴和肾阳的动态平衡遭到破坏而又不能自行恢复时，就会出现肾阴虚和肾阳虚的病理变化。由于肾阴、肾阳二者密切联系，在病变中又常常相互影响，相互累及，发展为阴阳两虚，称作阴阳互损。

肾阴虚证为肾阴液不足，失于濡养，导致虚火偏亢，临床表现为腰膝酸软、两腿无力，眩晕耳鸣，失眠多梦；男子阳强易举或阳痿、遗精，妇女经少经闭；舌红少津，脉细数。肾阳虚证为肾阳不足、失于温煦，临床表现为畏寒肢冷，尤以下肢为甚，头目眩晕，精神萎靡，面色白，舌淡胖苔白，脉沉弱；或阳痿，早泄，妇女宫寒不孕；或大便久泄不止，完谷不化，五更泄泻；或浮肿，腰以下为甚，按之凹陷不起，甚则腹部胀痛，心悸咳喘。

由于肾为五脏六腑阴阳之本，所以肾的阴阳失调必将累及他脏。如肝失去肾阴的滋养，出现肝阳上亢，肝风内动；心失肾阴的上承，引起心火上炎，或心肾阴虚；肺失去肾阴的滋养则可出现咽燥、干咳、潮热等肺肾阴虚之证；脾失去肾阳的温煦，则可出现五更泄泻、下利清谷等脾肾阳虚之证；心失去肾阳的温煦，则可出现心悸、脉迟、汗出肢冷、气短等心肾阳虚证。反之其他各脏阴阳失调，日久也必累及于肾，损耗肾中精气，导致阴阳失调，这即是"久病及肾"形成的理论根据。由于肾阴、肾阳均以肾中精气作为物质基础，肾的阴虚、阳虚实际上均是肾中精气不足的表现，所以肾阴虚发展到一定程度可累及肾阳，肾阳虚发展到一定程度可累及肾阴，从而出现肾阴阳两虚的现象，但若有时肾中精气虽已亏损，但阴阳失调并不明显，则称作肾中精气亏损，或肾精不足、肾气虚。

2. 肾藏精起亟，维持体内外环境平衡

肾藏精功能在维持体内环境平衡的同时，也在维持内外环境平衡的过程中发挥着重要的作用。即肾治内主外功能是互为依存，互为作用的。

人体是一个开放的系统，具有一定的自我稳定能力。人体系统在自然界中，能够顺应四时阴阳变化并随社会环境的影响而在一定范围内自我调节，从而保持和恢复原来有序的状态保持原有的结构和功能，即维持系统稳定性。"肾"系统作为人体的子系统，在与其他各脏腑及外界环境相互联系的同时，也有着维持自身稳定的能力。肾主外是《黄帝内经》肾藏象理论的重要命题，强调肾具有调节机体与外界环境之间的平衡，维护机体健康的功能。肾藏先后天之精，藏精而起亟，能应激、应变，方能主外。《素问·生气通天论》曰："阴者藏精而起亟也，阳者卫外而为固也。"程士德曰："亟，急也。又频数也。《太素》'起亟'作'极起'。"极和亟，古代通用。阴精为阳气的物质基础，阴精不断充养表阳，是谓"阴者藏精而起亟。"汪机注曰："起者，起而应也。外有所召，则内数起以应也。如外以顺召，则心以喜起而应之；外以逆召，则肝以怒起而应之之类也。"亟，即紧急、急切之义，起亟即起而应付紧急或急切的需要，相当于应变、应激功能。人体是一个高度复杂、具有自我调节能力的巨系统，对内外环境的变动有对应变化、不断调整适应的能力。这种随内外环境变化而进行调整、适应的过程称之为"应变"，是人类和其他生命个体所具有的基本特征之一，也是生命得以繁衍生存的基本能力。精是起亟的基础，肾为机体应变调节中枢主要体现在肾藏蓄调节一身之精，肾精化生元气治于里。肾具有藏精起亟，维持机体与外环境之间的平衡，抵御致病邪气的侵袭，保持机体健康的功能。

系统稳定在外界的作用下，开放系统具有一定的自我稳定能力。人体系统在自然界中，能够顺应四时阴阳变化并随社会环境的影响而在一定范围内自我调节，从而保持和恢复原来有序的状态保持原有的结构和功能，即维持系统稳定性。机体在维持稳定的生命活动过程中会经历一些涨落使人体远离平衡态。人体系统由健康转向病态以及预后的过程即是系统由稳定走向失稳再自组织的过程。在肾系统中，肾有贮藏并维持调节人体一身之精的功能。当受内外病因影响而产生病理变化，如因先天禀赋不足或后天失养，或过劳而使肾气虚衰，影响其藏精功能，即肾失封藏所导致精虚，出现性功能异常，生殖能力下降，出现遗精、早泄等失精等病理变化之时，机体有着一定的自我调节功能。一方面通过正气来复而旺盛与邪气抗争，使得疾病由里出表，病势好转或自愈；另一方面可通过治疗，即从环境中获得自由能使肾藏精功能恢复正常，从而使肾系统恢复稳定状态。无论是补肾固精，还是滋阴养阳，其补益的机理都是以自愈为基础，调动、增强机体的自组织能力，推动机体进行自我调节，通过其主体性和有"目的"的恢复有序稳态的活动，达到愈病的目的。

现代研究表明，人体免疫功能的调节，无论是宏观上整体水平的，还是微观上细胞分子水平的；无论是第一信使"神经－体液的调节"，还是第二信使"环核苷酸的调节"等，肾都起着主导作用。补肾中药可使下丘脑促肾上腺素皮质激素释放因子受抑状态得到恢复，能提高 CRF mRNA 表达量，促使 CRF 的分泌增多，从而调节细胞免疫功能，维持内外环境的平衡，保持身体健康。所以，肾在调节免疫平衡、抵御疾病

的发生、维持人体的正常生理活动、治疗疾病等各方面，有着极其重要
的作用。

综上所述，肾是人体生命的原动力和生命活动的中枢。神由肾中精
气所化，肾精充足，心血得肾精肾水滋养；心肾相交，水火既济，则
人神明出，智慧生。正如陈士择《辨证录》指出："人之聪明非生于心
肾，而生于心肾之交也。肾水资于心，则智慧生生不息；心火资于肾，
则智慧亦生生无穷。能深谋远虑，巧妙处理事物，称之为智。"聪明智
慧的人，即使突遭意外之变，也能机智灵活，急中生智，应对自如，能
起亟应变，更好地生存。肾精化生元气以治理调节五脏，肾阴肾阳治理
调节全身的阴阳，保持机体内环境的稳定，其最终目的就是要维持机体
与外环境的协调适应，以抵御邪气的侵袭，保护生命，维持生命，发挥
主外的功能。《中国医药汇海》说："神生于肾中精气，上归于心。阴精
内含，阳精外护，是以光明朗润，烛照万物，及感触万物，发生七情。"
肾精充足，心肾相交，"肾精滋养心神，故能积精全神，游行于天地之
间，视听八达之外，此盖益其寿命而强者也，亦归于真人"（《素问·上
古天真论》）。肾藏精充盈，才有充足的生命储备，才有较强的适应能
力。肾藏精起亟，肾中精气的内调外达，机体能应激、应变，与外环境
相适应，才能御邪防病。肾藏蓄调节一身之精，肾治于里而主外，精足
神旺则能起亟应变，应付机体、精神和社会三个方面的变化，保持内外
环境的协调统一，从而保护生命，维持身心和谐的健康状态。

参考文献

［1］刘长林.中国象科学观［M］.北京：社会科学文献出版社，2007.

［2］杨春鼎.形象思维学［M］.合肥：中国科学技术大学出版社，1997.

［3］邢玉瑞.21世纪高等中医药院校研究生试用教材《黄帝内经》理论与方法论
　　　［M］.西安：陕西科学技术出版社，2004.

［4］张其成等.新世纪全国高等中医药院校七年制规划教材：中医哲学基础
　　　［M］.北京：中医药出版社，2004.

［5］吴润秋，杨绍华.《黄帝内经》象思维之研究［J］.湖南中医杂志，2007，23（1）：57 – 61.

［6］刘庚祥."象"与中医思维的研究［J］.医学与哲学，1997，18（1）：22 – 24.

［7］吉文辉.中医的意象思维与意象模式［J］.南京中医药大学学报，2004，5（3）：134 – 136.

［8］［英］切克兰德·P，著，左晓斯，史然，译.系统论的思想与实践［M］.北京：华夏出版社，1990.

［9］刘长林.中国系统思维［M］.北京：中国社会科学出版社，1991.

［10］刘锋.简论系统思维方式［J］.学术季刊，2001，（4）：144 – 150.

［11］苗东升.系统思维与复杂性研究［J］.系统辩证学学报，2004，12（1）：1 – 5.

［12］戴汝为.复杂巨系统科学——一门21世纪的科学［J］.自然杂志，1997，19（4）：187 – 192.

［13］宋琳莉，孟庆刚.基于复杂性科学的系统思维与中医整体思维辨析［J］.北京中医药大学学报，2009，32（2）：80 – 83.

［14］王永炎，张启明.中医研究应进行系统论指导下的还原分析［J］.北京中医药大报，2007，30（7）：437 – 439.

［15］徐珊，孟庆刚.基于系统思维的中医认知方式特征探析［J］.北京中医药大学学报，2008，31（1）：26 – 29.

［16］马淑然，郭霞珍，刘燕池等.从机体自稳调节机制探讨"肾藏精"内涵［J］.北京中医药大学学报，2002，25（6）：4 – 6.

［17］孟庆刚，王连心，赵世初.非线性在中医药研究中的重要作用［J］.中医药学刊，2005，23（9），1557 –1558.

［18］孙爱云，刘兰军，从《周易》辩证思维论中医发展［J］.中医学报，2000，25（150）：886 – 887

［19］师双斌，郑洪新.用系统论原理分析中医"肾藏精"理论［J］.辽宁中医杂志，2012，30（3）：428 – 430.

第四章

"肾藏精"藏象理论的概念体系

中医藏象学说是中医理论体系的核心理论,"肾藏精"是中医肾藏象理论重要组成部分。"肾藏精"理论形成于《黄帝内经》,受到"精气学说""阴阳学说""五行学说"等古代哲学思想的深刻影响,系统解释肾的主要生理功能、病理变化,并应用于临床诊断、治疗以及养生、康复等方面。经后世历代医家的阐释与补充,逐步完善发展。"肾藏精"理论所涉及的概念繁多,随历代医家对"肾藏精"理论的深入研究,相关概念内涵在不同的历史时期也呈现一定的变化。因此,对"肾藏精"理论的概念内涵的深入研究,对于传承和创新肾藏象理论、提高中医基础理论学术水平,具有理论研究意义。

第一节 "肾藏精"藏象理论概念体系框架结构

中医肾藏象理论是以肾为中心,配合相关的自然属性、生理特性、生理病理功能、相关脏腑组织、形体官窍、精神情志、气血精津液及等整个肾系统。在整个肾藏象理论中,涉及了不同层次、不同类型及结构的概念。

一、概念、概念体系及概念框架

概念是对特征的独特组合而形成的知识单元，概念包含内涵与外延。内涵指反映在概念内的事物的本质属性，外延是反映在概念中具有本质属性的一切事物，主要指概念的范围，概念的内涵和外延称为涵义和适用范围。在人类对事物的认知过程中，抽象出感知的事物的共同本质属性及特点并加以概括，即感性认识上升到理性认识的过程。概念的语言表达形式是词或词组。随着社会历史和人类认识的发展变化，人对事物的认知也不断变化，随之概念内涵与外延也产生变动。

概念体系由一组相关的概念所构成，用以解释与说明理论及事物，每个概念在其中都占据一个确切位置。概念体系一般是以某种属性关系为骨架，在个别的地方辅以整体和部分关系、联想和序列关系等。

所谓概念框架，是人们通过对事物的经验及认识对于概念及概念体系的整理方式。人类用以解释认知世界与事物的任何一个概念，都不是孤立存在的，对于世界的理解与规定都不是独立产生的。任何一个概念的内涵与外延，都有着发展与演化规律，其获得与实现必须在一定"概念框架"中。事物之间的概念是相互联系，形成网络，从而构成整个事物的认知过程。

在概念框架的不同性质（或者说不同层次）的意义上，所有的概念框架区可分为三个基本层次，即常识性质的概念框架、科学性质的概念框架和哲学性质的概念框架。

二、肾藏象概念体系框架的文化基因

（一）道文化与中医"肾藏精"基础理论核心概念

1. 老子的道、象、物哲学思想

老子，姓李，名耳，是春秋时期道家思想的创始人，提出了"道""象""物"等哲学概念。

道 ①"道"为万物之本原，这也是道家思想的核心概念。道是先天地而生，万物的根本，《老子·第二十五章》："有物混成，先天地生。寂兮寥兮，独立而不改，周行而不殆，可以为天下母。吾不知其名，强字之曰道。"②"道"由有生于无，产生万物。《老子·第一章》："道，可道，非常道；名，可名，非常名。无，名天地之始；有，名万物之母。""无"是天地的本始，"有"是万物的根源。天下万物莫不从无到有，《老子·第四十章》："天下万物生于有，有生于无。"③万物生成的过程为"道生一，一生二，二生三，三生万物"（《老子·第四十二章》），道从混沌中而生，由气的聚散而成形，气分阴阳，阴阳二气的运动产生世间万物的变化。④道法自然。道是自然的法则，《老子·第二十五章》："人法地，地法天，天法道，道法自然。"人以地为法则，地以天为法则，天以"道"为法则，"道"则纯任自然，以它自己的本来样子为法则。即万物的天然本性、根本规律，因此《老子·第六十二章》："道者，万物之奥，善人之宝，不善人之所保。"

象 "象"的本义为大象。《说文解字·象部》："象，长鼻牙，南越大兽。"后因象南迁，世人罕见，故引申为意象之义。《韩非子·解老》："人希见生象也，而得死象之骨，案其图以想其生也，故诸人之所以意想者皆谓之象也。"《周易·系辞上》："见乃谓之象，形乃谓之器。"可见"象"为表现于外的征象，属于"形而上"者。老子道学思想"象"意为事物的征象，《老子·第十四章》："是谓无状之状，无物之象，是谓忽恍。"另外，象（大象）指事物本原之道，莫可名状，《老子·第四十一章》："大象无形，道隐无名。"

物 物即物质，是客观存在。老子道家思想认为，宇宙间最初的物即为道，《老子·第二十五章》："有物混成，先天地生……字之曰道。"而物又可不断形成、分化，由无到一，一可生二，二可生三，三生万物。关于"物"与"道"的关系，道家另一位代表庄子认为物是由道而生，万物皆有道，《庄子·齐物论》："其分也，成也；其成也，毁也。凡物无成与毁，复通为一。"另物为有际，而道色混然大全的，称为无际，《庄子·知北游》："物物者与物无际，而物有际者，所谓物际者也。不际不际，际之不际者也。"

《老子·第二十一章》："道之为物，唯恍唯忽。忽恍中有象，恍忽中有物。"可谓对自然界发生、发展、变化规律的概括。道，为法则、规律；象，为形象、现象、征象、意象；物，为器物，具体物质。

老子道文化的道、象、物，对肾藏精藏象基础理论概念体系框架的建构，具有重要的启迪作用。

2. 老子水地说

先秦时期"水地说"主要来源于《管子·水地》，其主要思想为世间万物的本原为水与地，地为万物之根，滋养万物之生长，而水如地之脉，不断流动，构成万物的形态及变化。"水地说"是古人对万物本原的最朴素认识，一方面"水地说"认为水由精所聚，为"精气学说"的产生提供了理论基础。老子亦有"上善若水"的说法，《老子·第八章》："水善利万物而不争，处众人之所恶，故几于道。"可见，在老子道家思想中，水"几于道"，而道为万物之本始。湖北荆门楚墓出土道家文献《太一生水》："是故太一藏于水，行于时。周而或始，以己为万物母；一缺一盈，以己为万物经。此天之所不能杀，地之所不能厘，阴阳之所不能成。君子知此之谓道也。"更加肯定了水与道的密切关系。

3. 道文化的精气学说

精气学说与道家的"道""气"思想相通，道家学说代表人物老子认为世界的本原为"道"，庄子认为气可形变，气的变化构成了万物的形态，《庄子·至乐》："气变而有形，形变而有生。"马王堆出土的《十问》也记载精无形无体，是构成和维持人体生命活动的重要物质。《十问·黄帝问于容成》："天地之至精，生于无征，长于无形，成于无体，得者寿长，失者夭死。"

《黄庭经》是道教上清派的重要经典，据考证成书于魏晋之际。《黄庭经》多次提到精气的概念，主要有以下观点：①精气为人身之本。《黄庭经》中多次提到积累精气对养生的重要性，《黄庭外景经·第十八》："仙人道士非有神，积精累气以成真。"其认为修道之人并无特别的神奇手段，而是积累精气而达到修身效果，体现了精气于人体的重要性。人身所藏之精气若灯中之油，油足则火旺明亮，反之则油尽灯枯。《黄庭内景经·第二十一章》："长生至慎房中急，何为死作令神泣，忽之祸乡三灵灭，但当吸气炼子精，寸田尺宅可治生。若当海决百渎倾，叶落树枯失青青。气亡液漏非己行，专闭御景乃长宁，保我泥丸三奇灵。"②闭精勿施为养生之道。修炼家所最急者，在于闭精勿泄，如是则生命可长存矣。《黄庭内景经·第二十二章》："急中精室勿妄泄，闭而宝之可长活。"③下丹田为藏精之所。《黄庭内景经》认为下丹田，脐下三寸，又名气海、精门、关元或命门。《黄庭内景经·中池》："横津三寸灵所居，隐芝翳郁自相扶"。下丹田是人命的根基、阴阳的门户、五气的本元；是男子藏精、女子藏胎之处，内有真神赤子居住，故称下丹田为"命门""生门"或"生宫"。《黄庭内景经·第十五章》："三老同坐各有朋，或精或胎别执方，核孩合延生华芒。"

4.道文化的养生与肾藏精

道文化有着强调尊重生命的养生思想。"养生"一词最早见于《庄子·养生主》："缘督以为经，可以保身，可以全生，可以养亲，可以尽年。"此之养生意为保身，全生，尽终天年。道家认为精气为构成万物生命之本原物质。因此，道家养生思想也十分重视人之精、气、神的养护，《太平经·钞壬部》："人有一身，与精神常合并也。形者乃主死，精神者乃主生。"

①重视积精，防止泄太过。道家强调摄精固气、节欲保真，重视人之生殖之精的固护与保养，通过"房中术"等方法进行固护生殖之精。《抱朴子·内篇·微旨》说："人不可以阴阳不交，坐致疾患，若纵情恣欲不能节宣，则伐年命，善其术者，则能却走马以补脑，还阴丹以朱肠，采五液于金池，引三五于华梁，令人老有美色，终其所禀之天年。"《太平经·甲部》："于是敛魂和魄，守胎宝神，录精填血，固液凝筋。"

②固护元气。最早见于战国晚期《鹖冠子》。《鹖冠子·泰录》篇认为元气为万物的本原。《太平经·乙部·定一明法》："元气行道，以生

万物，天地大小，无不由道而生者也。"道家养生强调素重炼气之法，认为人禀元气生，为生气之源。《太平经·乙部》："元气乐即生大昌，自然乐则物强，天乐即三光明，地乐则成有常，五行乐则不相伤，四时乐则所生王，王者乐则天下无病。"道家所论人身之元气与中医理论中肾所藏先天之精气类似，皆是禀于先天，为人生气之原。《太平经·天报信成神诀》："人皆得饮食，仰天元气，使得喘息。"

③丹道学说。汉·魏伯阳的《周易参同契》奠定了内丹术的理论基础。《周易参同契·阴阳精炁》："须以造化，精炁乃舒。""炁"通"气"，在道家学说中代表先天之气。因此，丹道学家认为通过炁功功法，将精、气、神结而为丹，从而固护人体一身之精气。此外，内丹术借用外丹理论和术语，以铅代表人体肾精，以汞代表人身心液，认为二者的交互作用，主导着人体的生命活动。促进了唐·孙思邈中医"心肾相交"理论的提出。《备急千金要方·心脏脉论》："方夫心者火也，肾者水也，水火相济。"

（二）儒文化与中医"肾藏精"基础理论核心概念

1. 周易的道、器哲学思想

《周易》由《易经》与《易传》两部分组成，《易经》为经文部分，而《易传》为传文部分，是先秦儒道等各家思想的汇总，以儒为主，吸收了道家、阴阳家等先秦各家学说思想。因此《易传》也有对"道"的阐述，《易传·系辞上》："形而上者谓之道，形而下者谓之器。"所谓形而上者，是指比较抽象的规律及原则，指哲学方法，或思维活动。而形而下就是指具体的有形的事物。《易传·系辞上》"一阴一阳谓之道"，阴阳代表事物相互对立又相互统一的两种属性。由此，《周易》所论之"道"主要指事物的纲领、规则，而万物具有的阴阳两种属性构成了事物发展的变化规律。"器"主要指具体的有形的事物，《易传·系辞上》"见乃谓之象，形乃谓之器"，象为事物反应的外在征象，"器"是在"道"的指导下所关联呈现的具体事物。

2. 儒文化的"元气"学说

董仲舒是西汉著名的经学家、哲学家，是汉代儒文化的代表人物之一。董仲舒《春秋繁露·王道》："元者，始也，言本正也。道，王道也。王者，人之始也。王正则元气和顺、风雨时、景星见、黄龙下。"称元气为本始之气，为万物之本。

王充是东汉杰出的唯物主义思想家，《论衡》为汉代元气学说最具学术影响力的代表著作。王充明确提出"万物之生，皆禀元气"的命题，以此作为世界万物的本原。如《论衡·谈天》："万物之生，皆禀元气。"人类的本原亦为元气，《论衡·论死》："阴阳之气，凝而为人，年终寿尽，死还为气。"元气是天地万物的本原，天地万物一样皆由元气构成，元气是统一的物质元素。元气分为"阴气"和"阳气"，有无形和有形，人、物的生都是"元气"的凝结，死灭则复归元气，这是个自然发生的过程。《论衡》从宇宙观上否定董仲舒"天人感应"的"天"，还世界的物质性面貌。人和五谷不是上天有意创造出来的，而是"气"的"自然之化"。人之寿命长短取决于其禀气的实虚、厚薄、强弱与优劣。禀得厚实坚强之气者，长寿；禀得薄弱虚软之气者，短命；并且，人的贫富、贵贱也是由禀气决定的。

儒文化"元气学说"为中医学"元气"理论奠定基础。中医学认为，元气根源于肾。人之本始之气为先天之精气，即《灵枢·刺节真邪》所论之"真气"，"真气者，所受于天，与谷气并而充身也"。宋金·张元素、李杲等医家论及元气，《脾胃论·脾胃虚则九窍不通论》："真气又名元气，乃先身之精也。"人身之元气来源于肾先天之精气，为人体气之本原，受后天水谷之气以培育，是生命活动的原动力。肾主蛰，封藏精气，先天精气藏之于肾，故谓先天之本；先天之精气化生元气，因而《难经·八难》："所谓生气之原者，谓十二经之根本也，谓肾间动气也。此五脏六腑之本，十二经脉之根，呼吸之门，三焦之原。"

3. 宋明理学的"太极"说

"太极"的概念源于先秦两汉时期，是阐明宇宙从无极而太极，以至万物化生的过程。《列子·天瑞》记载了宇宙的生成遵循"太易-太初-太始-太素"的模式，而在《易传·系辞上》载："易有太极，是生两仪，两仪生四象，四象生八卦。"

宋明理学推动了太极学说的发展，宋·周敦颐《太极图说·易说》曰："无极而太极，太极动而生阳，静而生阴，静极复动。一动一静，互为其根，分阴分阳，两仪立焉。阳变阴合，而生水、火、木、金、土。五气顺布，四时行焉。五行一阴阳也。阴阳一太极也。"如此将太极、阴阳、五行合而论之，则太极为未分化之原始实体，化阴阳二气，阴阳运动变化而形成五行，为万物的归类。即太极-阴阳-五行-万物的模式。邵雍则提出太极为道家所论之"道"，即为世界本原，《皇极经世·观物外》："以道生天地，则天地亦万物也。道为太极。"朱熹认为太极是万物之理，万物之运动不息皆因有太极，太极为万物之枢纽，而人身也有一太极，《朱子语类·卷九十四》："人人有一太极，物物有一太极。"

金元医家朱丹溪将太极学说引入医学中，《格致余论·相火论》："太极，动而生阳，静而生阴。阳动而变，阴静而合，而生水、火、木、金、土，各一其性。"人体五脏水火阴阳循太极之理，太极为生命的原动力，而君相二火，即君火、相火的关系，从"同"来说都为生命之动力；从"异"来说，君火为本原、实质，原动力。至明清时期，明·孙一奎、赵献可等人将人身之太极定义为命门。命门为人之生命之源，《医贯·内经十二官论》"命门为一身之太极，无形可见，两肾之中，是其安宅也"，命门寓于两肾，藏精系元气。而命门太极生两仪，即命门之水火，继而转变为肾阴、肾阳的概念，明·龚廷贤《寿世保元·水肿》："或金匮肾气丸，以补肾阳。"

宋明理学中所论之"太极"对命门学说以及肾阴、肾阳概念的确立有着重要的影响。命门学说，以及命门水火理论来源与"太极学说"，正是秉着《朱子语类·卷九十四》："人人有一太极，物物有一太极"的理论，才促使古代医家将太极学说引入中医理论。"太极学说"

中"太极"与"命门"概念有所不同。命门概念是建立在人体之上，基于"肾藏精"理论以及人体精、气理论所演化而来，而哲学思想中"太极"是以万物而言，太极所生两仪是指阴阳二气。肾阴、肾阳概念是肾中精气中具有阴阳属性的两类精微物质。中医"肾藏象"理论为基础的中医特有的概念，而哲学中的太极及所生两仪的内涵与外延更为广泛。

三、肾藏象概念体系框架结构

本研究将肾藏象概念体系框架可分为三个层次，即"道""象""器"。关于"道""象""器"，《易传·系辞上》明确概念，"形而上者谓之道；形而下者谓之器"，且"见乃谓之象，形乃谓之器"。道，超乎形体，反映事物的本质属性和规律性联系，以规律、法则为重点，属于抽象逻辑范畴。象，现象、形象、比象，以物象为基础，从直观到类比、从感性到理性，反映和认知事物的本质和联系，属于理性认识范畴。器，具体物体，器官，医学中反映生物体具有某种独立生理机能的形态结构。

中医肾藏象理论之"道"，即以精气学说、阴阳学说、五行学说为核心所构建的基本规律和基本法则：肾为阴中之太阴，五行属水，五方为北，八卦为坎，天干壬癸，与冬气相通应。

基于中医肾藏象理论之"道"，建立中医肾藏象理论之"象"，包括现象、征象、比象，即肾的生理功能之象：肾为先天之本，封藏之本，肾藏精，肾主水，肾主纳气等的生理特性和生理功能。

基于中医肾藏象理论之"道"和"象"，体现于人体形态结构之"器"，即以肾为脏，膀胱为腑，耳及二阴为窍，在体为骨、齿、发、腰，在液为唾的肾系统。

（一）肾藏象理论之"道"

1.肾为牝脏，属阴，为阴中之太阴

牝、牡乃阴阳之代名词，即雌性之牝为阴，雄性之牡为阳。《灵枢·顺气一日分为四时》:"肝为牡脏……心为牡脏……脾为牝脏……肺为牝脏……肾为牝脏。"人体之牡脏指阳脏，即肝与心；牝脏指阴脏，乃脾、肺、肾。肝主春，心主夏，春夏为阳，故肝、心为牡脏；脾主长夏，肺主秋，肾主冬，长夏、秋、冬属阴，故脾、肺、肾皆为牝脏。

后代医家多将阴阳、五行相互配合而论。如明·张介宾《类经·二十卷·针刺类十七》:"肝属木，为阴中之少阳，故曰牡脏……心属火，为阳中之太阳，故曰牡脏……脾属土，为阴中之至阴，故曰牝脏……肺属金，为阳中之少阴，故曰牝脏……肾属水，为阴中之太阴，故曰牝脏……按：五脏配合五行，而唯肝心为牡脏，脾肺肾皆为牝脏，盖木火为阳，土金水皆为阴也。"张志聪《灵枢集注》:"肝属木，心属火，故为牡脏；脾属土，肺属金，肾属水，故为牝脏。"

肾阴阳属性为阴，肾为阴脏，阴阳中又分阴阳，肾为阴中之阴，《素问·金匮真言论》中提到"腹为阴，阴中之阴，肾也"，另《素问·六节藏象论》中将五脏阴阳以太、少划分，王冰等的《重广补注黄帝内经素问·六节藏象论》中称肾为"阴中之少阴"。

宋·《新校正》中认为《黄帝内经太素·五脏命分》及《针灸甲乙经·十二原》中均以"肾为阴中之太阴"论，本篇以阴阳多少来划分太、少，肾与肺相较，肾在膈以下，通于冬气，主封藏；而肺在膈以上居于阳位，通于秋气，主肃降，因此肾应为阴中之太阴，而肺为阳中之少阴。如果说肾为"阴中之少阴"，少阴，当为从足少阴肾经而论。

2. 肾属水

肾五行属水。《吕氏春秋·十二纪》中称孟冬之月祭先肾，这种五季祭五脏的说法是五脏配五行之滥觞。《素问·五运行大论》曰:"北方生寒，寒生水，水生咸，咸生肾……其在天为寒，在地为水……在脏为肾。"

3. 肾方位在北，四时为冬，八卦为坎，天干为癸，六气为寒

据五行的特性，如《尚书·洪范》"水曰润下"，五行与五方、四时、五味、五音等相配，肾属水，方位在北，而通于冬气，其味咸，

其音羽。马淑然等通过现代研究发现中医"肾应冬"具有客观物质基础，动物机体在应时而变的过程中存在着以机体的基本生化代谢为基础的整体调控机制，通过作用促进与抑制肾精两种调控物质以应对季节变化。

肾天干为癸。天干与五行相配，壬癸为水，壬为阳水，癸为阴水，因此肾为癸。而在八卦中坎为水，因此五脏中肾对应坎卦。《周易·说卦》认为坎配北方，而坎、震、离、兑为四正卦，主管一年四季。八卦与五行相配属，坎为水。

4. 肾之数为六

据后世对《河图》的解读，《易纬·乾坤凿度》："天一生水，地六成之；地二生火，天七成之；天三生木，地八成之；地四生金，天九成之；天五生土，地十成之。"结合《黄帝内经》中五脏与五行配属关系：水之生数一，对应成数六，所以肾其数六；火之生数二，对应成数七，所以心其数七；木之生数三，对应成数八，所以肝其数八；金之生数四，对应成数九，所以肺其数九；土之生数五，对应成数十，土独主生数，所以脾其数五。因此，肾之数为六。

（二）肾藏象理论之"象"

1. 肾的天人合一之"象"

肾为水藏，牝藏，水火之宅，阴中之阴，至阴，太阴；在天为寒，上为辰星，在地为水，雨气通于肾，在色为黑，在音为羽，在味为咸，其臭腐，其畜彘（猪），其谷豆，其时冬，其日壬癸，其数六。

2. 肾的系统结构之"象"

肾居下焦，位于腰部，脊柱两旁，左右各一。肾的系统结构为：三焦、命门、膀胱、脑、精室、胞宫；体表组织的骨、齿、发；官窍的耳、前阴、后阴；经络的足少阴经脉、冲任督带及阴跷阴维；基本物质的天癸、肾精、肾气、肾阴、肾阳、命门之水、命门之火、唾液、精液等。

3. 肾的生理功能之"象"

肾为作强之官，伎巧出焉；身之本、先天之本、封藏之本；主蛰、藏精、精之处、气之根、主津液、主二便、胃之关、治于里、主为外；其充在骨、藏骨髓之气，齿为骨之余、其华在发、开窍于耳，主二阴；在志为恐、主智。肾精盛衰的外在表象为生、长、壮、老、已的生命现象；肾精盛衰的客观标志为齿、骨、发、天癸、髓（脑髓、骨髓）等。

4. 肾的病理变化之"象"

肾的病理变化之象，主要体现在生长发育迟缓；生殖功能异常；脑髓骨髓空虚；呼吸功能减退；水液代谢障碍；精血津液气化失常；防御功能下降；精神情志异常。

肾的病理变化之象，在临床实践中突出体现在病机证候方面。肾的病机特点为虚证居多，或虚实错杂；即便实证，亦因虚致实。证候可分为肾精亏虚类、肾气虚类、肾阳虚类、肾阴虚类、肾阴阳两虚类、肾虚实相兼类、肾与脏腑相兼类。

5. 肾病诊断防治之"象"

肾的诊断辨证之象体现在：望诊重在神、色、形态：髓海不足则脑转神少，色黑主肾气不衡，腰脊不举为肾虚精亏；闻诊重在听声辨音：耳鸣耳聋主肾精不足或虚火上炎、呻吟则为肾之病声；问诊重在齿、骨、发、生殖、二便等肾之外候；切诊贵在尺脉有根之象，等等。

肾病防治之象，治未病为首要之策，保精护肾为原则之本；从肾论治相关病证，扶正尤重补肾，调整阴阳壮水益火而以肾为先，正治反治逆从有肾，调理脏腑而肾水承制生化，气血津液皆可调肾。康复调理、养生保健，更须重肾，诸如此类，其象相应。

（三）肾藏象理论之"器"

中医肾藏象理论之"器"，包括肾本脏及其所属的膀胱、血液、唾液及尿液、精液、天癸、骨、齿、髓、腰脚、发、耳及二阴、足少阴肾经等，以肾为中心，配合脏腑经络、精血津液、形体官窍等共同构成肾系统。

．．．

第二节 "肾藏精"藏象理论基本概念诠释

一、肾藏象相关的基本概念

（一）肾的生理功能

【肾】

中医学的"肾"，为"肾藏象"功能系统。

"肾"的字义，《说文·肉部》："肾，水脏也，从肉，臤声。"《素问·脉要经微论》："腰者，肾之府。"肾位于腰部脊柱两侧，左右各一。

中医学关于"肾"的位置、形态，与西医学同名脏器颇相一致，但对其生理特性、生理功能以及病理变化等的认识则有本质的不同。

【肾藏象】

肾藏象，亦称"肾脏象"，是关于肾的形态结构、生理特性、生理功能、系统联系、病理变化等的理论及其在临床实践和养生保健中的应用。

中医学独特的肾藏象理论以天人合一、形神合一、体用合一为基本特点，即注重肾的生理特性和生理功能活动与自然界阴阳之气消长变化的统一性，肾所主精、气、津液等物质基础与所藏的精神意识思维和情志变化的依赖性，肾的形态结构、物质基础与生理功能的系统性，从而形成系统性、整体性、宏观性的肾藏象理论。

【精】

中医学的精，又称"精气"。广义的精，泛指一切构成和维持人体生命活动的基本物质。如《黄帝内经太素·脏腑》："血、脉、营、气、精，谓之五精气。"《读医随笔·气血精神论》"精有四：曰精也，曰血也，曰津也，曰液也"。狭义的精，即生殖之精。如《灵枢·本神》："两神相搏，合而成形，常先身生，是谓精。"

精之概念产生于先秦时期，基于古代医家对生命活动的认识，受到中国古代哲学"精气"学说思想的影响，中医精的概念开始形成。《黄帝内经》记载"精"多达 171 处。精为构成人体生命的本原物质，先天之精禀受于父母的生殖之精，后天之精即水谷精微以充养机体，先天、后天之精结合而形成脏腑之精，藏之于肾；随着肾精不断充盛，在一定年龄阶段形成生殖之精以繁衍后代；并且，精为身体之根本，是维持生命活动的精微物质。

【肾精】

肾精，即肾所藏之精，是机体生长、发育、生殖、生髓、化血、主骨、荣齿、生发等功能的主要物质基础，对机体的智力和体力具有作用强力的生理功能，并可化生生殖之精，繁衍生命。

出于《素问·解精微论》："至阴者，肾之精也。"肾精作为合成词，则首见于隋·杨上善《黄帝内经太素·七邪》："肾精主骨。"肾精以先天之精为基础，得后天水谷之精和五脏六腑之精的补充。肾精属于脏腑之精之一，但与其他脏腑之精相比有着一定独特性，为五脏六腑精气之本。

【肾藏精】

肾藏精，是指肾具有贮存和封藏精气，以藏为主，藏中有泻，藏精起亟的生理功能。

出于《灵枢·本神》："肾藏精，精舍志。"肾藏精，以精的蛰藏、封藏、闭藏为主，防止精气无故妄泻；同时，藏中有泻，肾所藏之精又可流溢脏腑、布散体表、充养骨髓脑髓、化生血液、溢泻精气等；藏精起亟，对精气为生理功能提供物质基础，应急机体需求，调节阴阳平衡，发挥重要效应。

【先天之精】

先天之精，为禀受于父母的精华物质，是构成人体胚胎的基本物质和生命来源。又名"元精"。

见于《灵枢·本神》："生之来，谓之精。"汉·王充《论衡·超奇》:"天禀元气,人受元精。"此处之精,即先天之精。父母生殖之精相合,形成先天之精,先天之精承载父母的遗传物质,不断生长分化,形成人体五脏六腑、形体官窍。先天之精对胚胎发育、人体生长以及体质的形成,具有关键性作用。

【后天之精】

后天之精,为维持人体生命活动的水谷之精微。

人体出生之后,摄入饮食水谷,由胃受纳腐熟,小肠化物而分清泌浊,由脾的运化功能将水谷之精微上输心肺,化生气血,营养全身。如《灵枢·五味》:"谷始入于胃,其精微者,先出于胃之两焦,以溉五脏,别出两行,营卫之道。"

先天之精与后天之精相合,为人体之精,维持人体的生长、发育与生殖;濡养五脏六腑、四肢百骸。

【脏腑之精】

脏腑所藏之精,是形成脏腑和维持脏腑功能活动的基本物质。

脏腑之精的来源有二:一为先天之精,禀赋于父母,在胎儿形成过程中,形成各脏腑及其功能活动;二为后天之精,由脾胃运化而生成,与先天之精相合,共同构成脏腑之精,维持脏腑功能活动。

脏腑之精藏于相应的各脏腑。如《素问·五脏别论》:"五脏者,藏精气而不泻也,故满而不能实。"脏腑精气盈满,方能维持生理功能活动。并且,肾藏精,受五脏六腑之精而藏之。脏腑精气盈满,肾精充足,到了一定年龄,则产生生殖之精,具有繁衍后代的功能。

【元气】

又名"原气",是人体最根本、最重要的气,是人体生命活动的原动力。

元气,始见于汉代哲学著作。如《鹖冠子·泰录》:"天地成于元气,万物成于天地。"《论衡·言毒》:"万物之生,皆禀元气。"受到中国古代哲学的影响,中医学《难经》首论元(原)气:"命门者……原气之所系也。"元气,禀于先天,以先天之精所化生的先天之气为基础,又赖后天精气以充养，是人体生命活动的本原。元气根源于肾（命门），通过三焦而流行于全身，内而五脏六腑，外而肌肤腠理，无处不到，发挥推动和调节人体的生长发育和生殖机能，推动和调控各脏腑、经络、形体、官窍的生理活动。

【肾气】

肾气，即肾精所化生之气，具有推动和促进机体生长发育与生殖、精血津液代谢、肾与膀胱及其相关形体官窍功能活动的作用，并具有固摄精气血津液、固摄冲任二脉以及调控二便等生理功能。

"肾气"一词最早载于《黄帝内经》。《素问·上古天真论》以"男八女七"为生命节律，描述了肾气在生、长、壮、老、已的生命活动过程中变化规律与作用。

肾气包含有肾阴与肾阳两个部分：肾阳主温煦，能促进和推动人体的生长发育生殖和精血津液代谢；肾阴主凉润，能宁静和抑制人体的生长发育生殖和精血津液代谢。肾阴与肾阳协调共济，则维持人体正常的生长发育和生殖，并使精血津液代谢稳定有度。

【肾阴】

肾阴，又称"元阴""真阴"，与肾阳相对而言，肾阴是具有宁静、滋润和濡养作用的物质及其功能。

见于隋·杨上善《黄帝内经太素·寒热厥》："此人，谓手足热厥之人，数经醉酒及饱食，酒谷未消入房，气聚于脾脏，二气相搏，内热于中，外遍于身，内外皆热，肾阴内衰，阳气外胜，手足皆热，名曰热厥也。"

肾阴，来源于先天，故称为"元阴"；肾阴为各脏腑阴液之本，故又称"真阴"。肾阴滋润和濡养本脏及其所属膀胱、形体官窍，并对肾阳具有制约偏亢的作用；并且，肾阴为一身阴液之本，滋润和濡养各脏腑的功能活动。如《景岳全书·传忠录·命门余义》："五脏之阴气，非此不能滋。"肾阴充盛，各脏腑形体官窍得以濡养，生理功能正常。若肾阴亏虚，滋润、濡养等作用减退，则脏腑机能减退，发为虚热性病证。

【肾阳】

肾阳，又称"元阳""真阳"，与肾阴相对而言，肾阳是具有温煦、激发、推动和气化作用的物质及其功能。

见于隋·杨上善《黄帝内经太素·五脏脉诊》："诊得石脉急甚者，是谓寒气乘肾阳气走骨而上，上实下虚，故骨癫也。"

肾阳，来源于先天，故称为"元阳"；肾阳为各脏腑阳气之本，故又称"真阳"。肾阳温煦、推动和激发本脏及其所属膀胱、形体官窍，并对肾阴具有制约作用。肾阳为一身阳气之本，推动和激发各脏腑的各种功能，温煦全身脏腑形体官窍。如《景岳全书·传忠录·命门余义》："五脏之阳气，非此不能发。"肾阳充盛，脏腑形体官窍得以温煦，各种功能旺盛，精神振奋。若肾阳虚衰，推动、温煦等作用减退，则脏腑机能减退，精神不振，发为虚寒性病证。

【肾间动气】

又称生气之原。肾间所藏的不断运动的精气，具有推动五脏六腑、十二经脉等功能活动的作用，为生命的根源。

出于《难经·八难》："所谓生气之原者，谓十二经之根本也，谓肾间动气也，此五脏六腑之本，十二经脉之根，呼吸之门，三焦之原，一名守邪之神。"

关于肾间动气，明清之际医家发挥颇多。明·孙一奎认为，《难经·八难》所谓肾间动气，位于两肾之间的命门，为元气发动之机，非水非火，乃造化之枢纽，阴阳之根蒂，即先天之太极。明·赵献可认为，肾间动气即命门真火，位于两肾之间，为人身之真君真主，主持一身之阳气。张介宾认为，命门与肾通，为元气之根，阴阳水火之宅，"五脏之阴气非此不能滋，五脏之阳气非此不能发"，肾阴（命门之水）、肾阳（命门之火）发挥对五脏六腑的滋养和推动作用。

【命门】

命门有广义和狭义之别，广义命门为性命之门、生命之本，与肾密切相关，对机体各脏腑功能活动具有重要调控作用，又有命门之水、命门之火之分。如《难经·三十九难》："命门者，精神之所舍也；男子以藏精，女子以系胞，其气与肾通。"《景岳全书·传忠录》："命门为元气之根，为水火之宅。五脏之阴气，非此不能滋；五脏之阳气，非此不能发。"

狭义的命门专指目、子宫、精室等。如《灵枢·根结》："太阳根于至阴，结于命门。命门者，目也。"《类经附翼·求正录·真阴论》："肾有精室，是曰命门。"《类经附翼·求正录·三焦包络命门辨》："且夫命门者，子宫之门户也；子宫者，肾脏藏精之府也。"

对于命门的位置、形质等，历代医家众说纷纭。《难经》提出"右肾命门说"，自此，为后世的争论焦点。明清时期，有两肾总号命门、命门为肾间动气、命门在两肾之间等对命门位置的不同认识，又有命门主火、为水火之宅、非水非火等的观点争辩。但是，命门与肾密切相关，内寓真阴真阳，为生命活动之根本，得到历代医家的共识。

【命门之火】

命门之中，具有推动、温煦、气化作用的物质及其功能活动，为五脏六腑阳气之根本。

见于《质疑录·论命门之火不可偏诊于右尺》："人生有两肾，两肾并诊于左右尺，而命门则居两肾之中。所谓命门之火者，即两肾中之元气也。"自《难经》"右肾命门说"之后，宋·刘温舒《素问入式运气论奥·论生成数》以"左肾属水，右肾属火，火曰命门，则火之因水而后见"而论右肾为命门之火；宋金·刘完素《素问病机气宜保命集·病机论》以"故七节之旁，中有小心，是言命门相火也"而论右肾命门相火。承前启后，明清时期，关于命门之火的认识愈加明确而清晰，明·赵献可《医贯·内经十二官论》突出命门之火的作用："命门无形之火，在两肾有形之中，为黄庭，故曰五脏之真，唯肾为根……欲世之养身者治病者，的以命门为君主，而加意于火之一字。"明·张介宾（景岳）认为命门为水火之宅、真阴之脏，命门之火，谓之元气；命门之水，谓之元精。元阴元阳，亦曰真精真气。命门之水火，即十二脏之化源。如《景岳全书·传忠录》："命门为元气之根，为水火之宅。五脏之阴气非此不能滋，五脏之阳气非此不能发。"随着明清时期命门学说的兴盛，命门水火的概念逐渐与肾阴、肾阳概念重合，至今为命门水火较普遍的含义。

【命门之水】

命门之中，具有宁静、滋润、濡养作用的物质及其功能活动，为五脏六腑阴气之根本。

见于《类经图翼·真阴论》："命门之火，谓之元气；命门之水，谓之元精。"唐·孙思邈《备急千金要方·肾脏方》"左肾壬，右肾癸"，壬为阳水，癸为阴水，认为肾与命门皆为水。宋金元时期延续《难经》右肾命门说，但将肾与命门的水火阴阳属性加以发挥，提出左肾为水，右肾为火之论。如金·李东垣《医学发明·损其肾者益其精》："肾有两枚，右为命门相火，左为肾水，同质而异事也。"明代医家将太极图的哲学思想引入中医，如明·张景岳认为命门为人身之太极，太极生两仪，分为水与火，命门水火因之而生。命门之水，即元精元阴。命门之水，对五脏之阴气具有滋润、濡养作用，故为脏腑阴气之根本。

现代，多数医家认为，肾阳即命门之火，肾阴即命门之水。肾阴、肾阳，即是真阴、真阳，或元阴、元阳。肾阴与肾阳对立统一，相反相成，平衡协调，则肾的生理功能正常，并对维持机体全身阴阳平衡协调具有重要作用。

【相火】

相火，与君火相对而言，寄于肝、胆、肾（命门）、膀胱、三焦、心包络，具温养、推动脏腑之功能，为人体生命活动之动力。作为运气术语，少阳相火，上应天之少阳暑气。

相火一词，出于《黄帝内经》，为运气术语。如《素问·天元纪大论》："厥阴之上，风气主之……少阳之上，相火主之。"少阳相火指六气中的三之气小满至大暑。同篇又有"君火以名，相火以位"之论，唐·王冰注释："守位禀命，故云相火以位。"王氏之观点，对后世解析相火性质具有重要启迪作用。

宋金时期，刘完素《素问玄机原病式》以"肾为相火"；金·张元素《脏腑标本药式》称"命门为相火之原"。元·朱丹溪发挥相火理论，谓之寄居于肝肾二脏的阳火，为人体生命活动之动力。如《格致余论·相火论》："具于人者，寄于肝肾二部，肝属木而肾属水也。胆者，肝之腑；膀胱者，肾之腑；心胞络者，肾之配；三焦以焦言，而下焦司肝肾之分，皆阴而下者也。"因此，肝、肾（命门）、胆、膀胱、心胞络、三焦，皆内寄相火。相火以肝、肾为主，肝之相火称为"雷火"，肾之相火称为"龙火"。

相火的生理特性为守位禀命，肝肾之阴的宁静、濡养作用对于相火的潜伏、蛰藏具有重要意义，即所谓"龙潜海底，雷寄泽中"。相火的生理功能为温煦和推动脏腑的功能活动。《格致余论·相火论》："天主生物，故恒于动，人有此生，亦恒于动，其所以恒于动，皆相火之为也。"生命在于运动，相火之为，在于恒动，"以为生生不息之运用"。相火以潜伏、蛰藏为本位，以温煦、推动为作用，从而维持生命活动的正常进行。

【天癸】

天癸，是与肾中精气盛衰密切相关，呈现青春期至衰退期由盛而衰的变化规律，对人体生殖功能具有整体调控作用的精微物质。

天，《说文解字·一部》"颠也，至高无上，从一大"，字义为至高无上，也有原始的含义；癸，《说文解字·癸部》"冬时，水土平，可揆度也，象水从四方流入地中之形"。癸作为天干中的第十干，五行属水。《沈氏女科辑要笺疏·经水》引徐亚枝语："谓天癸者，指肾水本体而言，肾为水脏，天一生水，故谓肾水为天癸。"

天癸，出于《素问·上古天真论》，女子"二七而天癸至，任脉通，太冲脉盛，月事以时下，故有子……七七，任脉虚，太冲脉衰少，天癸竭，地道不通，故形坏而无子也"。男子"二八，肾气盛，天癸至，精气溢泻，阴阳和，故能有子……七八，肝气衰，筋不能动，天癸竭，精少，肾藏衰，形体皆极"。

天癸，又作"天水"，见于晋·皇甫谧《针灸甲乙经·形气盛衰大论》："二七天水至，任脉通，伏冲脉盛，月事以时下，故有子……"又为元阴或阴精的别称，见于《景岳全书·传忠录·阴阳篇》"元阴者，无形之水，以长以立，天癸是也"。明·马蒔《黄帝内经素问注证发微·上古天真论篇第一》"天癸者，阴精也"。有医家解释为月经，见于《万氏妇人科·精血篇》："所谓天癸者，月水也。天者谓天真之气，癸者，北方阴水也。"清·吴谦认为天癸为肾间动气，《医宗金鉴·调经门》："先天天癸，谓肾间之动气。"

【肾主水】

肾主水有广义与狭义之分。广义的肾主水，是根据五行学说原理，以肾主水概括肾藏精的生理功能。见于《素问·上古天真论》："肾者主水，受五脏六腑之精而藏之，五脏盛乃能泻。"肾在五行属水，肾藏精而精属水，水有闭藏之性，故肾者主蛰，具有贮藏先天之精、后天之精和五脏六腑之精之功能。

狭义的肾主水，是指肾具有主持和调节全身津液代谢的功能。见于《素问·逆调论》："肾者水脏，主津液。"肾为水脏，总司一身之水液，对其他脏腑的水液代谢功能具有推动作用；并且，肾对水液输布与排泄具有调节作用，即由于肾气、肾阳的蒸腾、气化作用，分别清浊，水液之清者回归布散全身，浊者生成尿液，由膀胱排出体外。

【肾主纳气】

肾气摄纳肺所吸入的自然界清气，保持吸气深度，防止呼吸表浅而维持正常呼吸的生理功能。

肾对呼吸运动的作用，最早可见于《黄帝内经》。《素问·逆调论》："肾者水脏，主津液，主卧与喘。"肾的功能异常，可出现呼吸困难的喘息。《难经·四难》："呼出心与肺，吸入肾与肝，呼吸之间，脾受谷味也。"呼吸功能与五脏密切相关，而吸气重点在肾、肝。宋·杨士瀛

《仁斋直指方·卷之八·咳嗽》载:"肺出气也,肾纳气也,肺为气之主,肾为气之藏。"阐明肾主纳气的生理功能与气之封藏有关。肾气充沛,摄纳有权,则维持吸气深度,呼吸均匀和调。

【肾藏志】

肾具有主意志和记忆的功能。

出于《灵枢·本神》:"肾藏精,精舍志""意之所存谓之志。"志,指意志、志向。由意念、记忆积淀而形成意志、志向等意识思维活动。肾藏精,精为"志"活动的物质基础。

肾精充足,脑髓充盈,则意识清晰,思维敏捷,志向高远,志意专直。

【肾在志为恐】

肾主精神活动中恐惧的情志。

出于《素问·阴阳应象大论》:"在脏为肾……在志为恐。"志,指情志,即情绪、情感。恐,指恐惧、害怕;恐多自内生,由渐而发,事前自知。在正常情况下,肾中精气充盛,则遇事无恐惧反应。反之,过于恐惧,易于伤肾;而肾中精气不足,则易于恐惧。

【肾主作强】

肾对人体智力、体力和生殖具有作用强力的生理功能。

出于《素问·灵兰秘典论》:"肾者,作强之官,伎巧出焉。"对于作强、伎巧的解释,其一,为男女性功能及生殖作用。如王冰注:"强于作用,故曰作强。造化形容,故云伎巧。在女则当其伎巧,在男则正曰作强。"其二,体力强劲有力,智力聪明灵巧。如清·唐容川《中西汇通医经精义·脏腑之官》:"盖髓者,肾精所生。精足则髓足,髓在骨内,髓足则骨强,所以能作强而才力过人也。精以生神……精足神强,自多伎巧。髓不足者力不强,精不足者,智不多。"肾藏精,主生长发育与生殖,主骨生髓,脑为髓之海。故肾中精气充盛,则筋骨强健,动作敏捷,精力充沛,神聪志达,性及生殖机能正常。

【肾为先天之本】

肾藏先天之精，为人体生命之本原，故称肾为"先天之本"。

出于《医宗必读》："先天之本在肾，肾应北方之水，水为天一之源。"先天是指人体受胎时的胎元，始于先天之精。《灵枢·决气》曰："两神相搏，合而成形，常先身生，是谓精。"先天之精禀受于父母的"两神相搏"之精，是构成胚胎的基本物质，为人体生命的本原。肾藏先天之精，在人体生命过程中，对胚胎发育、脏腑形成以及体质形成等，起到关键性作用。因此，肾为先天之本，人体生长壮老取决于肾，为人体先天禀赋强弱、生长发育迟速、脏腑功能盛衰的根本。

【肾治于里】

肾为阴中之阴而主内，肾间动气对五脏六腑功能具有促进作用。

出于《素问·刺禁论》："肾治于里。"王冰注："阴气主外，肾象水也。"杨上善注："肾间动气，内治五脏，故曰治。"肾主水，藏精气而主内；肾间动气，即两肾之间所藏的真气，为生气之原，五脏六腑之根本。如《难经·八难》："所谓生气之原者，谓十二经之根本也，谓肾间动气也，此五脏六腑之本，十二经脉之根，呼吸之门，三焦之原，一名守邪之神。"

【肾主为外】

肾开窍于耳，耳能远听而主外。

出于《灵枢·师传》："肾者主为外，使之远听，视耳好恶，以知其性。"马莳注："肾主为外，使之远听，故视耳之好恶，而知肾之小大、高下、坚脆、偏正矣"。肾藏精，精气上濡于耳窍，则耳能远听而主外，耳的听力取决于肾的形态、功能正常与否。

此外，也有从肾主骨，支撑全身活动，卫气根源于肾而主皮毛、肌腠之温养开阖等理论的角度来论述肾主外，或者从更广泛的视角，认为"肾主外"所指含义应包括神志思维能力、生殖活动及功能、骨骼强健、身体的运动等，但以"肾主骨"为主。

（二）肾的生理特性

【肾主封藏】

又称肾主蛰藏。肾有潜藏、封藏、闭藏之生理特性，是对肾藏精功能的高度概括。

出于《素问·六节藏象论》："肾者，主蛰，封藏之本，精之处也，其华在发，其充在骨，为阴中之少阴，通于冬气。"蛰，藏也、静也，是指虫类等动物伏藏、潜藏洞穴，不吃不动的冬眠状态。中医学根据取象比类的思维方式，冬日"蛰虫周密"，肾藏精应冬，天人一理，比类推理，而知"肾者主蛰"。肾主藏精，精气宜封藏、闭藏而不宜妄泻；肾主纳气，摄纳肺所吸入的清气，维持吸气深度，防止呼吸表浅等，亦肾主蛰藏在呼吸运动中的体现。此外，肾主封藏，还体现于固摄冲任、固摄胎元、固摄二便等各方面，如妇女月经应时而下，胎儿孕育，二便排泄等，均为肾主封藏之所及。肾气封藏则精气盈满，人体生机旺盛，若肾气封藏失职，则会出现滑精早泄、喘息、遗尿，甚则小便失禁、大便滑脱不禁及女子带下、崩漏、滑胎等。

【肾恶燥】

肾为水脏，具有喜滋润，不喜干燥的生理特性。

出于《素问·宣明五气》："五脏所恶……肾恶燥"。明·马莳注："肾主水，其性润，肾燥则精涸，故恶燥。""恶"，厌恶之意。肾为水脏，主藏精，主津液，其生理特性喜滋润而不喜干燥。肾精充足，津液代谢正常，而无津伤化燥之病。

【肾应冬】

肾五行属水，与自然界冬季相通应。

肾应冬，又称"肾主冬""肾在时为冬"，出于《素问·脏气法时论》"肾主冬"，《素问·六节藏象论》"肾者……通于冬气"。肾为水脏而藏精，为封藏之本，五行属水，为阴中之太阴；冬季寒冷，万物静谧闭藏，五行属水，为阴中之太阴；人与自然相参相应，同气相求，故以肾通应于冬气。肾主冬的理论是中医学理论体系"天人合一"整体观念的具体体现。

（三）肾的系统联系

1. 肾与形体官窍经络的联系

【肾主骨】

肾精生髓而充养骨骼的功能。

"肾主骨"，又称"肾在体为骨"，出于《素问·宣明五气》："五脏所主……肾主骨。"《素问·阴阳应象大论》："……其在天为寒，在地为水，在体为骨，在脏为肾。"骨，指骨骼，是躯体的支架。肾藏精，精生髓，髓充于骨，骨髓养骨，骨骼赖之以生长发育和维持坚固。肾精充足，骨髓生化有源，髓以养骨，则骨骼强健有力。

【肾生骨髓】

肾精能化生骨髓。

出于《素问·阴阳应象大论》："肾生骨髓。"王冰注："肾之精气，生养骨髓。"肾精的盈亏决定骨髓盈虚。骨髓盈满，可以荣骨、化血、濡脑，则骨骼强健，血液允足，脑髓允盈。

【齿者肾之标】

又称"齿为骨之余"。牙齿为骨之延续，由肾精充养，为肾精盛衰之外候。

见于《杂病源流犀烛·口齿唇舌病源流》说："齿者，肾之标，骨之本也。"肾精充足，齿得所养，则牙齿坚固而有光泽。

【肾华在发】

头发之色泽荣枯是肾脏功能的体现。

肾华在发，出于《素问·六节藏象论》："肾者，主蛰，封藏之本，精之处也，其华在发，其充在骨，为阴中之少阴，通于冬气。"头发的生长，与精、血的营养滋润有关，又有"发为血之余"之说。肾藏精，精生血，精血旺盛，则毛发粗壮、浓密而润泽，故发的生机根于肾。肾中精气的盛衰，可从头发的色泽、疏密等表现出来。

【肾开窍于耳】

耳为肾之外窍，赖肾精充养而司听觉。

肾开窍于耳，又称"肾主耳""肾在窍于耳"，出于《素问·阴阳应象大论》："肾主耳""在脏为肾……在窍为耳。"耳是听觉器官，听觉灵敏与否，与肾精、肾气的盛衰密切相关。故《灵枢·脉度》说："肾气通于耳，肾和则耳能闻五音矣。"青壮年肾精、肾气旺盛，听觉正常，自无耳鸣耳聋之疾。

【肾开窍于二阴】

前后二阴为肾之外窍。肾主封藏，固摄下元而主司二阴。

出于《素问·金匮真言论》："北方黑色，入通于肾，开窍于二阴。"二阴，指前阴和后阴。前阴，是指男女外生殖器和尿道口的总称，是人体排尿、男子排精和女子排出月经及分娩胎儿的器官。男性睾丸，又称"外肾"。后阴，即肛门，又称魄门、谷道。主粪便的排泄。肾藏精，主生长、发育和生殖；肾的蒸腾气化作用与尿液的生成和贮藏、排泄有关；粪便的排泄本属大肠，但亦与肾气及肾阴、肾阳的作用有关。

【精室】

男子之胞，藏精之处。

见于《中西汇通医经精义·下卷》："女子之胞，男子为精室，乃血气交会，化精成胎之所，最为紧要。"男子之胞，名为精室，是男性生殖器官，具有藏精、生殖机能，为肾所主，并与冲任相关。

此外，命门，一名精室。见于《类经图翼·真阴论》："肾有精室，是曰命门，为天一所居，即真阴之腑。"

【外肾】

男性睾丸之别称。

见于《中西汇通医经精义·男女天癸》："西医言，精是外肾睾丸所生。"睾丸，又称"势"，见于丹波元简注《灵枢·五音五味》："宦者少时去其势，故须不生。势，阴丸也，此言宗筋，亦指睾丸而言。"

【精窍】

男性尿道口，排泄精液之孔窍。

见于《寓意草·论张受先先生漏证善后之宜》："漏病乃精窍之病。盖媾精时，气留则精止，气动则精泄。大凡强力入房者，气每冲激而出，故精随之横决四射，不尽繇孔道而注。"

【精窠】

眼睛。五脏六腑之精皆汇聚于眼睛，故名精窠。

出于《灵枢·大惑论》："五脏六腑之精气，皆上注于目而为之精。精之窠为眼。"其中，（肾）"骨之精为瞳子"，又称瞳孔、瞳神，包括眼睛的玻璃体、晶状体、视网膜等组织，依赖肾精上注发挥生理功能，故称"水轮"。

【精明】

精髓神明之义，指头部。

出于《素问·脉要精微论》："头者，精明之府。"张志聪注："诸阳之神气，上会于头，诸髓之精，上聚于脑，故头为精髓神明之府。"

【足少阴肾经】

足少阴肾经属十二经脉之一，属肾，络于膀胱。流注时辰酉时，即下午五至七点。

足少阴肾经，起于足小趾下，斜行于足心（涌泉穴），出行于舟骨粗隆之下，沿内踝后，分出进入足跟部，向上沿小腿内侧后缘，至腘窝内侧，上股内侧后缘入脊内（长强穴），穿过脊柱至腰部，属肾，络膀胱。直行者：从肾上行，穿过肝和膈肌，进入肺，沿喉咙，到舌根两旁。分支：从肺中分出，络心，注入胸中，交于手厥阴心包经。

【足少阴肾经腧穴】

足少阴肾经一侧27穴，左右两侧共54穴，其中10穴分布于下肢内侧面的后缘，其余17穴位于胸腹部任脉两侧。肾经腧穴有：涌泉、然谷、太溪、大钟、水泉、照海、复溜、交信、筑宾、阴谷、横骨、大赫、气穴、四海、中注、肓俞、商曲、石关、阴都、通谷、幽门、步廊、神封、灵墟、神藏、彧中、俞府。

足少阴肾经腧穴主治泌尿生殖系统、神经精神方面疾病、呼吸系统、消化系统和循环系统某些疾病以及本经脉所经过部位的病证。

2. 肾与津液气血的联系

【肾为气之根】

肾是人体一身之气的根本。

出于《类证治裁·喘症论治》："肺为气之主，肾为气之根。肺主出气，肾主纳气。阴阳相交，呼吸乃和。"肾具有摄纳呼吸之气，保持呼吸深度，防止呼吸表浅的作用，故为气之根本。

【肾主血】

肾藏精，精生髓，髓生血，精髓是化生血液之源。

出于《读素问钞·论治》："愚谓惊伤心，心主脉；恐伤肾，肾主血；心肾有伤，血脉凝涩，故经络不通，病生不仁。"《张氏医通·诸血门》："精不泄，归精于肝而化清血。"明确说明肾精化生血液的作用。

【肾主津液】

肾主持和调节水液的功能。详见"肾主水"条。

【肾为唾】

肾主管唾液分泌，而发挥润泽口腔、湿润食物和滋养肾精作用。

肾为唾，又称"肾在液为唾"，出于《素问·宣明五气》："五脏化液……肾为唾。"唾为口津，即唾液中较稠厚的部分，具有润泽口腔、湿润食物及滋养肾精的作用。肾精充足，则唾液分泌有度；唾源于肾精，若咽而不吐，又能回滋肾精。

3. 肾与脏腑的联系

【肾合膀胱】

肾与膀胱构成脏腑阴阳表里配合关系。

出于《灵枢·本输》："肾合膀胱，膀胱者，津液之腑也。"肾合膀胱的关系，由于脏腑解剖位置相近、结构相互连通、经脉相互属络、生理相互为用、病理相互影响、治疗相互兼顾，从而形成脏腑阴阳表里配合关系。

【肾为胃之关】

肾与胃为水液出入的关口,在津液生成、输布、排泄方面具有重要作用。

出于《素问·水热穴论》:"肾者,胃之关也,关门不利,故聚水而从其类也。上下溢于皮肤,故为浮肿。"张介宾注释:"关者,门户要会之处,所以司启闭出入也。肾主下焦,开窍于二阴,水谷入胃,清者由前阴而出,浊者由后阴而出。肾气化则二阴通;肾气不化,则二阴闭;肾气壮,则二阴调;肾气虚则二阴不禁,故曰:肾者,胃之关也。"胃为水谷之海,水液之入口;脾主运化水液,防止水湿停滞;肾主持和调节水液代谢,生成尿液,通过膀胱排除,水液之出口。肾与胃为水液代谢的门户要会之处,在津液生成、输布、排泄方面具有重要作用。

【肾合三焦膀胱】

肾为脏,三焦膀胱为腑,肾与三焦膀胱具有脏腑相合的密切联系。

出于《灵枢·本脏》:"肾合三焦膀胱,三焦膀胱者,腠理毫毛其应。"隋·杨上善《黄帝内经太素·脏腑应候》释之曰:"肾合三焦膀胱,故有五腑也。五脏为阴,合于五腑。五腑为阳,故皮脉筋肉腠理毫毛,五腑候也。"脏腑分类有五脏、六腑、奇恒之腑。脏与腑具有阴阳表里相配合的关系。根据杨上善对《灵枢·本脏》的解析,脏有五,腑有六,脏腑相合,多一脏一腑,各有外候。以唐·孙思邈《备急千金要方·三焦脉论》"其三焦形相浓薄大小,并同膀胱之形云"之论,古代医家将三焦、膀胱合为一腑,与肾相合,其外候为腠理毫毛,以此形成脏腑相合。

肾为元气之根,主持水液代谢;三焦为元气之终始、水液运行之道路;两者在机体元气和津液的生成、运行和排泄方面具有相辅相成的协调作用。

此外,尚有"右肾合三焦"之说,见于《脉经·平人迎神门气口前后脉·肾膀胱俱虚》："肾有左右，而膀胱无二。今用当以左肾合膀胱，右肾合三焦。"

【肾将两脏】

肾的生理功能与肺、膀胱、三焦等脏腑密切相关。

出于《灵枢·本输》："少阳属肾，肾上连于肺，故将两脏。"对于肾与其他脏腑的相关性，学术见解不同。其一，肾统率肺和膀胱，如《甲乙经》"以少阳作少阴"，少阴经脉属肾，肾合膀胱，又上连于肺，故曰其将两脏，五版《内经》教材亦尊此说。其二，肾有两脏，如杨上善《黄帝内经太素》注释："少阴属肾，肾上连于肺，故将两脏矣。足少阴脉贯肝入肺中，故曰上连于肺，肾受肺气，肾便有二，将为两脏。"其三，三焦统率肾肺，见于南京中医学院《内经辑要》："少阳三焦和肾相联系，肾又上连于肺，所以说它能统率二脏"。其四，肾统率三焦和肺，如张志聪《黄帝内经灵枢集注》注释："一肾配少阳而主火，一肾上连于肺而主水，故肾将两脏也。"其五，肾统率膀胱与三焦，如马莳《黄帝内经灵枢注证发微》注释："左肾合膀胱，右肾合三焦，而将此两脏。"各家皆从不同角度，阐述肾与肺、膀胱、三焦等脏腑的关系，可以综合分析，不必执一而论。

【心肾相交】

又称"水火既济"。心肾阴阳水火之间存在协调平衡的关系。

《针灸甲乙经·五脏六腑官》"夫心者火也，肾者水也，水火既济"为较早的记载。心在上焦，属火，为阳中之阳；肾在下焦，属水，为阴中之阴。心火下降于肾，以助肾阳，共温肾阴，使肾水不寒；肾水上济于心，以滋心阴，制约心阳，使心火不亢。心与肾阴阳水火升降互济，维持了两脏之间生理机能的协调平衡。

【肝肾同源】

又称"乙癸同源"。肝与肾之间存在精血同源、藏泄互用以及阴阳互滋互制等密切关系。

"肝肾同源"理论源于《内经》。如《素问·阴阳应象大论》："肾生骨髓，髓生肝。"明·李中梓《医宗必读·乙癸同源论》明确"乙癸同源，肾肝同治"之论。肝肾通过经气相互灌注而沟通联系，足厥阴肝经与足少阴肾经从下肢内侧上行，入腹通过肝、膈、肺、肾相互直接联系；还通过交会于足太阴脾经的三阴交和任脉的关元、中极穴间接联系。肾属水而藏精，肝属木而藏血，精血同源于水谷精微，且能互生互化，精血同源。如《张氏医通·诸血门》："气不耗，归精于肾而为精，精不泄，归精于肝而化清血。"肝主疏泄，肾主封藏，相互制约、相互为用，调节女子月经来潮、排卵和男子排精机能。肝肾阴阳之间存在着相互滋养和相互制约的联系。肾阴滋养肝阴，共同制约肝阳，则肝阳不亢；肾阳资助肝阳，共同温煦肝脉，可防肝脉寒滞。肝肾阴阳之间互制互用维持了肝肾之间的协调平衡。

【肺肾相生】

又称"金水相生"。肺与肾的关系，在津液代谢、呼吸运动及阴阳互资等方面存在相辅相成的关系。

《类经·针刺类》以金水相生说明肺肾两脏在水液代谢方面的标本关系："肺为手太阴经，其脏属金；肾为足少阴经，其脏属水。少阴脉从肾上贯肝膈入肺中，所以肾邪上逆，则水客于肺。故凡病水者，其本在肾，其末在肺，亦以金水相生，母子同气，故皆能积水。"后世则在此基础上，多以治法而论。

【脾肾相关】

脾与肾的关系，主要表现在先天后天相互资生与津液代谢方面。

脾主运化，化生气血，为后天之本；肾主藏精，是生命之本原，为先天之本。先天温养激发后天，后天补充培育先天。先天与后天，相互资生，相互促进。脾运化水液，须赖肾气蒸化及肾阳的温煦推动；肾主水，又赖脾气及脾阳的协助，即所谓"土能制水"。脾肾两脏相互协同，共同主司津液代谢的协调平衡。

二、肾相关病机证候的基本概念

（一）肾虚病机证候

【肾虚】

肾的精、气、阴、阳不足，生长、发育和生殖功能异常，呼吸功能减退，水液代谢障碍等病理变化。腰膝酸软，耳鸣耳聋，鬓白发脱，牙齿松动等为肾虚病性、病位的主要症状。

出于《素问·脉解》："内夺而厥，则为喑痱，此肾虚也。"

肾虚，主要包括肾精亏虚、肾气虚弱（肾气不固）、肾阳不足、肾阴不足、肾阴阳两虚等。详见各条。

1.肾精相关病机证候

【肾精亏虚】

又称肾精不足、肾精亏损。肾精亏虚，功能减退，脑髓、骨骼、齿、发、官窍失养、小儿生长发育迟缓、成人生殖功能减退或早衰的病理变化。多由于先天禀赋不足，或久病伤肾，或房劳过度等原因所致。

见于《医学入门·丹溪朱先生杂病纂要》："内伤色欲，肾气虚者，补肾丸；肾精虚者，益阴肾气丸"。

临床表现为肾精亏损证，以藏精功能低下与肾虚症状并见为辨证依据。常见小儿生长发育迟缓，身材矮小，智力低下；或成人生殖机能减退、早衰，腰膝酸软，健忘，耳鸣，发脱，牙齿松动；男子精少不育，女子经闭不孕，舌淡，脉细弱。

【肾虚髓亏】

肾精不足，脑髓、脊髓、骨髓失养的病理变化。多由于先天禀赋不足或久病伤肾，或年老体衰等原因所致。

临床表现为肾虚髓亏证，以脑髓、脊髓、骨髓失养与肾虚症状并见为辨证依据。多见于小儿先天不足，早衰或老年人。常见头晕目眩，耳鸣耳聋，健忘痴呆或腰背酸软，骨关节隐痛，腰腿不利，甚或肢体痿弱不用，舌淡红，苔薄白，脉细。

【精血不足】

又称肝肾精血不足，是肝血亏虚，肾精不足，精血化生减少，功能减退的病理变化。多由于年老体衰，或久病耗伤精血，或肝肾功能减退，精血化生不足等所致。

见于《济生方·脚气》："加味四斤丸，治肝肾俱虚，精血不足，足膝酸弱，步履无力。如受风寒湿气，以致脚痛脚弱者，最宜服之。"

临床表现为肝肾精血不足证，以肝血亏虚和肾精不足症状并见为辨证依据。常见头晕目眩，耳鸣耳聋，神疲乏力，失眠多梦，肢体麻木，两目干涩，视物模糊，腰酸膝软，舌淡红少苔，脉细弱。

2. 肾气相关病机证候

【肾气虚弱】

又称肾气不足、肾气虚、肾气亏虚。肾气不足，功能减退，气化失权的病理变化。多由于年幼肾气未充，或老年肾气亏虚，或房劳过度，耗伤肾精，或久病耗伤肾精等原因所致。

出于《灵枢·本神》："肾藏精，精舍志，肾气虚则厥，实则胀，五脏不安。"

临床表现为肾气虚弱证，以气虚功能减退与肾虚症状并见为辨证依据。常见腰膝酸软，听力减退，气短自汗，倦怠无力，面白，小便频多，舌苔淡白、脉细弱等。

【肾气不固】

肾气虚损，封藏固摄功能失职，导致膀胱失约，大肠不固，或精关不固、冲任失约的病理变化。多由于年幼肾气未充，或老年肾气亏虚，或房劳过度，耗伤肾精，或久病耗伤肾精等原因所致。

见于《太平惠民和剂局方·卷之五》："三建丹，壮元阳，补真气。治劳伤虚损，下经衰竭，肾气不固，精溺遗失，脏腑自利，手足厥冷，或脉理如丝，形肉消脱，或恶闻食气，声嘶失音。"

临床表现为肾气不固证，以肾虚对二便、冲任、男子精液、女子经带胎产固摄无权与气虚症状并见为辨证依据。常见腰膝酸软，小便频数而清，余沥不尽，夜尿多，甚或遗尿，小便失禁，或大便失禁，男子遗精、早泄，女子带下、月经淋沥，或胎动易滑，耳鸣耳聋，神疲乏力，脉弱。

【肾不纳气】

肾气虚损，不能摄纳肺气，导致气交换不足，气浮于上，动则气急的病理变化。多由于咳喘日久，累及于肾；或年老肾虚，摄纳无权；或房劳过度，耗伤肾气等原因所致。

见于《医学心悟·喘》："阴证喘者，乃少阴中寒，真阳衰微，肾不纳气，以致四肢厥冷，脉沉细，气促而喘急，宜理中、四逆以温之，八味以佐之。若汗出发润，喘不休者，为难治也。"

临床表现为肾不纳气证，以肾虚失于摄纳与气虚症状并见为辨证依据。常见久病咳喘，呼多吸少，动则喘甚，腰膝酸软，轻者伴见神疲，自汗，声音低微，舌淡苔白，脉沉弱；重者喘息加重，伴冷汗淋漓，四肢冰冷，面青，脉浮大无根。

3. 肾阳相关病机证候

【肾阳虚】

又称命门火衰、肾阳衰微、元阳亏损。肾阳不足，温煦失职，气化无权，阴寒内盛，虚寒内生，水液代谢障碍，性及生殖机能减退的病理变化。多由于素体阳虚，或年高肾虚，或久病损伤肾阳，或房劳过度，损伤肾阳等原因所致。

见于《医贯·先天要论》："左肾阴虚，益阴地黄丸、六味地黄丸。右肾阳虚，补肾丸、八味地黄丸。"

临床表现为肾阳虚证，以性及生殖机能减退或水液代谢障碍与虚寒症状并见为辨证依据。常见腰膝酸冷疼痛，畏寒肢冷，腰以下为甚，面色㿠白或黧黑，神疲乏力，小便清长，夜尿多，或性及生殖机能减退，不孕不育，阳痿早泄，或水肿，尿少，或泄泻等，舌淡苔白，脉弱。

【命门火衰】

见肾阳虚条。见于《金匮钩玄·火岂君相五志俱有论》："若右肾命门火衰，为阳脱之病，以温热之剂济之，如附子、干姜之属。"

4. 肾阴相关病机证候

【肾阴虚】

又称肾水不足、元阴不足。肾阴不足，阴液亏损，肾失滋养，虚热内扰的病理变化。多由于久病耗伤肾阴，或过服温燥伤阴之品，或房劳过度，耗伤肾阴，或情志内伤，暗耗精血等原因所致。

见于《济生方·卷一·五劳六极》："加减肾气丸。治劳伤肾经，肾水不足，心火自炎，口舌焦干，多渴而利，精神恍惚，面赤心烦，腰痛脚弱，肢体羸瘦，不能起止。"《质疑录·论无痰不作疟》："痰本于肾，肾阴虚则水泛。"

临床表现为肾阴虚证，以肾阴虚与虚热内扰症状并见为辨证依据，进一步可表现为阴虚火旺证。常见腰膝酸软而痛，眩晕耳鸣，失眠多梦，齿松发脱，五心烦热，颧红，骨蒸潮热，盗汗，舌红少苔，脉细数。

【肾阴虚火旺】

肾阴亏虚，阴不制阳，虚火内扰，上炎头面的病理变化。多由于久病伤阴，热病伤阴，或房劳过度，耗伤肾阴等所致。

临床表现为肾阴虚火旺证，以肾阴虚证为辨证依据，具有虚火内扰上炎的特征。常见腰膝酸痛，耳鸣耳聋，慢性咽喉、牙龈暗红肿痛，颧红升火，五心烦热，骨蒸潮热，盗汗，或性欲亢盛，男子梦遗早泄，女子梦交，尿黄，舌红苔黄少津，脉细数等。

【命门火旺】

肾阴亏虚，阴不制阳，命火之火失于制约而偏亢的病理变化。可见性功能亢进，阴茎易举，失眠多梦等症状。

见于《慎柔五书·虚损》："凡虚损之脉，命门火旺，肾水不足，心火克金，木燥土干，五火交炽。"

【相火妄动】

肝肾阴虚，相火偏亢，火性冲逆的病理变化。多由于房事过度，耗伤精血，或久病耗伤肝肾阴液等原因所致。

见于《摄生众妙方·子嗣门》："若见命门脉洪大鼓击，阴事坚举，是为相火妄动，法当滋阴制火。启玄子云壮水之主，以制阳光，正此谓也。"

临床表现为相火妄动证，以肝肾阴虚与相火偏亢症状并见为辨证依据。常见腰膝酸软，眩晕耳鸣，五心烦热，潮热盗汗，失眠多梦，阴茎易举，男子梦遗，女子梦交，舌红少苔，脉弦细数等。

5. 肾之阴阳相关病机证候

【肾阴阳两虚】

肾之阴虚和阳虚并见的病理变化。由于阴阳互根的原理，在肾阴或肾阳任何一方虚损的前提下，继而病变发展可影响到相对的另一方，如阳损及阴，或阴损及阳，从而形成肾阴阳两虚的病变。

临床表现为肾阴阳两虚证，以肾阴虚与肾阳虚症状并见为辨证依据。常见畏冷肢凉，五心烦热，盗汗或自汗，眩晕耳鸣，腰膝酸痛，男子遗精早泄，女子经少难孕，尺脉弱等。

（二）肾虚相兼病机证候

1. 肾之虚实相兼病机证候

【肾虚水泛】

肾阳虚损，气化失常，水液代谢障碍，水湿泛滥的病理变化。多由于久病水肿、哮喘及肾，或慢性肾病，或药邪伤肾等原因所致。

临床表现为肾虚水泛证，以水肿与肾阳虚症状并见为辨证依据。常见全身水肿，腰以下为甚，按之没指，畏寒肢冷，腹胀，腰部酸冷，小便短少，舌淡胖大，苔白滑，脉沉迟。

【肾虚痰饮】

肾的气化失常，水液代谢障碍，聚湿形成痰饮的病理变化。多由于久病咳喘或肺脾气虚及肾等原因所致。

见于《明医杂著·拟治诸方》："秋官张碧崖，面赤作渴，痰盛，头晕，此肾虚水泛为痰，用地黄丸而愈。"

临床表现为肾虚痰饮证，以痰饮与肾之阳气不足症状并见为辨证依据。常见咳喘，痰多色白，或如泡沫清稀，腰膝酸软，气短懒言，倦怠无力，或畏寒肢冷，小便短少，舌淡苔腻或白滑，脉沉迟。

【肾虚寒凝】

肾阳虚损，虚寒内生；外感风寒，痹阻经络，内外合邪的病理变化。多由于久病肾虚，外感风寒湿邪等原因所致。

临床表现为肾虚寒凝证，以寒邪痹阻与肾阳虚症状并见为辨证依据。常见肢体关节疼痛剧烈或肿痛，晨僵，屈伸不利，神倦懒动，腰背冷痛，俯仰不利，天气寒冷加重，畏寒怕冷，舌淡胖，苔白滑，脉沉细。

【肾虚寒湿】

肾阳虚损，虚寒内生，是气化失常，水液代谢障碍，水湿泛滥的病理变化。多由于久病伤肾，慢性肾病或年高阳衰等原因所致。

临床表现为肾虚寒湿证，以寒湿症状与肾阳虚症状并见为辨证依据。常见病程日久，阴囊湿冷，坠胀不适，腰酸冷痛；兼有畏寒肢冷，神疲乏力，便溏，小便清长，面色少华，苔白，脉沉细。

【肾虚血瘀】

肾中精气不足，兼有血行涩滞不畅的病理变化。多由于年老肾虚，久病伤肾等原因所致。

临床表现为肾虚血瘀证，以肾虚与血瘀症状并见为辨证依据。常见神疲乏力，气短懒言，腰膝酸软而痛，疼痛常为刺痛，耳鸣耳聋，少尿或多尿，小便清长，浮肿、面色白而虚浮，舌淡胖而灰黯，或见瘀斑、瘀点，脉沉无力而涩。

【肾虚精瘀】

男子肾中精气不足，推动无力，精滞精道，排精障碍的病理变化。多由于房劳过度，忍精不泄，少年手淫，或久旷不交，或惊恐伤肾，或瘀血、败精、湿热瘀阻，或手术所伤等原因所致。肝气郁结而疏泄失职，亦致精泄不畅而瘀。

临床表现为肾虚精瘀证，以肾虚与精瘀症状并见为辨证依据。常见腰膝酸软，神疲乏力，气短懒言，排精不畅或排精不能，可伴随精道疼痛、睾丸小腹重坠、精索小核硬结如串珠等症状。

2. 肾与脏腑相兼病机证候

【心肾不交】

又称坎离未济，或水火未济。肾阴亏虚，心阳独亢，水火未济的病理变化。多由于久病耗伤肾阴，或房劳过度，损伤肾阴，或思虑太过，耗伤阴血等原因所致。

见于《济生方·虚损》："芡实丸，治思虑伤心，疲劳伤肾，心肾不交，精元不固，面少颜色，惊悸健忘，梦寐不安，小便赤涩，遗精白浊，足胫酸疼，耳聋目昏，口干脚弱。"

临床表现为心肾不交证，以心火偏盛，扰及神明；肾水不足，藏精功能失常和阴虚内热症状并见为辨证依据。常见心悸心烦，失眠多梦，腰膝酸软，头晕耳鸣，梦遗梦交，五心烦热，潮热盗汗，舌红少苔，脉细数。

【心肾阳虚】

心肾阳气亏虚，虚寒内生，失于温煦，功能减退，气化失常，血行无力的病理变化。多由于心阳虚，日久及肾；或肾阳不足，水气凌心所致。

临床表现为心肾阳虚证，以心阳失于温煦、肾阳失于气化和虚寒内生症状并见为辨证依据。常见畏寒肢冷，心悸怔忡，肢体浮肿，小便不利，腰膝酸冷，神疲乏力，舌淡紫，苔白滑，脉沉弱。

【心肾阴虚】

心肾阴液亏损，虚热内生，甚则为阴虚火旺而致心火上炎的病理变化。多由于心阴不足，日久及肾；或肾水不足，无以上济于心所致。

临床表现为心肾阴虚证，以心阴虚与肾阴虚症状并见为辨证依据。常见心悸心烦，失眠耳鸣，腰膝酸软，五心烦热，潮热盗汗，舌红少苔，脉细数无力。

【肺肾气虚】

肺肾之气俱虚，肃降纳气无权的病理变化。多由于年老体衰，或久病咳喘所致。

临床表现为肺肾气虚证，以肺气虚和肾气虚症状并见为辨证依据。常见咳嗽无力，呼多吸少，喘息短气，动则尤甚，痰多清稀，声低自汗，或尿随咳出，舌淡紫，脉弱。

【肺肾阴虚】

肺肾阴液亏虚，虚热内扰，甚则阴虚火旺，肺络灼伤，清肃失司的病理变化。多由于久病伤阴，或外感热邪伤阴日久，或肺痨阴虚，伤及肾阴，或肾阴不足，影响肺阴等所致。

见于《张聿青医案·咳嗽》："冬藏不固，感召风邪，肺合皮毛，邪袭于外，肺应于内，咳嗽咽燥……清肃太阴，咳仍不减，夜重日轻，舌干咽燥。肺肾阴虚，虚多实少。宜兼治本。"

临床表现为肺肾阴虚证，以肺阴虚和肾阴虚症状并见为辨证依据。常见咳嗽痰少，或痰中带血，或干咳短气，咽干或声嘶，腰膝酸软，骨蒸潮热，盗汗消瘦，颧红，舌红少苔，脉细数。

【肝肾阴虚】

肝肾阴液俱虚，形体官窍失于濡养，且阴不制阳，虚火内扰的病理变化。多由于肝郁化火伤阴，或久病伤阴，或热病后期，伤及阴液，或操劳过度，耗伤精血等所致。

见于《成方切用·补养门》："（六味地黄丸）加生地、柴胡、五味，复等其分，名加味地黄丸，又名抑阴地黄丸。治肝肾阴虚，耳内痒痛出水，或眼昏痰喘，或热渴便涩等证。"

临床表现为肝肾阴虚证，以肝阴亏虚和肾阴不足症状并见为辨证依据。常见眩晕耳鸣，头胀胁痛，视力减退，五心烦热，潮热颧红，腰膝酸软，舌红少苔，脉弦细数等。

【水不涵木】

肾阴虚不能滋养肝木，以致肝肾阴虚，肝阳上亢，甚则肝风内动的病理变化。多由于久病耗伤肾阴，或操劳过度，耗伤肾阴，或情志内伤，暗耗精血等原因所致。

见于《评选静香楼医案·类中门》："方书每以左瘫属血虚，右痪属气虚。据述频年已来，齿疼舌赤，常有精浊。纳谷如昔，卒然右偏，肢痿舌强，口㖞语謇，脉浮数动。此乃肝肾两虚，水不涵木，肝风暴动，神必昏迷。"

临床表现为肝肾阴虚、肝阳上亢证，以肝肾阴虚与肝阳上亢症状并见为辨证依据。常见头胀头痛，眩晕耳鸣，面红升火，五心烦热，潮热盗汗，腰膝酸软，舌红少苔，脉弦细数等。

【脾肾气虚】

脾肾之气不足兼见，功能减退的病理变化。多由于先天禀赋不足，或后天饮食失宜，或久病影响脾肾功能，或老年脏气虚弱等原因所致。

见于《理虚元鉴·阳虚阴症辨》："有男子脾肾气虚，腰膝无力，目眩耳鸣，形体憔悴，溏泄无度，饮食少进，步履艰难，似乎阴虚弱症而非也。何以辨之？曰：不咳嗽，不内热骨蒸，不潮热吐红是也。"

临床表现为脾肾气虚证，以脾气虚与肾气虚症状并见为辨证依据。可见小儿面白虚浮，多汗肢软，神情呆钝，语言迟发，齿生过缓，立迟行迟，头颅方大，肋骨串珠，甚至鸡胸、龟背，下肢弯曲；或成人面色萎黄，食少纳呆，腹胀便溏，肌肉消瘦，倦怠乏力，腰膝酸软，神疲耳鸣，尿频，夜尿多，尿有余沥，或排尿困难和尿潴留，遇劳则发，气短懒言，女子滑胎小产，男子滑精早泄，舌淡苔白，脉虚弱无力。

【脾肾阳虚】

脾肾阳气虚衰，虚寒内生，健运失职，气化无权，水谷不化，水液泛滥的病理变化。多由久病损伤脾肾之阳气，或久泻不止，损伤脾肾之阳，或其他脏腑的亏虚，累及脾肾两脏等所致。

见于《张氏医通·卷十六·祖方》术附汤，"治脾肾阳虚，厥逆自汗"。

临床表现为脾肾阳虚证，以脾阳虚与肾阳虚症状并见，水液代谢障碍、生殖功能减退、虚寒内生为辨证依据。多见面色㿠白，畏寒肢冷，腰膝酸软，腹中冷痛，或久泻久痢，五更泄泻，下利清谷；或水湿泛滥，小便不利，面浮肢肿，腹胀如鼓，小便频数，余沥不尽，夜尿频；或女子不孕，男子不育、阳痿，舌淡胖有齿痕，苔白滑，脉沉迟无力等。

【肾膀胱气虚】

肾气虚损，气化功能失常，膀胱失约，开多合少的病理变化。多由于年幼肾气未充，或老年肾气亏虚，或久病耗伤肾精等原因所致。

临床表现为肾膀胱气虚证，以肾虚对小便固摄无权与气虚症状并见为辨证依据。常见腰膝酸软，耳鸣耳聋，神疲乏力，小便频数而清，余沥不尽，夜尿多，甚或遗尿，小便失禁，舌淡，脉弱。

三、肾相关疾病的基本概念

【肾水】

①肾不能化气行水所致的水肿病。主要症状为水肿、腹大、腰痛、足冷、阴囊潮湿等。

出于《金匮要略·水气病脉证并治》："肾水者，其腹大，脐肿腰痛，不得溺，阴下湿如牛鼻上汗，其足逆冷，面反瘦。"

② 肾五行属水，又称"肾水"。如《素问·气交变大论》："岁土太过，雨湿流行，肾水受邪。"

【肾著】

又称"肾着"，以腰部冷痛重着，转侧不利，遇阴雨则加重，多伴腹重下坠为主要表现的疾病。

出于《金匮要略·五脏风寒积聚病脉证并治》："肾着之病，其人身体重，腰中冷，如坐水中，形如水状，反不渴，小便自利，饮食如故，病属下焦，身劳汗出，表里冷湿，久久得之，腰以下冷，腹重如带五千钱。"治宜散寒祛湿，用甘姜苓术汤。

【肾泄】

又称"五更泄"，每天早晨五更即天亮之前肠鸣泄泻的病证。多由于肾阳虚，命火不足，脾失温煦所致。

见于《类证普济本事方·脏腑泄滑及诸痢》："每五更初欲晓时，必溏痢一次，如是数月。有人云：此名肾泄，肾感阴气而然，得此方（五味子散）服之而愈。"

又有"大瘕泄"之称，见于《医贯·先天要论（下）·泻利并大便不通论》："夫所谓大瘕泄者，即肾泄也。注云：里急后重，数至圊而不能便，茎中痛。世人不知此证，误为滞下治之，祸不旋踵（滞下即今所谓痢疾也）。此是肾虚之证，欲去不去，似痢非痢，似虚努而非虚努。"

【肾咳】

咳则腰背相引而痛，或耳聋，甚则咳涎的病证。多由于肺先受寒，乘冬即为肾咳。

出于《素问·咳论》："肾咳之状，咳则腰背相引而痛，甚则咳涎。"在此基础上，《诸病源候论·咳嗽病诸候》有所补充："八曰肾咳，咳则耳聋无所闻，引腰并脐中是也。"

【肾消】

又作肾痟、下消。以多尿，小便如膏如脂为主要症状的消渴病证，可兼见口干口渴，烦躁，消瘦，阳痿等。多由于肾阴亏损，或肾之阴阳俱虚，气化失权，固摄失司所致。

见于《太平圣惠方·卷五十三》："饮水随饮便下，小便味甘而白浊，腰腿消瘦者，肾痟也。"

【肾痹】

风寒湿邪侵袭骨骼日久，累及于肾，导致肾的精气阴阳失调，气血凝滞，经络痹阻，骨节屈伸不利，拘挛变形的病证。可见腰背偻曲不能伸，下肢拘挛，腰痛，遗精等。多由于骨痹日久不愈，复感外邪所致。

出于《素问·痹论》："肾痹者，善胀，尻以代踵，脊以代头。"《圣济总录·肾痹》："骨痹不已，复感于邪，内舍于肾，是为肾痹。其证善胀，尻以代踵，脊以代头。盖肾者胃之关，关门不利，则胃气不行，所以善胀，筋骨拘迫，故其下挛急，其上踡屈，所以言代踵代头也。"

【肾痿】

即骨痿。《医宗必读·痿》:"肾痿者,骨痿也。"详见该条。

【肾疳】

又称"骨疳""急疳"。疳积日久,脏腑伏热,津液耗伤,累及于肾,肾阴枯涸,所属形体官窍失于濡养的病证。多由于先天不足,禀赋虚弱,患有解颅、五迟等病,复因嗜食肥甘,不知节制,日久形成疳积所致。可见乳食减少,四肢消瘦,夜啼,寒热时作,齿龈出血或溃烂,吐逆滑泄,甚则脱肛等症状。

出于《小儿药证直诀·诸疳》:"肾疳,极瘦,身有疮疥,当补肾,地黄丸主之。"《小儿卫生总微论方·五疳论》论述更为详细:"上热下冷,寒热时作,齿龂生疮,耳焦脑热;手足逆冷,吐逆滑泄;下部生疮,脱肛不收,夜啼饶哭,渐成困重,甚则高骨乃败。"治宜滋肾补脾,用六味地黄丸加味。

【肾痨】

发生于肾脏的结核病等,中医认为此病为虫在肾中所致。可见长期慢性的尿频,尿急,尿痛,血尿,腰痛等症状。

出于《备急千金要方·卷第十八·九虫》:"肾痨,热,四肢肿急,蛲虫如菜中虫,在肾中。"

又与"肾劳"通,如《医宗必读·卷之六·伤风》将肾痨分为"肾痨虚寒",症见"腰痛足软,遗浊",治以温肾丸;"肾痨实热",症见"腹胀耳聋"。

【肾劳】

因劳损伤及肾所致的病证。多由于久立伤骨及肾,强力负重,房事过度,久坐湿地,矜持志节等所致。可见腰脊酸痛,小便不利或有余沥,水肿,小腹满急,遗精,白浊,阴囊湿痒,喘息少气,耳鸣耳聋等症状。

见于《诸病源候论·虚劳病诸候》:"肾劳者,背难以俯仰,小便不利,色赤黄而有余沥,茎内痛,阴湿,囊生疮,小腹满急。"又见于

"风水候"："风水病者，由脾肾气虚弱所为也。肾劳则虚，虚则汗出，汗出逢风，风气内入，还客于肾，脾虚又不能制于水，故水散溢皮肤，又与风湿相搏，故云风水也。令人身浮肿，如裹水之状，颈脉动，时咳，按肿上凹而不起也，骨节疼痛而恶风是也。"

肾劳实热，见于《备急千金要方·卷第十九·肾劳》，症见"小腹胀满，小便黄赤，末有余沥，数而少，茎中痛，阴囊生疮"，治以栀子汤方。

肾劳热，见于《备急千金要方·卷第十九·肾劳》，症见"阴囊生疮"，麻黄根粉方治之，"妄怒，腰脊不可俯仰屈伸"，煮散方治之。

肾劳虚寒，《备急千金要方·卷第十九·肾劳》称之为"肾劳虚冷"，症见"干枯，忧恚内伤，久坐湿地"，损肾方治之。《三因极一病证方论·五劳证治》称"肾劳虚寒"，则"恐虑失志，伤精损髓，嘘极短气，遗泄白浊，小便赤黄，阴下湿痒，腰脊如折，颜色枯悴"。五加皮散治之。

肾劳虚热，见于《医醇賸义·劳伤》："肾劳者，真阴久亏，或房室太过，水竭于下，火炎于上，身热腰疼，咽干口燥，甚则咳嗽吐血，来苏汤主之。"

【肾岩】

阴茎及外尿道口边缘有丘疹、结节、疣状坚硬物等，溃后如翻花为主要症状的恶性肿瘤，即阴茎癌。

见于《王旭高医案·外疡》："肾岩翻花，法在不治。怡情安养，带疾延年。"

【肾积】

又名奔豚、贲豚。肾的精气阴阳失调，邪气留积，症见积气发于小腹，上至心下，若豚状，或上或下，来往无时的疾病。

奔豚，出于《灵枢经·邪气脏腑病形》："肾脉急甚为骨癫疾；微急为沉厥奔豚，足不收，不得前后。"肾积，出于《脉经·卷八·平五脏积聚脉证第十二》："诊得肾积，脉沉而急，苦脊与腰相引痛，饥则见，饱则减，少腹里急，口干，咽肿伤烂，目䀮䀮，骨中寒，主髓厥，善忘，其色黑。"

《三因极一病证方论·五积证治》提出，肾积名曰奔豚，并阐述其病因病机："五积者，五脏之所积，皆脏气不平，遇时相逆而成其病……思则伤脾，脾以所胜传肾，遇夏心旺，传克不行，故成肾积，名曰奔豚。奔豚者，犹水蓄奔冲于心火也。"《圣济总录纂要·积聚门》进一步对肾积的症状、病因病机详加论述："论曰：凡积气发于小腹，上至心下，若豚状，或上或下，来往无时者，肾积也。盖肾水乘心，其状贲（奔）冲如豚，名曰贲（奔）豚。此本脾病传肾，肾当传心，心以夏令适王而不受，邪气复留于肾，故结为积。久不已，令人喘逆，骨痿少气。所以然者，肾藏骨髓之气，若其气留积，不能荣养骨髓，故变为喘逆，骨痿之病也。"

【肾痈】

又作"肾雍"，以腰痛，少腹满，发热，股胫跛行，甚则不能随意运动为主要表现的内脏痈病类疾病。

出于《素问·大奇论》："肾雍，脚下至少腹满，胫有大小，髀胻大跛，易偏枯。"《黄帝内经太素·卷第十五·五脏脉诊》杨上善注："督脉上至十四椎，属于带脉，行两胠，故从两胠至少腹满。以少阴脉虚，受病行于两脚，故胫大小，髀胻大跛。左右二脚更病，故为易也。又为偏枯病也。胻，称膝胻、股胻、髀胻，谓胻通膝上下也。"平按："痈，《素问》作雍，胠作脚。《甲乙》胻作胫，无大字。"

【肾囊风】

又称"绣球风"，阴囊湿疮瘙痒或皮上生赤粟样疙瘩，抓破脂水浸淫或有灼热感，久则皮肤渐变肥厚，皲裂，缠绵难愈的疾病。

见于《外科正宗·杂疮毒门·肾囊风》："肾囊风乃肝经风湿而成。其患作痒，喜浴热汤；甚者疙瘩顽麻，破流脂水，宜蛇床子汤熏洗二次即愈。"

【遗精】

以不因性交而精液遗泄为主要表现的疾病。性生活规律的已婚男性，不因性交或仅有性欲之想，即精液遗泄，则多属病态。在睡眠做梦中发生遗精称为梦遗；在清醒状态下发生的遗精叫做滑精。常伴有头昏，耳鸣，健忘，心悸，失眠，腰酸腿软，精神萎靡等症状。详见梦遗、滑精条。

【梦遗】

睡眠做梦时与人交会而发生精液遗泄的疾病。多由于先天不足，早婚，房事过度，自慰过频，或因思而色欲不遂等所致。

清代医家有"有梦而遗为心病，无梦而遗为肾病"之说。如《医学心悟·遗精》："大抵有梦者，由于相火之强；不梦者，由于心肾之虚。"梦遗与肾阴不足，相火妄动，精室被扰有关。见于《金匮钩玄·梦遗》："因梦交而出精者，谓之梦遗；不因梦而自泄精者，谓之精滑。皆相火所动，久则有虚而无寒者也。"心肾不交，色欲不遂，亦可梦遗。见于《证治备要·遗精》："有用心过度，心不摄肾，以致失精者；有因思色欲不遂，精色失位，精液而出者。"治宜清心宁神，或兼滋肾固精。方用清心莲子饮、妙香散、静心汤、补心丹、知柏八味丸、心肾丸、交泰丸等。

梦遗病程日久，多肾阳不足，精关不固所致。见于《三因极一病证方论·心主三焦经虚实寒热证治》："右肾虚寒，小便数，腰胁引痛，短气咳逆，四肢烦疼，耳鸣面黑，骨间热，梦遗白浊，目眩，诸虚困乏。"治宜温肾壮阳，益气摄精。方用金锁固精丸、金匮肾气丸、右归丸等。

湿热下注，亦可梦遗。多与性器官或泌尿系统病变，如包茎、包皮过长、尿道炎、前列腺炎、精囊炎、附睾炎等刺激有关。见于《医学正传·便浊遗精》："梦遗主热，精滑主湿热，热则流通故也。"可见精滑黏浊，阴囊湿痒，伴小便短赤，淋沥不尽，胸胁苦满，口苦纳呆，大便黏滞不爽，舌红苔黄腻，脉濡数等症状。治宜清热利湿，忌用固摄之法。

【滑精】

无梦而精液遗泄，甚至清醒时精液流出的疾病。滑精是遗精的一种，是遗精发展到了较重的病态阶段。长时间的滑精对身体有害，常可导致头晕脑涨、腰酸腿软、心慌气短、精神萎靡、体倦乏力等症状。可由于长期纵欲或长期手淫，初则肾阴亏虚，续则肾阴损伤甚而损及肾阳，以致肾阴阳俱虚，从而出现无梦而遗；或体质虚弱，长期慢病，或腰脊髓刺激性损害，严重的神经衰弱，过度疲劳或精神紧张，精阜发炎等，都可能引起滑精。

滑精以肾虚不能摄精为主要病机，见于《诸病源候论·虚劳失精候》："肾气虚损，不能藏精，故精漏失。"多兼有腰膝酸软，畏寒肢冷，精神不振，脱发，舌质淡而舌苔白，脉沉细等症状。

金元四大家之一朱丹溪认为，滑精与湿热下注，扰动精室有关。见于《丹溪心法·遗精》："精滑专主湿热，黄柏、知母降火，牡蛎粉、蛤粉燥湿。"

【失精家】

经常出现梦遗、滑精的病人。

出于《金匮要略·血痹虚劳病脉证并治》："夫失精家，少腹弦急，阴头寒，目眩（一作目眶痛），发落，脉极虚芤迟，为清谷，亡血，失精。"

【精癃】

排尿困难，滴沥不尽，甚或尿闭的疾病。多见于年老肾虚，精室肥大，前列腺疾病者。

精癃有虚、实之分。虚者，多见于肾阴肾阳不足或脾虚气陷。肾虚，推动无力，气化失权，固摄失司，则排尿无力或失禁，小便频数不爽，淋沥不尽，伴有腰膝酸软，耳鸣耳聋，头晕目眩等症状，兼手足心热，潮热盗汗，口燥咽干者，为肾阴虚证；兼畏寒肢冷，着凉加重者，为肾阳虚证。肾阴虚证，治宜滋肾养阴，方用知柏地黄汤加减；肾阳虚证，治宜补肾温阳，方用济生肾气丸加减。脾虚，升降失常，中气下陷，则小便欲解不爽，尿失禁或夜尿遗尿，小腹坠胀，倦怠无力，少气懒言，食少便溏等。治宜补中益气，方用补中益气汤加减。

实者，多见于湿热下注，或瘀血败精，阻滞膀胱尿道之间。湿热下注，壅滞膀胱尿道，气化不利，则尿少黄赤，尿频涩痛，点滴不畅，甚至尿闭，小腹胀满，发热或大便秘结；舌红，苔黄腻，脉滑数。瘀血败精，阻滞于膀胱尿道之间，则小便努责方出或点滴全无，会阴、小腹胀痛，偶有血尿或血精；舌紫黯或有瘀斑，脉沉涩。治宜活血祛瘀，通气利水，方用代抵当汤或桂枝茯苓丸加减。

【精冷】

男子因肾阳不足而引起精液清冷，无生育能力的病证。多由于素体阳虚或房劳过度，损伤肾阳，或久病损伤肾阳等原因所致。可见男子不育，精液清稀而冷或精少，伴有腰膝酸冷疼痛，畏寒肢冷，羸瘦乏力等症状。

见于《备急千金要方·卷十二·万病丸散第七》："羸瘦无力……少精，精冷。"

【精极】

以目暗耳聋为主要症状，五脏六腑之精虚损至极的病证。多由于邪气损害脏腑，日久肾气内伤，脏腑虚羸所致。可见少气吸吸，五脏内虚，齿焦毛发落，悲伤喜忘，目视不明，耳聋行步不正，身体重等症状。

见于《诸病源候论·虚劳候》："六曰精极，令人少气嗡嗡然内虚，五脏气不足，发毛落，悲伤喜忘。"《备急千金要方·卷十九·精极第四》论之较详："凡精极者，通主五脏六腑之病候也。若五脏六腑衰，则形体皆极，眼视而无明，齿焦而发落。身体重则肾水生，耳聋，行步不正。"

精极有虚寒、虚热之分。精极虚寒，可见少腹拘急，耳聋发落，行步不正，梦寐失精等症；精极虚热，可见骨节烦疼，目视不明，齿焦发落等症。治法以"形不足者，温之以气；精不足者，补之以味；当治其微"为宜。"甚则五阴气俱绝，绝即目系转而目精夺，是为志先死"，预后不良。

【骨痿】

肾精亏损或肾阴、肾阳不足，骨枯髓减，骨骼失养，足不任身的病证。多由于长期过劳或大热灼伤阴液等原因导致。可见腰背酸软，难于直立，下肢痿弱无力，面色黧黑，牙齿干枯等症状。

出于《素问·痿论》："有所远行劳倦，逢大热而渴，渴则阳气内伐，内伐则热舍于肾，肾者水脏也，今水不胜火，则骨枯而髓虚，故足不任身，发为骨痿。"

【骨痹】

风寒湿邪伤于骨，骨节疼痛，四肢沉重难举的病证。多由于外感风寒湿邪，机体营卫不和，肾虚骨弱，邪气乘虚侵袭所致。可见骨节疼痛，四肢沉重难举，身重，有麻痹感等症状。

出于《素问·痹论》。《素问·长刺节论》论之较详："病在骨，骨重不可举，骨髓酸痛，寒气至，名曰骨痹。"骨痹不已，复感风寒湿邪，日久入肾，则发为肾痹。

【骨蒸】

自觉发热，犹如自骨髓蒸蒸而出，夜间明显的症状。多由于久病痨虫所伤，肾阴亏虚或肺肾阴虚所致。可伴有久病咳嗽，身体消瘦，潮热盗汗；或腹内有癖块，有时微痛等症状。

见于《诸病源候论·虚劳骨蒸候》："蒸病有五：一曰骨蒸，其根在肾，旦起体凉，日晚即热，烦躁，寝不能安，食无味，小便赤黄，忽忽烦乱，细喘无力，腰疼，两足逆冷，手心常热，蒸盛过伤，内则变为疳，食人五脏。"多见于痨瘵，即现代之结核病。如《杂病广要·骨蒸》："骨蒸即后世所称痨瘵是也。"

【骨瘤】

以骨的肿瘤为主要症状的疾病。多由于邪气侵袭骨骼，损伤及肾所致。可见骨的局部有坚硬肿块隆起，久则溃漏等症状。

见于《备急千金要方·卷二十四·瘿瘤第七》："陷肿散，治二三十年骨瘤、石瘤、肉瘤、脂瘤、脓瘤、血瘤，或息肉，大如杯盂升斗，十年不瘥，致有漏溃，令人骨消肉尽，或坚或软或溃，令人惊悸，寤寐不安，身体瘦缩，愈而复发方。"

【骨极】

以齿浮足痿为主要症状的虚劳病证之一。多由于肾之精气不足，骨髓失养所致。可见腰膝酸软无力，足不任身，牙齿松动苦痛，手足关节烦疼等症状。

见于《诸病源候论·虚劳候》："四曰骨极，令人酸削，齿苦痛，手足烦疼，不可以立，不欲行动。"

【髓减】

又称髓弱、髓枯、髓空。肾之精气不足，或阴阳水火失调，骨髓失于濡养而空虚减少的病机。可见腰脊不举，足不任身等症状。

出于《素问·痿论》："肾气热，则腰脊不举，骨枯而髓减，发为骨痿。"

【髓热】

邪气侵入骨髓，骨髓有热，肾气败竭的病证。

出于《灵枢·热病》："八曰髓热者死。"《类经·针刺类·诸热病死生刺法》解释其病机："髓者，至阴之精，骨之充也。邪入最深，乃为髓热，肾气败竭，故死。"《读医随笔·脉法类》进一步阐述其症状："其证为骨中如坚，肢软欲痿，头颅胀疼，筋脉抽掣，心中惊惕，是髓中有热也；若加浮散，是髓枯也。《内经》曰：热病髓热者死。此之谓也"。

【髓冷】

肾阳不足，骨髓虚冷，腰背强急的病证。

出于《备急千金要方·卷八·贼风第三》："治肾虚，呻吟喜患怒，反常心性，阳气弱，腰背强急，髓冷，干地黄丸方。"

【髓极】

肾中精气不足,阴阳亏损,骨髓虚极,阳痿不起的虚劳病证。

出于《备急千金要方·卷十二·风虚杂补酒煎第五》:"髓极则阴痿不起,住而不交。"

【髓厥】

肾有积气,阻滞骨髓,髓寒骨冷,腰脊疼痛的病证。

出于《脉经·卷八·平五脏积聚脉证第十二》:"诊得肾积,脉沉而急,苦脊与腰相引痛,饥则见,饱则减,少腹里急,口干,咽肿伤烂,目䀮䀮,骨中寒,主髓厥,善忘,其色黑。"

【髓海不足】

又称髓脑不足。肾中精气亏虚,无以上濡脑髓,以致髓海空虚的病证。

髓海不足,出于《灵枢·海论》:"髓海不足,则脑转耳鸣,胫酸眩冒,目无所见,懈怠安卧。"髓海不足,脑髓空虚,则出现视觉、听觉、平衡觉等感觉及运动失常的症状。

髓脑不足,出于《诸病源候论·小儿杂病诸候四》:"肾主骨髓,而脑为髓海;肾气不成,则髓脑不足,不能结成,故头颅开解也。"主要见于小儿解颅,以小儿囟门应合不合,反而宽大,颅缝裂解为主要症状。

【齿燥】

牙齿干燥,失于滋润的症状,为温病辨证的重要指征之一。新病而齿燥,伴有垢秽、口臭等,多属于胃火盛,津液大伤。久病齿燥如枯骨样,多脏阴液严重亏耗,病多危重。

见于《温病条辨·暑温》:"《金匮》谓太阳中暍,发热恶寒,身重而疼痛,其脉弦细芤迟,小便已,洒然毛耸,手足逆冷,小有劳,身即热,口开前板齿燥,若发其汗,则恶寒甚,加温针,则发热甚,数下,则淋甚,可与东垣清暑益气汤。"《温热经纬·叶香岩外感温热篇》进一步解析:"齿若光燥如石者,胃热甚也。若无汗恶寒,卫偏胜也,辛凉泄卫透汗为要。若如枯骨色者，肾液枯也，为难治。若上半截润，水不上承，心火上炎也。急急清心救水，俟枯处转润为妥。"

四、肾相关治法的基本概念

（一）补肾治法

【补肾】

补肾包括益肾精、补肾气、温肾阳、滋肾阴及肾阴阳双补等治法。补肾治法广泛应用于养生保健、防治疾病、机体康复等方面，可通过饮食、运动、气功、针灸、按摩、药物等手段达到改变肾精气阴阳失常状态。

见于《集注难经·六十九难》："春得肾脉为虚邪，是肾虚不能传气于肝，故补肾。"

1. 益肾精

【补肾益精】

应用补益肾之精气的方药，治疗肾精亏虚所致腰痛、痴呆、虚劳、不孕、不育、骨痿、脱发等病证的治法。见于《银海精微·药性论》："巴戟，能补肾益精，疗阴萎，引气上行。"古代方药著作记载的补肾益精药物很多，如覆盆子、蛇床子、玄参、蒺藜、磁石等。

补肾益精为补肾诸法的基础，所用中药多为血肉有情之品，代表方剂如鹿角胶丸或龟鹿二仙胶。

补肾益精亦为养生原则之一，有运动保健、按摩固肾、食疗保肾、针灸推拿、药物调治等，从而使人体精充气足、形健神旺，达到预防疾病、健康长寿的目的。

【补肾益髓】

应用补肾益精生髓的方药，治疗肾虚髓亏所致健忘、痴呆、骨痿、血虚等病证的治法。肾藏精，精生髓，髓充骨，生血荣脑，脑为髓海。故补肾益髓治法以补肾益精药物为主，重点在补益骨髓、脑髓。

【补肾壮骨】

应用补益肾之精气或滋肾阴、温肾阳等的方药，治疗肾虚所致骨软、骨痿、骨极、骨折等病证的治法。肾藏精主骨，故肾精亏虚、肾气不足、肾阴虚、肾阳虚所致骨的病变皆可以补益肾之精气或滋肾阴、温肾阳等治法进行防治，代表方剂为虎潜丸。

【补肾调经】

应用补益肾之精气或滋肾阴、温肾阳等作用的方药，治疗肾虚所致月经失调、不孕等病证的治法。

见于《傅青主女科·调经》："顺经汤……此方于补肾调经之中，而用引血归经之品，是和血之法，实寓顺气之法也。"

调经之本在肾，补肾调经以填精养血为主，佐以助阳益气之品，使阳生阴长，精血俱旺，则月经自调。代表方剂为补肾调经汤。

2.补肾气

【补益肾气】

又称补肾气。应用具有补肾益气作用的方药，治疗肾气虚证的治法。

见于《神农本草经·草部中品》："元参，味苦微寒。主腹中寒热积聚，女子产乳余疾，补肾气，令人目明。"

肾气是肾精所化生之气，表现为肾促进机体的生长、发育和生殖，以及气化等功能活动；并具有固摄精气津液、固摄冲任二脉、固摄二便等生理功能。肾气虚弱，功能减退，则小儿生长发育迟缓、青壮年生殖功能减退、老年智力和体力衰退。肾气不足，固摄失常，则主要表现在对呼吸、二便、冲任二脉、男子精液、女子经、带、胎、产固摄无权和膀胱对尿液失于固摄等。宜用补益肾气法进行治疗，代表方剂为大补元煎。

【补肾纳气】

应用益气补肾、收敛固涩的方药，治疗肾不纳气所致久病咳喘的治法。

见于《王旭高医案·虚劳》："黄昏咳嗽，肺热也。黎明气升，肾虚也。纳食倒饱，脾虚也。补肾纳气治其下，清金化痰治其上，运脾培土治其中，三焦并治。"

肾为气之根，主纳气，摄纳肺所吸入的清气，使呼吸维持一定的深度，防止呼吸表浅，保证体内外气体正常交换。肾气虚损，纳气功能失常，常见久病咳喘，呼多吸少，动则喘甚等症状，宜用补肾纳气法进行治疗，代表方剂为都气丸。

【补肾涩精】

又称补肾固精，固肾涩精。应用补益肾之精气、固涩止遗的方药，治疗肾气不固所致遗精的治法。

见于《苏沈良方·卷八·茯苓散》："方书言梦泄，皆云肾虚，但补肾涩精，然亦未尝有验。予论之，此疾有三证：一者至虚，肾不能摄精，心不能摄念。或梦而泄，或不梦而泄。此候皆重，须大服补药。"

肾为封藏之本，以精的蛰藏、封藏、闭藏为主，防止精气无故妄泻。肾气不固，常见男子滑精、早泄等症状，宜用补肾涩精法进行治疗，代表方剂为金锁固精丸。

【补肾缩尿】

应用益气补肾、收敛固涩的方药，治疗肾气不固所致遗尿、小便失禁的治法。肾主二便，开窍于前后二阴。肾气虚，封藏固摄功能失职，膀胱失约，常见小便频数而清，遗尿，小便失禁等症状，宜用补肾缩尿法进行治疗，代表方剂为缩泉饮。

【补肾安胎】

应用补益肾之精气、补养胎元的方药，治疗肾虚所致胎漏、滑胎、小产的治法。肾主封藏，固摄胎元。肾之精气不足，封藏固摄功能失职，常见胎动易滑、小产等病证，宜用补肾安胎法进行治疗，代表方剂为补肾安胎饮。

【补肾固冲】

应用补益肾之精气的方药，治疗肾虚而冲任不固所致月经失调的治法。肾主封藏，固摄冲任。肾之精气不足，封藏固摄功能失职，则冲任不固，常见女子月经过多、崩漏等病证，宜用补肾固冲法进行治疗，代表方剂为补肾固冲丸。

【固肾止带】

应用补益肾之精气的方药，治疗肾虚而带脉失约所致带下的治法。肾主封藏，固摄带脉，主司妇女带下。肾之精气不足，封藏固摄功能失职，带脉失于约束，则女子白带清稀量多等病证，宜用固肾止带法进行治疗，代表方剂为补肾止带汤。

3.温肾阳

【益火之源】

应用扶阳益火之法的方药，以消退阳气不足所致阴偏盛的治法。

"益火之源，以消阴翳"，出自唐·王冰对《素问·至真要大论》"诸热之而寒者取之阳"的注释。

肾阳，即元阳、真阳、命门之火，为五脏阳气之根本。肾阳不足，阳不制阴，阴气偏盛，可见腰膝酸痛，畏寒肢冷，神疲乏力，小便清长，夜尿多或性及生殖机能减退，不孕不育，阳痿早泄，水肿，尿少，泄泻等症，治宜益火之源，代表方剂为右归丸、金匮肾气丸之类。

【温补肾阳】

又称温补命火。应用温阳补肾的方药，治疗肾阳虚证的治法。

见于《冯氏锦囊·杂症大小合参卷五·论泻》："若交寅时而泻者，谓之晨泻，宜为温补肾阳。"

肾阳是具有温煦、激发、推动和气化作用的物质及其功能。肾阳不足，又称命门火衰，则温煦失职，气化无权，阴寒内盛，虚寒内生。可见性及生殖机能减退所致男子阳痿、早泄、不育，女子经带失常、不孕等病证；水液代谢障碍所致水湿、痰饮、水肿、泄泻等病证，宜用温补肾阳法进行治疗，代表方剂为右归丸、金匮肾气丸之类。

【温补命火】

即温补肾阳治法，详见该条。

【回阳救逆】

应用具有温热作用的药物，治疗少阴病之阳气衰微、阴寒内盛证的治法。适用于阳气极度衰疲，寒邪深入少阴的危重证候，可见四肢厥冷、恶寒蜷卧，神衰欲寐，腹痛下利，呕吐不渴，舌苔白滑，脉微细等症状，宜用回阳救逆法进行治疗，代表方剂有四逆汤、参附汤等。

【引火归原】

又称引火归元。应用具有温热作用的药物，将上浮之火或外越之热引导回归于肾（命门），治疗肾阴不足而虚火上浮，或元阳衰微而真寒假热的治法。

见于《温热经纬·叶香岩外感温热篇》："若面赤足冷，下利清谷，此阴寒盛，格拒其阳于外，内真寒，外假热，郁而成斑，故直名为阴斑也。须附桂引火归元，误投凉药即死，实火误补亦死，最当详辨也。"

肾为元气之根，内寓元阴元阳。元阴（肾阴）不足，阴不制阳，阳无以依附，虚火上浮，可见发热烦渴，口唇干裂，脉见洪大重按微弱等症，治宜在六味地黄丸中适当加入肉桂（名曰七味地黄丸），引无根之火，降而归元；或元阳（肾阳）衰微，阴寒内盛，格阳于外，出现真寒假热证，可见身热，反不恶寒，面赤口渴，实则四肢厥冷，下利清谷，脉微欲绝等症，治宜通阳破阴，代表方剂为白通汤。

【温肾利水】

应用温阳补肾的方药，治疗肾阳虚所致水肿的治法。肾主水，具有主持和调节全身津液代谢的功能，主要依赖于肾气、肾阳的蒸腾气化作用才能实现。肾阳虚，则气化不利，易致水湿内停，可见四肢浮肿、小便不利，腰部酸冷等症状，宜用温肾利水法进行治疗，代表方剂为济生肾气丸。

【温肾泄浊】

应用温阳补肾、利湿泄浊的方药，治疗肾阳虚所致膏淋、白浊的治法。肾主水，通过肾气、肾阳的蒸腾气化作用，分别清浊，水液之清者回归布散全身，浊者生成尿液，由膀胱排出体外。肾之阳气虚弱，分别清浊功能失常，则小便频数，浑浊不清，白如米泔或凝如膏糊，宜用温肾泄浊法进行治疗，代表方剂为萆薢分清散。

【温肾止泻】

应用温阳补肾、涩肠止泻的方药，治疗肾阳虚所致泄泻的治法。肾阳为五脏阳气之本，具有温煦脾阳的功能。肾阳不足，不能温煦脾阳，或脾阳久虚不能充养肾阳，可致五更泄泻，畏寒肢冷，神疲乏力，舌淡苔薄白，脉沉迟无力等症状，宜用温肾止泻法进行治疗，代表方剂为四神丸。

【温肾散寒】

应用温阳补肾散寒的方药，治疗肾阳虚所致寒盛的治法。肾阳具有温煦全身、激发五脏阳气的功能。阴寒偏盛，伤及肾阳，或肾阳不足，温煦失职，则虚寒内生。宜用温肾散寒法进行治疗，代表方剂为金匮肾气丸。

【温阳利水】

应用温阳补肾、淡渗利水的方药，治疗肾阳虚所致水饮内停的治法。肾之阳气对津液的蒸腾气化作用，为肾主水功能发挥的关键。肾阳不足，水湿不化，或肾阳无以温煦脾阳，水液代谢障碍，水饮内停，则肢体浮肿，小便不利，四肢沉重疼痛或腹痛下利等，宜用温阳利水法进行治疗，代表方剂为真武汤。

4.滋肾阴

【壮水之主】

应用滋补阴液的方药，使阴液充足而能抑制阳气偏亢，治疗阴虚阳亢证候的治法。

"壮水之主，以制阳光"，出自唐·王冰对《素问·至真要大论》"诸寒之而热者取之阴"的注释，后世又称壮水制阳、滋水制火、滋阴涵阳等。

肾阴，即元阴、真阴、命门之水，为五脏阴液之根本。肾水不足，阴不制阳，阳气偏亢，可见腰膝酸软，头晕耳鸣，颧红升火，五心烦热，骨蒸潮热，咽干口燥等症，治宜壮水之主，代表方剂为六味地黄丸。

【滋阴补肾】

应用滋补肾阴的方药，治疗肾阴虚证的治法。

见于《医方集解·补养之剂》对六味地黄丸的解析："熟地滋阴补肾，生血生精；山茱温肝逐风，涩精秘气；牡丹泻君相之伏火，凉血退蒸……"

肾阴不足，阴液亏损，肾失滋养，虚热内生，可见腰膝酸软，头晕耳鸣，失眠多梦，齿松发脱，五心烦热，骨蒸潮热，盗汗，舌红少苔，脉细数等症，治宜壮水之主，代表方剂为六味地黄丸。

【滋阴清热】

应用滋阴清热的方药，治疗阴虚内热证的治法。阴虚内热证可见于心阴虚、肺阴虚、肝阴虚、脾阴虚、肾阴虚证。肾阴为五脏阴液之根本，五脏之阴液非此不能滋，而各脏阴液又可滋养肾阴。肾阴不足，常累及他脏，导致心阴虚、肺阴虚、肝阴虚、脾阴虚；而各脏阴虚，久则势必导致肾阴不足。故滋阴清热治法总以滋补肾阴为主，代表方剂为六味地黄丸，并可结合各脏阴虚特点分而治之。

【滋阴降火】

应用滋阴降火的方药，治疗阴虚火旺证的治法。阴虚火旺证多见于心、肺、肾等脏，常见心烦失眠、咳嗽痨瘵、骨蒸潮热、吐血衄血等病证。

见于《质疑录·论见血无寒》："世人患吐衄者多，而洁古则曰见血无寒。东垣亦云诸见血皆责于热。丹溪亦曰血无火不升。三家之论出，而世之治吐衄者，皆以滋阴降火为法矣。"

肾阴为五脏阴液之根本，肾阴不足，阴虚为本；阴不制阳，虚火为标。故滋阴降火治法总以滋补肾阴、清热降火为主，代表方剂为知柏地黄丸，并可结合各脏阴虚特点分而治之。

【清泻相火】

应用滋补肾阴、清泻相火的方药，治疗相火妄动证的治法。肾水不足，水不涵木，肝肾阴虚，相火偏亢，火性冲逆，可见失眠多梦，阴茎易举，男子梦遗，女子梦交等症，宜清泻相火治法，可用滋肾丸、大补阴丸之类。

【滋阴潜阳】

运用滋补肝肾、潜降肝阳的方药，治疗肝肾阴虚而肝阳偏亢，甚则肝阳化风的治法。肝肾阴虚，肝阳上亢，可见头胀头痛，头晕目眩，耳鸣耳聋，面色如醉甚则突然昏仆，口眼㖞斜，半身不遂等，宜滋阴潜阳、镇肝息风治法，代表方剂为镇肝息风汤加减。

【滋阴息风】

运用滋补阴精、重镇息风的方药，治疗阴虚风动证的治法。热病后期或久病伤阴，肝肾之阴亏耗，甚或枯竭，无以濡养筋脉，则变生内风，可见筋挛肉𥆧，手足蠕动等症，宜滋阴息风治法，代表方剂为大定风珠、小定风珠之类。

5. 肾阴阳并补

【阴阳双补】

应用具有补益肾中阴阳的方药，治疗肾阴阳两虚证的治法。肾为水火之宅，内寓元阴元阳。阴损及阳，阳损及阴，导致阴阳两虚，多为肾中阴阳失调所致。故阴阳双补多从补益肾中阴阳入手，代表方剂为左归丸合右归丸加减。

（二）补肾相兼治法

【交通心肾】

应用滋肾阴、泻心火、协调心肾阴阳的方药，治疗心肾不交证的治法。

见于《医方集解·收涩之剂》金锁固精丸。"此足少阴药也。蒺藜补肾益精，莲子交通心肾，牡蛎清热补水，芡实固肾补脾，合之莲须、龙骨，皆涩精秘气之品，以止滑脱也。"

肾阴亏虚，心阳独亢，而致心肾阴虚阳亢，水火未济，可见心悸心烦，失眠多梦，腰膝酸软，五心烦热，头晕耳鸣，梦遗梦交等症，宜交通心肾治法，代表方剂为交泰丸、黄连阿胶汤。

【泻南补北】

应用滋肾水、泻心火的方药，治疗肝实肺虚证、津枯火炽证、心肾不交证等的治法。

出于《难经·七十五难》，以泻南补北法治疗肝实肺虚证："经言东方实，西方虚，泻南方，补北方，何谓也？然：金木水火土，当更相平。东方木也，西方金也。木欲实，金当平之。火欲实，水当平之。土欲实，木当平之。金欲实，火当平之。水欲实，土当平之。东方肝也，则知肝实；西方肺也，则知肺虚。泻南方火，补北方水，南方火，火者木之子也，北方水，水者木之母也。水胜火，子能令母实，母能令子虚，故泻火补水，欲令金不得平木也。经曰：不能治其虚，何问其余，此之谓也。"

《温疫论·卷一》以泻南补北法治疗津枯火炽证："若舌黑而滑者，水来克火，为阴证，当温之。若见短缩，此肾气竭也，为难治，欲救之，加人参、五味子，勉希万一。舌黑而干者，津枯火炽，急急泻南补北。"

《王旭高医案·遗精淋浊》以泻南补北法治疗心肝火盛、肾水不足证："华，病由丧子忧怒抑郁，肝火亢甚，小溲淋浊，渐至遗精，一载有余，日无虚度。今年新正，左少腹睾丸气上攻胸，心神狂乱，龈血目青，皆肝火亢盛莫制也。经云：肾主闭藏，肝司疏泄。二脏皆有相火，其系上属于心。心为君火，君不制相，相火妄动，虽不交会，亦暗流走泄矣。当制肝之亢，益肾之虚，宗越人东实西虚、泻南补北例。"

【补益心肾】

应用补益心肾的方药，治疗心肾阴阳两虚证、心肾气阴两虚证、心肾气虚证等的治法。

见于《太平惠民和剂局方·卷之五》："远志圆，治丈夫、妇人心气不足，肾经虚损，思虑太过，精神恍惚，健忘多惊，睡卧不宁，气血耗败，遗沥泄精，小便白浊，虚汗盗汗，耳或聋鸣，悉主之……此药性温无毒，常服补益心肾，聪明耳目，定志安神，滋养气血。"

心肾阴阳两虚，可见心悸心烦，自汗盗汗，腰膝酸软，头晕健忘，神疲乏力，畏寒，潮热等症。心肾气阴亏虚，可见心悸，心烦失眠，耳鸣，腰膝酸软，神疲乏力，头晕健忘，脉细无力等症。心肾气虚，可见心悸气短，少气懒言，神疲乏力，腰膝酸软，耳鸣耳聋，头晕健忘等症。宜补益心肾治法，根据气血阴阳不足的病机，选用不同的方药，如远志丸、炙甘草汤、生脉饮之类。

【补益肝肾】

应用具有补益肝肾的方药，治疗肝肾精血不足证的治法。

见于《医宗必读·卷之十·痿》治疗肾肝下虚之痿证："补益肝肾丸、神龟滋阴丸，补益丸、虎潜丸。"

肾精不足，肝血亏虚，精血化生减少，可见腰酸膝软，头晕目眩，耳鸣耳聋，脱发齿摇，两目干涩，视物模糊，神疲乏力，失眠多梦，手足痿软等症，宜补益肝肾治法，代表方剂为补益肝肾丸、二至丸、七宝美髯丹等。

【补益脾肾】

用具有补益脾肾之气作用的方药，治疗脾肾气虚证的治法。脾肾之气不足，可见消化吸收功能减退，气血化源不足；藏精气化功能下降，小儿五迟五软、成人气虚精少、未老先衰、老人健忘痴呆、肌弱骨痿等病证，宜补益脾肾治法，代表方剂为四君子汤合大补元煎。

【益火补土】

又称温肾健脾法、温补脾肾法。应用温肾阳兼以补脾阳的方药，治疗脾肾阳虚证的治法。

见于《成方切用·卷二上·补养门》崔氏八味丸，"(景岳)治元阳不足，或先天禀衰，或劳伤过度，以致命门火衰不能生土，而为脾胃虚寒，饮食少进，或呕恶膨胀，或反胃噎膈，或欲寒畏冷，或脐腹疼痛，或大便不实，泻痢频作，或小水自遗，虚淋寒疝，或寒侵溪谷，而肢节痛痹，或寒在下焦，而水邪浮肿……"

脾肾阳气虚衰，虚寒内生，健运失职，气化无权，而致消化吸收功能失常，水液代谢障碍，生殖功能减退，可见五更泻，水肿尿少，女子不孕，男子阳痿不育等病证，宜益火补土治法，代表方剂为四神丸、崔氏八味丸、真武汤、实脾散之类。

【滋水涵木】

又称滋肾养肝法、滋补肝肾法。应用滋补肝肾之阴的方药，治疗肝肾阴虚证的治法。

见于《医醇賸义·肝燥》："涵木养营汤……此方以二地滋水涵木；以归、芍润燥养营；以枣仁合生脉，酸甘化阴，制丙火而收散失之气液。重用红枣以缓肝之急；木瓜以收胃气之散失；合秦艽、桑枝舒筋，以肝主筋也。"

肾阴亏虚，不能滋养肝木，以致肝肾阴虚，或阴不制阳，肝阳上亢，甚则肝风内动，而致眩晕头痛，耳鸣耳聋，甚则昏厥中风等病证，宜滋水涵木治法，代表方剂为涵木养营汤、天麻钩藤饮之类。

【金水相生】

又称滋养肺肾法。应用滋养肺肾之阴的方药，治疗肺肾阴虚证的治法。

明·赵献可《医贯·咳嗽论》"予先以壮水之主之药，如六味地黄之类，补其真阴，使水升而火降。随即以参芪救肺之品，以补肾之母，使金水相生而病易愈矣"。明确提出"金水相生"，即"金能生水，水能润金"，肺属金，金能生水，肺阴下达于肾可滋养肾阴；肾属水，水能润金，肾阴为一身阴液之根本，故肾阴亦可上济于肺以滋养肺阴。

肺阴亏虚，不能滋养肾阴，或肾阴亏虚，不能滋养肺阴，可见咳嗽、肺痨等病证，宜滋养肺肾治法，代表方剂为月华丸。

【补益肺肾】

应用补元气、益肺肾的方药，治疗肺肾气虚证的治法。肺肾之气俱虚，肃降纳气失常，可见久病咳喘、痰多气促之病证，宜补益肺肾治法，代表方剂为人参胡桃丸。

【补肾明目】

应用具有滋补肾阴或滋补肝肾作用的方药，治疗肾虚所致眼病的治法。目为肝之开窍，但五脏六腑之精气皆上注于目。瞳孔（瞳神、瞳仁）为肾中精气所濡养，而能视物，故瞳孔及内眼的病变多责之于肾。肾为肝之母，肝肾精血不足，瞳神失养，可见视物昏花，两目干涩，甚则白障青盲等。宜补肾明目治法，代表方剂为石斛夜光丸等。

【补肾濡耳】

应用具有滋补肾阴或温补肾阳作用的方药，治疗肾虚所致耳聋耳鸣的治法。肾中精气上濡于耳，则听觉灵敏，故肾开窍于耳。肾中精气不足或虚火上炎，可见耳聋耳鸣，头晕目眩，腰膝酸软等症状，宜滋肾濡耳治法，代表方剂为左慈丸。

【补肾活血】

应用补肾益气、温阳补肾，兼以活血祛瘀的方药，治疗肾中精气不足或肾阳虚兼血瘀的治法。肾中精气不足，推动血行无力，气虚血瘀；肾阳不足，虚寒内生，温煦失职，寒凝血瘀，经络阻滞。宜用补肾活血法进行治疗，可用六味地黄丸或金匮肾气丸加活血化瘀药物。

参考文献

［1］中医药学名词审定委员会.中医药学名词［M］.北京：科学出版社，2005.

［2］GB/T，20348.1 – 2006.中医基础理论术语［S］.北京：中华人民共和国国家质量监督检验检疫总局，中国国家标准化管理委员会，2006.

［3］李经纬，等.中医大辞典（第2版）［M］.北京：人民卫生出版社，2005.

［4］孙正聿.哲学通论［M］.上海：复旦大学出版社，2005.

［5］张效霞.脏腑真原［M］.北京：华夏出版社，2010.

［6］姚春鹏.理学太极观与丹溪医学［J］.南京中医药大学学报（社会科学版），2006，7（4）：201－205.

［7］邢玉瑞.道教医学与命门学说的形成——命门学说发生学研究之二［J］.陕西中医学院学报，2004，27（2）：7－9.

［8］马淑然，郭霞珍，刘燕池等."肾应冬"调控机制的分子生物学实验研究［J］.中国中医基础医学杂志，2001，7（12）：16－19.

［9］邢玉瑞.《黄帝内经》中太一行九宫思想研究［J］.江西中医学院学报，2007，19（1）：22.

第五章

"肾藏精"藏象理论的基本原理

"肾藏精"藏象理论是以天人合一、形神合一、体用合一为特点的理论系统。中医学所指的"肾",内涵西医学同名脏器,同时包含神经系统、内分泌系统、免疫系统、生殖系统、泌尿系统、呼吸系统、消化系统、运动系统等某些器官组织。因此,必须整体、系统地从解剖形态、生命物质、生理特性、生理功能、所主神志、所主官窍以及与自然环境的联系、与脏腑组织的联系、与相关功能的联系等方面,认识和解析"肾藏精"藏象理论及其基本原理。

第一节 "肾藏精"藏象系统相关解剖形态

中医学研究肾藏象理论,不仅受到中国古代哲学思想的影响和指导,同时也对脏腑解剖位置、形态结构进行了较为详细的观察,对脏腑的形态、重量、容量、色泽等有着详细的描述。"解剖"两字出自《灵枢·经水》:"其死可解剖而视之。其脏之坚脆,腑之大小,谷之多少,脉之长短,血之清浊……皆有大数。"因此,"肾藏精"藏象系统相关解剖形态也是构建中医藏象理论的重要基础。中医学的"肾",不同于西医学同名脏器。中医学的"肾",为"肾藏象"功能系统。中医藏象理论是在整体观念的指导下,更为系统地对内脏及其相关形体、官窍、经络等解剖形态进行观察研究，以此来全方位把握内脏的功能状态。

一、肾与膀胱的解剖形态

（一）肾

"肾"的字义，《说文解字·肉部》："肾，水脏也。从肉，臤声。"肾位于腰部，脊柱两侧。《素问·脉要精微论》："腰者肾之府。"清·叶霖《难经正义》说："肾……左上有脾胃及大肠下回盖之，右上有肝及大肠上回盖之。"《医贯·内经十二官论》载："肾……生于脊膂十四椎下，两旁各一寸五分……附于脊外"（膂，《说文解字》释为"脊骨也"）。《灵枢·骨度》说："膂骨以下至尾骶二十一节，长三尺。"中医所论脊椎为第一胸椎至第四骶椎，共二十一节，故古人所言肾位于十四椎下，即第二腰椎，约距后正中线古制长度的 1.5 寸。

肾的形态，状如豇豆，椭圆弯曲，外有黄脂包裹。见于赵献可《医贯·内经十二官论》："肾……形如豇豆，相并而曲附于脊外。有黄脂包裹，里白外黑。各有带两条，上条系于心包，下条过屏翳穴后趋脊骨。"古代医书对肾的色泽多有记载，如《素问·五脏生成》："生于肾，如以缟裹紫。"《友渔斋医话·上池涓滴一卷》："（肾）色如缟映紫。"《针灸大成·五脏六腑》："状如石卵，色黄紫。"《医学入门·肾脏赋》："（肾）连胁系心，贴脊膂兮裹以脂膜，里白外紫，如豇豆兮相合若环。"肾"色黄紫"或"里白外紫"，相当于对肾皮质、髓质的描述。《素问·脏气法时论》"肾色黑"，《灵枢·五色》"黑为肾"，关于肾色黑，则更多地应用五行学说加以认识。从上述记载可知，肾脏外形似豇豆，两肾曲面朝向脊柱一侧，曲面相对，合之若环状。外有黄脂包裹，里层色白，外层色紫红。每肾各有两条带状结构，上条系于心包，下条其下行至外生殖器后方直肠前方（屏翳穴深面），向后朝向脊骨方向。

肾脏成对，左右各一，左微上，右微下。《难经·四十二难》："肾有两枚，重一斤一两。"《难经》成书年代约在《内经》之后，《伤寒杂病论》之前，其时的度量衡制一斤约相当于现时的250g，一两约相当于 15.625g，一斤一两共重约 265.6g。

以上古代文献对于肾脏位置、形状、色泽、数量、重量的描述记载，与现代解剖学肾脏的形态基本一致。

在疾病状态下，肾的解剖形态可能有所变化。如《灵枢·本脏》："肾小则脏安难伤；肾大则善病腰痛，不可以俯仰，易伤以邪。肾高则苦背膂痛，不可以俯仰；肾下则腰尻痛，不可以俯仰，为狐疝。肾坚则不病腰背痛，肾脆则苦病消瘅易伤。肾端正则和利难伤；肾偏倾则苦腰尻痛也。"腰为肾之府，肾脏小，功能活动正常，不易被邪气损伤；肾脏大，易于患腰痛病而不能前俯后仰，容易被邪气损伤。肾脏位置偏高，常脊背疼痛而不能前俯后仰；肾脏位置偏低，腰尻部疼痛而不能俯仰，易形成狐疝病。肾脏坚实，不会发生腰背疼痛之类的疾病。肾脏脆弱，容易患消瘅病。肾藏精，精舍志，脏体端正则神志和利而邪气难以损伤，偏斜会发生腰尻疼痛。

（二）膀胱

膀胱位于小腹部，居肾之下，大肠之前，是一个中空的囊状器官。其上有输尿管与肾相连，其下有尿道，开口于前阴。

《难经·四十二难》关于膀胱的记载，"膀胱重九两二铢，纵广九寸，盛溺九升九合"，描述了膀胱的重量和大小。《难经·三十一难》"三焦者，水谷之道路，气之所终始也……下焦者，当膀胱上口"的论述，表明膀胱作为一个中医器官概念，可能已包含现代肾盂和输尿管组织，甚至肾脏豇豆形本体在内。唐·孙思邈《备急千金要方·膀胱腑》：提出"胞囊者，肾膀胱候也，贮津液并尿"，而胞囊则为真正意义上的独立的膀胱。

膀胱为六腑之一，为贮存与排泄尿液的器官，《灵枢·本输》曰："肾合膀胱，膀胱者，津液之腑也"。膀胱与肾关系密切。从解剖位置看，膀胱居于肾下，二者相连；生理上主要表现在小便的排泄方面。肾为水脏，膀胱为水腑，水液经肾的气化作用，浊者下降贮存于膀胱。膀胱贮存尿液，排泄小便的功能，依赖于肾的气化与固摄，才能开合有度。肾与膀胱密切合作，共同维持体内水液代谢；肾与膀胱经络互相络属，构成表里相合的关系。

二、所主形体

（一）骨

骨，泛指人体的骨骼，具坚刚之性，是人体中最硬、比重最高的器官之一。其为腔状器官，外被肌肉包裹，内有骨髓贮藏。包括头部的髑髅骨即颅骨，躯干（体）部的脊骨、胸胁诸骨、胁肋，躯末部（四肢）的上肢骨、下肢骨。现代解剖学认为，骨从形态上分为长骨、短骨、扁骨与不规则骨四类，由骨质、骨膜、骨髓构成。

关于人体骨骼的数目，首见《灵枢》中载："岁有 365 日，人有 365 节。"以后历代医籍《洗冤集录》《圣济总录》《奇效良方》均称人有 365 节。对此，后人还作了阐述。《简明中医伤科学》云："古人所谓 365 骨节，是指明暗骨 206 块，软骨 44 块，硬暗骨与关节 115 块的合计总数。"《刘寿山正骨经验》谓："骨总数 365 块，其中包括明暗骨 204 块，软骨 64 块，硬暗骨 97 块。此外有额外骨 30 块（或 34 、38 块），不在骨骼总数之内。"现代解剖学记载成人骨骼数目为 206 块。

肾主骨，一方面，肾主人体正常生长发育，骨骼的正常生长发育有赖肾的充养，肾精不足，易造成骨骼发育不良，小儿出现方颅，佝偻等症状；另一方面，骨骼的强健也与肾有关，肾精不足，骨骼失养易造成骨质疏松，易骨折等，实验表明补肾益髓中药可以有效地防治骨质疏松，对下丘脑－肾－骨反馈机制具有明显的调控作用。

（二）骨空

骨空主要指骨间孔隙，内有髓贮藏，骨空又称为髓孔。《素问·骨空论》："脊骨下空，在尻骨下空；数髓空在面夹鼻，或骨空在口下当肩。"因骨空为孔窍，还引申指骨髓腔。《灵枢·五癃津液别》："五谷之津液，和合而为膏者，内渗于骨空，补益脑髓。"因脑为髓海，不同于其他骨骼，又特称脑部前后的骨空为髓空。《素问·骨空论》："髓空在脑后三分。"

骨空,是气血和髓交会的通路。肾藏精,精生髓,髓居于骨中,精髓充足,化生血液,其精血化生的通道即为骨空。《灵枢·卫气失常》:"骨之属者,骨空之所以受益而益脑髓者也。"正言骨空是输注精气而能补益脑髓的。另外,人之周身骨节间均有骨孔,而一些腧穴正位于骨孔之中,或位于骨旁凹陷处。如《素问·气府论》:"足阳明脉气所发者六十六:额颅发际旁各三,面鼽骨空各一,大迎之骨空各一,人迎各一,缺盆外骨空各一。"寻找体表的骨空或骨旁凹陷处,也是针灸腧穴定位的一个方法。

(三)髓

髓分布于骨腔内,因其在人体分布部位的不同,其形质则不同,名称亦不同。藏于颅腔之中的称为"脑髓";藏于脊椎管内的称为"脊髓";藏于骨髓腔内的称为"骨髓"。"脑髓"和"脊髓"具有同质性,相当于现代西医学的中枢神经系统。《灵枢·海论》:"脑为髓之海,其输上在于其盖,下在风府。"张介宾注:"凡骨之有髓,唯脑为最巨,故诸髓者皆属于脑,而脑为髓之海。"由于"诸髓者皆属于脑"(《素问·五脏生成》),"髓者以脑为主"(《素问·奇病论》),脑为诸髓汇聚之处,《内经》中称脑为髓海。《素问·刺禁论》云:"刺脊间中髓为伛。"王冰注云:"脊间,谓脊骨节间也。伛偻,身蜷曲也。"宋·邵康节所云:"今视藏象,其脊中有髓,上至于脑,下至于尾骶。"说明脊髓的部位在脊椎管内。

髓是一种膏样物质。《灵枢·五癃津液别》云:"五谷之津液,和合而为膏者,内渗入于骨空,补益脑髓。"幼年的骨髓一般为红色,阴血相同;老年人的骨髓则部分变成黄色。现代医学已证实,红色骨髓为造血器官,红色部分为血,黄色部分为脂肪。

髓的生成与肾有关。肾藏精,精生髓,脑髓充养脑,脊髓充养脊间,骨髓充养骨骼。骨骼的发育与强健有赖肾精的充盈,头脑智力的灵活和记忆力也与肾精的充足有密切关系。当肾精不足,则小儿发育迟缓，智力低下，成人神疲倦怠，眩晕耳鸣，智力减退。

（四）齿

古人认为齿与牙有别。齿位于口腔前部，指门牙；牙位于口腔后部，指槽牙。现在多统称牙齿。齿洁白润泽且坚固，是肾精旺盛的表现。《杂病源流犀烛·口齿唇舌病源流》中说："齿者，肾之标，骨之本也。"齿为骨之余，齿与骨同出一源，由肾中精气所充养，同为肾所主。《素问·上古天真论》中云："女子七岁，肾气盛，齿更发长……三七，肾气平均，故真牙生而长极。丈夫八岁，肾气实，发长齿更……三八肾气平均，筋骨劲强，故真牙生而长极……五八，肾气衰，发坠齿槁……七八……天癸竭，精少，肾脏衰，形体皆极，则齿发去。"《望诊遵经·牙齿望法提纲》载："齿忽黄为肾虚，齿忽黑为肾热。滋润者津液犹存，干燥者津液已耗。形色枯槁者，精气将竭，形色明亮者，精气未衰。"

由此可知，齿的生长、脱落等主要受肾中精气的盛衰影响。肾中精气充足，则小儿按时出牙，乳牙为20颗；成人牙齿强健有光泽，恒牙28～32颗。反之出现出牙齿生长迟缓，牙齿松动或易于脱落。温热病中望齿的润燥和有无光泽，又是判断肾精盛衰的重要标志。

中西医学对骨、骨空、髓、齿形态与功能的认识基本一致。西医学所说的骨质，相当于中医学所说之骨；西医学所说的骨髓与中医学所说之骨髓相符。骨质和骨髓在西医学均属骨的范畴，在中医学却是两个完全不同的奇恒之腑。骨、骨空、髓、齿与肾藏精密切相关。肾藏精，精能生髓，髓居骨中，齿为骨之余。骨的生长发育，有赖于骨髓的充盈及其所提供的营养。骨空其间有脉络穿行，为骨及骨髓输送气血等精微物质。

三、上荣头面

（一）发

发为前额、双耳和头颈部以上生长的毛。由于种族和地区的不同，有乌黑、金黄、红褐、红棕、淡黄、灰白、银白等色。中医学中发以黑色为常。

发的生长，依赖血的滋养，《灵枢·阴阳二十五人》篇中，论及须眉的多少有无美恶皆与气血的盛衰有关，故称"发为血之余"。肾藏精，精化血，精血旺盛，则发粗壮、浓密而润泽。《素问·六节藏象论》曰："肾……其华在发。"《素问·五脏生成》曰："肾……其荣发也。"

发为肾之外候，所以发之生长与脱落，润泽与枯槁，常能反映肾精的盛衰。青壮年时，由于肾精充沛，精血充盈，则发长而有光泽，不易折断或脱落。临床所见小儿发生长缓慢，成人未老先衰，头发枯萎，早脱早白者，均与肾中精气不足和血虚有关。发的荣枯也可以反应脏腑气血的盛衰，故临床望毛发的荣润或枯槁，是望诊的内容之一。

（二）颐

颐，位于颏部的外上方，口角的外下方，腮部下方。

面部是人身各部气血汇聚之所，反映全身脏腑、经络的功能状态和气血的盈亏。《灵枢·五色》载："夹大肠者，肾也。当肾者，脐也。"肾脏在面部的反映区分布于法令纹外侧的大肠区水平线上。肾脏与脐相对，脐在面部的对应区位于两颊肾区的下方。若脏腑发生病变，在面部相应的部位即会出现病色。《素问·刺热》载："肾热病者，颐先赤""肾气合水，水唯润下，指象明候，故候于颐也"（《重广补注黄帝内经素问·刺热》）。腮下谓之颐，肾属水而位居北方，故颐属肾。肾精的盛衰亦可在颐的色泽体现出来。肾精充足，则颐光明润泽。反之，肾精亏虚，则颐黯淡色黑。

（三）瞳孔

瞳孔，又称瞳仁、瞳神。《灵枢·大惑论》："五脏六腑之精气，皆上注于目而为之精。精之窠为眼，骨之精为瞳子。"中医五轮学说中认为，瞳孔属肾为水轮。瞳孔可反映肾精盛衰的状况。肾精充足，瞳孔清明有神；肾精不足，瞳仁失于濡养，则瞳神无光、视物昏渺；肾精耗竭则出现瞳孔散大等病危之象。

（四）舌根及舌苔

肾在舌的反映部位为附着于横骨上的舌根。舌根的色、质、形态及舌苔的色泽厚薄等可反映肾脏精气盛衰。舌之津液生成有赖肾的气化作用。肾精充盈则舌色如常，舌质荣润。若肾气不足多表现为舌淡苔白；肾阳虚多表现为舌质胖淡或边有齿痕；肾阴虚多表现为舌红少津或舌紫干涩；无苔而燥则多是肾亏而津液虚极的表现。

四、所司官窍

（一）耳

耳，其外侧边缘称为耳郭，又名耳廓、耳轮。耳下垂部分称为耳垂，又称耳珠。耳前部的突起称为耳门，又名蔽。耳与头的连接部位称为耳根。

从耳的形态、柔软度、色泽等可以反映出肾精功能的状况，诊耳可候肾精盛衰。《灵枢·本脏》曰："黑色小理者，肾小；粗理者，肾大；高耳者，肾高；耳后陷者，肾下；耳坚者，肾坚；耳薄而不坚者，肾脆。耳好前居牙车者，肾端正；耳偏高者，肾偏倾也。"耳者，肾之候，故视耳之好恶，以知肾脏之高下偏正。若耳前色泽明亮，高低大小适中，耳较厚且坚实，则肾精充足。若耳前黑暗无光，耳过大偏高偏低，耳薄且软，则肾精不足，常出现眩晕、耳鸣、腰膝酸软等症。

耳是司听觉的器官，"十二经脉，三百六十五络，其血气皆上于面而走空窍……其别气走于耳而为听"（《灵枢·邪气脏腑病形》），故耳又从聪的角度名"窗笼"。耳的司听功能与五脏相关，而与肾的关系最为密切。肾开窍于耳，"肾主耳……在窍为耳"（《素问·阴阳应象大论》），"肾气通于耳，肾和则能闻五音矣"（《灵枢·五阅五使》）。肾精盛衰可影响耳的听觉功能。《灵枢·决气》曰："精脱者耳聋，液脱者耳数鸣。"肾藏精，且开窍于耳，肾精充则耳聪，肾精亏虚表现为耳失精养，引起耳聋、耳鸣等症状。

（二）睾丸

睾丸，别称为"外肾子"（见《跌打秘方·论伤各要害处不治》）、外肾（见《太平圣惠方·治小便不通诸方》）。

睾丸属男子前阴的一部分，居于阴囊之中，呈微扁的椭圆形，表面光滑，色灰白，左右各一。成人睾丸长 3.5 ~ 4.5cm，宽 2 ~ 3cm，厚 1 ~ 2cm，每侧睾丸重 10 ~ 15g。一般左侧者比右侧者低约 1cm。

睾丸与肾生精、藏精、泄精，主司生殖功能密切相关。先天父母的生殖之精藏之于肾，在天癸的调节下，于睾丸中产生生殖之精。男子"二八"天癸至后，有形之肾精被化生以后，便在肾的封藏作用下，贮存闭藏于睾丸，并使其不断充足盈满，而不无故流失与过多耗泄。而两性交合时，在肾中阳气的激励与推动作用下，使肾能适时适度地开启精关而外泄肾精，以行生殖之功。

若肾精不足，肾阳亏虚，则性事淡漠，男子阳痿不举，更不能排精生殖。而当肾气不固，不主封藏固摄时，则又可表现为滑精、早泄等精关不固之候。现代医学研究认为：卜丘脑 – 垂体 – 性腺轴调节着精子的产生，并调控阴茎的勃起，但精子生长全过程在外生殖器之睾丸中，并且由外生殖器官之阴茎来完成正常的性功能。

（三）二阴

二阴，包括前阴和后阴。前阴是男女外生殖器与尿道口的统称，是排尿和男子排精、女子排出月经及娩出胎儿的器官。男子的前阴，又称宗筋，包括阴茎（简称茎，又名玉茎、阳物、溺茎）、睾丸（又称阴卵、阴核、外肾）和阴囊。女性外生殖器（又称女阴、阴户），包括阴道（又名廷孔、阴户）和尿道。阴道是排泄月经和娩出胎儿的通道，其外口称为阴门（也称阴户）。后阴指肛门（又称魄门、谷道，简称肛），为大肠的下口，饮食糟粕由此排出体外。

肾与二阴皆位于人体下部，肾藏精，主生殖，同时尿液的贮存和排泄也要依赖肾的气化才能完成。后阴居躯干之下，阴中之阴也，同气相求。故云："肾开窍于二阴。"肾精充盛，二阴形态及功能正常；肾精亏虚则二阴发育异常，肾的封藏失司，肾精无以化气，则二阴开合异常，导致尿频、遗尿、尿失禁、尿少或尿闭，久泻滑脱等。

第二节 "肾藏精"藏象系统相关生命物质

与"肾藏精"藏象系统相关的生命物质，包括精、天癸、元气、血液、津液等，是肾的生理功能所必需的物质基础。

一、精

中医"肾藏精"理论之"精"，取"精"之精华、纯粹以及灵气之意。马王堆出土的医著《十问·黄帝问于容成》载"治气有经，务在积精，精盈必写（泻），精出必补"，此精指人的生殖之精。《素问·金匮真言论》"夫精者，身之本也。故藏于精者，春不病温"，此精为人身之精，为构成并维持人体生命活动的精微物质。以上即为"精"字在医学典籍中较早的记载。

中医理论精与气的概念及其相互关系与古代哲学思想之精气关系有所不同。人体之精禀赋于父母与后天水谷，为构成人体并维持人体生命活动的一种精华物质。人体之气为精所化生，为人体生命活动的构成及动力，推动脏腑生理功能的精微物质。

人体之精因其来源不同，可分为先天之精与后天之精，人体生成后先后天之精分布于各脏腑形成脏腑之精，具备生殖功能又产生生殖之精以繁衍后代。

（一）先天之精

先天之精为禀于父母的精华物质，是人体生命来源，《备急千金要方·肾脏方》"所以天之在我者德也，地之在我者气也，德流气薄而生者也，故生来谓之精"，此处之精指先天之精。《论衡·效力》曰："天禀元气，人受元精。"父母之生殖之精相合，最早形成先天之精，先天之精承载父母的遗传物质，由精不断生长分化，形成人体五脏六腑、形体官窍。先天之精决定了人体的生长与发育状况以及先天体质。临床上对于家族性疾病多从肾精亏虚入手，以补肾填精法予以治疗。

（二）后天之精

后天之精指人体出生后，受水谷之精微所充养，维持人体生命活动的水谷之精。先天之精与后天之精共同作用于人体，维持人体的生长、发育与生殖。后天之精来源于入口之水谷，由胃受纳腐熟，经脾胃肠的消化吸收，由脾的运化功能将水液之水精，食物之谷精分布与全身各脏腑，《灵枢·五味》"谷始入于胃，其精微者，先出于胃之两焦，以溉五脏，别出两行，营卫之道"，而脏腑利用后的浊气又因肾之蒸腾作用有着再分清浊，清者为精，上升于脾，由脾运化至全身各脏腑，浊者由肾化为尿液排泄。

（三）脏腑之精

脏腑之精为脏腑所藏之精，构成脏腑组织，是维持各脏腑生理功能的基本物质。脏腑之精的来源有二：其一为先天之精，禀赋于父母，在胎儿形成过程中，先天之精散于各脏腑，推动各脏腑的生成，人体出生后先天之精藏于各脏腑，维持各脏腑的生长发育与功能活动；其二为后天之精，受于水谷精微，人体出生后水谷之精入于各脏腑，与所藏之先天之精共同构成脏腑之精，参与脏腑活动。二者缺一不可。《素问·上古天真论》谓之："肾受五脏六腑之精而藏之，故五脏盛乃能泻。"脏腑之精充盈，为肾藏精提供物质来源，而肾藏精又为脏腑之精奠定物质基础。

（四）生殖之精

生殖之精为狭义之精，为人体繁衍后代所生成之精，男女皆有，在人体一定年龄阶段产生。《素问·上古天真论》所述男子"二八，肾气盛，天癸至，精气溢泻，阴阳和，故能有子"，其中溢泻之精气则为生殖之精。生殖之精源于肾精，由肾所生，因此生殖之精由先后天之精以及脏腑之精共同产生，因此生殖之精的成熟与施泄有赖于先天之禀赋和后天水谷之充养以及各脏腑功能活动的强健。生殖之精为人体之精微，有人认为在男子为精，在女子为精血。

另有医著将精作为精液之代称，精液为男子具生殖功能之体液，如《中藏经·论诸淋及小便不利》："虚者，肾与膀胱俱虚，精滑梦泄，小便不禁者也。"

（五）精、气、血、津、液的总称

有医家认为精泛指一切构成维持人体生命活动的基本物质，因人体精血津液都有赖水谷精微的充养与脏腑之气的化生，可互相资助与化生。因此将精作为气、血、精、津、液的概称，《黄帝内经太素·脏腑》"血、脉、营、气、精，谓之五精气"，另有医家认为是精、血、津、液的总称，《读医随笔·气血精神论》"精有四：曰精也，曰血也，曰津也，曰液也"。

二、天癸

"天癸"一词最早见于《黄帝内经》。天癸藏之于肾，源于先天，受后天水谷精微的滋养。

天癸的产生、衰竭与肾中精气盛衰密切相关。《素问·上古天真论》论述了天癸的产生与衰退过程，女子"二七而天癸至，任脉通，太冲脉盛，月事以时下，故有子……七七任脉虚，太冲脉衰少，天癸竭，地道不通，故形坏而无子也"；而男子"二八，天癸至，精气溢泻，阴阳和，故能有子……七八，肝气衰，筋不能动，天癸竭，精少，肾脏衰，形体皆极"。人体发育到女子二七、男子二八的青春期，肾气旺盛，肾中真阴不断得到充实，产生的一种具有促进生殖功能成熟并继续维持其功能的精微物质——天癸。天癸的产生使人体具备生殖功能，并产生生殖之精，女子则按期排卵，月经来潮，男子则产生和排泄精液，生殖器官发育成熟，则具备了生殖能力。进入到女子七七、男子七八的老年期，随着肾中精气由充盛而逐渐趋向衰退，天癸的生成亦逐渐减少，甚至逐渐耗竭，生殖能力亦随之而下降，乃至消失。现代研究表明天癸与"下丘脑-垂体-性腺轴"的功能类似,不等同于任何单一器官、组织功能及激素活动,而是对生殖功能起到反馈与负反馈的双重调节功能集合。

肾精亏损,则天癸不能应时而至或过早衰竭,表现在小儿发育迟缓、成人早衰及生殖功能障碍等方面。临床可见小儿生长发育迟缓、智力和动作迟钝,骨骼痿弱、囟门迟闭;成人早衰,发脱齿摇、精神呆钝、健忘、动作迟缓、两足痿弱、步履艰难、脉细无力;生殖功能障碍,阳痿、性功能减退、男子精少不育,女子经闭不孕。

三、精液

精液,由肾而生,由肾所藏,"如脂、如膏、如水"(《灵枢·五癃津液别》),呈乳白色、淡黄色或者无色的液体。现代医学认为,精液主要由睾丸所产生的精子和精浆(附睾、精囊腺、前列腺、尿道球腺等腺体的分泌液)组成。

精液属于肾所藏生殖之精,生殖之精男女皆有,在男子则为精液。《素问·六节藏象论》:"肾者主蛰,封藏之本,精之处也。"《素问·上古天真论》:"男子二八,天癸至,精气溢泻,阴阳和,故能有子。"男性产生的生殖之精贮藏在肾脏,施精致孕则直接由肾脏所藏生殖之精而成,因此精液的封藏、分泌、排泄与肾藏精主封藏固摄的功能密切相关,主要由肾气及其所分化的肾阴、肾阳来调节和控制。若肾阴虚则水火不济,相火偏旺,性欲亢进,常出现遗精、梦交;或见精瘀、精液不化等症;若肾阳虚,温煦推动之力匮乏,可见阳痿、精寒、不射精或射精困难等症状。

四、元气

元气,又名原气、真气,为生命本始之气。由肾藏的先天之精化生,受后天水谷精气充养,通过三焦流注全身。"精化为气,元气由精而化也"(《类经·阴阳类》)。精藏于肾,肾精充盛,盛乃能泻,不断地供给五脏六腑、肌肤腠理,以促进脏腑及形体官窍的生理活动。五脏六腑的功能正常，水谷精气化源充足，则元气方能化生不已。同时，肾精之封藏，亦赖元气固护于外。在分布上，元气发于肾，经下、中、上三焦，沿经络系统和腠理间隙循行全身，下归于肾。总之，元气是人体最根本、最重要，源于先天而根于肾的气，是人体生命活动的原动力，《医学读书记·通一子杂论》说："元气是生来便有，此气渐长渐消，为一生盛衰之本。"

元气是构成人体和维持人体生命活动的最基本物质，能推动人体的生长、发育、生殖。肾气、肾精决定机体的生长发育，是人体生长发育的根本，故元气与肾中精气密切相关。元气具有温煦和激发脏腑、经络等组织器官的生理活动，其气与肾（命门）相通，分为元阴元阳，"五脏之阴气非此不能滋，五脏之阳气非此不能发"。元气充足，则机体按照生、长、壮、老、已的自然规律生长发育，精神昌盛；元气亏少，则会出现生长发育障碍，如发育迟缓、筋骨痿软、未老先衰、齿摇发落、精神微去等；元气衰竭，则神去机息。元气虚损之治，重在治肾，"务使阴阳和平，水升火降，归于中庸之道而已"（《医权初编》）。

五、血

血是富有营养的红色液态物质，在脉中周而不息循行于全身。

"肾主血"一词出典于《读素问钞》。《读素问钞·论治》曰："愚谓惊伤心，心主脉，恐伤肾，肾主血，心肾有伤，血脉凝涩，故经络不通，病生不仁。"肾脏对血液之功能有生血之始、行血之初及清血之根等三个方面。

（一）血的生成

《素问·上古天真论》曰："肾者主蛰，封藏之本，精之处也。"《张氏医通·诸血门》曰："精不泄，归精于肝而化精血。"肾藏精，精能生髓，精髓又可以化血。后世医家在此基础上，进一步发展肾生血之思考。如《伤寒论纲目·热入血室》："肝藏血，肾生血，心主血，脾统血，而其源则汇于冲，冲起肾下，与肾贴近，血之由冲而出者，即如由而生，故曰肾生血，言肾所生，以冲即在肾下也。"这里说的"冲"，即是指冲脉，冲脉为血海，源于先天之肾精，肾精充足，血海满盈，冲脉盈泻有时，月经定期而至，故血液盛衰与肾精盛衰有关。现代医学实验证明用补肾养血法可改善受损的卵巢，提高卵巢功能，从而验证了其临床疗效。

肾藏精生髓化血的理论已被医家认识并指导着临床实践。如《类经·藏象》曰："精足则血足而发盛。"即"发为血之余"，精血同源，肾精充足，则血液不亏，则毛发粗壮而润泽。《普济方·骨痹》曰："肾不生，则髓不能满。"说明肾精不足可导致筋、骨、髓枯的各种疾病。现代医学认为骨髓生成血细胞，中医亦早就认识到骨髓与血液有密切的关系。如《素问·生气通天论》曰："骨髓坚固，气血皆从。"说明骨髓和气血之间的相关关系，故后世医家强调"血之源头在乎肾"（《病机沙篆·虚劳》），而可见"用六味丸滋肾生血"（《万病回春·急惊》）等以补肾为生血的治法。

（二）血的运行

《诸病源候论·小儿杂病诸候四》："血之在身，随气而行，常无停积。"血的运行需要推动的动力，这种动力主要依赖于气的推动作用和温煦作用。肾藏精，精化气血，元气是人体最基本的、最重要的根源，它源于肾的气，具有推动人体生长发育，激发和调节各脏腑、经络等组织器官功能的作用，是人体生命活动的原动力。肾中精气不足，五脏气虚，如《读医随笔·承制生化论》曰："气虚不足以推血，则必有瘀。"若肾之元气不足，推动无力，血行迟缓，《医林改错》曰："元气既虚，必不能达于血管，血管无气，必停留而瘀。"故补肾益气方使元气充盈，血脉通畅。

（三）血的清浊

清·邹澍《本草疏经·上品草七味》："盖肾固藏精泄浊之总汇也……明肾之气固当留其清而泄其粗也。""粗"即"浊"，明确指出了肾气在藏精泄浊中的关键作用。如肾气充足，开阖自如，则精留而浊气及时排除；如肾气不足，开合失司，不能及时排浊，湿浊入于血脉之中，导致气血功能失常，最终在血脉之中造成痰、湿、瘀、毒等病理产物。含此病理产物之血液可谓"浊血"。《针方六集·去浊血五十五》曰："邪气去入于经也，舍于血脉之中……去其浊血，留之于经，久则为痹。"说明浊血阻滞气血经络运行，会导致各种急慢性疾病。

六、津液

（一）唾液

唾，居于口腔之内，是津液中较为稠厚的部分。据四时五脏阴阳理论，五脏之肾主水，对应五液之唾，故唾为肾之液，由肾精所化，出于舌下，滋养肾中精气。若肾精不足，则唾液分泌减少，口干舌燥；若多唾或久唾，则易耗损肾中精气。现代实验研究揭示唾液量的多寡，唾液蛋白含量的高低，受着肾阴肾阳作用的支配。

（二）尿液

尿液，贮藏在膀胱，无色或淡黄色的液体。由前阴之端溺孔排出体外。

尿液的生成和排泄都有赖肾的蒸腾气化作用。在肾的蒸腾气化作用下，入胃的水饮，经由脾的运化和转输、肺的宣发肃降，使水液之浊者生成尿液。膀胱贮存尿液，达一定程度时，通过肾与膀胱的气化作用，及时自主地从溺窍排出体外。肾合膀胱，膀胱贮存排泄尿液。如这一功能失常，则出现癃闭、遗溺等。《素问·宣明五气》载："不利为癃，不约为遗溺。"

第三节　肾的生理特性与生理功能

肾藏象是以"肾藏精"理论为主而构建的藏象系统，肾的生理特性包括肾主蛰藏、肾恶燥、肾与冬气相应等，皆与肾藏精、肾主调节全身精气阴阳、肾主水、肾主纳气等生理功能密切相关。肾的生理特性是其生理功能的前提和基础，肾的生理功能是其生理特性的体现和集成，对临床实践具有重要指导作用。

一、生理特性

（一）肾主蛰藏

肾主蛰藏，又称"肾主封藏"，出自《素问·六节藏象论》："肾者，主蛰，封藏之本，精之处也，其华在发，其充在骨，为阴中之少阴，通于冬气。"蛰，藏也，静也，是指虫类等动物伏藏、潜藏洞穴，不吃不动的冬眠状态。肾主蛰藏，喻指肾有潜藏、封藏、闭藏之生理特性，是对肾藏精功能的高度概括。

肾主蛰藏的基本原理如下。

1.四时五脏阴阳的取象比类。《黄帝内经》提到的"肾藏"应是与四时阴阳五行相通应的，正如《素问·五运行大论》中提到："北方生寒，寒生水，水生咸，咸生肾，肾生骨髓，髓生肝。其在天为寒，在地为水，在体为骨，在气为坚，在脏为肾。"水性具有沉潜、润下的特性，水旺于冬，冬季严寒，万物蛰伏、闭藏，故肾在机体生长化收藏的发展过程中就属于藏的一环，由此归纳为肾主封藏的特性，用来描述肾的贮存、闭藏、摄纳的生理特性。

2.肾之精气宜封藏闭藏。《格致余论·阳有余阴不足论》："主闭藏者，肾也。"肾主藏精，包括先天之精、后天之精、五脏六腑之精、生殖之精等。此处特指生殖之精。精宜封藏、闭藏而不宜妄泻。肾气封藏则精气盈满，适度疏泄，人体生殖功能得以正常发挥。

3.肾之相火潜藏守位。肾之相火称为"龙火"。《格致余论·相火论》："天主生物，故恒于动，人有此生，亦恒于动，其所以恒于动，皆相火之为也。见于天者，出于龙雷，则木之气；出于海，则水之气也。具于人者，寄于肝肾二部，肝属木而肾属水也。胆者，肝之腑；膀胱者，肾之腑；心胞络者，肾之配；三焦以焦言，而下焦司肝肾之分，皆阴而下者也。"肾中相火（肾阳）潜藏不露，才能更好地发挥其温煦、推动等作用，即所谓"龙潜海底，雷寄泽中"。

4. 肾主蛰藏还具体体现在纳气、固胎、主水、主二便等方面。《医学入门·脏腑条分》："肾纳气、收血、化精，为封藏之本。"肾主纳气，摄纳肺所吸入的清气，维持吸气深度，防止呼吸表浅；肾气充沛，摄纳有权，则呼吸均匀和调，气息深深。肾藏精化血而顾护胎元，肾为先天之本，先天之精为构成胚胎的物质基础；精能生血，血以养胎；又冲任二脉起于女子胞而隶属肝肾，冲为血海，任主胞胎。肾精充足，血液充盈，冲任二脉则各司其职，则胎元得以顾护，生长发育状态良好。肾主水，肾气具有主司和调节全身津液代谢的功能，特别是肾阴与肾阳的平衡、肾气蒸化与固摄作用的协调，是尿液生成与排泄的关键环节。肾开窍于二阴，前阴司排尿和生殖，后阴主排泄粪便，故主二便。二便的排泄本属膀胱、大肠，但与肾气、肾阳的推动和固摄作用有关，而后者又取决于肾的蛰藏作用。

肾精宜藏不宜泻，命火宜潜不宜露，故肾病虚多实少。宋·钱乙《小儿药证直诀·脉证治法》："肾主虚，无实也。"充分体现了肾主封藏生理特性的临床意义。肾气封藏失职，则会出现遗精滑精、喘促、遗尿、尿失禁、女子带下、崩漏及滑胎等病证。前人基于这一生理特性，提出了"肾无实，不可泻"的学术观点，故治肾多言其补，不论其泻，或以补为泻。纵然有实邪存在，也是本虚标实，所以临床治肾病宜多补少泻。

肾主蛰藏的理论对养生亦具有重要指导意义，中医养生学非常强调节情欲、调情志、省操劳以保养肾精，使肾精充盈而延年益寿。

（二）肾恶燥

肾恶燥，出自《素问·宣明五气》："五脏所恶……肾恶燥。"明·马莳注："肾主水，其性润，肾燥则精涸，故恶燥。""恶"，厌恶之意。肾恶燥，即肾不喜燥，这是肾的生理特性。

肾恶燥的基本原理是：肾为水脏，主藏精，主津液。燥胜则伤津，津液枯涸，则易使肾之阴精亏耗，而导致肾之病变。清·叶天士《外感温热论》："热邪不燥胃津，必耗肾液"之名言，从胃喜润恶燥、肾恶燥之生理特性出发，提出热邪耗伤津液，主要在于胃、肾的观点，对于温病治疗顾护胃津肾液具有启示作用。

肾恶燥的理论在解释病因病机和治疗方药方面具有指导意义。如隋·巢元方《诸病源候论·伤寒病诸候》"伤寒渴者，由热气入于脏，流于少阴之经。少阴主肾，肾恶燥，故渴而引饮"；并见于解析"时气病诸候"。阐述由于热邪入于肾脏，肾恶燥，热气盛则肾燥，肾燥故渴而引饮。《诸病源候论·解散病诸候》："夫服石之人，石势归于肾，而势冲腑脏，腑脏既热，津液竭燥，肾恶燥，故渴而引饮也。"说明服用丹石补阳，导致脏腑热盛，伤津耗液，肾精亏虚，则渴而引饮。故临床治疗肾病，不宜过用温燥之品，即使肾阳不足当用温补，也应在补阳方剂中加入滋阴药以阴中求阳，金匮肾气丸组方即体现了这一原则。

清·费伯雄论治燥症，取清·喻昌《秋燥论》之长，补脏腑燥症之方，见于《医醇賸义·秋燥》："肾燥：肾受燥热，淋浊溺痛，腰脚无力，久为下消。女贞汤主之。肾受燥凉，腰痛足弱，溲便短涩，苁蓉汤主之。"

（三）肾与冬气相应

肾在五行属水，与冬气相通应，见于《素问·六节脏象论》："肾者……为阴中之太阴，通于冬气。"肾为水脏而藏精，为封藏之本，五行属水，为阴中之太阴；冬季寒冷，万物静谧闭藏，五行属水，为阴中之太阴；人与自然相参相应，同气相求，故以肾应冬。

肾主冬的基本原理：中医学理论体系"天人合一"整体观念的具体体现于五脏与季节之气相参相应。时至冬日，人体气血亦随"冬藏"之气而潜藏，"冬应中权"，脉有沉石之象。养生家主张冬三月"早卧晚起，必待日光"(《素问·四气调神大论》)，保持心志静谧内守，避寒就温，保持皮肤腠理致密，同时食用滋阴潜阳、热量较高的膳食，以利阴气积蓄，阳气潜藏。冬季气候寒冷，水气当旺，若素体阳虚、久病阳虚或阳虚及兼证，如哮喘、寒痹、胸痹心痛等易于复发或加重。

二、生理功能

（一）肾藏精

出自《灵枢·本神》："肾藏精。"肾藏精，是指肾具有贮存、封藏精气的生理功能，以藏为主，防止精气无故妄泻；同时，藏中有泻，肾所藏之精又可流溢脏腑、布散体表、充养骨髓脑髓、化生血液、溢泻精气等；藏精起亟，对精气为生理功能提供物质基础，应急机体需求，调节阴阳平衡，发挥重要效应。

1. 精的概念

精，又称精气，中国古代哲学认为"精"是充斥于宇宙之间、运动不息且无形可见的精微物质，与"气"的含义同义。中国古代哲学的精（气）概念，源于古代哲学的精气学说，古代哲学的精气学说始见于《易传》与《管子》，而对精气学说贡献最大的是管子。管子思想中的精（气）是构成宇宙的本原，也是构成人体的原始物质。《管子·心术下》说："气者，身之充也""一气能变曰精。"精是宇宙万物所生成的原始物质，在某些情况下，精又专指"气"中的精粹部分。如《管子·内业》中说："精者也，气之精者也。"

中医学受到古代哲学理论的启示，提出精是人体生命的本原，是构成人体和维持人体生命活动的基本物质。《素问·金匮真言论》提到："夫精者，身之本也。"

精的含义有广义和狭义之分。广义之精，指的是构成人体和维持人体生命活动的基本物质，包括气、血、津液以及饮食水谷精微等与人体生命活动密切相关的所有精微物质，亦即生命物质，皆属于"广义之精"的范畴。广义之精具体包括：①泛指人体一切有用的物质，既包括无形之精，也包括有形之精。②指精血津液的总称。《读医随笔·气血精神论》提到："精之以精、血、津、液，列为四者。"

狭义之精，指的是生殖之精。生殖之精以禀受于父母的先天之精为基础,《灵枢·决气》说"两神相搏,合而成形,常先身生,是谓精";《灵枢·本神》说"生之来谓之精",皆指先天之精而言;又受到个体后天因素的影响,在机体发育成熟之后形成精子和卵子。如《素问·上古天真论》提到女子"二七而天癸至,任脉通,太冲脉盛,月事以时下,故有子";男子"二八,肾气盛,天癸至,精气溢泻,阴阳和,故能有子"。

2. 肾藏精的基本原理

(1)"肾藏精"以藏为主 肾主蛰,为封藏之本,主要是闭藏、蛰藏人体之精,包括先天之精、后天之精、五脏六腑之精、生殖之精等,防止精气无故妄泻。如《素问·六节藏象论》:"肾者,主蛰,封藏之本,精之处也。"肾为藏精之处,封藏精气,犹如越冬之虫类伏藏,才能发挥正常生理功能。

(2)"肾藏精"藏中有泻 见于《素问·上古天真论》:"肾者主水,受五脏六腑之精而藏之,故五脏盛乃能泻。"肾藏精的"藏中有泻"途径有五:其一,流溢脏腑。五脏六腑之精的充盈,藏之于肾;肾精又输泻于五脏六腑,发挥濡养作用。如《医述》引《怡堂散记》:"肾者,主受五脏六腑之精而藏之,故五脏盛乃能泻,是精藏于肾而又非生于肾也。五脏六腑之精,肾藏而司其输泄,输泄以时,则五脏六腑之精相续不绝。"《宋元明清名医类案·王九峰医案》:"肾受五脏六腑之精而藏之,源源能来,用宜有节。精固则生化出于自然,脏腑皆赖其营养;精亏则五内相互克制,诸病之所由生也。"如此可知,肾和五脏六腑之精在贮藏、转输、相互调节方面是动态的、多向性的,如此才能保障肾所藏之精的充足及其对全身各脏腑之精的贮藏和调节。其二,布散体表。《黄帝内经素问集注·上古天真论》:"肾为水脏,受五脏六腑之精而藏之……流溢于冲任,为经血之海,养肌肉,生毫毛,所谓流溢于中,布散于外者是也""肾之精……溢于冲脉,生髭须。"肾所藏之精,流溢于经脉,则濡养肌肉腠理,生发皮肤毫毛,荣润髭须头发。其三,充养骨髓脑髓。肾藏精,精生髓,髓充于骨,脑为髓海。见于《素问·平人气

象论》："脏真下于肾，肾藏骨髓之气也。"《灵枢·经脉》："人始生，先
成精，精成而脑髓生。"肾为作强之官，骨髓充盈，则体力壮实，骨骼
强健，动作敏捷，运动有力；脑髓充盈，则精力充沛，思维灵活，志
意专直，寤寐如常。其四，化生血液。《黄帝内经素问集注·上古天真
论》："肾为水脏，受五脏六腑之精而藏之。肾之精液，入心化赤为血。"
《本草述钩元·卷九》："盖人身水谷所化之精微……其和调洒陈于脏腑
之液，复归于肾，合和为膏，已填骨空。"《素问·生气通天论》："骨髓
坚固，气血皆从。"明确说明肾精入心化赤为血，或肾藏精、精生髓、
髓化血的生理过程。其五，溢泻精气。《素问·上古天真论》："二八，
肾气盛，天癸至，精气溢泻，阴阳和，故能有子。"肾藏精，14～16
岁，在天癸的促进作用下，形成男女生殖之精，精气溢泻，于是，男子
排精，女子排卵，媾精繁衍，生生不息。至49～56岁，女子"经闭"，
男子"精少"，则丧失生殖功能。

（3）"肾藏精"藏精起亟　见于《素问·生气通天论》："阴者，藏
精而起亟也；阳者，卫外而为固也。"亟，含有快速、迅速之义。"藏精
起亟"包括：其一，提供物质基础。王冰以"在人之用"注释"阴者藏
精而起亟，阳者卫外而为固"，"言在人之用也。亟，数也"（《黄帝内经
素问·生气通天论》）。阴精为阳气提供物质基础，阳气为阴精发挥卫外
固守作用。马莳以"营卫阴阳"论之，《素问注证发微·生气通天论》：
"言营气者即阴气也。营气藏五脏之精，随宗气以运行于经脉之中，而
外与卫气相表里，卫气有所应于外，营气即随之而起矣，夫是之谓起亟
也。"张介宾以"命门水火"论之，《类经附翼·真阴论》："所谓真阴之
用者，凡水火之功，缺一不可。命门之火，谓之元气；命门之水，谓之
元精。五液充，则形体赖而强壮；五气治，则营卫赖以和调。此命门之
水火，即十二脏之化源。故心赖之，则君主以明；肺赖之，则治节以行；
脾胃赖之，济仓廪之富；肝胆赖之，资谋虑之本；膀胱赖之，则三焦气
化；大小肠赖之，则传导自分。此虽云肾脏之伎巧，而实皆真阴之用，
不可不察也。"较为详尽地讨论"肾脏之伎巧"即"真阴之用"，元精、

元气皆根于肾，元精在元气的作用下，不断供给形体、气血、脏腑等，则五液、五气充沛，形体强壮而营卫和调；十二脏之化源充足，发挥正常生理功能。其二，应急机体需求。《黄帝内经素问集注·上古天真论》："阴者，主藏精，而阴中之气，亟起以外应；阳者，主卫外，而为阴之固也。"明代汪机注释："起者，起而应也。外有所召，则内数起以应也。"由此可见，起亟，即起而应付各种突然变化的需要。藏精而起亟，则明确指出了这种起亟的功能是通过精的特异作用完成的。因此，这里的精有其特殊涵义，而非泛指一般阴精。而阴的作用，则为保藏这一充担起亟作用的精，使其足以应付各种突然变化的需求。这种解释，可以为《灵枢·五癃津液别》"肾为之主外"，《素问·金匮真言论》"夫精者，身之本也"互训。其三，协调阴阳平衡。《黄帝内经太素·阴阳》作"阴者，藏精而极起者也；阳者，卫外而为固也"。杨上善注："五脏藏精，阴极而阳起也；六腑卫外，阳极而阴固也。故阴阳相得，不可偏盛也。"平按：《素问》"极起"作"起亟"。杨氏之注，从阴阳相互作用的平衡进行解读，很有意义。清代高士宗《黄帝素问直解·生气通天论》："阳生于阴，由静而动，故岐伯曰：阴者，藏精而起亟也。精藏于阴而起亟，阴中有阳矣。阳者，卫外而为固也。阳卫外，为阴之固，阳中有阴也。"高氏《黄帝素问直解》与前文所述姚氏《素问经注节解》之论，虽有直解诠释和改讹诠释的不同，但强调阴中有阳与阳中有阴的阴阳互藏、阴阳平衡；阳根于阴、阴根于阳的阴阳互根、阴阳平衡，如出一辙，殊途同归。

总之，精的"封藏""蛰藏"，为肾藏精之根本；而精的"溢泻""输泻""藏精起亟"为肾藏精之作用。

3.肾中精气的生理功能

肾中精气对机体不仅具有促进生长、发育和繁殖作用，而且还具有参与血液的生成，提高机体的抗病能力等生理功能。

（1）促进机体的生长发育　精是构成人体和维持人体生命活动，促进人体生长发育和生殖的基本物质。肾藏精，精化气，肾精所化之气即为肾气。先天之精和后天之精的相辅相成，能够使肾精逐渐充实，化生的肾气亦逐渐充盛；反之肾精不足则肾气亦虚衰。因而人体的生、长、壮、老、已的生命过程，取决于肾精及肾气的盛衰。《素问·上古天真论》记述了肾中精气由未盛到逐渐充盛，由充盛到逐渐衰少继而耗竭的演变过程："女子七岁，肾气盛，齿更发长。二七而天癸至，任脉通，太冲脉盛，月事以时下，故有子。三七，肾气平均，故真牙生而长极。四七，筋骨坚，发长极，身体盛壮。五七，阳明脉衰，面始焦，发始堕。六七，三阳脉衰于上，面皆焦，发始白。七七，任脉虚，太冲脉衰少，天癸竭，地道不通，故形坏而无子也""丈夫八岁，肾气实，发长齿更。二八，肾气盛，天癸至，精气溢泻，阴阳和，故能有子。三八，肾气平均，筋骨劲强，故真牙生而长极。四八，筋骨隆盛，肌肉满壮。五八，肾气衰，发堕齿槁。六八，阳气衰竭于上，面焦，发鬓颁白。七八，肝气衰，筋不能动，天癸竭，精少，肾藏衰，形体皆极。八八，则齿发去。"从上述原文可以看出，人出生之后，随着肾精及肾气逐渐充盛，人体则表现出头发生长、更换乳齿、骨骼生长而身体增高的变化；到了青年时期，肾精及肾气更加充盛，则表现为智齿生长、骨骼长成、人体达到一定高度，开始具有生殖能力；到了壮年时期，肾精及肾气充盛至极，表现出筋骨坚强、头发黑亮、身体壮实、精力充沛的状态；步入老年时期，随着肾精及肾气的逐渐衰减，表现出面容憔悴、头发脱落，牙齿易松脱落及生育能力丧失等现象。因此，牙齿、骨骼、头发的生长状态是观察"肾中精气"盛衰的重要客观标志。若肾精及肾气亏虚时，则表现为小儿生长发育迟缓，五迟（站迟、语迟、行迟、发迟、齿迟），五软（头软、项软、手足软、肌肉软、口软）；在成人则表现为未老先衰。因此补肾填精法在临床上常作为延缓衰老的重要方法之一。

现代研究认为，肾藏精促进人体的生长发育，与神经－内分泌－免疫网络调节有关。下丘脑是神经－内分泌－免疫网络网络的调节中枢，通过下丘脑产生的释放激素和释放抑制激素，经垂体门脉系统，调节腺垂体各种激素的分泌，从而调节靶器官的功能活动，其中促激素可调节相应靶腺（如肾上腺、甲状腺、性腺等）的分泌功能，并经靶腺激素间接调节某些器官的生理功能。同时靶腺产生的各种激素又经血液循环，通过下丘脑－垂体－靶腺轴，反馈影响垂体及下丘脑的功能活动。神经－内分泌－免疫网络通过下丘脑－垂体－靶腺轴调节体内多种激素的分泌，进而调节人体的生长发育与生殖。

通过肾藏精与衰老关系的相关实验研究，认为由于肾精亏虚出现的人体衰老变化，主要原因为：第一，与干细胞增生速度变慢有关，增殖能力降低有关；第二，与机体清除自由基的功能随年龄的增长而逐渐衰减有关；第三，随着人体年龄的增长，免疫器官胸腺出现增龄性萎缩，胸腺激素分泌和淋巴细胞分化降低，是免疫系统衰老的主要原因。

（2）促进生殖繁衍　　肾精是人体胚胎发育的原始物质，又具有促进生殖机能的成熟、繁衍后代的重要作用。人发育到青春时期，随着肾精的不断充盛，便产生了一种促进生殖功能成熟的物质，称作天癸。天癸至，男子"精气溢泻"，女性则"月事以时下"，具备了生殖能力。随着人从中年进入老年，肾精也逐渐亏虚，天癸的生成亦逐渐减少，直至耗竭，男子"精少"，女子"地道不通、形坏而无子"，生殖功能亦随之而下降，以至消失。因此肾精对人体的生殖功能起着决定性的作用，为人体生殖繁衍之本。如果肾藏精功能失常就会导致性功能异常，生殖功能下降。临床上常采用补肾精、益肾气的方法治疗性与生殖机能异常的疾病。

近年来从理论、实验和临床三个方面对"肾主生殖"理论进行了一系列研究，现已证实，"肾藏精，主生殖"的物质基础与下丘脑－垂体－睾丸轴（性腺轴）的神经、内分泌调节有关。研究已深入到细胞、分子和基因水平，涉及蛋白组学及遗传学等不同领域。此外，现代实验研究证实，补肾中药配合超排卵方案可明显减少FSH用量，提高卵巢反应，改善卵子质量，提高妊娠率；补肾中药能使实验动物子宫增重，子宫内膜增厚明显，腺体增多，分泌现象有趋于明显倾向，可提高子宫内膜雌、孕激素受体含量；金匮肾气丸能提高肾阳虚男性不育患者血清睾酮水平，并提高精子数量，增强精子活力，而且还能改善精子质量，提高精子活率，降低精子畸形率。

（3）生髓和化血功能　肾藏精，精能生髓，精髓不仅可上充脑海，还可充养脊髓、骨骼等组织器官，促进骨骼的生长发育，使骨骼健壮有力、牙齿坚固等。如《灵枢·经脉》："人始生，先成精，精成而脑髓生，骨为干，脉为营，筋为刚，肉为墙，皮肤坚而毛发长，谷入于胃，脉道以通，血气乃行。"当肾精不足，化髓减少，可导致精髓亏虚、骨充失养而影响骨的生长发育。如骨质疏松、牙齿早脱等。临床可用补肾填精、益髓壮骨的方法防治骨质疏松症。

现代研究认为，"肾精不足、髓亏骨痿"的现代生物学机制可能包括下丘脑－垂体－性腺轴的异常改变、多种生长因子及其信号传导通路失调、肠钙－骨钙代谢紊乱等，补肾中药具有类性激素样作用，主要通过调节下丘脑－垂体－性腺轴的功能而防治骨质疏松症。

人体血液的生成，一方面是后天脾胃运化的水谷精微上输心肺而化赤为血；另一方面是精生髓，髓充于骨，精髓可以化生血液。《景岳全书·血证》中提到："血即精之属也，但精藏于肾，所蕴不多，而血富于冲，所至皆是。"《读医随笔·气血精神论》中亦提到："夫血者，水谷之精微，得命门真火蒸化。"《侣山堂类辨》更明确地指出："肾为水脏，主藏精而化血。"说明肾所藏之精是化生血液的重要物质基础。故有"血之源头在于肾"之说。肾精足则血充，肾精亏虚日久可导致血虚，临床上治疗血虚亦常用补肾填精之法。

现代研究认为，肾精充足对造血干细胞的增殖具有促进作用，造血干细胞受到微环境的调节。骨髓中大多数造血干细胞位于骨组织构成的骨龛中，受到骨龛微环境的调节，成骨细胞是骨内膜表面的内衬细胞，生理条件下造血干细胞及移植后归巢至骨髓的造血干细胞与之密切接触，这种解剖定位提示成骨细胞可能调节造血干细胞的功能。而"肾藏精主骨生血"的理论，亦充分说明了骨和血直接密切的联系。补肾填精法治疗地中海贫血实践亦验证了肾藏精、生髓理论的客观性。

（4）抵御外邪侵袭 肾精具有保卫机体、抵御外邪而使人免于疾病的作用。《素问·金匮真言论》中提到："藏于精者，春不病温。"《冯氏锦囊秘录》中亦提到："足于精者，百病不生，穷于精者，万邪蜂起。"说明精充则生命力强，卫外固密，适应能力强，邪不易侵。反之，精亏则生命力弱，卫外不固，适应能力弱，邪易侵而致病，正如《素问·生气通天论》中提到："冬伤于寒，春必病温。"肾精这种抵御外邪的能力属正气范畴，与"正气存内，邪不可干""邪之所凑，其气必虚"的意义相同。

（二）肾主调节精气阴阳

1. 肾精、肾气、肾阴、肾阳的概念

肾中精气是人体生命活动的根本，对人体各个方面的生理功能活动都起着重要的作用。肾中精气又可分为肾精、肾气、肾阴、肾阳。

肾精，即肾所藏之精。来源于先天，充养于后天，肾脏生理活动的物质基础。见于《素问·解精微论》："至阴者，肾之精也。""肾精"作为合成词，则较早记载于隋·杨上善《黄帝内经太素·七邪》"肾精主骨"。肾精属于脏腑之精范畴，但与其他脏腑之精相比有着一定独特性。肾精为人身之本。凡生长、发育、生殖、主骨、荣齿、生髓、化血、养发、伎巧等，皆有赖于肾精充盈。注重保养肾精，为养生第一要务。

肾气，即肾精所化生之气，表现为气的推动与固摄作用之间平衡协调的物质及其功能。肾气属于脏腑之气范畴。"肾气"一词最早载于《素问·上古天真论》，文中以"男八女七"为生命节律，阐述生、长、壮、老、已变化规律取决于肾气的理论。

以阴阳学说理论作为指导，肾中精气又可分为肾阴、肾阳。肾阴，又称为"肾水""真水""真阴""元阴"。"真""元"等，本是道家或儒家术语，中医学借用之，是对先天禀赋的表述。"阴"引申为代表一切寒冷、阴暗、宁静、凝聚的事物属性，又可以"水"为征兆。肾阴，与肾阳相对，是具有宁静、滋润和濡养和成形作用的物质及其功能。"肾阴"一词《黄帝内经》未见。较早见于隋·杨上善《黄帝内经太素·寒热厥》："此人，谓手足热厥之人，数经醉酒及饱食，酒谷未消入房，气聚于脾脏，二气相搏，内热于中，外遍于身，内外皆热，肾阴内衰，阳气外胜，手足皆热，名曰热厥也。"

肾阳，又称为"真火""真阳""元阳"，与肾阴相对而言，是具有温煦、推动、兴奋和气化作用的物质及其功能。"阳"引申为代表一切光明、温暖、活跃、升发的事物属性。肾阳，较早见于隋·杨上善《黄帝内经太素·五脏脉诊》："诊得石脉急甚者，是谓寒气乘肾阳气走骨而上，上实下虚，故骨癫也"。

2. 肾精、肾气、肾阴、肾阳的生理功能

（1）肾精的生理功能　主要体现在滋润、营养、调节作用，包括五个方面。其一，主人体生长、发育。肾为先天之本，藏一身之精。《素问·上古天真论》以"女子为七，男子为八"为生命节律，以骨、齿、发衡量人体生长、发育情况，描述肾中精气对于人的生、长、壮、老、已及生殖的推动作用。肾精充盛，则生长、发育正常，体健身强；肾精亏虚，小儿五软、五迟等，青少年发育迟缓，成年未老早衰、发脱齿摇等。其二，主生殖。肾精对生殖功能具有调节作用。人体在发育到一定阶段随肾精充盛，产生天癸物质，促进生殖之精的产生，进而具备生殖能力，女子月经来潮，男子出现排精等生理现象；伴随肾中精气减少，天癸衰竭，人体生殖能力下降，进而失去生殖功能。肾精亏虚则表现为生殖机能的减退，甚至不孕不育等症状。其三，肾精主骨、荣齿、生髓、主发。肾精养骨、荣齿。肾在体为骨，肾精有充养骨骼的作用，《黄帝内经太素·七邪》"肾精主骨"。肾精充盈则骨骼强健，骨发育正常；反之则骨失所养，表现为骨质疏松、骨软易折等症状。齿为骨之余，肾精对齿同样有着滋养作用，牙齿的发育、坚固程度以及光泽都有赖肾精的充盛。肾精亏虚，小儿齿迟，老人牙齿松动易脱落。肾精生髓。髓有骨髓与脑髓、脊髓，皆由肾精所充养。《素问·痿论》："髓者，骨之充也。"肾精充养骨髓，以养骨与齿；肾精充养脑髓，脑为髓海。《黄帝内经太素·气论·津液》曰："肾主脑髓，故咸走髓海也。"《灵枢·海论》："脑为髓之海。"故肾与脑关系密切。肾精主发。《素问·六节藏象论》："肾者，主蛰，封藏之本，精之处也，其华在发。"发由肾精所充养。肾藏精，精化血，肾精的充盈与否影响到发的生长、浓密、色泽及荣枯。肾精充盛，髓海盈满，气血旺盛，发受气血荣养，发密有光泽；肾精亏虚，发失所养，头发枯槁易落而变白。其四，肾精化血。肾精与血的关系密切，隋·巢元方《诸病源候论·虚劳精血出候》曰："肾藏精，精者血之所成也。"因人体出生后，人体之精主要受水谷精微的充养，而血由水谷精微入心化赤而成，二者都受水谷精气的滋养，互资共生，故精为血之所成。其五，肾精主作强，功于伎巧。《素问·灵兰秘典论》"肾为作强之官，伎巧出焉"，关于作强与伎巧的内涵有颇多争议，有认为作强为人体耐受力，作劳之耐久有赖肾精之充养，《圣济总录·肾脏门》："夫肾为作强之官，精为一身之本，所以运动形体者也。"伎巧有头脑灵活、筋骨跷健、手足精巧之意，肾精充髓而脑为髓海，因此，肾精充盛，髓海盈满，头脑清明而灵活，记忆力强，而骨骼健壮，筋骨隆盛，手足精巧。另有指伎巧为生殖功能，肾精充，则生殖机能旺盛；也有将二者结合，认为作强是脑力活动与体力活动的统一，房事、劳作等体力活动与脑力活动有赖肾精充养。

肾精难成而宜亏，故肾精多虚少实。先天禀赋不足，或久病伤肾，或房劳过度等原因，可导致肾精亏虚。肾精亏虚，表现在生长、发育、生殖功能障碍和血液生成不足等方面，伴有腰膝酸软，头晕耳鸣，发白发脱，牙齿松动，未老先衰等症状。临床治疗当补肾填精。

（2）肾气的生理功能 主要体现在气的推动与固摄之间的平衡协调。肾气的推动作用包括：其一，推动和促进机体的生长、发育和生殖。肾气逐渐充盛，则齿更发长、真牙生、筋骨隆盛，肌肉满壮；天癸至，女子月经来潮，男子精气溢泻，阴阳合则能有子。其二，推动和促进气化作用。肾藏精，精生髓，髓充于骨，化生血液。肾主纳气，摄纳肺吸入清气，肾为气之根；肾为水脏，主津液，主持和调节水液代谢功能，故精、气、血、津液的新陈代谢及其相互转化，与肾气功能密切相关。肾气的固摄作用包括：其一，固摄精气津液，气能摄精，则精液藏泻有度；肾主纳气，为摄纳肺吸入之清气，维持吸气的深度，防止呼吸表浅；气摄津液，则津液分泌和排泄平衡。其二，固摄冲任二脉，则女子月经、带下、胎孕正常。其三，固摄二便，肾开窍于前后二阴，肾的固摄作用正常，则无多尿遗尿之虞、大便滑脱失禁之病。

肾气在机体整个生命活动中具有重要作用。生长、发育、生殖、衰老的生命过程，精气血津液等生命物质的新陈代谢及其相互转化，皆与肾气的推动、促进和调控、固摄功能有关。肾气不足、肾气不固多见于临床各科疾病。年幼肾气未充，或老年肾气亏虚，或房劳过度，耗伤肾精，或久病耗伤肾精等原因，导致肾气不足。肾气不足，则小儿生长发育迟缓、青壮年生殖功能减退、老年智力和体力衰退。肾气不固则以肾气不足，固摄无权为主要病机，表现在对呼吸、二便、冲任二脉、男子精液、女子经带胎产固摄无权和膀胱对尿液失于固摄等。

（3）肾阴的生理功能　主要体现在宁静、滋润和濡养和成形作用。其一，肾阴对本脏的作用：肾阴滋润和濡养本脏及其所属膀胱、形体官窍，并对肾阳具有制约偏亢的作用。肾藏精得肾阴的宁静、濡养而封藏、闭藏；肾主水得肾阴之宁静而津液气化分清别浊；肾开窍于前后二阴，膀胱得以开阖有度，大肠魄门得以濡润而传导糟粕。肾阴亏虚，则男子梦遗，女子经少或闭经；津液气化失调，则少唾、口干咽燥；大肠魄门失于滋润，则便燥秘结等。其二，肾阴对全身各脏腑的作用：肾阴为一身阴液之本，滋润和濡养各脏腑的功能活动。如《景岳全书·传忠录·命门余义》："五脏之阴气，非此不能滋。"肾阴充盛，各脏腑形体官窍得以濡养，生理功能正常。若肾阴亏虚，滋润、濡养等作用减退，则脏腑机能减退，发为虚热性病证。

肾阴的宁静、滋润和濡养和成形作用在机体整个生命活动中具有重要意义。热病伤及肾阴，或久病耗伤肾阴，或过服温燥伤阴之品，或房劳过度，耗伤肾阴，或情志内伤，暗耗精血等原因，导致肾阴不足。肾阴亏虚，主要表现在肾的宁静、濡养功能失调、形体官窍失养和虚热内生等方面。肾阴为各脏腑阴液之本，故肾阴虚，又常累及各脏，导致心肾阴虚阳亢，则心悸，心烦失眠，头晕耳鸣，腰膝酸软，梦遗，梦交等；导致肺肾阴虚，则咳嗽痰少，或痰中带血，或干咳短气，咽干或声嘶等；导致肝肾阴虚，则眩晕耳鸣，头胀胁痛，视力减退等。

（4）肾阳的生理功能　主要体现温煦、推动、兴奋和气化作用。其一，肾阳对本脏的作用：肾阳温煦、推动和激发本脏及其所属膀胱、形体官窍，发挥对肾藏精、肾主水、肾主纳气的功能活动；膀胱得以气化，前后二阴得以通利，并开合有度。肾阳的蒸腾气化作用，主宰和调节津液代谢过程。肾阳不足，则男子精冷不育、阳痿早泄；女子痛经，宫寒不孕；水液气化失调，则尿少、水肿；纳气失常，则动辄气喘、畏寒肢冷；膀胱失约，则多尿遗尿；大肠魄门失于温煦，或推动无力，则泄泻便秘等。其二，肾阳对全身各脏腑的作用：肾阳为一身阳气之本，推动和激发各脏腑的各种功能，温煦全身脏腑形体官窍。如《景岳全书·传忠录·命门余义》："五脏之阳气，非此不能发。"肾阳充盛，脏腑形体官窍得以温煦，各种功能旺盛，精神振奋。若肾阳虚衰，推动、温煦等作用减退，则脏腑机能减退，精神不振，发为虚寒性病证。

肾阳的温煦、激发、推动和气化作用在机体整个生命活动中具有重要意义。素体阳虚，或年高肾虚，或久病损伤肾阳，或房劳过度，损伤肾阳等原因，导致肾阳不足。肾阳不足，虚寒内生，主要表现在肾藏精功能失常，生殖机能减退，水液代谢障碍等方面。肾阳为各脏腑阳气之本，故肾阳虚，又常累及各脏，导致心肾阳虚，则心悸怔忡、肢体浮肿，小便不利，腰膝无力，畏寒肢冷等；导致脾肾阳虚，则腹部冷痛，久泻久痢，或完谷不化，或五更泄泻，或浮肿尿少等。

肾阴和肾阳，是机体各脏腑阴阳的根本，二者相互制约、相互依存、相互为用，维持着机体的脏腑阴阳的相对平衡。如果破坏这种相对的平衡而又不能及时恢复，则可形成肾阴虚或者肾阳虚的病理变化。进一步，由于肾阴和肾阳均以肾中精气为物质基础，故肾阴虚发展到一定程度上可累及肾阳，发展为肾阴虚为主的阴阳两虚，称作为"阴损及阳"；肾阳虚发展到一定程度上可累及肾阴，发展为肾阳虚为主的阴阳两虚，称作为"阳损及阴"。

（三）肾主水

1.应用五行学说认识肾主水

从广义而言，根据五行学说原理，以肾主水概括肾藏精的生理功能。见于《素问·上古天真论》："肾者主水，受五脏六腑之精而藏之，五脏盛乃能泻。"明·张景岳《类经·有子无子女尽七七男尽八八》："肾为水脏，精即水也。"肾主蛰藏、封藏、闭藏精气，防止其无故妄泻，精本属水，又应象水的闭藏之性，故称"肾主水"。又，五行之水，"水曰润下"，中医学以水之特性，取象类比或推演络绎，将自然界的物质与人体的脏腑组织进行归类。同属水行之事物，同气相求，同类相通。如《素问·金匮真言论》："北方黑色，入通于肾，开窍于二阴，藏精于肾，故病在谿，其味咸，其类水，其畜彘，其谷豆，其应四时，上为辰星，是以知病之在骨也，其音羽，其数六，其臭腐。"从而形成以水为统领的肾藏象功能系统。

先秦哲学理论早期对五行与五脏配属关系颇多争议，如《管子·水地》以五味配五脏，而辛主肾，即肾为金；而《礼记·月令》古代祭祀，冬月"祭先肾"，可确认肾五行属水。随着人们的生活体验和医疗实践经验，肾主水的认识得以确定。如《淮南子·时则训》冬季"其位北方，其日壬癸，盛德在水，其虫介，其音羽，律中应钟，其数六。其味咸，其臭腐，其祀井，祭先肾"。此段论述与《素问·金匮真言论》之论颇为一致。

2.肾对水液代谢的主宰作用

从狭义而言，肾主水，是指具有主持和调节全身津液代谢的功能。

"肾主水"主宰津液代谢的理论形成于《黄帝内经》。《素问·水热穴论》："少阴何以主肾？肾何以主水？岐伯对曰：肾者至阴也，至阴者盛水也，肺者太阴也，少阴者冬脉也，故其本在肾，其末在肺，皆积水也。"明确肾为水脏，主一身之水。并且，肾主水的理论与精属水有关，如《素问·解精微论》："水宗者，积水也，积水者，至阴也。至阴者，肾之精也。"由此可见，肾主水，为水液代谢之本，理论思维源于古代哲学，又与肾藏精密切相关。广义与狭义的概念互有补充，互相联系。

东汉·张仲景《伤寒论》论及"少阴病"之"有水气"，创立温阳利水"真武汤"；《金匮要略》专论"水气病脉证"之"肾水"，并创立"肾气丸"，皆为治疗肾主水功能失常之经方。

肾主水的基本原理：

（1）肾对肺、脾、肝、三焦、膀胱等脏腑的水液代谢功能促进 肾脏主持和调节水液代谢的作用，与肾气、肾阴、肾阳的功能活动密切相关。其一，肾的气化作用。肾的气化功能是津液代谢的动力。《素问·水热穴论》中提到："肾者，牝脏也。地气上者，属于肾，而生水液也，故曰至阴。"肾位于人体的下焦，接受肺通调水道而输送来的津液，将其中清者部分蒸腾于上，再通过肺的宣发和肃降而布散全身，发挥其濡润营养作用；其中浊者部分下输至膀胱，生成尿液而排出体外。肾为肺、脾、肝、三焦、膀胱等脏腑的气化之根。肾藏精，为元气的化生之源；元气根源于肾，由先天之精所化生，并依赖后天之精的培育和充养。元气为人体最根本、最原始的气，是人体生命活动的原动力，具有激发、促进、推动人体各脏腑、经络等组织器官生理功能的作用。机体津液的生成、输布与排泄，是在胃为水谷之海、小肠主液、大肠主津、脾运化水液、肺通调水道、三焦水道、肾主水、膀胱贮尿排尿等脏腑的共同参与下完成的，各脏腑功能的正常发挥有赖于肾气化作用的促进与调控。

其二，肾阴滋润、肾阳温煦功能。如《景岳全书·传忠录·命门余义》："故有为癃闭不通者，以阴竭水枯，干涸之不行也；有为滑泄不禁者，以阳虚火败，收摄之无主也。"

久病及肾或房劳伤肾，肾气亏耗等原因，导致肾主水功能失常，气化失司，水液代谢功能障碍，水湿泛滥，可见全身水肿，腰以下为甚，按之没指，小便短少，腰部酸冷，舌淡胖，苔白滑，脉沉迟等症状。

（2）肾司尿液的生成和排泄　肾是调节人体尿液的贮存与排泄，维持机体水液代谢平衡的重要器官。机体津液排泄功能正常决定着机体津液代谢的平衡和协调。《灵枢·五癃津液别》提到："天暑衣厚则腠理开，故汗出，寒留于分肉之间，聚沫则为痛。天寒则腠理闭，气湿不行，水下留于膀胱，则为溺与气。"可见，尿液的排泄是机体津液排泄的重要途径，在维持津液代谢平衡中起着非常重要的作用。

人体尿液的生成和排泄均有赖于肾的气化作用。肺通调水道下输于肾的水液，经肾的蒸腾气化作用分为清浊两部分。水液之清者，通过三焦上归于肺而布散于周身；水液之浊者生成尿液，下输膀胱，从尿道排出体外。如《素问·水热穴论》："肾者，至阴也；至阴者，盛水也。"当人体摄水量多或天冷无汗、少汗时，通过肾的气化作用，人体多余的水分输注于膀胱从而排出体外；当人体摄水量少或天热多汗时，通过肾的气化作用可有效地控制津液的排泄。如《中藏经·水》："水者，肾之制也。肾者，人之本也。肾气壮则水还于肾，肾虚则水散于皮。"因此，前人有"肾主津液""肾主开阖"的说法。肾的开阖作用对人体水液代谢的平衡有一定的影响。"开"就是输出和排出，"阖"，就是关闭，以保持体液相对稳定的贮存量。在正常生理状态下，由于人的肾阴、肾阳是相对平衡的，肾的开阖作用也是协调的，因而尿液排泄也就正常。若肾主水功能失调，气化失司，开阖失度，就会引起水液代谢障碍。气化失常，若阖多开少，可引起尿少、尿闭、水肿等病理现象；若开多阖少，则可见尿多、遗尿、尿频等病理现象。正如《素问·水热穴论》提到："肾者，胃之关也，关门不利，故聚水而从其类也。"

现代研究认为，水通道蛋白（AQPs）是生物膜上特异性转运水的整合蛋白，大多数选择性地分布在与体液吸收、分泌有关的上皮细胞中以及可协同跨细胞转运的内皮细胞中，其主要生理功能是能显著增加细胞膜水通透性，介导自由水被动跨生物膜转运，参与水的分泌、吸收，对保持细胞内外环境的稳定平衡起重要作用，同时也参与完成机体一些重要的生理功能。AQPs 可在肾、肺和消化器官广泛分布，而中医基础理论认为机体的水液代谢主要与肺、脾、肾有关，故推测 AQPs 是肾主水的分子生物学基础。肾性水代谢紊乱中存在不同程度的肾组织的 AQP2 表达改变，肾组织 AQP2 表达异常可能是产生与肾相关的津液病证的分子生物学基础。

（四）肾主纳气

纳，固摄、受纳的意思。肾主纳气，是指肾气摄纳肺所吸入的自然界清气，保持吸气深度，防止呼吸表浅而维持正常呼吸。肾与呼吸功能有关，见于《素问·逆调论》："肾者水脏，主津液，主卧与喘也。"《难经·四难》："呼出心与肺，吸入肝与肾。"明确提出"肾主纳气"的，见于南宋·杨士瀛在《仁斋直指方论·附补遗·咳嗽》："肺出气也，肾纳气也，肺为气之主，肾为气之藏。凡咳嗽暴重，动引百骸，自觉气从脐下逆奔而上者，此肾虚不能收气归元也，当以补骨脂、安肾丸主之，毋徒从事于肺。"

肾主纳气的基本原理如下。

1. 肺肾两脏经脉相连

《灵枢·本枢》中指出："少阴属肾，肾上连肺，故将两脏。"《灵枢·经脉》说："肾足少阴之脉，起于小指之下……入肺中……是动则病……咳唾则有血，喝喝而喘。"明确提出肾通过经脉与肺相连，若肾有病变可通过经脉影响到肺，出现呼吸异常的表现。

2. 肾的封藏作用在呼吸运动中的体现

人体的呼吸功能由肺、肾两脏完成。体内外气体交换通过肺的呼吸运动完成，呼气主要依赖肺气宣发运动；吸气则由肺吸入清气，经肺气肃降下纳于肾，再经肾气的摄纳潜藏，使其维持一定的深度，保证呼吸功能的正常进行。清·何梦瑶《医碥·杂症·气》载："气根于肾，亦归于肾，故曰肾纳气，其息深深。"肾气充沛，摄纳有权，则维持吸气深度，呼吸均匀和调。

3. 与肺、肾两脏气机升降运动有关

肺司呼吸，浊气呼出，清气吸入，下归于肾；肾主纳气，摄纳清气，以助肺气；肺、肾两脏气机升降协调，则肺为气之主，肾为气之根，阴阳相交，升降出入，呼吸正常。如清·赵晴初《存存斋医话稿·卷二》载："肺统五脏六腑之气而主之，肾受五脏六腑之精而藏之。肾气原上际于肺，肺气亦下归于肾，一气自为升降者也。"

4. 肺肾两脏相互滋生

肺属金，肾属水，按照五行相生规律，肺金能够滋生肾水；肾水作为五脏阴阳之本，对肺金也有滋养作用。

肾主纳气的病理变化，责之肾虚不能收气归元，所见气逆于上的咳喘；治疗则重在补肾，从理论到实践论证了肾主纳气的功能。明清之际，肾主纳气的理论更加完善。如明·孙一奎《医旨绪余·原呼吸》载："呼吸者，根于原气，不可须臾离也。"原气，又称元气，根源于肾。清·林佩琴《类证治裁·喘证》说："肺为气之主，肾为气之根。肺主出气，肾主纳气。阴阳相交，呼吸乃和。若出纳升降失常，斯喘作焉。"肺在上为阳，肺为气之主宰；肾在下为阴，肾为气之根本。两脏阴阳相交，气机升降协调，则呼吸功能正常；否则，肺肾气虚，气机升降失常，则呼吸功能异常，而为气短、喘促。

现代研究认为，有学者从现代医学理论对"肾主纳气"进行解释：第一，气体交换的形式呈弥散状态，即气体由压力高处流向压力低处。由于肺泡氧分压远高于组织氧分压，肾脏作为组织器官，因此肺泡气可经血液循环流至压力较低的肾脏，由此说明肾脏有参与呼吸作用的可能性。第二，肺脏对循环中多种血管活性物质，如儿茶酚胺、血管紧张素、前列腺素、缓激肽等具有代谢作用。这些物质均可在肾脏中产生，并由肺肾两脏通过不同激活、灭活机制，有效地对体内血管舒缩及水盐代谢进行调节。第三，肾脏与肺在调节体内酸碱平衡、清除废物、维持内环境稳定中关系极为密切。

（五）肾主作强

"肾主作强"的生理功能，出于《素问·灵兰秘典论》中关于"十二脏之相使贵贱何如"的描述，文中提到："肾者，作强之官，伎巧出焉。"

1. "肾者，作强之官，伎巧出焉"发生的语义基础

"作"，《说文解字》为："作，起也。"即起立。后又引申有劳作建造和撰写创作之义，如《周礼·考工记·总序》："作车以行陆，作舟以行水。"

"强"，在古时最初只用来表示弓弩有力，《战国策·韩策》中提到："天下之强弓劲弩皆自韩出。"后泛指强壮有力，如《荀子·劝学》："蚓无爪牙之力，筋骨之强。"《韩非子·有度》："国无常强，无常弱。"此处的"强"已经由强壮扩展到强盛大之义。

"伎"，《说文解字》提到："伎，与也。"即伙伴、同伴。但此义应用并不十分广泛，比较普及的应用情形是通"技"，义为才技和技能。《荀子·王制》："案谨募选阅材伎之士。"另如《老子·第五十七章》："民多利器，国家滋昏，人多伎巧，奇物滋起。"

"巧"，在《说文解字》中为："巧，技也。"有技艺和灵敏之义，《周礼·考工记序》中提到："天有时，地有气，材有美，工有巧。"《韩非子·难势》中也提到："车马非异也，或至乎千里，或为人笑，则巧拙相去远矣。"

后世医家对"作强""伎巧"的解释大致有三种：①指男女性功能及生殖而言。如王冰注云："在女则当其伎巧，在男则正曰作强。"②作强指动作强劲有力，伎巧指聪明灵巧。如唐容川在《医经精义》中提到："盖髓者，肾精所生……髓作则骨强……精以生神，精足神强，自多伎巧。"③综合以上两说，即以体力、脑力以及男女两性方面所具之生殖能力言。如在《中医大辞典·基础理论分册》中提到："肾气充盛的人，动作轻劲而精巧灵敏，这是因为肾有藏精主骨生髓的功能，而'脑为髓之海'之故""肾气盛则精神健旺，筋骨强劲，动作敏捷，同时

生殖能力也正常，胎孕从而化生。"

至于把"作强"与"官"字结合起来，出自于《素问·灵兰秘典论》有关"十二官"的论述，绝大部分学者把"作强之官"当为官职名称，但有学者考察认为十二官中有半数说法并无真实官名，包括"作强之官"。考证历代文献，确无"作强"之官职，但秦汉时代有以"作"为官职名称者，如"将作少府""将作大匠"，是指掌职宫室、宗庙、路寝、陵园土木营建之官；又有"作册"是指掌职著作简册之官。可见，历代虽无"作强"之官名，"作强之官"的取名之义为"职掌机体壮健康之官"，是运用"社会关系模式"类比说理的结果，这不仅符合该理论的真实发生学轨迹，符合《内经》本旨，而且与后文"伎巧出焉"相呼应。

2."肾主作强"的生理功能

（1）体现于生殖功能之强健灵巧

《灵枢·经脉》曰："人始生，先成精，精成而脑髓生，骨为干，脉为营，筋为刚，肉为墙，皮肤坚而毛发长。"《素问·上古天真论》曰："女子七岁，肾气盛……二七而天癸至……月事以时下……七七……天癸竭……故形坏而无子也。丈夫八岁，肾气实……二八，肾气盛，天癸至，精溢泻，阴阳和，故能有子……八八，天癸竭，精少……而无子耳。"肾中所藏的"先天之精"是禀受于父母、与生俱来的生殖之精，是构成胚胎发育的原始物质。出生之后，随着肾中精气的不断充盈，天癸随之产生，女子月经来潮，男子精气溢泻，性器官发育成熟，男女具备了生殖能力。若肾精亏虚，则导致生殖机能低下。可见"肾藏精"主生殖，为生身之本，生殖功能之强健灵巧是由肾所主宰。

（2）体现于肢体动作强劲灵巧

《素问·逆调论》中提到："是人者，素肾气胜，以水为事，太阳气衰……肾者水也，而生于骨，肾不生，则髓不能满，故寒甚至骨也……病名曰骨痹，是人当挛节也。"《素问·宣明五气》在提到："肾生骨髓""其充在骨。"说明"肾"与"骨"关系密切，肾精充盛可以充养骨骼，骨骼强健则运动灵活；肾气不足则肢体关节运动不利，易发生"骨痹"。唐容川在《医经精义》中提到:"盖髓者,肾精所生……髓作则骨强……精以生神,精足神强,自多伎巧。"他认为"作强"意为强健有力,肾精充足则骨骼强健有力、运动灵活。

可见肾中精气充盛是肢体强劲、动作敏捷灵巧的决定性因素。若肾精充足,骨髓生化有源,则骨骼得骨髓的充养而强劲有力、动作灵巧;若肾精亏虚,骨髓化源不足,不能营养骨骼,则导致骨软无力、活动不灵活;骨骼脆弱易折、行动不便。

（3）体现于思维敏捷

中医学认为人的思维能力在"心"和"脑",其中脑为具体认识和进行信息交流的实体。清·王清任在《医林改错》提到:"灵机记性在脑者,由饮食生气血,长肌肉,精汁之清者,化而为髓,由脊髓上行入脑,名曰脑髓。"脑居颅内,由精髓汇集而成。《素问·五脏生成》曰:"诸髓者,皆属于脑。"《灵枢·海论》亦曰:"脑为髓之海。"可见脑髓须依靠肾中所藏之精的充养。一方面,人体先天禀受父母之精化生脑髓,成为新生命之神的物质基础,如《灵枢·本神》提到"故生之来谓之精,两精相搏谓之神"。《灵枢·经脉》中提到"人始生,先成精,精成而脑髓生"。另一方面,脾胃运化产生的水谷精微也不断生髓充脑,以维持脑的生理功能。肾中精气充盛,髓海得养,则听觉灵敏、精力充沛、反应快捷。若肾精亏虚,脑髓失其充养,则出现精神意识活动障碍。可见若要发挥正常的思维能力须依赖肾所藏精气的充足与否,这也表明肾中精气是发挥人体思维能力正常的决定性因素。

第四节 肾与精神情志

随着社会竞争压力的不断增加,人们的精神心理问题日益加剧,人类在经历了"传染病时代""躯体疾病时代"后,已步入"精神心理疾病"时代,由精神心理问题引发各种临床疾病的问题显得格外突出。近年来研究发现，情志内伤与许多疾病的发生密切相关，精神情志因素是引起冠心病、脑血管、关节炎、各种肿瘤等疾病发生和加重的一个主要因素，特别是长期抑郁和难以解脱的悲哀，是癌症的危险信号。情绪的好坏对疾病的发生、发展和转归有极其重要的影响。中国是心身相关思想的发源地，早在两千多年前，《黄帝内经》首次提出"百病生于气"的发病学观点，把情志内伤作为致病的主要原因，对情志与脏腑的关系，情志致病的原因、特点及情志病的调摄、预防、治疗等，都作了系统的论述。鉴于当今社会情志致病率逐年增高的现实与本书研究的方向——"肾藏精"藏象理论研究相关，故本章节重点对肾藏精所主的情志致病的规律加以分析，探索其科学内涵，为临床实践提供一定的理论依据，为现代人们的养生保健及延年益寿提供有益的指导。

一、精与神

中医学关于精与神的概念及其内涵，不仅具有医学性质，而且具有文化哲学内涵。肾藏象功能的确立，最能代表中医学不单是属于医学范畴，而且还属于文化范畴，更为可贵的是，它又得到历代医学实践的检验和发展，是传统文化与医学的完美结合，这充分体现了中医理论的先进性和科学性。

（一）精

前已述及，精为一身之至宝。中国古代哲学"精气"学说以及道家对生命之源"精"的论述，渗透并融入中医学，形成中医学特有的"精"的理论。精是人体生命的本原，是构成人体和维持人体生命活动的基本物质。精有广义、狭义之分：广义之精，是构成人体和维持人体生命活动的基本物质，包括气、血、津液以及饮食水谷精微等与人体生命活动密切相关的所有精微物质；狭义之精即生殖之精。

1. 元精

元精，即先天之精，为禀受于父母的精华物质，是构成人体胚胎的基本物质和生命来源。见于《灵枢·本神》："生之来，谓之精。"

汉·王充《论衡·超奇》:"天禀元气,人受元精。"父母生殖之精相合,形成先天之精,先天之精承载父母的遗传物质,不断生长分化,形成人体五脏六腑、形体官窍。先天之精对胚胎发育、人体生长以及体质的形成,具有关键性作用。

元精,在道家理论中具有重要地位。道家论精,渊源于《老子·第二十一章》:恍兮惚兮,其中有物;窈兮冥兮,其中有精;其精甚真,其中有信"。"元精"见于道家丹书,如《周易参同契·第十六章》:"人所秉躯,体本一无,元精流布,因气托出。"若养性立命,必须以元精为本,从而形成魂、魄、性、情。宋·张伯端《青华秘文·神水华池说》以"脐中气穴之下,两肾中间一窍"为华池,医家称之"精穴","谷气就此而生精""气壮则精多,精多则华盛,用之如有余"。因而,有内丹术之法:"故阳生之际,未值采之时,以意斡归尾闾,自夹脊直透至泥丸。故就精穴用精,自然随气而升至午宫,遇众阳融之则精始可用。然后降至于心,就心取汞,依然下至黄庭。即落乎其中。却用一意封固,即绵绵若存以养之。二者就其中自相吞啖而丹始成。"元精化为元气而为内丹之母;顺流而下,则元精化为形质之精而生男育女。

2. 肾藏元精

肾为先天之本,元精藏之于肾。肾主藏精,为封藏之本,故《素问·六节藏象论》谓之:"肾者,主蛰,封藏之本,精之处也。"肾五行属水,水具闭藏之性,故肾化生、贮存、封藏人身精气,一方面肾贮藏精气,精气不断充盈,为在体内充分发挥其生理作用创造必要的条件;同时,蛰藏精气,防止精气从体内无故流失。

元精依赖后天之精的补充和培育。后天之精包括五脏六腑之精和水谷之精。

五脏为藏精之所,故《素问·五脏别论》谓之:"五脏者,藏精气而不泻也,故满而不能实。"五脏与肾之藏精,相辅相成。肾受五脏六腑之精而藏之,故五脏盛乃能泻;五脏六腑之精,又得肾所藏之精的培育乃能充盈,故《医贯·内经十二官论》曰:"五脏之真,唯肾为根。"

水谷之精来自脾胃运化而生，为后天之本。先天生后天，后天养先天，水谷之精不断为元精提供给养，则生化有源，精充体健。

肾藏蓄一身之精，肾中精气为一身精气的根本。唐·王冰对此解释说："五脏六腑，精气淫溢，而渗灌于肾，肾脏乃受而藏之……由是则五脏各有精，随用而灌注于肾，此乃肾为都会关司之所。"这样，在其他脏腑精气不足时，肾中精气又可以作为后备力量，补充代偿诸脏腑精气的不足。人的生命活动，存在着不平衡倾向：五脏之中阴阳属性有偏倾，功能有盛衰，人的整体活力，在不同的时间有不同的水平。如果没有一定的调节机制，这种不平衡倾向就会造成脏腑功能的失调和机体的衰弱。但在一定限度内，人体并不发生精气的失调，而是保持着相对的动态平衡。其原因即在于肾对五脏之精存在着藏蓄调节能力。肾不仅藏蓄五脏之精，而且调节脏腑的不平衡倾向，随时补充脏腑的不足。故肾精充足之人，他脏之精虽虚亦易复。另一方面，肾精内蓄，可应时而动，以调节不同时间的失衡。正是肾为一身之精"都会关司"之处，及时调节，才能使精从藏的状态开启出来，充分发挥其内在的生命潜能，以发挥其起亟之用，机体才能起亟应变。

3. 精的起亟

藏精起亟是肾藏一身之精的重要功能。出于《素问·生气通天论》："阴者藏精而起亟也，阳者卫外而为固也。"藏精起亟，程士德曰："亟，急也。又频数也。《太素》'起亟'作'极起'。"极、亟，古通用。阴精为阳气的物质基础，阴精不断充养表阳，是谓阴者藏精而起亟。汪机注曰："起者，起而应也。外有所召，则内数起以应也。如外以顺召，则心以喜起而应之；外以逆召，则肝以怒起而应之之类也。"

亟，即紧急、急切之义，起亟即起而应付紧急或急切的需要，相当于应变、应激功能。人体是一个高度复杂，具有自我调节能力的巨系统，对内外环境的变动有对应变化、不断调整适应的能力。这种随内外环境变化而进行调整、适应过程称之为"应变"。这是人类和其他生命体所具有的基本特征之一，也是生命得以繁衍生存的基本能力。应变包括应激在内。现代研究表明，应激是机体受到各种强烈的或有害的刺激后出现的以交感神经－肾上腺髓质和下丘脑－垂体－肾上腺皮质反应为主的非特异性防御反应，是机体对不同刺激或激源作出的非特异性反应的总和。应变是人体为保持稳态而随内外环境变化进行调整、适应的过程。是机体对不同刺激作出的各种反应的总和，既包括特异性反应，又包括非特异性反应，包含了机体为维持适度稳态而作出的一切努力。机体的这种应变能力就是我们说的正气，与精气盛衰密切相关。

人在生命活动过程中，由于随时都要面临各种复杂的内外环境，随时都有可能遭遇突然变化的情况，要使机体能在这一复杂的内外环境变化中安然无恙，就必须有随时适应这些变化的调控系统。藏精而起亟，明确指出起亟，即机体的应变、应激功能是由精的特异作用完成的。肾藏蓄调节一身之精，藏精则能起亟应变，为机体应变调节中枢。

精为正气的本原，具有抵御外邪而使人免于疾病的作用，为起亟之基础。《素问·金匮真言论》曰："藏于精者，春不病温。"肾精充盈者，则能起亟，至春则能应付多变之气候，能与外环境保持协调统一，故不病于温。《冯氏锦囊秘录》曰："足于精者，百疾不生，穷于精者，万邪蜂起。"藏于精者，不仅春不病温，且能不病于四时，对预防四时发病具有重要意义。如《素问·金匮真言论》说："冬不按蹻，春不鼽衄，春不病颈项，仲夏不病胸胁，长夏不病洞泄寒中，秋不病风疟，冬不病痹厥。"

（二）神

人神，为人身之神，是人体生命现象的总称，有元神、识神之分。元神，不由意识支配的生命活动现象，因其在父母媾精时已经存在，故又称先天之神。识神，由意识支配的生命现象，因其得之于脱离母体后所感受的万事万物而逐渐形成，又称为后天之神。《医学衷中参西录》说："元神者，无思无虑，自然虚灵也；识神者，有思有虑，灵而不虚也。"元神为先天，识神为后天，二者相互区别，又有联系，对立统一，合而为神。识神可协调元神，也可影响元神。

人体之神的概念源于古人对生命的认识。古人在生殖繁衍的过程中观察到男女生殖之精相结合，便产生了新的生命，认为这即是神的存在。生命之神产生后，还需要得到水谷精微和津液的不断滋养才能维持下去，并逐渐发育成长，处于变化之中。如《素问·六节藏象论》说："五味入口，藏于肠胃，味有所藏，以养五气。气和而生，津液相成，神乃自生。"随着认识的深化，在比类古代哲学中神为宇宙万物之主宰的基础上，又确立了神为人体生命之主宰的概念。人体五脏机能的协调，精气血津液的贮藏与输布，情志活动的调畅等等，都必须依赖神的统帅和调控，于是产生了神是人体一切生理活动和心理活动的主宰的概念。

中医学中的神与古代哲学中的神，虽然在其形成和发展过程中有着相互渗透、相互影响的联系，但二者在概念内涵和生成来源上是有严格区别的：人体之神，是有关人体生命的认识，其产生有着物质依赖性，由精化生，由气培养，但其概念内涵与精、气等物质有明显不同；古代哲学中的神，指宇宙的主宰及规律，是有关宇宙万物发生发展变化的认识。

1. 元神

元神，即先天之神，来自先天，为父母两精相搏，随形具而生之神。《灵枢·本神》说："两精相搏谓之神。"《寿世传真》谓之："元神，乃本来灵神，非思虑之神。"元神存则生命立，元神败则生命息。得神则生，失神则亡。

中医学关于元神的记述，较早见于东汉·卫汛《颅囟经·原序》："一月为胚，精血凝也；二月为胎，形兆分也；三月阳神为三魂，动以生也；四月阴灵为七魄，静镇形也；五月五行分脏，安神也；六月六律定腑，滋灵也；七月精开窍通，光明也；八月元神俱降，真灵也；九月宫室罗布，以生人也；十月气足，万物成也。"可见，在胚胎阶段，以精血为物质基础，随着脏腑、形体、官窍的发育成熟，元神已经形成。元神对于生命活动极其重要，故明·张景岳《景岳全书·阴阳篇》

曰:"故凡欲保生重命者,尤当爱惜阳气,此即以生以化之元神,不可忽也。"

元神在道家丹道著作中论述较详,认为元神是先天之性,又称"元性""真性",因其不是思虑之神即意念活动,故表现如婴儿不识不知而又具备感觉、灵动的状态。现代研究表明,人类的感知还有两种非意识的心理隐态:潜意识态与无意识态。意识-潜意识-无意识三种心态有着一定的联系:意识是有目的而为、潜意识是不自觉而为、无意识是不自主而为。有学者从现代心理学的角度探讨元神,认为元神是人的一种无意识或潜意识的活动,但其并非是"未被意识到的意识",而是与生俱来的带有明显自然属性的"原生无意识",是个体的一种强大而原始的内驱力源。

2. 肾主元神与脑为元神之府

明代温补学派医家倡命门学说,虽对命门的位置有所争议,但命门与肾通则为共识,言命门必兼肾。赵献可《医贯·血证论》:"此天地之止气,而人得以生者,是立命之门,谓之元神。无形之火,谓之元气,无形之水,谓之元精,俱寄于两肾中间。故曰五脏之中,唯肾为真,此真水、真火、真阴、真阳之说也。"

阐述元神、元气、元精,皆寄于两肾中间,肾间动气为立命之门。此说颇具学术影响。如《脉诀汇辨·脉法根基》:"盖两尺属肾水,为天一之元,人之元神在焉。"《外科正宗·痈疽原委论》:"五脏者,心、肝、脾、肺四脏皆系于背,唯肾经一脏独居于下。虽居于下,其脏精华、津液、元气、元神尽行灌溉荣注于上,故四脏之火,皆赖一脏之水以济之。"肾为先天之本,元者始也,故元精、元气、元神,皆根于肾。

明代李时珍《本草纲目·辛夷·发明》始论"脑为元神之府"。现代以脑主管高级中枢神经功能活动而言。《灵枢·海论》说:"脑为髓之海。"肾藏精,精生髓,髓汇聚而成脑,故脑与肾的关系密切。如《医学入门·天地人物气候相应图》说:"脑者髓之海,诸髓皆属于脑……髓则肾主之。"精为脑髓提供给养,故肾精充盈,则脑髓满;肾精亏虚,则脑髓空。由此可见，脑为元神之府，实则亦根源于肾。清·唐容川《中西汇通医经精义》进一步阐述："盖肾主骨，肾系贯脊，通于脊髓，肾精足，则人脊化髓，上循人脑而为脑髓，是髓者，精气之所会也。髓足则精气能供五脏六腑之驱使，故知觉运动无不爽健。"又见张锡纯《医学衷中参西录·脑气筋辨》："脑为髓海，所谓海者乃聚髓之处，非生髓之处。究其本源，实由肾中真阳真阴之气酝酿化合以成，至精至贵之液体缘督脉上升而贯注于脑者也。"《医参》亦云："脑髓纯者灵，杂者钝。耳目皆由以禀令，故聪明焉。"脑为髓海，是精髓聚会之处，肾精化生脑髓，从而保证脑神之用。脑由肾精所养，肾赖脑助其用。肾精生髓充脑生神，是肾主精神情志以正常发挥的保障。

（三）精神合一

中医学的生命观强调"精神合一"，即"形神合一"。《医学心悟·保生四要》曰："人之有生，唯精与神；精神不敝，四体长春。"只有精与神俱，才能达到健康的标准。人体是形神相依、心身相关的统一体。健康、长寿，要在固精养神，即《素问·上古天真论》所谓"精神内守，病安从来！"

李东垣《脾胃论·省言箴》曰："气乃神之祖，精乃气之子，气者精神之根蒂也。"精之与气，皆生命活动之基本物质；神者，为生命活动之主宰。精气生神，神驭精气。张景岳《类经·摄生类》论及精气神之间的关系："夫生化之道，以气为本，天地万物莫不由之……唯是气义有二：曰先天气，后天气。先天者，真一之气，气化于虚，因气化形，此气自虚无中来；后天者，血气之气，气化于谷，因形化气，此气自调摄中来。此一形字，即精字也。盖精为天一所生，有形之祖……《经脉》篇曰：人始生，先成精，精成而脑髓生。《阴阳应象大论》曰："精化为气。故先天之气，气化为精，后天之气，精化为气，精之与气，本自互生，精气既足，神自王矣。"

积精以全神。神不可能独立存在，必须依附于形体，如肾藏精而起亟，能应激、应变，方能主外。精者神之体，神者精之用。故精具则神生，精亡则神灭。

如《类经·摄生类》："善养生者，必宝其精，精盈则气盛，气盛则神全，神全则身健，身健则病少，神气坚强，老而益壮，皆本乎精也。"《素问·汤液醪醴论》"今精坏神去，荣卫不可复收"，指出精不积，神不全，是疾病难以治愈的深层原因。《素问·上古天真论》："今时之人不然也，以酒为浆，以妄为常，醉以入房，以欲竭其精，以耗散其真，不知持满，不时御神，务快其心。逆于生乐，起居无节，故半百而衰也。"这些文字虽出于两千年前，却像是对现代人们不良生活方式的淋漓写照，对于如今生活在丰富物质条件下一味追求"快活"的人们却"半百而衰"，指出了根本性原因。

守神以固精。中医学非常重视神作为生命主导的作用，"以精为体，以神为主"，通过"守神固精"从而达到祛病养生的目的。如《类经·摄生类》："虽神由精气而生，然所以统驭精气而为运用之主者，则又在吾心之神。"强调了人体生命的功能活动及精、气、血等的物质代谢，都离不开神的统帅和调节。《素问·本病论》："即一切邪犯者，皆是神失守位故也，此谓得守者生，失守者死，得神者生，失神者亡。"《内经》指出邪气侵犯人体的根本病因是由于"神失守位"，认识到"神失守位"在疾病发生发展过程中起到重要作用。

神以精为物质基础，精以神为统帅主宰，"精神互用"统一于生命体中。明·汪绮石《理虚元鉴·心肾论》："以先天生成之体质论，则精生气，气生神；以后天运用之主宰论，则神役气，气役精。"中医"以精为体，以神为主"的思想在《内经》中有充分的体现，以致现代"精神"二字连用成为偏正词组—精神，其中隐含着精神一体观即精神合一的思想。

精神合一的思想在中医学有广泛应用。如从生命活动而言，如《灵枢·本脏》："志意者，所以御精神，收魂魄，适寒暑，和喜怒者也。是故血和则经脉流行，营复阴阳，筋骨劲强，关节清利矣。"从病因病机而言，如《素问·征四失论》："精神不专，志意不理，外内相失。"《素问·汤液醪醴论》："精神不进，志意不治，病不可愈。"从治疗法则而言，《灵枢·九针》："粗守形，上守神。"《灵枢·本神》："凡刺之法，先必本于神。"从养生原则而言，如《素问·上古天真论》"精神不散，亦可以百数"等。

二、肾所主的精神活动

现代意义的"精神活动"，中医学概括为"神"，人体之神有广义与狭义之分，广义之神指人体生命活动的主宰及其外在表现，包括形色、眼神、言谈、表情、应答、举止、精神、情志、声息、脉象等方面；而狭义之神又有五神、五志及思维活动之别。五神，即神、魂、魄、意、志，是对人的感觉、意识等精神活动的概括。五神分属于五脏，如《素问·宣明五气》所说："心藏神，肺藏魄，肝藏魂，脾藏意，肾藏志。"五志，即喜、怒、悲、思、恐，亦是精神活动的表现。五志分属于五脏：心在志为喜，肝在志为怒，肺在志为忧，脾在志为思，肾在志为恐。

（一）肾藏精，精舍志

《灵枢·本神》曰："肾藏精，精舍志。""志"在中医学理论中的含义，总属人体意识思维等精神活动范畴。志的内涵包括：其一，记忆。《素问·宝命全形论》曰："慎守勿失，深浅在志。"杨上善注云："志，记也。"古时多用志表示记忆、记载。如《庄子·逍遥游》："齐谐者，志怪者也"。释文："志，记也。"其二，思维活动之一。如《灵枢·本神》："心有所忆谓之意，意之所存谓之志。"《类经·藏象类》解释为："意已决而卓有所立者，曰志。"志，即志向、志气，由意念而决定未来的方向。其三，精神活动之一。如《素问·宣明五气》："肾藏志。"王冰注云："专意不移者也。"将"肾藏志"与"肝藏魂""肺藏魄"等并列，从而分析"肾藏志"属五神之一。

在意识思维等精神活动过程中，肾与志之间存在着特异性联系。"肾藏志"是人类心理活动过程的一个类别或环节，强调人的部分精神情志活动和肾的功能有密切关系。肾藏精，精为神之宅。"志"藏于肾精之中，且受精的涵养。精生脑髓，精足则脑髓充而神旺。肾精充盛，则表现为意志坚定，情绪稳定，有毅力，对外界事物有较强的分析、识别和判断能力，表现出足智多谋，反应灵敏，活动敏捷有力。若肾精不足，则表现出意志消沉，情感淡漠，对外界事物分析、识别能力下降，精神萎靡不振，神情呆滞，行动迟钝。如《灵枢·本神》："肾盛怒而不止则伤志，志伤则喜忘其前言。"大怒也会耗伤肾精，肾精受伤，志失所养，则出现健忘等精神活动失于正常的现象。

（二）肾在志为恐

"肾在志为恐"，出自《素问·阴阳应象大论》"在脏为肾……在志为恐"。此处所论之"志"，为情志之志，即情绪、情感。恐，指恐惧、害怕。恐多自内生，由渐而发，事前自知。

"肾在志为恐"的基本原理：肾中精气充盛，对外界环境的不良刺激而产生适度的恐惧、害怕反应，但不会影响脏腑的生理功能。

恐惧之情志所伤病变，其一，恐惧伤肾。见于《素问·阴阳应象大论》："恐伤肾。"肾在志为恐，恐惧过度，则可损伤肾之精气。其二，恐惧伤精，见于《灵枢·本神》："恐惧而不解则伤精，精伤则骨酸痿厥，精时自下。"《素问·举痛论》："恐则气下""恐则精却，却则上焦闭，闭则气还，还则下焦胀，故气不行矣。"恐惧过度，伤肾而致精伤，可出现遗精、滑精等症。其三，恐惧伤神。见于《灵枢·本神》："恐惧者，神荡惮而不收。"神伤则恐惧不解，精神恍惚，意志不宁，遇事多疑，妄见妄闻等。如此，可知恐惧过度，伤肾则势必伤及肾中精气及神志。根据五脏一体观的整体观念，恐惧过度主要伤及肾精，亦可伤及他脏，如《素问·经脉别论》："有所堕恐，喘出于肝，淫气害脾。有所惊恐，喘出于肺，淫气伤心。"

反之，肾中精气失常的病证，又常导致善恐。如《素问·宣明五气》："精气……并于肾则恐。"《灵枢·本神》："肾盛怒而不止则伤志，志伤则喜忘其前言，腰背不可以挽仰屈伸，毛悴色夭，死于季夏。"

《素问·天元纪大论》曰"人有五脏化五气，以生喜怒思忧恐"，五志分属不同的脏腑。从临床言，对恐惧太过致病征象的观察，无疑是《内经》构思肾"在志为恐"的主要依据。肾为生命之本，在情志配属方面，为何与恐相配属呢？

进化论的著名学者达尔文的医学著作《我们为什么生病》指出："痛和怕，这是许多苦难的根源和医疗干预的目标。它们本身不是疾病或者功能障碍，而是防御体系的预报、预警系统。"可以说，人类向来就受到"威胁"的训练，以害怕回应威胁是生存之道，恐惧和疼痛一样对人是有利的，对人体具有保护作用。不能感觉疼痛和不知道畏惧的人则不利生存。从心理学的角度来讲，恐惧是一种有机体企图摆脱、逃避某种情景的情绪体验。

恐伤肾从病理上说明肾为机体应变调节中枢，从深层角度看，肾在志为恐，正体现了肾作为人体生命的本原，在对外调节适应保护自身中所发挥的作用。正是对内外环境危险性的认识，而使人产生恐，由于恐，使人能自觉地避开危险，从而保护自身。这便是生命之本的肾何以寄志为恐的缘故，也是肾主外的理论根源。

现代研究涉及的方面比较庞杂。心理学的部分研究结果表明，与恐惧记忆相关的蛋白按功能可分为如下6类：①能量代谢或线粒体功能相关蛋白；②神经发育相关蛋白；③信号转导相关蛋白；④细胞骨架相关蛋白；⑤氨基酸代谢和蛋白分解相关蛋白；⑥伴侣蛋白。这些恐惧记忆形成的相关蛋白深化了对恐惧记忆脑机制的认识，为研究和治疗认知相关疾病提供了新靶标。

探讨条件性恐惧消退早期（1周内），记忆保持成绩与内侧前额叶皮层边缘下（infra-limbic cortex，IL）NMD受体2B亚基（NR2B）免疫反应阳性物质的动态变化。结论是恐惧消退训练后3～7天，边缘下区NR2B水平与消退记忆保持成绩一致。

探讨恐惧视觉模拟评分法（FAVS）评价患者术前恐惧程度的合理性和准确性。FAVS与问卷法的结果具有良好的相关性，采用FAVS进行术前恐惧程度测评是一种合理、准确、快速的自评方法。

此外，惊与恐既有联系，又有区别。宋金·张从正《儒门事亲·内伤形》等篇专题论述情志病证，谓之"惊者为阳，从外入也；恐者为阴，从内出也。惊者，为自不知故也；恐者，自知也"。大惊，主要伤心，导致心气紊乱。见于《素问·举痛论》："惊则心无所倚，神无所归，处无所定，故气乱矣。"又可伤及肝胆，如《景岳全书·杂证谟·论虚损病源》："惊气本以入心，而实通于肝胆。"

但惊恐又常同时发生，则伤及心肾。如《医碥·杂症》："惊恐常相关，恐则惊矣，惊则恐矣。"

若以情制情治疗情志病证，根据五行学说相胜之制，张从正谓之："思可以治恐，以虑彼志此之言夺之。"思为脾之志，五行属土；恐为肾之志，五行属水。土能胜水，故以思胜恐，有一定的临床实践意义。

（三）肾治里而显于神

肾为生命之本，为水火之藏，阴阳之宅。肾之阴阳，又名元阴元阳。肾之元阴，乃一身阴液之源；肾之元阳，乃一身阳气之根。肾阴是人体阴液的根本，对各脏腑组织起着濡润、滋养的作用；肾阳是人体阳气的根本，对各脏腑组织起着温煦、生化的作用。两者相互制约、相互依存，以维持生理上的相对动态平衡。肾精化生元气治理调节五脏功能，故称"肾治于里"（《素问·刺禁论》）。

张景岳说："五脏之阴气非此不能滋，五脏之阳气非此不能发。"又说："发生吾身者，即真阳之气也……成立吾身者，即真阴之气也。"清·冯楚瞻亦说："维持一身，长养百骸者，脏腑之精气主之。充足脏腑，固注元气者，两肾主之。其为两肾之用，生生不尽，上奉无穷者，唯此真阴真阳二气而已。二气充足，其人多寿；二气衰弱，其人多夭；二气和平，其人无病；二气偏胜，其人多病；二气绝灭，其人则死。可见真阴真阳者，所以为先天之本、后天之命，两肾之根，疾病安危，皆在乎此。"肾藏精化生元气，通过肾阴肾阳（元阴元阳）治理调节全身的阴阳，以保持机体内环境的稳定，其最终目的就是要维持机体与外环境的协调适应，以抵御邪气的侵袭，保护生命，维持生命，发挥主外的功能。五脏六腑，故称"肾为之主外"（《灵枢·五癃津液别》）。

从这个意义上来说，肾治于里与肾主外是统一的。肾治于里可使肾发挥更好的主外功能，肾主外功能的发挥又保障了肾治于里。里与外对称，即内与外，正是"阴在内，阳之守也；阳在外，阴之使也"（《素问·阴阳应象大论》）。

肾治于里又主外，通过神的调节作用实现。《素问·刺禁论》曰："心部于表，肾治于里。"心为阳脏，属火，其气部于表；肾为阴脏，属水，藏精，治于里。心肾功能正常，互相协调，保持动态平衡，则心肾相交，水火既济。《格致余论·房中补益论》说："人之有生，心为之火，居上；肾为之水，居下。水能升而火能降，一升一降，无有穷尽，故生意存焉。"心肾相交代表了机体阴阳升降协调。肾精充盈，肾治于里，支持调节五脏功能，心肾相交，水火既济，维系神的功能活动，神为正气，是肾藏精起亟应变的重要保障。心与肾，一主血脉藏神，一主藏精充脑生神，《中国医药汇海》说："神生于肾中精气，上归于心。阴精内含，阳精外护，是以光明朗润，烛照万物，及感触万物，发生七情。"肾精充盈，心肾相交，心神肾精交相互用，则能"积精全神，游行于天地之间，视听八达之外，此盖益其寿命而强者也，亦归于真人"（《素问·上古天真论》）。

《素问·上古天真论》所言"真人""圣人""贤人"是真正健康之人。健康是人生最大的财富，世界卫生组织章程关于"健康是身体、精神和社会方面均处于完满的状态，而不仅仅是没有疾病和虚弱状态"的论点已为世人所接受。健康除无病和没有虚弱状态外，还从机体、精神和社会三个方面提出了要求。所谓完满状态是很不容易达到的，而且在不同的条件下可能有不同的标准。综言之，健康的人在社会生活中应具有较强的适应力和应激力。肾藏精充盈，才有充足的生命储备，才有较强的适应能力。肾藏蓄调节一身之精，藏精治于里而主外，精盈神旺则能起亟应变，应付多变的内外环境，保持内外环境的协调统一，从而保护生命，维持身心和谐的健康状态。肾主外功能正常，则人能"处天地之和，从八风之理，适嗜欲于世俗之间，无患慎之心，行不离于世，被服章，举不欲观于俗，外不劳形于事，内无思想之患，以恬愉为务，以自得为功，形体不敝，精神不散，亦可以百数"，以延年益寿。

三、肾与精神情志的现代研究

根据中医理论可以认为，肾中精气是脑的形成、发育和功能发挥以及维持整个人体精神活动与行为活动的物质基础，同时也是情志活动的物质基础。中医情志学说认为"肾藏志，在志为恐"，肾所藏之"志"的主要含义之一就是指记忆，包括了识记、保存和回忆3个基本环节。而现代医学则认为精神应激作为一种信息会在中枢神经系统留下相当于记忆的生物性"痕迹"。作者结合中医理论以及现代心理应激理论，从情志活动调控的角度，以中医情志学说为指导，以机体的恐惧反应记忆为切入点，提出"从病理药效推导生理"的研究思路，结合恐惧记忆的形成、巩固、提取和消退以及杏仁核－海马－前额叶皮质神经通路的可塑性及药理学效应，来阐述恐伤肾的病理机制，揭示肾（精）调控情志活动的物质基础、作用方式与神经生物学机制的方法已经逐渐成熟。

（一）肾与学习记忆功能的联系

肾所藏之"志"的主要含义之一就是指记忆。中医学肾生理的现代研究表明，中医肾生理包括了海马、下丘脑－垂体－靶腺轴的功能等，其功能与神经内分泌免疫调节网络有关。运用补肾治法方药治疗老年性痴呆、抑郁症、焦虑症等取得显著疗效，中药药理学的研究也进一步证实，补肾方药对下丘脑－垂体－靶腺轴、神经递质系统、神经突触可塑性（学习记忆功能）、自由基损伤以及机体的免疫系统功能都具有确切的调整作用，中枢作用部位涉及下丘脑、海马等与精神心理调节相关的脑区。而近年来对中医情志学说的研究也证实，情志活动异常的核心病理变化是NIM网络功能的失调。

现代药理学研究表明，补肾类方药能够改善阿尔茨海默病（AD）模型大鼠的学习记忆能力。赖世隆等通过Morris水迷宫实验研究发现，补肾益智方可以改善 AD 模型大鼠的学习记忆功能，并且对于老年性痴呆大鼠学习记忆能力具有保护作用。补肾益智方改善 AD 模型大鼠学习记忆能力的神经生物学基础可能是 AD 模型大鼠脑区的乙酰胆碱酯酶阳性神经纤维密度呈现广泛和非特异性增高，有关脑区生长抑素免疫阳性神经元和 mRNA 表达水平经补肾益智方处理后也有不同程度的升高。此外，补肾益智方对于 AD 大鼠海马齿状回突触传递长时程增强（LTP）具有改善作用。中医学认为"肾"为先天之本，主生长、发育、衰老，肾虚证的辨证标准如腰膝酸痛、腿软、耳鸣耳聋、齿落发脱、性功能减退等都是老年人生理机能衰退的表现。肾虚与衰老显然具有共同的外部证候。通过观察肾阳虚证患者的甲状腺与性腺（男）轴功能（外加相应的老年人组），结果显示老年人组的甲状腺轴与性腺（男）轴功能的异常值与成年人的肾阳虚证甚为类似，这说明肾虚证是未老先衰，而衰老就是生理性肾虚。有人根据中医衰老和肾虚理论，以自然衰老大鼠为肾虚模型，观察大鼠大脑边缘系统海马和杏仁核对下丘脑 - 垂体 - 肾上腺 - 胸腺（HPAT）轴调节的增龄性变化及左归丸与右归丸的调整作用。实验表明补肾方药左归丸、右归丸可影响老年大鼠大脑边缘系统（海马、杏仁核）对 HPAT 轴的调控作用，可纠正老年大鼠神经内分泌功能的异常变化，进而有助于延缓衰老，并且可以通过提高脑源性神经营养因子及其受体基因表达改善老年大鼠的学习记忆功能。田国庆等研究表明，补肾活血方改善缺血再灌注脑损伤小鼠学习记忆障碍的机制之一可能与其抑制 N- 甲基 -D- 天冬氨酸受体的激活、一氧化氮合酶的过度表达以及自由基的清除有关。

（二）恐惧形成与记忆的关系

恐惧是人们面临威胁性情境时的一种情绪反应。这种消极情绪可引起机体急剧的神经体液变化，表现在行为、自主神经、内分泌等方面。当这种反应过于强烈时会对机体产生不良影响，甚至导致精神疾病和躯体疾病。动物实验和临床研究表明，某种无害刺激即条件刺激（通常是声音或光）和一种有害刺激即非条件刺激（通常是足底电击）联系在一起时，条件刺激可以引发条件性恐惧反射，表现为躯体和自主神经的反应，包括心血管系统和呼吸系统的调节、制动反应、僵住、痛觉丧失、应激激素的释放以及惊吓反应增强等。

现代研究表明，杏仁核是学习和记忆恐惧事件的关键部位，其中杏仁核基底外侧复核和中央核被认为是恐惧学习和记忆中重要的中枢。此外，杏仁核神经元储存恐惧记忆并易化储存在其他脑域的恐惧记忆。海马是学习记忆的重要脑区，也是调节应激反应并受应激影响的最重要的脑部结构之一。应激和应激激素广泛地影响认知和学习过程，损害海马依赖性记忆。海马 LTP 的高低直接反映了学习记忆功能的好坏。杏仁核通过直接和间接的途径与海马区域相联系，从而影响海马功能。Kim 等认为海马受到应激影响的程度取决于杏仁核的输入调节和应激信号的输入强度，这一模型的关键性假设认为，应激后海马功能的改变是由于杏仁核施加的海马过度活动所引起。

条件化恐惧消退是指随着环境的变化，通过学习抑制以前的习得性恐惧的调节能力。这一过程包括重复暴露于条件刺激而不给予非条件刺激，条件刺激引发恐惧反应的能力会逐渐降低，即条件刺激不再容易地预知非条件刺激的出现。但消退并不等同于遗忘，而是代表一种主动的、新的学习过程。杏仁核是恐惧性条件反射神经可塑性的重要位点，并且也可能是恐惧消退的重要位点。目前比较一致的观点认为，恐惧消退的神经生物学机制包括内侧前额叶皮（mPFC）对杏仁核恐惧反应的抑制性控制，海马协助 mPFC 调节杏仁核的功能。已有的研究结果也充分表明了恐惧记忆的形成、储存、巩固和提取过程以及恐惧记忆的消退主要与大脑的杏仁核、海马以及前额叶皮质等部位的功能及其内在神经密切相关。

（三）以"肾藏志，在志为恐"为指导的研究思路

现代研究多数从情志活动调控的角度，以中医固有理论——"肾藏志，在志为恐"为指导，以机体的恐惧反应记忆为切入点，依据"从病理药效推导生理"的研究思路，结合恐惧记忆的形成、巩固、提取和消

退以及杏仁核－海马－前额叶皮质神经通路的可塑性以及药理学效应，阐释恐伤肾的病理机制，揭示肾（肾精）调控情志活动的物质基础、作用方式及其内在的神经生物学机制，从而对"肾藏志应恐"理论的科学内涵进行丰富和创新，展示其在现代精神心理学中的科学价值及其实践指导意义。

以精神应激的脑记忆痕迹作为研究的切入点，我们选用以巴甫洛夫条件反射为模型程序的条件性恐惧（fear conditioning）动物模型来模拟恐惧的过程。先对动物进行不可逃避的有害刺激（如电击）与中性刺激（如灯光、声音或训练环境）联结匹配训练，训练后将动物重新暴露于训练过的环境或条件线索下，动物表现出对该整体训练环境（环境恐惧）和具体条件线索（线索恐惧）的条件性恐惧反应。给予不断或者强烈的精神应激，那么这种应激就会在中枢神经系统留下生物性"痕迹"，这种生物性"痕迹"就是记忆痕迹。一旦精神应激的记忆痕迹形成，个体以后就面临新的应激叠加到原有应激的"痕迹"上，会导致过强的甚至病理性的应激反应，该模型大鼠所表现出来的就是僵住（freezing）行为。通过僵住行为累积时间的检测，可观察到恐惧的形成。检测对于学习记忆起关键作用的杏仁核基底外侧复核核、海马（CA1 区）、mPFC的 LTP 和长时程抑制，有助于阐述恐惧记忆的形成和存储方式，进而说明"肾藏志应恐"中肾精调控恐惧这种情志活动的中枢神经系统的作用方式。

依据"从病理药效推导生理"的研究思路，可以采用自然衰老与房室不节的两种肾虚动物模型，阐释恐伤肾的病理机制，结合药理学效应，进一步揭示中医肾的生理功能，并且探讨肾虚对恐惧记忆的形成、巩固和提取的影响以及药理学效应。也可以通过检测与恐惧记忆获得机制有关的杏仁核、海马、mPFC 脑区的相关受体、激酶以及蛋白等的含量，揭示中医肾（肾中精气）对于恐惧记忆的形成、巩固和提取的作用的物质基础及神经生物学机制。

一旦精神应激形成了脑记忆痕迹，正常反应是逐步抑制了对它的

"重现"而非真正的清除与忘却。要研究记忆痕迹的易化与抑制过程，就离不开探讨神经突触的可塑性卫，而条件化恐惧消退也是通过学习抑制以前习得性恐惧的调节能力。所以，要研究条件化恐惧消退就需要以神经突触的可塑性作为切入点，这其中最重要的研究内容包括LTP与突触形态的重塑性。通过对杏仁核、海马以及mPFC的ITP以及突触形态的重塑性的研究，可以揭示肾（肾中精气）对于条件化恐惧消退的作用方式以及物质基础。

通过上述研究思路以及方法，我们将能够阐释恐伤肾的病理机制，并结合药理学效应，揭示肾（肾中精气）调控情志活动的物质基础、作用方式及有关的神经生物学机制。从而对"肾藏志应恐"理论的科学内涵进行丰富和创新，展示其在现代精神心理学中的科学价值。同时，相关神经生物学的研究结果将为中医肾本质的进一步研究提供科学的依据。此外，由于条件化恐惧反应目前被认为是研究人类抑郁症和焦虑症、创伤后应激障碍、恐惧症等精神情绪障碍的重要工具，"肾藏志应恐"理论和神经药理学效应及其机制的研究正在不断的深入。

第五节 "肾藏精"相关系统联系

藏象学说主要特点是整体观念，即五脏一体观、形神一体观和天人一体观，体现了中医学的系统思维。以"肾藏精"为核心所构成的肾的功能系统，包括了肾与膀胱以及骨、髓、耳、二阴、志、恐、唾、色黑、脉沉、音羽、味咸、体质等，同时，肾与天文历法、四时气候、昼夜节律、地理环境等具有一定的相关性和密切联系。

一、肾与自然环境的系统联系

基于五行特性，肾归属水，五行与五方、四时、五味、五音等相配，如《素问·金匮真言论》曰："北方黑色，入通于肾，开窍于二阴，藏精于肾，故病在骒，其味咸，其类水，其畜彘，其谷豆，其应四时，上为辰星，是以知病之在骨也，其音羽，其数六，其臭腐。"

（一）肾方位在北，四时为冬，八卦为坎，六气为寒

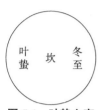

图 5-1　叶蛰之宫

《灵枢·九宫八风》重点讨论八方气候变化的情况及对人体的影响，并提出回避风邪预防疾病的重要性，将《洛书》图示、文王八卦、时令节气与中医学的预防思维巧妙地结合在一起。该篇以《洛书》图示展开，说明北极星位于天极的正中，成为测定方位的中心坐标，北斗星围绕它旋转，是标定方向位置的指针，一年之内由东向西依次移行。在冬至这一天，斗柄指向正北方的叶蛰宫，八卦为坎（图5-1），并在这个区域运行四十六天，历经冬至、小寒、大寒三个节气。人与自然息息相通，四时不正之气的虚风贼邪，如果逢人体虚弱，或时值当年气运衰微、月廓亏空，或失时之和，三虚相合，内外相因，正不胜邪，就会发病。故"风从北方来，名曰大刚风，其伤人也，内舍于肾，外在于骨与肩背之膂筋，其气主为寒也"。北方的大刚风凛冽寒风，侵入人体，主要伤及肾脏，外在于骨骼和肩背的膂筋部，北风阴寒至盛，遏伤肾阳，导致寒性病证。故该篇提示："谨候虚风而避之，故圣人曰避虚邪之道，如避矢石然，邪弗能害，此之谓也。"

根据五行生克的原理，肾五行属水而通于冬气；春季属木，水能生木，故其气较旺；长夏属土，土能克水，故其气较弱；秋季属金，金水相生，故其气较旺。因此，肾脏病变的一般规律：多在春季缓解，长夏加重，秋季僵持。如《素问·脏气法时论》："病在肾，愈在春，春不愈，甚于长夏，长夏不死，持于秋，起于冬。"肾通于冬气，对于养生防病，无疑具有重要意义。肾与四季亦有密切关系，体现在生理功能、病理变化等方面，而且有一定的规律性，不可不知。

（二）肾色黑，其味咸，其畜彘，其谷豆

肾者五行应水，故肾有色黑、味咸的生理特性。见于《素问·五脏

生成》："色味当五脏：白当肺、辛；赤当心、苦；青当肝、酸；黄当脾、甘；黑当肾、咸。"

1. 肾色黑

（1）诊法应用　肾色黑，应用于诊法。黑色并非病色，有常有变。黑色见于面部色诊、目之色诊、血之色诊、尺肤鱼际之络脉色诊等，则多与肾病有关。

黑色之常者为面肤色黑，或地域使然，或禀性使然，或肾之大小使然。

地域使然者，东方地域之人，有水土之异，有饮食之习，故面肤多黑色，其主要与"食鱼而嗜咸"有关。见于《素问·异法方宜论》："东方之域，天地之所始生也，鱼盐之地，海滨傍水，其民食鱼而嗜咸，皆安其处，美其食，鱼者使人热中，盐者胜血，故其民皆黑色疏理，其病皆为痈疡，其治宜砭石，故砭石者，亦从东方来。"

禀性使然者，体质有五行、阴阳之异。水形之人，多见黑色，如《灵枢经·阴阳二十五人》："其为人黑色，面不平，大头，廉颐，小肩，大腹，动手足，发行摇身，下尻长，背延延然，不敬畏，善欺绐人，戮死。"太阴之人，多见黑色，《灵枢·通天》："别五态之人奈何？少师曰：太阴之人，其状黮黮然黑色，念然下意，临临然长大，腘然未偻，此太阴之人也。"体质差异，与人体的生理功能、病理变化、诊断治疗、养生康复的关系密切。"因人制宜"的核心主要是根据人的年龄、性别、疾病等所形成的体质，采取适宜的治则治法。又，正常黑色之人，多肾脏功能良好，抵御外邪能力较强。见于《灵枢·论勇》："黄帝曰：黑色不病乎？少俞曰：黑色而皮厚肉坚，固不伤于四时之风，其皮薄而肉不坚，色不一者，长夏至而有虚风者，病矣。"人的不同体质与耐受峻利药物、耐受温热疗法有关。如《灵枢经·论痛》"黄帝曰：人之胜毒，何以知之？少俞曰：胃厚色黑大骨及肥者，皆胜毒；故其瘦而薄胃者，皆不胜毒也"。所谓胜毒，即可耐受峻利药物以攻邪。"其耐火焫者，何以知之？少俞答曰：加以黑色而美骨者，耐火焫。"

中医学认为，脏腑与体表就有内外相应之象，即"有诸内者，必形诸外"。肾之大小使然者，肾色黑，则"黑色小理者肾小，粗理者肾大"（《灵枢·本脏》）。

黑色之变者为面肤之色突然或渐进黑色，则为病色。病色有善色、恶色之别：明润含蓄者，为善色，虽病不重，预后较好；晦暗暴露者，为恶色，主病重，预后不良。见于《素问·脉要精微论》："夫精明五色者，气之华也……黑欲如重漆色，不欲如地苍。"《素问·五脏生成》："黑如炲者死。"

肾五行主水，水色黑，故黑色主肾病。如《灵枢·五色》："以五色命脏，青为肝，赤为心，白为肺，黄为脾，黑为肾。"

诊法之首为望诊。望面色而诊肾之虚实寒热，多以颜面、颧部为主。如《灵枢·五阅五使》："肾病者，颧与颜黑。"肾气虚，可见面黑。见于《素问·生气通天论》："味过于甘，心气喘满，色黑，肾气不衡。"肾热者，可见面黑。见于《素问·痿论》："肾热者色黑而齿槁。"肾风等与肾相关病证，皆可见面黑。如《素问·风论》："肾风之状，多汗恶风，面庞然浮肿，脊痛不能正立，其色炲，隐曲不利，诊在肌上，其色黑。"若肾气衰竭，则见面黑如漆柴，或面黑齿长而垢；黑色见于天庭（额部），多预后不良。见于《灵枢·经脉》："手少阴气绝则脉不通，脉不通则血不流，血不流则毛色不泽，故其面黑如漆柴者，血先死，壬笃癸死，水胜火也。"《灵枢·终始》："少阴终者，面黑齿长而垢，腹胀闭塞，上下不通而终矣。"《灵枢·五色》："黑色出于庭，大如拇指，必不病而卒死。"

望目之色黑而诊肾病。如《灵枢·论疾诊尺》："目赤色者病在心，白在肺，青在肝，黄在脾，黑在肾。"若白睛色黑，瞳孔缩小，则预后不良。见于《灵枢·玉版》："岐伯曰：以为伤者，其白眼青黑，眼小，是一逆也；内药而呕者，是二逆也；腹痛渴甚，是三逆也；肩项中不便，是四逆也；音嘶色脱，是五逆也。"

此外，黑色亦与气血多少、症状特征等有关。如《灵枢·五音五味》："是故圣人视其颜色，黄赤者多热气，青白者少热气，黑色者多血少气。"《灵枢·五色》："青黑为痛，黄赤为热，白为寒。"

望血液、血络之色而诊病。若血液之色紫黑而黏稠，主阳气蓄积所致经络阻滞，血行不畅。见于《灵枢·血络论》："血气俱盛而阴气多者，其血滑，刺之则射；阳气蓄积，久留而不泻者，其血黑以浊，故不能射。"若尺肤、鱼际之络脉色黑，则多病久痹，即经络闭塞之痹。见于《灵枢·论疾诊尺》："诊血脉者，多赤多热，多青多痛，多黑为久痹，多赤、多黑、多青皆见者，寒热身痛。"《灵枢·经脉》："胃中寒，手鱼之络多青矣；胃中有热，鱼际络赤；其暴黑者，留久痹也；其有赤有黑有青者，寒热气也；其青短者，少气也。"

外科痈疽，如发于颈，名曰夭疽；发于肩及臑，名曰疵痈；发于足旁，名曰厉痈；发于足指，名曰脱痈等，若"痈大而其状赤黑"，不能及时治疗，则多主预后不良。

（2）食物药物的应用 根据五行学说"同气相求、同类相通"的原理，食物、药物色黑者入肾，适当使用，可以对肾脏有养护作用。常用的黑色食物，如黑木耳、黑豆、黑芝麻、黑米、栗子、黑海参、黑麦、黑枣、黑葡萄、乌骨鸡等，皆可补肾。常用的黑色药物，如熟地、桑葚子、龙眼肉、玄参、磁石等，皆可补肾。

根据五行学说，咸属水，而肾为水脏，故咸味入肾。在正常情况下，食物、药物之咸味对肾及其所属形体、官窍、经脉等具有亲和性，即优先选择性作用。见于《素问·五脏生成》："心欲苦，肺欲辛，肝欲酸，脾欲甘，肾欲咸，此五味之所合也。"《素问·宣明五气》："五味所入：酸入肝，辛入肺，苦入心，咸入肾，甘入脾，是谓五入。"

中药味咸，多归经于肾。部分咸味药物有补肾的功能，如鹿茸、紫河车、龟板、鳖甲、海马、蛤蚧等，均是填补肾精的上佳药物。用盐炮制中药，不仅常见，而且品种也很多。盐制中药作用之一，在于有些药物在炮制时经过盐炒，补肾或壮骨作用就会增强，如巴戟天、补骨脂等；或使其归经于肾，如盐黄柏、盐知母等；或服用补肾药物时，淡盐水送下，使其易于入肾。

《素问·至真要大论》："夫五味入胃，各归所喜，故酸先入肝，苦先入心，甘先入脾，辛先入肺，咸先入肾，久而增气，物化之常也。气增而久，夭之由也。"久而增气，言其物化之常；气增而久，言其病之由来。五味以养五脏，太过则伤及五脏。若咸味太过，首先则伤及肾之本脏，导致肾的生理功能异常。如《素问·生气通天论》："味过于咸，大骨气劳，短肌。"其次，咸味伤肾，水来乘火，故胜血伤心。如《灵枢经·五味》："酸走筋，多食之，令人癃；咸走血，多食之，令人渴；辛走气，多食之，令人洞心；苦走骨，多食之，令人变呕；甘走肉，多食之，令人悗心。"

现代研究表明，每天盐的摄入量超过了世界卫生组织提出的 6g 的临界值，吃得过咸，让人产生口渴的感觉，需要喝大量的水来缓解，长期大量摄取盐会导致身体浮肿，同时还会增加肾及心脏的负担；或过食咸味日久，则导致血容量增加，对血管壁的侧压力增加，导致血压增高，还会导致血管硬化。此外，还与胃癌发病、睡眠猝死等有关。

五畜之中，猪味咸，故入肾。如《灵枢·五味》"五畜：牛甘，犬酸，猪咸，羊苦，鸡辛"。所谓彘者，即猪。五谷之中，大豆味咸，故入肾。如《灵枢·五味》："五谷：秔米甘，麻酸，大豆咸，麦苦，黄黍辛。"适度服食猪肉及豆制品，可补肾脏。黄豆经纳豆菌发酵而成的纳豆，是中外广泛应用的健康食品，相传纳豆乃唐朝鉴真和尚东渡时把产品和生产技术带到日本的。纳豆中富含纳豆菌、优质小分子蛋白质（肽）、纳豆激酶、SOD、生物多糖、异黄酮、皂苷、卵磷脂、吡啶二羧酸、维生素 K_2 等几十种生理活性物质，具有强效溶解血栓，预防高血压，抑制高血糖，防止脑细胞老化，防治骨质疏松，降低胆固醇，调整肠道功能，抑制肿瘤，改善消化系统，提高免疫功能，诱发干扰素的产生，美容肌肤等作用。

二、肾与脏腑组织的系统联系

（一）肾与命门、三焦、膀胱的系统联系

1. 肾与命门

命门一词，首见于《灵枢·根结》："太阳根于至阴，结于命门。命门者，目也。""根"指根本、开始，即四肢末端的井穴；"结"指结聚、归结，即头、胸、腹部。唐·杨上善《黄帝内经太素·卷第五·阴阳合》注："太阳根于至阴，结于命门。（杨注）至阴，是肾少阴脉也，是阴之极，阳生之处，故曰至阴。太阳接至阴而起，故曰根于至阴。上行络项，聚于目也。"可知，此命门所指为睛明穴，虽非内脏，但与足少阴肾经关系密切。

其后，《难经》有"左肾右命门"之说。命门作为内脏，为性命之门、生命之本，见于《难经·三十六难》："脏各有一耳，肾独有两者，何也？然，肾两者，非皆肾也，其左者为肾，右者为命门。命门者，诸神精之所舍，原气之所系也。故男子以藏精，女子以系胞，故知肾有一也。"肾之右者，为命门，内藏精气和神气，元气根于命门，故为人体生命之根本。

晋隋唐时期承左肾右命门之说，孙思邈称左肾壬右肾癸。宋金元时期医家多认为左肾为水，右肾命门为火，宋金·刘完素提出右肾命门为手厥阴心包络之脏。明清时期，命门脱离左肾右命门之说，或以两肾总号为命门，或以为肾间动气，"命门太极"颇为盛行，以明·孙一奎、赵献可、张介宾等医家为代表，推动了命门的理论及其应用研究。

明·赵献可认为，命门为"真君真主"，为人身之先天太极，为十二经之主宰，《医贯·内经十二官论》："愚谓人身别有一主，非心也……命门为十二经之主。"明·张介宾《景岳全书·命门余义》从"命门为精血之海，脾胃为水谷之海，均为五脏六腑之本""命门有火候，即元阳之谓也，即生物之火也""命门有生气，即乾元不息之机也""命门有门户，为一身巩固之关也"等方面，系统论述了命门在生

命活动中的重要作用。关于命门水火，历代医家学术观点不同。主命门真火者，如赵献可认为，命门即是真火，主持一身阳气。见于《医贯·内经十二官论》说："余有一譬焉，譬之元宵之鳌山走马灯，拜者舞者飞者走者，无一不具，其中间唯是一火耳……夫既曰立命之门，火乃人身之至宝。"《石室秘录》也认为："命门者，先天之火也。"主命门非水非火者，明·孙一奎认为，命门只是一种元气发动之机，为生生不息造化之机枢，即《难经·八难》所谓的"肾间动气"。见于《医旨绪余·命门图说》："命门乃两肾中间之动气，非水非火，乃造化之枢纽，阴阳之根蒂，即先天之太极。"主命门水火者，如张介宾强调命门之中具有阴阳水火二气，从而发挥对全身的滋养、激发作用。见于《景岳全书·传忠录》："命门为元气之根，为水火之宅。五脏之阴气，非此不能滋；五脏之阳气，非此不能发。"进一步，《类经附翼·求正录·真阴论》："命门之火，谓之元气，命门之水，谓之元精。"将命门之水、火解析为元精与元气，为肾阴、肾阳的概念提供了理论基础。现代，多数学者认为：肾阳即命门之火，肾阴即命门之水。更加重视肾阴、肾阳在生命活动中的重要性。

命门与肾的关系，综合历代医家认识，大致分为三类：其一，右肾为命门说。首见于《难经·三十九难》："肾两者，非皆肾也，其左为肾，右为命门。"《难经》之后，王叔和、李梴等均认为右肾为命门。明·李梴对命门部位和生理机能的论述尤详，见于《医学入门·命门赋》："命门下寄肾右……配左肾以藏真精，男女阴阳攸分，相君火以系元气，疾病生死是赖。"其二，两肾总号为命门说。明·滑寿首倡此说，认为"命门，其气与肾通，是肾之两者，其实一耳。"明·虞抟明确提出"两肾总号为命门"（《医学正传·医学或问》），并否定了左肾右命门说，认为"若独指乎右肾为相火，以三焦之配，尚恐立言之未精也。"其三，两肾之间为命门说。见于赵献可《医贯·内经十二官论》："命门即在两肾各一寸五分之间，当一身之中。"赵氏之说对后世影响很大，清代医家陈士铎、陈修园、林佩琴等皆认为命门部位在两肾之间。

尽管历代医家对命门的位置见解不一，但对命门与肾相关的认识则基本一致。

命门的生理功能包括：其一，性命之所系。命门藏精系元气，为人身之太极，为生命之门，性命之根，《医学正传·医学或问》："夫人有生之初，先生二肾，号曰命门，元气之所司，性命之所系焉。"其二，人身之君主。明·赵献可命门学说认为命门为一身之太极，五脏六腑之主，《医贯·内经十二官论》："命门，是为真君之主，乃一身之太极，无形可见，两肾之中，是其安宅也。"其三，藏精之所。命门为藏精之所，无论是《难经》时期的"左肾右命门"学说，还是明清时期"命门太极说"，都认为命门为藏精之所，首见于《难经·三十九难》："命门者，谓精神之所舍也；男子以藏精，女子以系胞，其气与肾通，故言脏有六也。"隋·杨上善《黄帝内经太素·脏腑气液》曰："左为肾，藏志；右为命门，藏精。"其四，元气之根。元气根于命门，首见于《难经·三十六难》："命门者，诸神精之所舍，原气之所系也；男子以藏精，女子以系胞。故知肾有一也。"此原气即元气。《景岳全书·传忠录·命门余义》进一步明确："命门为元气之根，为水火之宅。"其五，协调阴阳。命门为人身之太极，太极则生两仪，即命门水火，命门水火互相制约互相消长，受命门的功能调节，《类经附翼·求正录·真阴论》："命门居两肾之中，即人身之太极，由太极以生两仪，而水火具焉，消长系焉。"

狭义的命门，专指目、子宫、精室等。目为命门之说出于《灵枢·根结》。张介宾认为命门又指子宫、精室。见于《类经附翼·求正录·真阴论》："肾有精室，是曰命门""子宫之下有一门，其在女者，可以手探而得，俗人名为产门；其在男者，于精泻之时，自有关阑知觉。"又指命门穴，为督脉的穴位。如《针灸甲乙经·背自第一椎循督脉下行至脊骶凡十一穴》："命门，一名属累，在十四椎节下间，督脉气所发，伏而取之，刺入五分，灸三壮。"

2. 肾与三焦

三焦作为六腑之一，见于《素问·灵兰秘典论》："三焦者，决渎之官，水道出焉。"三焦，为上焦、中焦、下焦的合称。如《灵枢·营卫生会》"上焦如雾，中焦如沤，下焦如渎"之论。自《难经·三十八难》倡三焦"有名而无形"，则历代医家对三焦形质议论颇多，莫衷一是。三焦作为人体上中下部位的划分，部位三焦，包含了上至头、下至足的整个人体。明·张介宾等医家将其附会为分布于胸腹腔的包容五脏六腑的一个"大腑"，并因其大无脏腑能与之匹配，又无表里相合之脏，称之为"孤腑"。

三焦的生理功能为通行诸气与运行津液，又称"三焦气化"。基于《难经·六十六难》："三焦者，原气之别使也。"《难经·三十八难》："有原气之别焉，主持诸气"之说，多数医家认为，肾精化生的元气，自下而上运行至胸中，布散于全身；胸中气海的宗气，自上而下达于脐下，以资先天元气。诸气的运行输布，皆以三焦为通道。基于《素问·灵兰秘典论》"三焦者，决渎之官，水道出焉"之论，则全身津液的输布和排泄，以三焦为上下输布运行的通道，在肺、脾、肾等脏腑的协同作用下完成。三焦水道不利，则津液代谢障碍，产生水湿、痰饮、水肿等病症。正如《类经·藏象类》所说："上焦不治则水泛高原，中焦不治则水留中脘，下焦不治则水乱二便。三焦气治，则脉络通而水道利。"

肾与三焦的密切联系，出于《灵枢·本脏》："肾合三焦膀胱，三焦膀胱者，腠理毫毛其应。"隋·杨上善《黄帝内经太素·脏腑应候》释之曰："肾合三焦膀胱，故有五腑也。五脏为阴，合于五腑。五腑为阳，故皮脉筋肉腠理毫毛，五腑候也。"脏腑分类有五脏、六腑、奇恒之腑。脏与腑具有阴阳表里相配合的关系。根据杨上善对《灵枢·本脏》的解析，脏有五，腑有六，脏腑相合，多一脏一腑，各有外候。以唐·孙思邈《备急千金要方·三焦脉论》"其三焦形相浓薄大小，并同膀胱之形云"之论，古代医家将三焦、膀胱合为一腑，与肾相合，其外候为腠理毫毛，以此形成脏腑相合。

肾为元气之根，主持水液代谢；三焦为元气之终始、水液运行之道路。两者在机体元气和津液的生成、运行和排泄方面具有相辅相成的协调作用。

此外，尚有"右肾合三焦"之说，见于《脉经·平人迎神门气口前后脉·肾膀胱俱虚》："肾有左右，而膀胱无二。今用当以左肾合膀胱，右肾合三焦。"

3. 肾与膀胱

膀胱的主要生理功能是贮存和排泄尿液。出于《素问·灵兰秘典论》："膀胱者，州都之官，津液藏焉。"

肾与膀胱通过经脉的相互属络构成脏腑阴阳表里配合关系，又称"肾合膀胱"，出自《灵枢·本输》："肾合膀胱，膀胱者，津液之腑也。"肾合膀胱的基本原理是：①脏腑解剖位置相近、结构相互连通。肾位于腰部，左右各一，下连膀胱。②通过经脉相互属络构成了表里关系。足少阴肾经属肾络膀胱，足太阳膀胱经属膀胱络肾。③生理相互为用。肾与膀胱相互协作，共同完成尿液的生成、贮存与排泄。肾为水脏，主持和调节津液代谢与尿液的生成，开窍于二阴；膀胱为水腑，主贮藏和排泄尿液。膀胱的贮尿排尿机能，取决于肾气的盛衰。肾气充足，蒸化及固摄作用正常发挥，则尿液正常生成，贮于膀胱并有度地排泄。膀胱贮尿排尿有度，也有利于肾气的主水功能。④病理相互影响。病理上，若肾气虚弱，蒸化无力或固摄无权，可影响膀胱的贮尿排尿，而见尿少、癃闭或尿失禁。膀胱湿热或膀胱失约，也可影响到肾气的蒸化和固摄，出现尿液及其排泄异常。

肾与膀胱相表里的理论，对于临床实践具有指导意义。中医内科常见水肿、癃闭、淋证、关格等病证，多从肾与膀胱相兼治疗。膀胱虚寒证候，多由肾阳不足，气化失司引起，其治当以温肾化气为法；肾气不固，宜固摄肾气；肾阳虚衰，宜温补肾阳；阳虚水泛，宜温阳化气行水。膀胱湿热证候，治当清热利湿。六腑以通为用，膀胱实证常施利尿、排石、活血、行气等通利之剂。

（二）肾与骨（齿）、髓、脑的系统联系

1. 肾与骨、齿

骨，即骨骼，是人或动物的坚硬组织。骨是构成人体的支架，见于《灵枢·经脉》："骨为干。"骨具有支撑人体、保护内脏和进行运动的作用，与形体的发育和运动功能密切相关。"骨者髓之府"（《素问·脉要精微论》）。髓藏在于骨腔中，具有营养骨、脑等组织的作用。肾精充足，则精髓充盈，骨、脑得到充分的营养而能发挥其正常的功能。骨有赖于髓的充养，而髓为肾精所化生，故说肾在体合骨，主骨生髓。骨的生长发育及坚固与否与肾密切相关，肾的精气充盛，则髓有所化生，骨才能得到充分的滋养而健壮充实，四肢轻劲有力，行动敏捷。

若肾的精气不足，在生长发育期，易造成骨骼发育不良，小儿出现方颅、佝偻等症状；在衰老期，骨髓空虚，骨骼失养，而可出现骨软无力或骨质疏松、易于骨折等病证。"肾气热，则腰脊不举，骨枯而髓减，发为骨痿"（《素问·痿论》）。

实验表明，补肾中药可以有效地防治骨质疏松，对"下丘脑 – 肾 – 骨"反馈机制具有明显的调控作用。

齿与骨同出一源，亦是由肾精所充养，故称"齿为骨之余"。因此肾精充足保证齿的生长发育正常，小儿按时出牙，成人牙齿强健有光泽；反之出现小儿出牙迟，成人牙齿松动，过早脱落。"女子七岁，肾气盛，齿更发长……三七，肾气平均，故真牙生而长极……丈夫八岁，肾气实，发长齿更……三八，肾气平均……故真牙生而长极……八八，则齿发去"（《素问·上古天真论》）。

临床牙齿松动、脱落及小儿牙齿生长迟缓等疾病多与肾的病变有关，而热性病望齿的润燥和是否有光泽，又是判断肾精及津液盛衰的重要标志。如"少阴终者，面黑齿长而垢"（《素问·诊要经终论》）。"肾热者，色黑而齿槁"（《素问·痿论》）。"当有所犯大寒，内至骨髓，髓者以脑为主……齿亦痛"（《素问·奇病论》）。"足少阴气绝则骨枯……故齿长而垢"（《灵枢·经脉》）。"骨寒热者……齿未槁，取其少阴于阴

股之络；齿已槁，死不治"（《灵枢·寒热病》）。"齿者，骨之所终也"
（《灵枢·五味论》）。

2. 肾与髓

髓，是人体骨髓、脊髓和脑髓的总称。髓居骨中，如《素问·解
精微论》："髓者，骨之充也。"髓在骨骼之中者为骨髓，如《素问·刺
要论》："刺骨无伤髓，髓伤则销铄胻酸，体解㑊然不去矣。"髓在颅骨、
脊骨之中者为脑髓、脊髓。如《素问·刺禁论》："刺脊间中髓，为伛。"
《灵枢·海论》："脑为髓之海，其输上在于其盖，下在风府。"

中医学认为，髓属奇恒之腑。如《素问·五脏别论》："岐伯对曰：
脑、髓、骨、脉、胆、女子胞，此六者地气之所生也，皆藏于阴而象于
地，故藏而不泻，名曰奇恒之腑。"骨、髓由肾之精气所化生，以藏为
主，贮藏精气，则骨髓、脊髓和脑髓得以充养而盈满，发挥健壮骨骼、
补脑益脊之用。如《素问·平人气象论》："脏真下于肾，肾藏骨髓之气
也。"《灵枢·经脉》："人始生，先成精，精成而脑髓生，骨为干，脉为
营，筋为刚，肉为墙，皮肤坚而毛发长，谷入于胃，脉道以通，血气
乃行。"

髓有髓空、髓会、髓海、髓液之别。髓孔，又名髓空，即骨孔，见
于《素问·骨空论》："扁骨有渗理腠，无髓孔。"该篇记载脑后、脊柱、
面部、肩部等多处有髓孔分布。髓会，又名绝骨穴或悬钟穴，是针灸穴
位，为八会穴之一，位于外踝高点上三寸，腓骨后缘。髓会穴与髓有密
切关系，凡髓病均可酌情针灸此穴。髓海，即脑之别称。髓液，即脑脊
髓、骨髓中之膏液。见于唐·杨上善《黄帝内经太素·卷第二十九·气
论》："津液五谷之津液和合而为膏者，内渗入于骨空，补益脑髓而下流
于阴。杨注：补益脑髓者，谷之津液和合为膏，渗入头骨空中，补益于
脑；渗入诸骨空中，补益于髓；下流阴中，补益于精。若阴阳过度，不
得以理和使，则精液溢下于阴，以其分减髓液过多，故虚而腰痛及脚胻
酸也。"

肾精来源于先天之精气和后天之精气，故肾精的充盛与否与五脏六

腑之精及其气化功能均有密切关系。若先天禀赋不足，肾精亏虚，则髓的生化之源匮乏，难以营养骨骼，就会出现骨骼脆弱无力或发育不良，也会影响智力的发育。如临床所见的小儿囟门迟闭，骨软无力或智力低下等。若后天调养失常，肾为邪气所伤，或房事过度，导致肾精亏虚，髓亦因之受损，便会出现腰膝酸软无力，甚至足痿不能行动等。若因病而丧失大量津液时，也会使髓中的津液减少，出现肢体屈伸不利、胫酸脚软、耳鸣目昏等。因此，髓的病变，常常从肾论治。

3. 肾与脑

脑居于颅内，上至颅囟，下至风府。脑，又称"髓海"或"髓之海"，见于《灵枢·海论》云："脑为髓之海，其输上在于其盖，下至风府。"脑由髓汇聚而成，髓又由肾精所生，所以有"肾通脑"之说。

脑，归属奇恒之腑，主宰生命活动。中医学对脑的基本认识，见于《黄帝内经》。如《素问·刺禁论》："刺头，中脑户，入脑，立死。"说明脑对生命活动的重要性。口、舌、眼、鼻、耳五官诸窍，皆位于头面，与脑相通。如《医林改错》说："两耳通脑，所听之声归脑；两目系如线长于脑，所见之物归脑；鼻通于脑，所闻香臭归于脑；小儿周岁脑渐生，舌能言一二字。"故视、听、言、动等功能，皆与脑密切相关。《灵枢·海论》记载："髓海有余，则轻劲多力，自过其度；髓海不足，则脑转耳鸣，胫酸眩冒，目无所见，懈怠安卧。"说明脑的功能正常，则主于感觉、运动；如脑的功能不足，则视觉（目无所见）、听觉（耳鸣）、平衡觉（脑转、眩冒）等感觉异常；运动（胫酸、懈怠安卧）功能减退。

明代以降，对脑的认识愈加深入。神，有元神、识神之分。明·李时珍《本草纲目·辛夷·发明》："脑为元神之府。"元，有为首的意思；元神，来自先天，主宰人体的生命活动，乃生命的枢机。脑是主宰生命活动之处所。

肾藏精，精生髓，髓汇聚于脑。脑的功能活动以肾中精气为物质基础，肾中精气充足，则脑髓充盈，表现为人的精力充沛，耳目聪明，思维敏捷，记忆力强等。若肾精不足，则脑髓空虚，导致头晕耳鸣，健忘失眠，腰腿酸软，足痿无力等病证。如《灵枢·口问》"上气不足，脑为之不满，耳为之苦鸣，头为之苦倾，目为之眩。"所以，补肾填精益髓为治疗脑病的重要方法。

关于识神，清·张锡纯《医学衷中参西录·人身神明诠》说："脑中为元神，心中为识神。元神者，藏于脑，无思无虑，自然虚灵也；识神者，发于心，有思有虑，灵而不虚也。"思维、情志等精神活动是人对外界刺激的情绪反应，与人的情感、欲望等心身需求有关，属"识神"范畴，亦为先天"元神"所调控。因此，脑、心皆为生命活动的主宰，脑为元神之府，脑的精气盈满，与肾中精气盛衰密切相关。心为识神之所，重点在于主宰意识、思维等精神活动，亦需肾中阴阳的温煦、推动和滋润、调节。

（三）肾与官窍外荣的系统联系

1. 肾开窍于耳

耳是听觉器官。五脏对应五窍，肾主耳。最早《管子·水地》即有记载："肾发为耳。"《灵枢·五阅五使》明确："耳者，肾之官也。"耳的听觉功能灵敏与否，与肾有关。

肾开窍于耳的基本原理有二：其一，经脉相连。尽管足少阴肾经不直接过耳，但足少阴之络会于耳，且通过其他经脉与耳相通，为肾主耳奠定了基础；其二，功能相关。肾藏精，肾中精气上通于耳，濡养和推动耳的功能活动。《灵枢·脉度》："肾者主为外，使之远听，视耳好恶，以知其性。"肾精及肾气充盈，髓海得养，才能听觉灵敏，分辨力高，"肾气通于耳，肾和则耳能闻五音矣"（《灵枢·师传》）。

耳的听觉变化和形态变化，作为判断肾精及肾气盛衰的重要标志，如《灵枢·本脏》提到："黑色小理者肾小，粗理者肾大。高耳者肾高，耳后陷者肾下。耳坚者肾坚，耳薄不坚者肾脆。耳好前居牙车者肾端正，耳偏高者肾偏倾也。"若肾精及肾气亏虚，则髓海失养，出现听力减退，或见耳鸣，甚则耳聋。人到老年，由于肾精及肾气衰退，则多表现为听力减退，"髓海不足，则脑转耳鸣"（《灵枢·海论》）。临床研究表明，慢性肾脏疾病与听力损失存在相关性。故耳鸣、耳聋等耳的病变，多从肾论治。

2. 肾开窍于二阴

《素问·金匮真言论》："北方黑色，入通于肾，开窍于二阴。"二阴，指前阴和后阴。

前阴是指排尿和生殖的器官，其功能与肾精、肾气的关系密切。在男子，前阴有精窍与溺窍合而为一；在女子，分有阴户、阴道，以主房事和生殖。肾主藏精，主生殖。若肾精充足，则精液及时溢泻，而具有正常的生殖机功能，阴阳合而有子。肾精、肾气的生理功能失常，则可导致人体性器官的发育不良和生殖能力减退，从而导致男子阳痿、早泄、少精、滑精、遗精及不育等；女子则见梦交，月经异常及不孕等。前阴接尿道，排尿的正常与否有赖于肾与膀胱的气化功能。肾与膀胱之气的推动与固摄作用协调，则膀胱开合有度，尿液可及时地从溺窍排出体外。若肾与膀胱功能失调，开合失权，既可出现小便不利或癃闭，又可出现尿频、尿急、遗尿、小便不禁等。

后阴，即肛门，是排泄粪便的通道，具有主司大便的功能。粪便的排泄，本是大肠的传化糟粕功能，但亦与肾精的滋润及肾的气化功能有关。如肾精不足，可致肠液枯涸而便秘；肾气不足，则气化无权而致气虚便秘，或大便失禁，或久泄滑脱。

3. 肾其华在发

出于《素问·六节藏象论》："肾者，主蛰，封藏之本，精之处也，其华在发。"发的生长发育，赖血以养，故称"发为血之余"。因肾藏精，精化血，精血旺盛，则毛发粗壮而润泽，故发的生机根源于肾。发为肾之外候，所以，发之生长与脱落、润泽与枯槁常能反映肾精的盛衰。青壮年时期，由于精血旺盛充盈，则发长而润泽；老年人精血衰少，则毛发多变白而脱落；因病损伤及肾，甚则"足少阴气绝则骨枯，少阴者，冬脉也……发无泽"（《灵枢·经脉》）。临床所见的未老先衰，年少而头发枯萎，早脱早白等，则与肾精不足或和血虚有关，应考虑从肾论治。

三、肾与经络的系统联系

1. 肾属足少阴肾经

十二经脉之中，足少阴肾经属肾。见于《灵枢·经脉》："肾足少阴之脉，起于小指之下，邪走足心，出于然谷之下，循内踝之后，别入跟中，以上腨内，出内廉，上股骨内后廉，贯脊属肾，络膀胱。"在临床上，足少阴肾经所主之疾，除循行部位疾病外，主要与肾相关，侧重于虚证，以阴虚火旺为多。

2. 肾系肝、肺、心、脑

肾为脏腑阴阳之本，水火之宅，在结构上以经脉联系为基础。如《灵枢·经脉》："肾足少阴之脉……其直者，从肾上贯肝、膈，入肺中，循喉咙，夹舌本；其支者，从肺出，络心，注胸中。"督脉沿脊柱上行络于脑、肾。可见，足少阴之脉是肾与其他脏腑相互联系、相互沟通的桥梁和纽带。

3. 肾络足太阳膀胱脉

足少阴肾经与足太阳膀胱经相互表里，生理上相互配合，病理上相互影响。见于《灵枢·经脉》："膀胱足太阳之脉……夹脊抵腰中，入循膂，络肾属膀胱。"故膀胱病变，如膀胱不利之癃闭、尿少；膀胱不约之遗尿、尿失禁、尿后余沥等，多责之于肾而从肾论治。

4. 肾之别经、别络

足少阴肾经之别经，为肾经循行道路之外一条经脉，主要作用为加强肾与膀胱表里两经在体内之联系，并与带脉相贯通。见于《灵枢经·经别》："足少阴之正，至腘中，别走太阳而合，上至肾，当十四椎，出属带脉；直者，系舌本，复出于项，合于太阳。"所谓"正"，清·张隐庵注："正者，经脉之外，别有正经，非支络也。"

足少阴肾经之别络，为大钟穴，主要作用为加强肾与膀胱表里两经在体表之联系，并有联络心包络之脏、相关形体腰脊气血的作用。大钟穴位于跟腱附着部的内侧凹陷处。钟，为编钟的一种乐器，其声浑厚洪亮，大钟即喻为肾经经水在此如瀑布从高处落下声如洪钟，故名。见于《灵枢·经脉》："足少阴之别，名曰大钟，当踝后绕跟，别走太阳；其别者，并经上走于心包，下外贯腰脊。"

5. 肾之经筋、皮部

足少阴肾经之经筋，是经脉之气结、聚、散、络于筋肉、关节的体系，受足少阴肾经气血的濡养和调节。因其连接足小指、内踝、踵（足跟）、内辅（膝两侧突出的高骨）、阴股（大腿内侧）、脊（脊柱）、膂（脊柱两旁的肌肉）、项（颈椎）、枕骨等骨和关节，故具有约束骨骼，主司关节运动的作用。如《灵枢·经筋》："足少阴之筋，起于小指之下，并足太阴之筋，邪（斜）走内踝之下，结于踵，与太阳之筋合而上结于内辅之下，并太阴之筋而上循阴股，结于阴器，循脊内，夹膂，上至项，结于枕骨，与足太阳之筋合。"

足少阴肾经之皮部，是肾之经气在体表皮肤的分部，分布在肾经及其所属络脉在体表的相对位置。如《素问·皮部论》："欲知皮部以经脉为纪者，诸经皆然""少阴之阴，名曰枢儒，上下同法，视其部中有浮络者，皆少阴之络也，络盛则入客于经，其入经也，从阳部注于经，其出者，从阴内注于骨。"所谓"枢儒"，王冰注曰："儒，顺也。守要而顺阴阳开阖之用也。"皮部位于较为浅表部位，为经与络、内与外相联系的通路，具有司腠理开阖、防御外邪之作用。皮部不固，外邪客于皮部，则腠理开，进而传入络脉、经脉，直至腑脏。

6. 肾络督、冲、阴跷脉

肾经循行还与督、冲、阴跷脉等奇经八脉相联络。如督脉之分支，从脊柱里面分出，络肾；冲脉与少阴之大络，起于肾下，出于气街，循阴股内廉，邪入腘中，循胫骨内廉，并少阴之经，下入内踝之后，入足下；阴跷脉起于跟中足少阴肾经的照海穴，循内踝上行，入喉咙，交贯冲脉。在生殖功能、肢体运动等方面肾与奇经八脉具有相互协同作用。

如此，通过经脉、络脉、经筋、皮部等纵横交错的网络，肾与全身脏腑、经络保持着密切联系，从而为发挥肾的生理功能奠定了结构基础和途径。

第六节　"肾藏精"相关功能系统

一、肾－天癸－冲任督带系统

1. 天癸

天癸，是与肾中精气盛衰密切相关，呈现青春期至衰退期由盛而衰的变化规律，对人体生殖功能具有整体调控作用的精微物质。

肾为先天之本，在天干为癸，在五行为水，故谓之"天癸"。据《素问·上古天真论》记载，女子二七、男子二八，随着肾中精气逐渐发育，而天癸至，则女子月事以时下，男子精气溢泻，初步具备生殖功能。女子七七、男子七八，随着肾中精气逐渐衰弱而天癸竭，女子月经闭止，男子精少，不再具备生殖功能。

可见，天癸至与竭，完全取决于肾中精气的盛衰。

2. 精室、睾丸

男子之胞名为"精室"，是男性生殖器官，具有藏精、生殖功能。见于《中西汇通医经精义·下卷》说："女子之胞，男子为精室，乃血气交会，化精成胎之所，最为紧要。"睾丸，又称外肾，"外肾，睾丸也"（《中西医粹》）。日·丹波元简注《灵枢·五音五味》称"势"，"宦者少时去其势，故须不生。势，阴丸也，此言宗筋，亦指睾丸而言"。

精室、睾丸皆为肾所主，并与冲任相关。肾藏精，合先天之精与后天之精形成生殖之精，男性的生殖之精贮藏于肾所属的精室、睾丸，二八天癸至则疏泄，阴阳合故能有子。生殖之精以藏为主，藏泄有度，不宜妄泄，对于繁衍后代意义重大。

3. 女子胞

女子胞，又名胞宫，为奇恒之腑之一，主要功能是产生月经和孕育胎儿。健康女性，二七而天癸至，生殖器官发育成熟，子宫发生周期性变化，月经开始来潮，并具备受孕生殖的能力。此时，两性交媾，两精相合，就构成了胎孕。受孕之后，月经停止来潮，血气下注胞宫以养胎，培育胎儿以至成熟而分娩。七七而天癸竭月经闭止，不再具有生殖能力。

月经的产生，胎儿的孕育，都有赖于精的主导作用。肾藏精，为先天之本。肾中精气的盛衰，主宰着人体的生长发育和生殖能力。精是调控女子胞功能的关键物质，在天癸的作用下，胞宫发育成熟，应时排卵行经，为孕育胎儿准备条件。进入老年，肾中精气衰少，天癸由少而至衰竭，月经闭止，胞宫逐渐萎缩，生育能力也随之丧失。

4. 冲、任、督、带脉

奇经八脉之中，冲、任、督、带与生殖功能关系最为密切。

冲、任、督脉一源而三岐，起于胞中，出于会阴，冲脉主要支脉偕足少阴肾经以行，上达咽喉，环绕口唇；下行至足，贯串全身，为总领诸经气血的要冲，故有"十二经脉之海"和"血海"之称。在女性，冲脉既可调节月经，又与生殖功能关系密切，"太冲脉盛，月事以时下，故有子……太冲脉衰少，天癸竭，地道不通"。所谓"太冲脉"，即冲脉。在男性，冲脉气血上荣胡须，维持第二性征，或若先天冲脉未充，或后天冲脉受伤，均可影响生殖功能。

任脉循行于腹部正中，在小腹与足少阴肾经及其他阴经相交，对阴经气血有调节作用，故谓之"阴脉之海"，总任诸阴。任者，妊也，任脉起于胞中，具有调节月经，妊养胎儿，促进女性生殖功能的作用，故称"任主胞胎"。

督脉出于会阴之后，主干在尾骨端与足少阴肾经、足太阳膀胱经的脉气会合，贯脊，属肾，上风府，入脑，上巅，循额。督脉为"阳脉之海"，总督诸阳，主司生殖。

带脉循行起于季胁，斜向下行到带脉穴，绕身一周，故可约束纵行之脉。足三阴、三阳以及阴阳二跷脉皆受其约束，以加强经脉之间的联系；并有固护胎儿和主司妇女带下的作用。

肾藏精，为先天之本，主宰生殖。冲、任、督、带皆与足少阴肾经气血互通，阴阳相贯。肾阴之滋润、濡养和肾阳之推动、温煦，对于冲、任、督、带具有重要调节作用。临床实践中，冲、任之脉功能失常，可见于女性月经失调、生殖功能减退，多采用补肾益气、滋阴助阳，固摄冲任治法；男性精冷不育等生殖系统疾患与督脉有关，常以补肾益督法治之。带脉病候表现为"带脉不引"，可见男女生殖器官病证，包括阳痿、遗精、月经不调、崩漏、带下、少腹拘急、疝气下坠等，可从肾论治，多以补肾固肾之法。

现代研究提出，肾－天癸－冲任－胞宫轴学说是中医关于女性生殖生理机能调节比较共识的成果。如广州中医药大学罗元恺团队的研究结果表明，肾的功能作用包括泌尿系统、生殖系统和性周期有关的神经、体液等内容，与天癸、冲任构成一个轴，彼此互相影响，成为妇女性周期调节的核心，与现代医学丘脑－垂体－卵巢是女性性周期核心的说法有相似之处。补肾药能调整垂体和肾上腺的功能，并可使紊乱之神经，体液调节机能趋于正常。从临床效果看，滋养肝肾能起到补益冲任，调整内分泌而达到调经、孕育、安胎等作用。在肾气－天癸－冲任－胞宫轴里，肾是关键的核心环节。

二、肾－津液系统

《素问·逆调论》说："肾者水脏，主津液。"津液的生成、输布和排泄是一个复杂的生理过程，肾具有主司和调节全身津液代谢的功能。

肾主津液与肾主水，略有不同。肾主水有广义、狭义之分，广义内涵是根据五行学说原理，以肾主水概括肾藏精的生理功能。明·张景岳《类经·有子无子女尽七七男尽八八》："肾为水脏，精即水也。"肾主蛰藏、封藏、闭藏精气，防止其无故妄泻。以精本属水，又应象水的闭藏之性，故称"肾主水"。狭义内涵，即肾主津液，则是肾主宰津液代谢的专有术语。

中医学"肾主水"理论形成于《黄帝内经》。《素问·水热穴论》："少阴何以主肾？肾何以主水？岐伯对曰：肾者至阴也，至阴者盛水也，肺者太阴也，少阴者冬脉也，故其本在肾，其末在肺，皆积水也。"从哲学思维，论及肾为水脏，主一身之水。并且，肾主水的理论与精属水有关，如《素问·解精微论》："水宗者，积水也，积水者，至阴也。至阴者，肾之精也。"肾主水，为津液代谢之本，又与肾藏精密切相关，见于《黄帝内经》多篇论述。

肾具有主持和调节全身津液代谢的功能。基本原理有二：其一，肾能够促进肺、脾、肝、三焦、膀胱等脏腑的水液代谢功能。机体津液的生成、输布与排泄，是在胃为水谷之海、小肠主液、大肠主津、脾运化水液、肺通调水道、三焦水道、肾主水、膀胱贮尿排尿等脏腑的共同参与下完成的，各脏腑机能的正常发挥有赖于肾气、肾阴和肾阳的促进与调控。其二，尿液的生成和排泄有赖于肾的蒸腾气化作用。肺通调水道下输于肾的水液，经肾之阳气的蒸腾气化作用分为清、浊两部分。水液之清者，通过三焦上归于肺而布散于周身；水液之浊者生成尿液，下输膀胱，从尿道排出体外。并且，如《素问·水热穴论》："肾者，至阴也；至阴者，盛水也。"《中藏经·水》："水者，肾之制也。肾者，人之本也。肾气壮则水还于肾，肾虚则水散于皮。"

肾主津液与肾精、肾气、肾阴、肾阳密切相关。肾之阳气的蒸腾气化作用是肾主水的关键环节，无肾之阳气的蒸腾气化作用则无肾主水之功能；肾气又具有固摄尿液的作用，肾气充足，则膀胱开合有度；肾气虚衰而失其固摄，则见多尿、尿后余沥、遗尿或尿失禁。如《圣济总录·大小便门·小便不通》认为："肾脏不足，气不传化。"并且，肾阴滋润、肾阳温煦作用与肾主水密切相关，如《景岳全书·传忠录·命门余义》："故有为癃闭不通者，以阴竭水枯，干涸之不行也；有为滑泄不禁者，以阳虚火败，收摄之无主也。"肾阳虚衰，激发和推动作用减弱，可致津液不化而为尿少水肿；肾阴不足，相火偏亢，抑制作用减退，可见虚火内炎的尿频而数。此外，尚与肾为胃之关、肾开窍于二阴有关，如《医贯·气虚中满论》："肾开窍于二阴，肾气化则二阴通，二阴闭则胃填胀，故曰肾者胃之关。关门不利，故水聚而从其类也。"

三、肾–元气系统

1. 肾为元气之根

元气的哲学概念，出于汉代著作。如《鹖冠子·泰录》："天地成于元气，万物成于天地。"《论衡》："元气未分，浑沌为一""万物之生，皆禀元气。"《白虎通义·天地》："天地者，元气之所生，万物之祖也。"所谓元气，即天地未分前的混沌之气。无疑，中国古代哲学对中医学元气学说的形成具有深刻影响。

元气的中医学概念，又称"原气"，出于东汉著作《难经·三十六难》说："命门者……原气之所系也。"元气，是人体最根本、最重要的气，是人体生命活动的原动力。

元气由肾中所藏的元精所化生，根于命门。元精，即先天之精，禀受于父母，是构成胚胎的基本物质。先天之精化生先天之气，构成元气的物质基础。出生之后，元气必须得到脾胃化生的水谷之精的滋养补充。因此，元气充盛与否，不仅与来源于父母的先天之精有关，而且与脾胃运化功能、饮食营养及化生的后天之精是否充盛有关。如《景岳全书·论脾胃》说："故人之自生至老，凡先天之有不足者，但得后天培养之力，则补天之功，亦可居其强半，此脾胃之气所关于人生者不小。"

《难经·六十六难》说："三焦者，原气之别使也，主通行三气，经历于五脏六腑。"元气根于肾（命门），通过三焦，分布五脏六腑，则形成脏腑之气。元气含有元阴、元阳，为一身阴阳之根，脏腑阴阳之本。故《景岳全书·传忠录下》说："命门为元气之根，为水火之宅，五脏之阴气非此不能滋，五脏之阳气非此不能发。"

肾为先天之本，先天禀赋不足，则元气亏虚，婴幼儿易于出现生长发育迟缓，青中年则生殖机能低下及未老先衰；或后天失于调养，元气补给不足，或大病、久病之后，元气消耗太过，则各脏腑之气亏虚，生理功能减退。

2．肾主纳气

"呼吸"一词，见于《素问·上古天真论》："上古有真人者，提挈天地，把握阴阳，呼吸精气，独立守神，肌肉若一，故能寿敝天地，无有终时，此其道生。"

中医学认为，肺主气而司呼吸，肾藏精而主纳气。人体的呼吸运动，虽由肺所主，但亦需肾的纳气功能协助。肺吸入之清气与脾胃运化生成水谷之精气结合形成宗气，宗气在胸中的积聚之处，称为"上气海"，又称"膻中"，宗气上出于肺，循喉咙而走息道，推动呼吸；贯注心脉，推动血行，并沿三焦向下运行于脐下丹田，丹田又称为"下气海"，以资先天元气。只有肾中精气充盛，封藏功能正常，肺吸入的清气才能肃降而下归于肾，以维持呼吸的深度。在人体呼吸运动中，肺气肃降，有利于肾的纳气；肾精气充足，纳摄有权，也有利肺气之肃降。故云"肺为气之主，肾为气之根"（《景岳全书·杂证谟》）。病理上，肺气久虚，肃降失司，与肾气不足，摄纳无权，往往互为影响，以致出现气短喘促，呼吸表浅，呼多吸少等肾不纳气的病理变化。

历代气功家多主张意守下丹田，以为锻炼、汇聚、储存元气的主要部位。人的元气发源于肾，藏于丹田，借三焦之道，周流全身，以推动五脏六腑的功能活动。人体的强弱，生死存亡，全赖丹田元气之盛衰。所以，养生家都非常重视保养丹田元气。

四、肾－水谷精微系统

"消化"一词，首见于《金匮要略·血痹虚劳病脉证并治》："脉沉小迟，名脱气，其人疾行则喘喝，手足逆寒，腹满，甚则溏泄，食不消化也。"中医学认为，消化吸收功能主要有赖于中焦脾、胃、小肠。脾主运化，脾气将饮食水谷转化为水谷精微，并将其吸收、转输到全身脏腑。脾主运化是整个饮食物代谢过程的中心环节，也是后天维持生命活动的主要生理机能。胃主受纳腐熟水谷，胃气将饮食物初步消化，精微物质被吸收，余下部分形成食糜，下传于小肠作进一步消化。小肠对食糜作进一步消化，将其分为清、浊两部分，其中清者，即谷精和津液，由小肠吸收，经脾气转输至全身，灌溉四旁；浊者，即食物残渣和部分津液，在胃与小肠之气的作用下经阑门传送到大肠。

《景岳全书·命门余义》说："命门有火候，即元阳之谓也，即生物之火也……中焦如灶釜者，凡饮食之滋，本于水谷，食强则体壮，食少则身衰，正以胃中阳气，其热如釜，使不其然，则何以朝食午即化，午食申即化，而釜化之速不过如此。观灶釜之少一炬则迟化一顷，增一炬则速化一时，火力不到，则全然不化，即其证也……此以三焦论火候，则各有所司，而何以皆归之命门？不知水中之火，乃先天真一之气，藏于坎中，此气自下而上，与后天胃气相接而化，此实生生之本也。是以花萼之荣在根柢，灶釜之用在柴薪。"故"脾阳根于肾阳"，肾之阳气，即命门之火，有如柴薪之炬，为中焦灶釜供给火力，则脾胃、小肠得阳气之温煦、推动，使消化、吸收正常进行。因此，脾的运化水谷，是脾气及脾阴脾阳的协同作用，但有赖于肾气及肾阴肾阳的资助和促进，始能健旺；肾所藏先天之精及其化生的元气，亦赖脾气运化的水谷之精及其化生的谷气的不断充养和培育，方能充盛。

病理上，肾精不足与脾精不充，脾气虚弱与肾气虚亏，脾阳虚损与命门火衰，常可相互影响，互为因果。脾肾阳虚多出现五更泄泻，完谷不化，畏寒腹痛，腰膝酸冷等消化吸收异常的病证。

五、肾－阴阳水火系统

1. 肾为脏腑阴阳之本，水火之宅

《景岳全书·命门余义》提出："命门为精血之海，脾胃为水谷之海，均为五脏六腑之本。然命门为元气之根，为水火之宅。五脏之阴气，非此不能滋。五脏之阳气，非此不能发。"自此，命门即肾中水火

之说彰显。

命门之水，即肾阴，又称为元阴、真阴；命门之火，即肾阳，又称为元阳、真阳。肾阴为全身阴气之本，"五脏之阴气，非此不能滋"，对各脏腑之阴起到滋润、宁静、成形的作用。肾阴充足，脏腑形体官窍得以滋润，得肾阳之温，功能健旺而又不至于过盛。若肾阴不足，功能减退，则致脏腑机能虚性亢奋，精神虚性躁动，发为虚热性病证。肾阳为全身阳气之本，"五脏之阳气，非此不能发"，对各脏腑之阳起到推动、温煦、气化作用。肾阳充盛，脏腑形体官窍得以温煦，得肾阴之滋，功能健旺而又不至于过亢。若肾阳虚衰，推动、温煦等作用减退，则脏腑功能减退，精神不振，发为虚寒性病证。

肾阴、肾阳为"五脏阴阳之本"，肾之阴、阳与他脏之阴、阳之间，存在着相互资助和相互为用的动态关系，但肾之阴阳对于全身阴阳平衡起到至关重要的作用。病理上，肾之阴阳不足，则阴阳失衡，可累计其他脏腑；各脏之阴阳不足，最终必然会累及到肾，故有"久病及肾"之说。

2. 以肾为核心的阴阳水火系统联系

肾与心、肾与肝、肾与肺、肾与脾的阴阳互济互制关系，体现出以肾为核心的阴阳水火系统联系。

肾与心的阴阳水火升降平衡协调的关系，谓之"心肾相交"，又称"水火既济"。心居上焦属太阳，五行属火；肾居下焦属太阴，五行属水。就阴阳水火升降理论而言，在上者宜降，在下者宜升，升已而降，降已而升。心位居上，故心阳（火）必须不断下降，以温肾阳，使肾水不寒；肾位居下，故肾阴（水）必须不断上升，以济心阴，使心火不亢。肾无心阳之温煦则水寒，心无肾阴之滋润则火炽。心与肾之间的水火升降互济，维持了两脏之间生理功能的协调平衡。若肾阴亏虚不能上济于心，则心火独亢于上，就会形成心肾阴阳失于协调平衡的病理表现，称之为"心肾不交"。

心阳为君火，唯一而已；相火则以肝、肾为主，兼及胆、膀胱、三焦、心包络。朱丹溪明确提出："肝肾之阴，悉具相火。"《格致余论·相火论》论及："天主生物，故恒于动，人有此生，亦恒于动，其所以恒于动，皆相火之为也。见于天者，出于龙、雷，则木之气；出于海，则水之气也。具于人者，寄于肝肾二部，肝属木而肾属水也。胆者，肝之腑；膀胱者，肾之腑；心胞络者，肾之配；三焦以焦言，而下焦司肝肾之分，皆阴而下者也。"相火之中，命火即肾之阳气为主。君火在上，如日照当空，为一身之主；相火在下，系阳气之根，乃神明之基。命火秘藏，则心阳充足；心阳充盛，则相火亦旺。君相各安其位，共同发挥推动、温煦、兴奋之功能。

肾阴与肾阳为五脏阴阳之本，肾阴滋养肝阴，共同制约肝阳，则肝阳不偏亢；肾阳资助肝阳，共同温煦肝脉，可防肝脉寒滞。肝肾阴阳之间互制互用维持了肝肾之间的协调平衡。病理上，肾阴不足可累及肝阴；肝肾阴虚，阴不制阳，水不涵木，又易致肝阳上亢，可见眩晕、中风等。肾阳虚衰可累及肝阳；肝肾阳虚，阳不制阴，阴寒内盛，可见下焦虚寒，肝脉寒滞，少腹冷痛，阳痿精冷，宫寒不孕等。

肺肾阴阳，相互资生。金为水之母，肺阴充足，下输于肾，使肾阴充盈；肾阴为诸阴之本，肾阴充盛，上滋于肺，使肺阴充足。肺阴不足与肾阴不足，可互为因果，且可同时发生，最终导致肺肾阴虚伴内热之候。肾阳为诸阳之根，能资助肺阳，共同温暖肺阴及肺津，推动津液输布，则痰饮不生，咳喘不作。老年久病痰饮喘咳，多属肺肾阳虚。

肾阳温煦脾阳，故称脾阳根于肾阳，也即命火之火为"薪火"，而脾阳运化水谷为"灶釜"，灶釜之用在柴薪。脾阳运化非肾阳温煦而失常，可见五更泄泻、水肿尿少等病证。肾阴以滋脾阴，脾阴以济肾阴。若热病后期，或久病伤阴，可导致脾肾之阴不足，伤津耗液。故仲景《伤寒杂病论》、叶桂《外感温热篇》皆以保胃津、存肾液为要。

参考文献

［1］李德新，刘燕池.中医基础理论［M］.北京：人民卫生出版社，2001.

［2］孙广仁，郑洪新.中医基础理论［M］.北京：中国中医药出版社，2012.

［3］吕爱平，谷峰，张冰冰，等.肾藏精的中国古代哲学基础［J］.中华中医药学刊，2012，20（5）：945－946.

［4］张进，徐志伟，丁富平."肾藏精"的现代实质新理论［J］.世界科学技术——中医药现代化★中医研究，2010，12（4）：550－552.

［5］王剑，郑洪新，杨芳."肾藏精"藏象理论探析［J］.中国中医基础医学杂志，2011，17（2）：119－121.

［6］王键，胡建鹏，何玲，等.肾藏精研究述评［J］.安徽中医学院学报，2009，28（2）：1－5.

［7］张登本.肾精、肾气、肾阴、肾阳析［J］.陕西中医学院学报，1982，（3）：24－26.

［8］范磊，张向农，欧阳兵.新辨肾中精、气、阴、阳［J］.光明中医，2010，25（10）：1764－1765.

［9］王瑞霞，连方，孙振高.从现代生殖医学角度探讨"肾藏精主生殖"理论［J］.辽宁中医杂志，2010，37（9）：1672－1674.

［10］连方，王琳，张建伟，等.二至天癸方对高龄不孕妇女卵巢反应性的影响［J］.中国中西医结合杂志，2006，26（8）：685－688.

［11］路艳，徐志伟，张进，等.从"肾藏精，生髓，化血"理论谈血液的化生［J］.时珍国医国药，2012，23（9）：2297－2298.

［12］吴志奎，张新华，方素萍，等.基于"肾藏精生髓"理论治疗地中海贫血［J］.中医杂志，2011，52（1）：20－23.

［13］贾秀琴，吴正治，陈嫚茵."肾主水"的微观整体观［J］.现代中西医结合杂志，2010，19（33）：4326－4327.

［14］黄和贤，曹文富."肾主水"与肾病性水代谢紊乱及肾水通道蛋白2关系探讨［J］.实用中医药杂志，2011，27（12）：870－872.

［15］陈慧娟，李载明，童瑶.肾主纳气的内涵及其发生学思考［J］.山东中医杂志，2006，25（2）：79－81.

［16］成肇智.《内经》"官"字小议［J］.湖北中医杂志，1982，（1）：封3.

［17］李如辉.“肾者，作强之官，伎巧出焉”的发生学原理［J］.浙江中医药大学学报，2001，25（2）：6－7.

［18］李如辉.“肾藏志、应惊恐”理论的发生学剖析［J］.浙江中医学院学报，2001，25（1）：5.

［19］崔远武，张玉莲.从认知功能角度探讨“作强之官，伎巧出焉”［J］.江苏中医药，2011，43（9）：3－4.

［20］鞠诣然，鞠宝兆.《黄帝内经》肾藏象理论的归纳与整理［J］.中国医学文摘·内科学，2006，27（6）：531－533

［21］郑东利，王永全.肾藏精与男子生殖之精析义［J］.辽宁中医药大学学报，2006，8（6）：30－32.

［22］傅文洋.中医肾主耳理论的源流［J］.甘肃中医，1995，8（6）：3－5.

［23］李如辉.肾“开窍于耳及二阴”“在液为唾”理论的发生学探析［J］.浙江中医学院学报，2001，25（3）：9－11.

［24］陶博.益肾强精法治疗家族性重症肌无力例析［J］.实用中医内科杂志，2008，22（11）：59.

［25］白云静，窦迎春.试论“肾为封藏之本”［J］.河北中医药学报，2001，16（3）：10－11.

［26］李奕祺.“精水合一”是肾藏象的认识基础浅识［J］.中医药学刊，2004，22（2）：302.

［27］陈葱娟，李栽明，童瑶.肾主纳气的内涵及其发生学思考［J］.山东中医杂志，2006，25（2）：79－81.

［28］杨凤珍，烟建华.《内经》真气、肾气与后世元气浅析［J］.中国中医基础医学杂志，2003，9（6）：61－62.

第六章

基于"肾藏精"藏象理论的辨证论治规律

肾司封藏，主藏先后天之精，内寓真阴真阳，为人体生命之本，脏腑阴阳之根。其病理上具有肾病多虚、阴阳失调、久病及肾等特点。

第一节　肾病的基本病机特点

肾病多虚：肾藏精，肾中精气是人体生命活动的原动力。肾精宜蛰藏固秘，精气固秘才能维持人体正常生理活动，维持生命力旺盛不衰。若精气耗损，则根本虚衰，诸病丛生。故肾精具有宜秘藏不宜泄露的生理特点，决定了肾在病理上以虚证居多，即便有实邪存在，亦多为本虚标实。因此，宋·钱乙在《小儿药证直诀·五脏所主》提出"肾主虚，无实也"的观点。肾虚又有精、气、阴、阳亏虚之别，概言之，即《素问·通评虚实论》所说："精气夺则虚。"

阴阳失调：肾内寓元阴元阳，为水火之宅，阴阳之根。肾阴、肾阳相互制约、相互依存，共同维持体内阴阳的相对平衡。故肾病为患，易致阴阳失调，或肾阳虚，或肾阴虚。肾阴、肾阳表现为肾中精气两种不同的功能状态，二者在生理上互根互用，在病理上也易相互损伤，一方的不足常累及另一方，致阴阳两虚。如肾阴不足，缺乏阴精的化生，阳气亦虚，从而形成以阴虚为主的阴阳两虚证；肾阳亏虚，缺乏阳气的化生，阴精亦虚，故而形成以阳虚为主的阴阳两虚证。基于肾中阴阳的生理病理特点，对肾阴虚、肾阳虚的治疗，《内经》有"阴病治阳、阳病治阴"之论，张景岳创立左归丸、右归丸以阳中求阴、阴中求阳。

久病及肾：肾阴、肾阳为人体脏腑阴阳之根本，在生命活动中具有重要作用。肾阴、肾阳充足，则五脏阴阳正常，五脏功能协调；肾阴、肾阳亏虚，不仅肾脏本身的功能失常，且可影响五脏阴阳，导致五脏阴阳失调，出现相应病证。反之，他脏病变日久，则耗及肾中精气，或损其阴，或伤其阳，而致肾与他脏同病。因此，肾脏常为诸脏腑疾病的最终转归，故有"五脏之伤，穷必及肾"之说。如肝肾同源，肝阴不足必致肾阴亏乏而见肝肾阴虚证；心阳不足，不能下温肾水，肾水无制上凌于心，表现为心肾阳虚证等等。因此，在临床上对于各种慢性疾病日久不愈者，宜"从肾论治"，采取滋阴补肾、温补肾阳、补肾纳气、补肾固冲、固肾涩精等法，常有良效，此即所谓"治病必求于本"。

第二节　临床常见肾相关证候

一、肾精亏虚证

肾精亏虚证，又称肾精不足证，或肾精亏损证，是指肾精不足，功能减退，脑髓、骨骼、齿、发、官窍失养，小儿生长发育迟缓，成人生殖功能减退或早衰的证候。

【形成原因】

肾精亏虚证的形成，责之先天禀赋不足或老年精亏，也可因后天失养，房劳产育过度，久病耗损等原因。

【临床表现】

肾精亏虚证通常表现为眩晕耳鸣，腰膝酸软，骨质疏松，两足痿弱；性功能减退，男子精少不育，女子经闭不孕；小儿生长发育迟缓、智力和动作迟钝、骨骼痿弱、囟门迟闭；成人早衰、发脱齿摇、精神呆钝、健忘、动作迟缓、步履艰难等。舌淡少苔，脉沉细无力。

【辨证要点】

本证以小儿生长发育迟缓，成人生殖功能减退或未老先衰以及脑髓、骨骼、耳窍失养等表现为辨证要点。

【病机分析】

肾所藏之精，为机体生命活动之本。肾精的主要功能是主人体生长、发育及生殖，是生命活动的物质基础。肾精能调节脏腑之精，供其活动需要；能生髓、养骨、补脑并参与血液的生成，提高机体的抗病能力。因此，肾精亏虚其病理表现为在婴幼儿时期可能影响其生长发育；在青年时期，可能导致早衰、性功能减退等。

【常见疾病】

肾精亏虚证常见于佝偻病、老年性痴呆、骨质疏松症等疾病。

佝偻病 以发育迟缓为主要特点的儿科疾病，属于中医"五迟"范畴，类似本病的症状也记载于"解颅"等证。本病以肾之精气亏损为主，肾虚髓亏，骨骼畸形，生长发育迟缓，而致"五迟"、鸡胸龟背、解颅等。常见骨骼改变体征，如肋串珠、鸡肋、漏斗胸、脊柱畸形、"O"形或"X"形腿。伴舌质淡红，苔薄白，脉细无力。辨证以有典型的佝偻病表现及舌淡，脉细无力等肾虚证候为要点。

老年性痴呆 以神志、行为异常为主要特点的老年疾病，属中医"癫证""郁证""健忘"等范畴。本病之发生多由先天不足，或年迈体虚，或久病多病等原因，以致肾精亏耗，髓海失充，髓减脑消，神志失养，渐成痴呆。本病之肾精亏虚证多见头晕耳鸣，失眠健忘，神情呆钝，言语不利，两目呆滞；舌质暗淡，脉细弱。辨证以头晕、耳鸣、腰膝酸软等肾虚证为要点。

骨质疏松症 以骨强度下降、骨折风险性增加为特征的骨骼疾病，属中医学"骨痿""骨痹"的范畴。本病之病位在肾，病机关键在于肾虚。其肾精不足证常见腰膝酸软隐痛，筋骨疲乏无力，发白，发脱，齿摇，健忘，恍惚，舌红，脉细弱。辨证以腰膝筋骨疼痛无力而无明显的阳虚或阴虚证候为要点。

【治疗方法】

临证以补肾填精为基本大法，代表方剂为左归丸。

左归丸　出自《景岳全书》。组成：大怀熟地240g，山药120g（炒），枸杞120g，山茱萸120g，川牛膝90g（酒洗，蒸熟，精滑者不用），菟丝子120g（制），鹿角胶120g（敲碎，炒珠），龟板胶120g（切碎，炒珠，无火者，不必用）。上药先将熟地蒸烂杵膏，炼蜜为丸，如梧桐子大。每次服10g，食前用滚汤或淡盐汤送下。

方中熟地黄、山药、山萸肉、枸杞、牛膝、菟丝子、鹿角胶、龟板胶等药全是补肾填精之品，意在峻补真阴；其中熟地、山药、龟板胶又能滋补肾水，制其虚热。鹿角胶不仅滋阴，又可补阳，寓有阳无阴无以生，阴无阳无以化，阴阳互根之意。此方纯用补肾填精之品，是典型的补肾益精代表方。

二、肾气不固证

肾气不固证，又称下元不固证，是指肾气不足，功能减退，封藏失职，固摄失权的证候，又分为精关不固证、冲任不固证、二便不固证等亚型。

（一）精关不固

精关不固，属于肾气不固范畴，是肾气虚衰，封藏失职而精失固摄的证候。

【形成原因】

本证多因年幼而肾气不充，或年高肾气虚弱，或早婚房劳过度，或久病而肾气耗伤等，使肾气不能固摄封藏所致。

【临床表现】

精关不固证临床上以遗精、滑精、早泄等肾虚精失固摄的表现为主，伴腰痛耳鸣、神疲乏力等肾虚特点。

【辨证要点】

本证以遗精滑泄，日久不愈，伴肾虚表现为辨证要点。

【病机分析】

导致遗泄病机并非一端，有因湿浊下注，逼精外溢而遗者；有因阴虚阳亢，疏泄甚于闭藏而遗者；有因日有所思，夜有所梦而遗者。而本证属下元亏损，封藏不密，精关不固而遗泄。腰为肾之府，耳为肾之窍，肾精亏损，故有腰痛、耳鸣之症；滑泄无度，阴精匮乏，无以化气，故神疲乏力。

【常见疾病】

精关不固证常见于男子遗精滑泄等病变。遗精、滑精、早泄等都是阴精外泄的病变，青年时代生机旺盛，旬余一泄，属于正常现象，只有频频遗泄，才是病态，多因房事不节，或性欲过度，或一般遗精未能及时治疗，以致下元亏损，精隧松弛，封藏不密而滑泄无度。本证以肾虚为本，遗泄为标。

【治疗方法】

临证以补肾固精为基本大法，代表方剂为金锁固精丸。

金锁固精丸　出自《医方集解》。组成：沙苑蒺藜、芡实、莲须各60g，煅龙骨、煅牡蛎各30g。上药为末，莲子粉糊为丸，每服10g，每日服2次，空腹时淡盐汤送下。若作汤剂，酌减用量。

方中沙苑蒺藜专入肾经，具有补肾固涩之功，《本经逢原》谓其"为泄精虚劳要药，最能固精"，故为本方主药。辅以龙骨、牡蛎潜镇肝阳，镇心宁神，固涩肾精，以收固精而宁神之功；莲须清心热而涩肾精；芡实补脾收湿，固肾涩精。合而用之，能呈固肾涩精之功效。临证可随证加减，若阴虚火旺，加生地、丹皮、知母、黄柏之属；肾阳虚衰，加鹿角霜、补骨脂、山茱萸之流；若欲加强固涩之力，加五味子、金樱子、菟丝子之类。

（二）冲任不固

冲任不固，是指肾气亏虚，下元不固而妇女冲任受损，失于固摄，胞宫、胎产、经血失约的证候。

【形成原因】

本证的形成，多因禀赋不足，或因后天失养，产育过度，或多次流产，久病耗损等原因致冲任不固而胎动、小产、滑胎，或月经淋沥不断、带下清稀等。

【临床表现】

妊娠期中，腰部酸胀，小腹下坠，或阴道流血，是流产先兆；或崩中漏下，面色苍白，气短神疲；或带下日久不愈等。头晕耳鸣，两腿软弱，小便频数，甚至失禁，是肾虚不固的辨证依据。舌淡苔白，尺脉沉弱。

【辨证要点】

本证以妇女胎动、滑胎、漏下、带下等表现为主证，以头晕耳鸣、腰酸腿软、小腹坠胀等肾虚表现为辨证要点。

【病机分析】

冲任二脉起于胞中，任脉总任一身之阴精，为阴脉之海；冲脉能贮肝脏多余之血，有血海之称。由于生殖功能盛衰与冲任所贮精血盈虚有关，故《素问·上古天真论》谓："女子二七而天癸至，任脉通，太冲脉盛，月事以时下，故有子……七七任脉虚，太冲脉衰少，天癸竭，地道不通，故形坏而无子也。"冲任不固而胎动不安或滑胎，这类患者常有腰酸腿软，头晕耳鸣，小便频数，或阴道下血等肾虚现象。也可表现为肾气虚损，冲任不固，经血时下而淋沥不断的漏下证，或出现肾虚失固，阴精不守的带下清稀等表现。

【常见疾病】

冲任不固证常见于先兆流产、功能性子宫出血、带下等疾病。

先兆流产 为妇产科常见疾病之一，大约占妊娠的15%。先兆流产属中医学"胎漏""胎动不安"的范畴，多因肾虚、脾虚、血热、血瘀、气血不足等引起。肾为先天之本，主生殖、藏精而系胞胎。肾虚冲任不固证，表现为妊娠期阴道少量下血，常为暗红色，或为血性白带，可伴有轻度下腹坠痛或腰背酸痛，头晕耳鸣，夜尿频多，多有屡次堕胎史，舌淡苔白，脉沉滑尺弱。其辨证要点为腰酸，腹坠痛，头晕耳鸣，小便频多等肾虚表现及屡次堕胎史。

功能性子宫出血　为妇科常见疾病，属中医"崩漏"的范畴，多见于青春期及更年期。本病之病机，多为冲任损伤，不能制约经血所致。而冲任损伤的原因又是多方面的，以肾虚为本，经乱为标，多为脾肾不足，冲任不固。临床表现经血非时而下，经期延长，经血量多或淋沥不尽，血色晦暗，伴腰膝酸软，腰背酸痛，小便清长等肾虚征象。

【治疗方法】

临证以补肾安胎、补肾固冲为基本大法，代表方剂为寿胎丸、固冲汤等。

寿胎丸　出自《医学衷中参西录》。组成：菟丝子120g，桑寄生60g，续断60g，阿胶60g。上药将前三味轧细，水化阿胶和匀为丸，每次服6g，开水送下，日服二次。

肾虚不固而滑胎、胎漏，法当固肾安胎。方中菟丝子有补肝肾、益精髓、治胎漏、止尿频等功效，用量最重，当是方中主药。续断、桑寄生有调血脉、治腰痛、止胎漏之功；阿胶滋阴补血以养胎。四药性味和平，用治胎动不安、胎漏等病。

固冲汤　出自《医学衷中参西录》。组成：炒白术30g，生黄芪18g，煅龙骨24g，煅牡蛎24g，山萸肉24g，生杭芍12g，海螵蛸12g（捣细），茜草10g，棕榈皮炭6g，五倍子1.5g（轧细，药汁送服）。上药煎汤，用五倍子末1.5g和服。

方中山萸肉固精敛气，补冲任之虚；海螵蛸、茜草根、棕榈皮炭、五倍子收敛固涩；白术补气健脾，黄芪益气升举，使气能摄血；白芍柔肝，龙骨、牡蛎敛肝，使肝能藏血。合而成方，共奏固冲止血之功。

（三）二便不固

肾气不固，固摄无权而致二便排泄失常的证候。

【形成原因】

本证的形成，责之幼年肾气未充，或老年肾气衰退，也可因后天失养，房劳产育过度，久病耗损等原因。

【临床表现】

小便频数而清，或尿后余沥不尽，或遗尿失禁，或夜尿频多；或大便滑脱，久泻不止，大便失禁。伴神疲耳鸣，腰膝酸软，舌淡苔白，脉沉弱，尺脉尤弱。

【辨证要点】

本证以大小便失禁，遗尿，泄泻滑脱，伴肾虚表现为辨证要点。

【病机分析】

"肾司二便"，肾功正常，开合有权，二便正常。若肾气虚损，约束无权，肾气不固会使膀胱功能失常，出现遗尿、小便频多、尿后余沥不尽、夜尿清长、小便失禁等问题；也可能出现后窍失约，致使大便滑脱、久泻不止、大便失禁等问题。肾气亏虚则功能活动减退，气血不能充耳，故神疲耳鸣。肾虚，骨骼失十温养，故腰膝酸软。舌淡苔白，脉沉弱，为肾气虚衰之象。

【常见疾病】

常见于尿路感染、肾盂肾炎、溃疡性结肠炎等疾病。

尿路感染　是指由细菌、病毒、霉菌、支原体、衣原体等一般微生物侵入下尿路和上尿路部位，引起急、慢性膀胱炎和急、慢性肾盂肾炎。本病多发于女性，一般预后良好，而慢性肾盂肾炎可损伤肾实质，导致肾功能减退，应积极治疗。根据尿路感染的主要临床表现，属中医"劳淋""腰痛"等范畴。淋病日久往往脾肾气虚，膀胱气化不利，尤其见于慢性肾盂肾炎患者，常见尿频，余沥不净，少腹坠胀，遇劳则发，腰酸，头昏，舌淡，苔薄白，脉沉细或沉弱等症状表现。其辨证要点为尿频、余沥不净伴脾肾两虚证候表现。

溃疡性结肠炎　系以直肠和结肠黏膜溃疡、糜烂为主的炎症性疾病。其病因可能与遗传、肠道菌群失调和肠道黏膜免疫功能异常有关。

溃疡性结肠炎属于中医学"泄泻""痢疾""便血""肠风"等范畴。脾虚为本病发病的主要因素，病久及肾，脾肾不固，可见五更泄泻，久泻不愈，腹中隐痛，腹胀肠鸣，形寒肢冷，腰膝酸软，舌淡苔白，脉沉细等表现。其辨证要点为久泻不愈，或五更泄泻，伴脾肾气虚、阳虚表现。

【治疗方法】

临证以补肾固摄为基本大法，代表方剂为缩泉丸、四神丸等。

缩泉丸 出自《魏氏家藏方》。组成：乌药、益智仁（炒）、川椒、吴茱萸各等分。上药为细末，酒煮面糊为丸，如梧桐子大，每服五六十丸（约 5g），临卧盐汤下。

方中用辛温之益智仁，入肾补虚散寒而缩小便，吴茱萸入下焦气分以温散其寒，乌药行散"膀胱肾间冷气"（陈藏器），蜀椒除"六腑寒冷"（《名医别录》）、"入右肾补火，治阳衰溲数"（李时珍）。诸药合用，能呈温肾缩便之功效。下焦得温，肾与膀胱功能恢复，则便数自可痊愈。中年以后，小便数多而无淋涩作痛者，审其舌淡脉缓，可以使用本方，亦可治疗小儿肾气未充之遗尿。《妇人良方》所载之缩泉丸，即本方去川椒及吴茱萸，酒煮山药为丸，温阳之力减弱而多山药补脾益肾，故偏虚者宜。

四神丸 出自《证治准绳》。组成：补骨脂 120g，肉豆蔻 60g，五味子 60g，吴茱萸 30g（浸炒）。上药为细末，用生姜 250g，枣 100 枚，加水同煎，待枣熟时，去姜枣肉和末为丸，每次服 3～10g，食前淡盐汤或温开水送下。若作汤剂，用量可按比例酌减。

五更泄泻，为本方主证，乃脾肾虚寒，不能固摄所致。脾主运化水谷，脾之健运，有赖肾阳之温煦。若肾阳虚衰，不能上温脾胃，水湿下注，遂成泄泻。此证五更即黎明泄泻，提示脾肾阳气尚未太虚，平时尚能关闭，仅在阴气极盛时才出现泄泻。黎明正当阳气初生，木气萌动之时，此时方泻，也提示有肝木侮土的病理存在。本方治疗上具有振奋阳气，调达肝木，固涩肠道之功，属肾、脾、肝三脏同治之方。方中补骨脂温补肾阳，肉豆蔻温肾暖脾而涩肠止泻，吴茱萸暖脾胃而散寒除湿、调达肝气，五味子收敛精气，涩肠止泻。并配合生姜温中散水，大枣滋养脾胃。本方证以黎明泄泻，饮食不思，舌淡苔白，脉沉迟无力为辨证要点，亦可用于平时泄泻兼腹痛之证。

三、肾不纳气证

肾不纳气证，是指肾气虚弱不能摄纳肺气而形成的证候，可为肾气不固证的特殊类型。

【形成原因】

肾不纳气证的形成，多因禀赋不足，年老体衰，房劳产育过多，劳伤肾气，或久病气虚，气不归元，肾失摄纳所致。

【临床表现】

肾不纳气证以短气、喘息、呼多吸少、动辄气急而喘甚为其临床特征。肾不纳气，多见于咳嗽喘促历时已久的患者，常以肺气虚为前奏，病久累及于肾而成，以上盛下虚、呼吸困难、呼多吸少、动则喘促加剧、气不得续，且伴有肾虚的某些表现为其特点。

【辨证要点】

本证以清气不能下降，肾气不能归元的呼吸气喘，动则尤甚等表现为辨证要点。

【病机分析】

本证由肾气虚损，摄纳无权所致。肺为气之主，肺司呼吸；肾为气之根，肾主纳气。肺能正常呼吸，有赖肾气旺盛。肾中精气充盛，肺脏动力有继，呼吸有力，吸入之气才能肃降下纳于肾。若年老精衰，生化不及，或性欲不节，精伤太甚，精气不足，摄纳无权，气浮于上，无力下行，或肺气久虚，途穷归肾，以致肾不纳气，均可出现气喘而动则尤甚的表现。

【常见疾病】

肾不纳气证常见于慢性支气管炎、支气管哮喘等疾病。

慢性支气管炎　是以咳嗽、咳痰、喘息或气短，甚至呼吸困难为主要表现的肺系疾病。属中医学"咳嗽""喘证"范畴。慢性支气管炎为久病，其病机上主要为肺、脾、肾三脏虚损。肺肾两虚，肾不纳气，可见咳喘久作，呼多吸少，动则尤甚，痰稀色白，腰膝酸痛，苔白而滑，脉细无力。偏肾阴虚者，可见午后颧红，五心烦热，咽干口燥，舌红少苔，脉细数。本证以喘、咳等肺的证候伴肺肾气虚或阴虚证候为辨证要点。

支气管哮喘　是以反复发作的喘息、呼吸困难及咳嗽等表现为主的气道慢性炎症性疾患，属中医学"哮证"范畴。其病变部位主要在肺，辨证分发作期、缓解期。肾不纳气为本病缓解期常见证候类型，主要临床表现有平素气息短促，动则为甚，伴腰酸腿软，耳鸣，不耐劳累，小便清长，舌淡，脉沉细。本证以气息短促，动则为甚，伴肾气亏虚表现为辨证要点。

【治疗方法】

临证以补肾纳气为基本大法，代表方剂为人参胡桃汤、都气丸之类。

人参胡桃汤　出自《济生方》。组成：人参 10g，胡桃 30g。加生姜、大枣，水煎，食后温服。

本方主治肺肾两虚，喘急不能卧。肺司呼吸，肾主摄纳。肺虚则肃降失常，肾虚则摄纳无权，以致肾不纳气，肺虚气逆而喘急不得卧。此证病本在肾，病标在肺，法当肺肾并调。方中胡桃味甘性温，入肺肾两经，既补肺敛肺，又纳气归元。人参大补肾间生发之元气，从命门输注三焦而充实五脏。二药为伍，一治肺肾之虚，一通命门而利三焦，使气从三焦下行归肾，呈补虚定喘之功。

都气丸　出自《医宗己任编》。组成：生地 240g，山萸肉 120g，干山药 120g，泽泻 90g，丹皮 90g，白茯苓 90g，五味子 90g。上药研细末，炼蜜为丸，每次服 6～9g，每日 2～3 次，温开水送服。若作汤剂，用原方剂量十分之一即可。

本方主治真阴亏虚，摄纳无权，而气浮于上，以致气喘。亦可伴面赤、呃逆等阴虚阳浮之象。方中生地、山药补肾阴之不足，丹皮泻相火之有余，三药补虚泻热，调理阴阳。阴虚而呈肾不纳气，用固精敛气之山茱萸、五味子摄纳肾气；淡渗降泄之茯苓、泽泻通调三焦，使气机升降之路畅通，利于肺气下降，肾气归根。七药共用，呈补肾纳气之效。五味子亦有敛降肺气之功，使肺气下行，肾气摄纳，则气喘可平。

四、肾阴亏虚证

肾阴亏虚证，又称肾水不足证，为肾脏本身的阴液亏损，失于滋润濡养，而虚热内扰的证候。

【形成原因】

肾阴亏虚证多由禀赋不足，肾气素虚，或年老体弱，肾阴衰竭，或房劳产育过度，伤阴耗液，或热病伤津耗液，或失血脱液，耗伤肾阴，或久病及肾，真阴耗伤，或过服温燥之品，致燥热劫阴等原因所致。

【临床表现】

肾阴亏虚的病理变化，一为阴液不足，失于濡养，出现腰膝酸软、形体消瘦、眩晕耳鸣、少寐健忘，或女子经少、经闭等。一为阴虚内热，虚火上炎，表现为五心烦热或骨蒸潮热、口干咽燥、颧红、盗汗、舌红少苔，或相火妄动，扰动精室，而阳强梦遗、早泄，迫血妄行，则崩漏等。肾阴亏虚可累及他脏，亦可出现心肾不交、肝肾阴虚、肺肾阴虚等相应表现。

【辨证要点】

本证以肾系主要症状与舌红少苔，脉象细数，尺脉虚大等阴虚表现共见为辨证要点。

【病机分析】

肾阴不足，髓海亏虚，骨骼失养，故腰膝酸痛，眩晕耳鸣。肾水亏虚，水火失济则心火偏亢，致心神不宁，而见失眠多梦。阴虚相火妄动，扰动精室，故遗精早泄。女子以血为用，阴亏则经血来源不足，所以经量减少，甚至闭经。阴虚则阳亢，虚热迫血可致崩漏。肾阴亏虚，虚热内生，故见形体消瘦，潮热盗汗，五心烦热，咽干颧红，溲黄便干，舌红少津，脉细数等症。

【常见疾病】

肾阴亏虚证常见于骨质疏松症、更年期综合征、不孕等疾病。

骨质疏松症　以骨强度下降、骨折风险性增加为特征的骨骼疾病，属中医学"骨痿""骨痹"的范畴。本病之病位在肾，病机关键在于肾虚，为本虚标实之证。本虚以肾气、肾阴、肾阳虚为主，标实多为瘀血、气郁。其肾阴虚证常见腰膝酸软隐痛，头晕耳鸣，烦热咽干，潮热颧红，发白，齿摇，健忘，舌红少苔，脉细数。辨证以腰膝筋骨疼痛伴阴虚证候为要点。

更年期综合征　又称围绝经期综合征，主要表现为月经紊乱、阵发潮热汗出、心悸、眩晕、记忆力下降、激动易怒、抑郁多疑等。本病属中医学"经断前后诸症"，其症状散见于"脏躁""百合病""郁证"等病证中。本病常发生在女子七七肾气渐衰，冲任脉虚之年，以肾虚为主。除上述症状外，肾阴亏虚证可见口燥咽干，阴道干涩，月经量少，苔少，脉细；兼虚火证可见潮热面红，烘热汗出，五心烦热，阴道灼热等症。

不孕症　指育龄妇女婚后未避孕而未能受孕。受孕的生理活动与肾和冲任二脉有关：肾主生殖，为先天之本；冲为血海，任主胞胎。肾气盛衰主宰天癸的至与竭，而天癸为月经和妊娠的物质基础；冲任二脉则维系气血的正常运行和胎儿的生长发育。本病肾阴亏虚证辨证要点为月经量少，形体消瘦，肌肤失润，阴中干涩，舌干，少苔，脉细等。头晕耳鸣，腰酸膝软为肾虚通证；五心烦热，舌红为虚火之证；失眠、多梦、心悸责之心神不宁。

【治疗方法】

临证以补肾滋阴为基本大法，方用六味地黄丸、左归饮之类。

六味地黄丸　出自《小儿药证直诀》。组成：熟地黄240g，山茱萸

120g，干山药 120g，泽泻 90g，茯苓 90g，丹皮 90g。上药为末，炼蜜为丸，如梧桐子大，空心温开水化下 3 丸（约 9g），日服 2～3 次。若作汤剂，酌减剂量。

肾阴亏虚，虚热内生，治宜"壮水之主，以制阳光"，方用熟地黄补肾滋阴，使肾阴得充，阴阳才逐渐平衡，故为方中主药。山茱萸固精敛气，收敛浮火，使肝不妄行疏泄，肾精才得以固藏。山药补脾固肾，脾气健运，肾精化源充足。肾为水脏，单用滋补，须防水湿壅滞。故君地黄以固封藏之本，即佐泽泻以疏水道之滞；有山药健脾固肾，即佐茯苓淡渗脾湿；有山茱萸收敛浮火，即佐丹皮凉泻虚热。故成三补三泻，补而不滞的配伍形式。另外，茯苓、泽泻之用，还有引阳下行、通调水道之意。

左归饮 出自《景岳全书》。熟地 6～9g 或加至 30～60g，山药6g，枸杞 6g，茯苓 6g，山茱萸 3～6g（畏酸者少用），炙甘草 3g。水煎，空腹服。

本方即六味地黄丸减丹皮、泽泻，加枸杞子、炙甘草而成，主治肾阴不足，遗精梦泄，腰酸耳鸣。口燥舌红，脉弦细而数，是阴精虚损的辨证依据。方中熟地、枸杞填精补髓，补肾滋阴，山茱萸收敛相火。三药合用，既滋养不足之阴精，又收敛浮动之相火，调理阴阳，使其阴平阳秘。辅以山药、茯苓、炙甘草补气健脾，以化生精微充养先天。与六味地黄丸相较，六味地黄丸寓泻于补，适用于阴虚火旺之证；本方为纯甘壮水之剂，无丹皮之凉、泽泻之泻，故偏虚用本方，偏阴虚火旺用六味地黄丸，尤盛者宜用知柏地黄丸。

五、肾阳不足证

肾阳不足证，又称命门火衰证，为肾阳虚衰，温煦、气化失职所致的证候。

【形成原因】

本证多由禀赋不足，肾阳素虚，或肾气虚迁延日久，损伤肾阳，或年老体弱，肾阳不足，或房劳产育过度，致下元虚损，命门火衰，或寒湿内盛，伤及肾阳，或久病及肾，耗伤肾阳等原因所致。

【临床表现】

肾阳虚衰，阳不制阴可致机体阴寒偏盛。因此肾阳虚证病理特点既有虚，又有寒。症见腰膝酸软，头晕耳鸣，小便清长或小便困难，或夜尿频数，大便久泄不止，或五更泄泻，男子阳痿或早泄，女子性欲减退、宫寒不孕，舌淡胖苔白，脉沉弱。以腰膝酸软、畏寒怕冷、精神不振、舌淡胖苔白、脉沉弱无力为主。肾阳虚损，又常损及他脏而成两脏同病，其中尤以脾肾阳虚和心肾阳虚最为常见。

【辨证要点】

本证通常以肾系常见症状与阳虚证共见为特点，一般以全身功能低下伴见寒象为辨证要点。

【病理分析】

肾阳为各脏阳气之本，对各脏腑、组织器官起着推动、温煦的作用，故又称"元阳""真阳"。肾阳充足，则人体功能活动旺盛。反之，肾阳虚损，脏腑失温，功能活动低下，则产生一系列病理变化。肾主骨，腰为肾之府，肾阳虚衰，不能温养腰府及骨骼，故腰膝酸软；肾阳虚衰，不能温煦肌肤，故畏寒怕冷；阳气不足，阴寒盛于下，故下肢尤甚；肾阳虚弱，无力振奋神气，故精神不振；舌淡胖苔白，脉沉弱无力，均为肾阳虚衰，气血运行无力的表现。肾主生殖，肾阳不足，生殖功能减退，则可见阳痿不举、早泄，或妇女宫寒不孕；肾阳不足，脾失温煦，可见久泻不止，完谷不化或五更泄泻，腹胀食少等症；肾阳虚衰，膀胱气化乏力，水液内停，可见浮肿，腹部胀满等症。由于肾阳具有温煦全身脏腑组织的作用，故肾阳虚证若失治、误治迁延日久，即可出现许多变证，如脾肾阳虚、肾虚水泛、肾水凌心等证候。

【常见疾病】

肾阳不足证常见于阳痿、不育症、不孕症、骨质疏松症、更年期综合征等疾病。

阳痿、不育症　阳痿古称"阴痿""阴器不用"等，是临床上常见的一种男子性功能障碍性疾病。阳痿与气血津精的盈虚通滞有关。正常情况下，宗筋有阳气温煦，阴血充盈，欲念始萌，即形随意举。如果阳气虚衰，血行不旺，筋为湿侵，则宗筋废弛而痿不能举。故肾阳虚损是阳痿的重要病机之一，补肾壮阳法是治疗阳痿的主要治法之一。不育症指不能种子，多因精子太少或活力太差，多因下元亏损，命门火衰所致。

不孕症　本病肾阳不足证辨证要点为月经迟发，或经闭，性欲淡漠，小腹冷，带下量多清稀，夜尿多等。头晕耳鸣，腰酸膝软为肾虚通证。

骨质疏松症　属中医学"骨痿""骨痹"范畴。病位在肾，病机关键在于肾虚。肾阳不足证常见腰膝冷痛，面黑或面色白，畏寒肢冷，神疲，水肿，尿频不尽，舌淡白，脉沉迟细弱。辨证以腰膝筋骨疼痛而见阳虚证候为要点。

更年期综合征　属中医学"经断前后诸症"范畴，其症状散见于"脏躁""百合病""郁证"等病证中。本病常发生在女子七七肾气渐衰，冲任脉虚之年，以肾虚为主。肾阳不足证可见经断前后面暗神疲，头晕耳鸣，形寒肢冷，腰酸冷痛，小便清长，或频数失禁，月经紊乱，色淡质稀，带下量多清稀，舌淡苔白滑，脉沉细而迟。辨证以经断前后诸症伴阳虚证候为要点。

【治疗方法】

临证以温补肾阳为基本大法，代表方剂肾气丸。

肾气丸　出自《金匮要略》。组成：干地黄240g，干山药120g，山茱萸120g，泽泻90g，茯苓90g，丹皮90g，桂枝30g，炮附子30g。上药为末，炼蜜为丸，每次服10g，每日1～2次，开水或淡盐汤送下。若作汤剂，用量按原方比例酌减。

本方主治肾阳不足，腰膝酸软，下半身常有冷感，小便不利或小便反多等症。方中桂枝、附子温肾阳，令阳气旺则气化复，水津升降如常。配伍熟地、山药、山茱萸补肾填精，寓阳中求阴之意。茯苓、泽泻有利水渗湿之功，与桂枝、附子同用，温阳利水，相辅相成，即"益火之源，以消阴翳"之法。方中丹皮活血行瘀。本方体现补阳而兼补阴，利水而兼活血的配伍原则，用治肾阳不足诸证颇为适宜。

右归饮出自《景岳全书》。组成：熟地 6 ~ 9g 或加至 30 ~ 60g，山药 6g（炒），山茱萸 3g，枸杞 6g，甘草 3 ~ 6g（炙），杜仲 6g（姜制），肉桂 3 ~ 6g，制附子 3 ~ 9g。用水 400mL，煎至 250mL，空腹温服。

本方亦"益火之源，以消阴翳"的方剂，即金匮肾气丸减丹皮、泽泻、茯苓，桂枝易肉桂，加杜仲、枸杞子、炙甘草而成，主治肾阳不足，阳衰阴胜，腰膝瘦痛，神疲乏力，畏寒肢冷，咳喘，泄泻，脉弱；以及产妇虚火不归元而发热者。本方原书加减法：如气虚血脱，或厥，或昏，或汗，或晕，或虚狂，或短气者，必大加人参、白术；如火衰不能生土，为呕哕吞酸者，加炮干姜；如阳衰中寒，泄泻腹痛，加人参、肉豆蔻；如小腹多痛者，加吴茱萸；如淋带不止，加破故纸；如血少血滞，腰膝软痛者，加当归。

右归丸 出自《景岳全书》。组成：大怀熟地 240g，山药 120g（炒），枸杞 120g，山茱萸 120g，杜仲 120g，菟丝子 120g（制），鹿角胶 120g（敲碎，炒珠），肉桂 60g，当归 90g，制附子 60g。上药先将熟地蒸烂杵膏，余为细末，炼蜜为丸，如梧桐子大。每次服 10g，日服 2 ~ 3 次。食前用滚汤或淡盐汤送下。

方中附子、肉桂、鹿角胶培补肾中之元阳，温里祛寒；熟地、山萸肉、枸杞子、山药滋阴益肾，养肝补脾，填精补髓，取"阴中求阳"之义；菟丝子、杜仲补肝肾，健腰膝；当归养血和血，与补肾之品相配，以补养精血。

六、肾阴阳两虚证

肾阴阳两虚证是指肾阴、肾阳均呈现虚损的证候。

【形成原因】

肾的阴阳相互依存，相互制约，生理上互根互用，病理上相互累及，故肾阴虚或肾阳虚日久不愈，易于出现阴损及阳、阳损及阴的阴阳互损的病理变化，终致阴阳两虚。

【临床表现】

肾阴阳两虚临床既有阳虚见症，又有阴虚表现。其症状可见头晕耳鸣，精神萎靡，腰膝酸软，畏寒蜷卧，手足心热，口干咽燥，小便清长或尿少、余沥不尽，大便干结或溏薄，男子阳痿早泄、夜梦遗精、性欲减退，女子带下清稀或不孕，舌淡脉细等症。

【辨证要点】

本证以同时存在阴精亏损与功能衰退表现为辨证要点。

【病机分析】

肾阴与肾阳互为其根。阴虚日久可以导致阳虚，阳虚日久亦可导致阴损，成为阴阳俱虚的病理转归。这种阴损及阳、阳损及阴的关系，反映了物质基础与功能活动之间的相互依存和转化关系。

【常见疾病】

肾阴阳两虚证常见于阳痿、遗精、闭经、更年期综合征等疾病。

阳痿、遗精　阳痿古称"阴痿""阴器不用"等，是临床上常见的一种男子性功能障碍性疾病。遗精是指不因性交而精液自行泄出的病症，有生理性与病理性的不同，中医又称"失精"。有梦而遗者名为"梦遗"，无梦而遗，甚至清醒时精液自行滑出者为"滑精"。多由房事不节，阴精不固，夜梦遗精，日久不愈，阴损及阳，而至阳痿，最终致阴阳两虚。

闭经　中医又称"女子不月""月事不来""经水不通""经闭"等。其病机有虚实之不同，虚证多由下元亏损，阴阳两虚。肾为元阴元阳之根，气血津精化之源。精血虚损，源泉匮乏，可见月经量少而渐至停闭，性欲亦随之减弱。临床以固本培元为治疗大法。

更年期综合征　本病常发生在女子七七肾气渐衰，冲任脉虚之年，以肾虚为主。肾阴阳两虚证可见经断前后头晕耳鸣，腰酸乏力，时而畏寒恶风，时而潮热汗出，五心烦热，月经紊乱。舌红，苔薄，脉沉细。辨证以肾阳虚和肾阴虚证兼见为特点。

【治疗方法】

治宜滋阴补阳法，常用熟地黄、龟板胶之属补阴，鹿角胶、巴戟天、肉桂、附子之属补阳，随其阴阳偏胜决定两组药的主次。方用龟鹿二仙胶、苁蓉河车丸之类。

龟鹿二仙胶　　出自《证治准绳》。鹿角3000g，龟板3000g，人参360g，枸杞600g。上药煎熬成膏，每服10g，食前开水送下，早晚各一次。

本方为肾阴肾阳两虚之病机而设。方中龟板滋补肾阴，滋阴补血。鹿角胶温补肾阳，具有壮元阳、充精髓、补督脉、强筋骨之功，对阳气不足、阳事不兴、畏寒乏力、四肢痿弱等症，有峻补元阳、强筋健骨之效。枸杞补肾益精，助龟板滋其真阴。人参大补元气，助鹿角胶温补阳气。四药同用，共呈阴阳双补之功效。本方纯属补剂，熬制成膏，便于长期服用。

苁蓉河车丸　　出自《妇科临床手册》。组成：肉苁蓉30g，紫河车1具，人参30g，鹿茸10g，菟丝子36g，淫羊藿30g，续断30g，桑寄生30g，茯苓30g，熟地18g（砂仁末拌），龟板胶10g。先将紫河车焙干为末，龟板胶烊化，余药均研为细末，炼蜜为丸，如梧子大，每日早晚各服1次，每服6g，空心白开水或淡盐汤送下。

本方为肾阴阳俱虚而经少欲减，甚至经闭的治疗用方。下元亏损，阴阳两虚，是此证病机，固本培元为其治疗大法。方中肉苁蓉功擅强阴益精；紫河车系血肉有情之品，能补气养血益精；鹿茸、淫羊藿、续断等药滋补肾阳；人参大补元气；熟地、龟板胶、桑寄生等药滋补肾阴；佐茯苓渗湿，以防滋补呆滞。诸药共用，使阴平阳秘，真元得固，而经水可按月来潮。

七、阳虚寒凝证

阳虚寒凝证指肾阳亏虚，失于温煦，致阴寒凝滞的证候。

【形成原因】

阳虚寒凝的形成，责之于素体阳虚；或年高肾亏，久病伤阳；或房劳产育过度，肾阳虚衰，温煦不足，阴寒内盛，加之脉络空虚，易招致寒邪外侵而成此证。

【临床表现】

阳虚寒凝主要表现形寒肢冷，畏寒，胸胁、脘腹、腰膝冷痛喜温，面色㿠白，妇女月经后期、痛经、经色紫黯夹块，舌淡胖、苔白滑、脉沉迟。

【辨证要点】

本证以腰部、项背或四肢隐痛，局部发凉，喜温喜按，遇劳加重，卧则减轻，反复发作，缠绵难愈，面色㿠白，舌质淡，脉沉迟无力等为辨证要点。

【病机分析】

肾阳为一身阳气根本，气得之而能升降，血得之而能环流，津得之而能输布，筋脉得之而和柔。若肾阳不足，不能温煦肾府则腰部发凉，喜温喜按；肾阳不足，津血运行不利，滞于躯体，筋脉收引，则为项背强痛；劳则耗气损阳，故遇劳加重，卧则减轻；阴寒内盛，脉络空虚，易招致外邪，使寒邪凝滞经脉，故常反复发作；肾阳亏虚，躯体失温则面色㿠白，肢冷畏寒；舌淡胖、苔白滑，脉沉迟无力均为阳气虚弱之象。

【常见疾病】

阳虚寒凝证常见于腰肌软组织病变、强直性脊柱炎、腰椎骨质增生、腰椎间盘病变、血栓闭塞性脉管炎、动脉硬化性闭塞症和糖尿病足等疾病。

强直性脊柱炎 是一种主要侵犯脊柱，并累及骶髂关节和周围关节的慢性进行性炎性疾病。该病属中医"痹证""腰痛"等范畴。中医认为本病多与先天禀赋，肾虚精亏，寒湿之邪痹阻经脉相关。该病表现为阳虚寒凝证时，一般病程较长，辨证以有家族史，病程较长，腰背僵痛、骶髂臀部冷痛，畏寒肢冷，喜暖恶寒等为要点。

腰椎间盘突出症 是指椎间盘的纤维环破裂和髓核组织突出，压迫和刺激神经根所引起腰痛、坐骨神经痛等神经功能障碍的一系列症状和体征。该病属中医"腰腿病""腿股风""痹证"等范畴。中医认为本病多与肝肾亏损，经脉痹阻，外邪侵袭相关。该病表现为阳虚寒凝证型时，一般病程较长，辨证以腰部隐痛，喜温喜按，肢冷麻木无力，遇劳尤甚，面色淡白等为要点。

动脉硬化性闭塞症 是全身性动脉粥样硬化在肢体的局部表现，多见于 40 岁以上的中老年人，男性多于女性，比例约为 8∶1。是由于动脉内膜粥样改变而导致管腔狭窄、闭塞，发生肢体血液循环障碍，甚至出现溃疡或坏疽，病残率和致死率较高。该病属于中医学"脉痹""脱疽"范畴，其病机主要表现在"瘀""寒""虚""邪""痰"五个方面。辨证以患趾（指）喜暖怕冷，肤色苍白，遇冷痛剧为要点。

【治疗方法】

临证以补肾壮阳、散寒通经为基本大法，方用乌头汤、阳和汤之类。

乌头汤 出自《金匮要略》。组成：麻黄、芍药、黄芪、甘草各 9g（炙）、川乌 6g（切片，以蜜 400mL，煎取 200mL，即出乌头）。方中以制川乌、麻黄温经散寒，宣痹止痛；芍药、甘草缓急止痛；黄芪益气固表，并能利血通痹；蜂蜜甘缓，益血养筋，制乌头燥热之毒。可选加羌活、独活、防风、秦艽、威灵仙等祛风除湿。加姜黄、当归活血通络。寒甚者可加制附片、桂枝、细辛温经散寒。

阳和汤 出自《外科全生集》。组成：熟地黄 30g，鹿角胶 10g，肉桂 3g，姜炭 3g，白芥子（炒研）10g，麻黄 3g，生甘草 3g。水煎服，日服 2 次。

方中主药熟地、鹿角胶，一滋阴，一助阳，阳无阴无以生，阴无阳无以化；肉桂温肾助阳，通利血脉；姜炭温运脾阳；白芥子宣通腠理；麻黄温通阳气，宣通毛窍；甘草解毒调和诸药。本方以和阳通滞为法，层层温煦，层层宣通，达到阳和气布，津血宣通目的。

八、心肾不交证

心肾不交证，是指心火肾水既济失调，心火亢于上与肾水虚于下所表现的证候。

【形成原因】

心为火脏，心火下温肾水，使肾水不寒；肾为水脏，肾水上济心火，使心火不亢，两脏协调的关系称为水火既济或心肾相交。因久病虚劳，房事不节，致肾阴耗伤，不能上济心火，致心阳偏亢；或思虑太过，情志忧郁化火，或外感热病等使心火炽盛，下及肾水，均可形成心肾不交的病理变化。

【临床表现】

心肾不交通常表现为心烦不寐，惊悸多梦，头晕耳鸣，健忘，腰膝酸软，遗精梦交，五心烦热，口干咽燥，潮热盗汗，舌红少苔或无苔，少津，脉细数；或伴见腰部、下肢酸困发冷，脉细弱。

【辨证要点】

本证以心悸失眠、腰膝酸软、遗精、梦交与阴虚见症等表现为辨证要点。

【病机分析】

心火偏亢，心神被扰可致心烦不寐，惊悸多梦；肾阴不足，脑髓失养，故见头晕耳鸣、健忘；腰为肾府，失肾水滋养则腰膝酸软；虚热内扰，性功能亢奋则男子遗精、女子梦交；五心烦热，口干咽燥，潮热盗汗，舌红少苔或无苔，脉细数均为水亏火亢之征。若心火亢于上，火不归原，肾水失于温煦而下凝，则见腰部、下肢酸困发冷，此为肾阴肾阳虚于下，是心肾不交的又一证型。

【常见疾病】

心肾不交证主要见于失眠、神经衰弱、遗精等疾病。

失眠 是指以入睡困难，或睡眠时间不足，或睡眠不深，严重时彻夜不眠为主要临床表现的一类病证。该病属于中医学"不寐""目不瞑""不得眠""不得卧"等疾病的范畴。心肾不交为本病最为常见的证型，除睡眠困难外，还可见心烦、头晕耳鸣，腰膝酸软，五心烦热，潮热盗汗，口干少津，舌红少苔，脉细数等诸多见证。

遗精 是指以不因性生活而出现精液遗泄为主要临床表现的一种病证。其中因梦而遗精的谓"梦遗"，无梦而遗精，称"滑精"。该病属于中医学"精自下""失精""梦泄"等疾病的范畴。遗精之病位在肾，与心关系密切，心肾不交致君相火旺，扰动精室而自遗。遗精属本证型者，还可见少寐多梦，阳事易举，头晕目眩，口苦胁痛，小便短赤，舌红，苔薄黄，脉弦数等诸多见证。

【治疗方法】

临证以滋阴降火，交通心肾为治疗大法，方用黄连阿胶汤或六味地黄丸合交泰丸加减。

黄连阿胶汤 出自《伤寒论》。组成：黄连12g，黄芩6g，芍药6g，鸡子黄2枚，阿胶9g。上五味，以水1.2L，先煎三物，取600mL，去滓，入阿胶烊尽，稍冷，入鸡子黄，搅匀，每次温服200mL，日三服。原方治疗"少阴病，得之二三日以上，心中烦，不得卧"。方中阳有余，以苦除之，黄连、黄芩之苦以除热；阴不足，以甘补之，鸡子黄、阿胶之甘以补血；芍药之酸，收阴气而泄邪热。

交泰丸 出自《韩氏医通》。组成：桂心3g，黄连18g。研为细末，炼蜜为丸，温开水化下。日服2次。

方中桂心温肾以助气化；黄连泻心火以挫热势，泻心阳之有余。肾阳足则气化行而水津升，心火挫则阳不亢而阴阳济，其理与地气上升天气下降始能天地交泰相同，故名交泰丸。

九、肺肾阴虚证

肺肾阴虚证，是指肺肾两脏阴液亏虚，虚火内扰所表现的证候。

【形成原因】

本证多因久咳耗伤肺阴，进而损及肾阴；或痨虫、燥热耗伤肺阴，病久及肾；或房劳过度，肾阴亏损不能滋养肺阴所致。

【临床表现】

肺肾阴虚证表现为咳嗽痰少，或痰中带血，口燥咽干，或声音嘶哑，腰膝酸软，形体消瘦，骨蒸潮热，颧红盗汗，男子遗精，女子月经不调，舌红少苔，脉细数。

【辨证要点】

本证以干咳痰少、腰膝酸软、遗精、月经不调与虚热见症为辨证要点。

【病机分析】

肺肾两脏阴液相互资生，肺津敷布以滋肾，肾精上滋以养肺，病理上相互影响而成肺肾阴虚证。肺阴不足，清肃失职，故咳嗽痰少；阴虚内热，灼伤肺络，则痰中带血；津不上承则口燥咽干。肾阴不足，失于滋养，故腰膝酸软；阴津不足，肌肉失养，而见形体消瘦；阴虚内蒸，则自觉热自骨髓蒸腾而出，且午后热势明显；虚火上扰则颧红，热扰营阴则盗汗；虚火扰动精室，精关不固，则见遗精；阴亏血少，冲任空虚，故女子月经不调；舌红少苔，脉细数属阴虚内热之象。

【常见疾病】

肺肾阴虚证主要见于肺结核、慢性支气管炎、支气管扩张等疾病。

肺结核 是指以咳嗽、咯血、潮热、盗汗及身体逐渐消瘦为主要临床表现的一种具有传染性的慢性虚弱性肺系病证。结核杆菌为致病菌，多经呼吸道感染。中医学对本病的命名历代多有不同，归纳而言，以其有传染性而定名的有尸疰、劳疰、虫疰、传尸等，根据症状特点定名的有骨蒸、劳嗽、伏连、急痨等，现今一般通称肺痨。肺痨病机特点以阴虚为主。

慢性支气管炎 是指气管、支气管黏膜及其周围组织的慢性非特异性炎症。临床上以咳嗽、咳痰或伴有喘息及反复发作的慢性过程为特征。该病属于中医学"咳嗽""喘证"等疾病范畴，病机主要反映为肺、脾、肾三脏虚损以及它们的相互关系失衡，同时又因痰、火、瘀等因素的参与而愈加复杂。其基本病机为本虚标实，肺肾阴虚为本病后期常见证型。

支气管扩张 指支气管及其周围肺组织的慢性炎症损坏管壁，以致形成不可逆的支气管扩张和变形，造成痰液潴留、反复感染、毛细血管扩张或支气管动脉与肺动脉终末支扩张或形成血管瘤等病变。临床以慢性咳嗽、咳大量脓痰和反复咯血为主要特征。该病属于中医学"咳嗽""咯血""肺痈"等疾病范畴。本病病机主要体现在火、痰、气、虚、瘀5大环节，而肺肾阴虚，虚火上炎灼伤肺络是一重要环节。

【治疗方法】

临证以润肺滋肾，金水并调为治疗大法，方用百合固金汤、人参固本丸之类。

百合固金汤 出自《慎斋遗书》。组成：百合12g，熟地9g，生地9g，当归身9g，白芍6g，甘草3g，桔梗6g，玄参3g，贝母6g，麦冬9g。水煎服，日服2次。

方用熟地黄，生地黄、玄参滋阴补肾，当归、白芍养血柔肝治其下，百合、麦冬滋阴润肺，桔梗、甘草、贝母止咳化痰治其上，上下兼顾，金水并调，诸证庶可缓解，但宜多服数剂，少则无效。

人参固本丸 出自《景岳全书》。组成：人参60g，麦冬120g，天冬120g，生地120g，熟地120g。研为细末，炼蜜为丸，温开水化下。日服2次，每次服10g。

方用麦冬、天冬滋阴润肺，补肺之虚，即所谓滋其水源，生地、熟地补肾滋阴，即所谓壮其水主，肺阴充则源泉不竭，肾阴充则阳不偏亢，金水并调之法备矣。复用人参大补元气，变单纯滋阴之方而为气阴双补之法。人以元气为其根本，故谓固本丸。

十、肝肾阴虚证

肝肾阴虚证，是指肝肾两脏阴液亏虚，虚火内扰所表现的证候。

【形成原因】

本证多因久病失调，或情志内伤，或房劳过度，或温热病后期，肝肾阴亏所致。

【临床表现】

肝肾阴虚通常表现为头晕目眩，耳鸣健忘，失眠多梦，腰膝酸软，胁肋胀痛，口燥咽干，五心烦热，颧红盗汗，男子遗精，女子经少，舌红少苔，脉细数。

【辨证要点】

本证以头晕耳鸣，胁肋胀痛、腰膝酸软、遗精经少与虚热见症为辨证要点。

【病机分析】

肝肾同源，肝肾阴液相互资生，肝阴充足，则下藏于肾，肾阴旺盛，则上滋肝木，盛则同盛，衰则同衰。肝肾亏虚，水不涵木，肝阳上亢，则头晕目眩；肾阴不足则耳鸣健忘；腰膝失于滋养，则腰膝酸软；阴虚肝脉失养则胁肋胀痛；阴虚则热，虚热上扰，心神不安，则失眠多梦；津不上润，则口燥咽干；虚热内炽则五心烦热；虚火上扰则颧红；内迫营阴则盗汗；虚火扰动精室则男子遗精，肝肾阴亏，冲任失充，则女子经少；舌红少苔，脉细数为阴虚内热之象。

【常见疾病】

肝肾阴虚证常见于高血压病、再生障碍性贫血，亦见于闭经、中耳炎等疾病。

高血压病 是以动脉压升高为特征，可伴有心脏、血管、脑和肾脏等器官功能性或器质性改变的全身性疾病，有原发性高血压和继发性高血压之分。中医学根据高血压病的临床表现，一般将其归于"眩晕""头痛"等疾病范畴。病机主要责之于"虚""火""风""痰""瘀"，以本虚即肝肾阴虚、标实即"风""火""痰""瘀"为特征，肝肾阴虚，阴不制阳，肝阳上亢；因情志所伤或操劳过度，则阴逾虚而阳逾亢，终则阳亢无制，亢而化风。临床以头胀头痛，眩晕耳鸣，腰膝酸软，潮热盗汗，颧红升火，口燥咽干，舌质红，脉细数等症状为主要特点。

再生障碍性贫血　简称"再障"，是由多种原因引起的骨髓造血干细胞、造血微环境损伤以及免疫功能改变，导致红骨髓总容量减少，代以脂肪髓，以致骨髓造血功能衰竭，以全血细胞减少为主要表现的一组综合征。中医学根据再生障碍性贫血的临床表现，一般将其归于"虚劳""血虚""血证""髓枯"等疾病范畴。中医认为，心、肝、脾、肺、肾等脏腑和精、气都与造血有关，任何因素影响到其中任何一个环节，都有可能影响人体的造血功能而发生本病。造血的骨髓与肾有密切关系，所以肾对造血有着更为重要的意义。本病病机主要表现为"热毒""肾虚""血瘀"3个方面。肝肾阴虚证型表现为头晕耳鸣，腰膝酸软，手足心热，低热盗汗，爪甲枯脆，唇舌色淡，脉细数等。

闭经　是指女子年满18岁仍无月经来潮，或曾有正常月经，但因某种病理性原因而又中断达6个月以上者，前者称为原发性闭经，后者称为继发性闭经。闭经在中医古籍中常称为"女子不月""月事不来""经水断绝"等名称。闭经病机主要责之于"虚""瘀"，因瘀而成者相对容易治愈，而虚证则难以治愈。肝肾阴虚为本病最为常见证型，临床以经行后期，量少，渐至闭经，头晕耳鸣，腰酸腿软，形体消瘦等症状为主要特点。

中耳炎　一般是指在咽鼓管梗阻的基础上，发生在中耳部位的炎症。分泌性中耳炎属于中医"耳胀""耳闭"范畴，耳胀为病之初，多由风邪侵袭引起，耳闭为病之久，邪毒滞留，气滞血瘀而致。肝肾阴虚证为本病后期耳闭阶段的主要证型，临床以听力下降，头晕眼花，腰膝酸软，手足心热，舌红，苔少，脉细数为辨证要点。

【治疗方法】

临证以滋水涵木,降火潜阳为治疗大法,方用一贯煎、滋水清肝饮、大补阴丸之类。

一贯煎 出自《柳州医话》。组成:北沙参、麦冬、当归身各9g、生地黄18g,枸杞子18g,川楝子4.5g。水煎服,日服2次。方中重用生地黄为君,滋阴养血,补益肝肾;北沙参、麦冬、当归、枸杞子为臣,益阴养血柔肝,配合君药以补肝体,育阴而涵阳;并佐以少量川楝子,疏肝泄热,理气止痛,遂肝木条达之性,该药性苦寒,但与大量甘寒滋阴养血药配伍,则无苦燥伤阴之弊。

滋水清肝饮 出自《医宗己任编》。组成:生地24g,山药18g,山茱萸12g,牡丹皮9g,茯苓12g,泽泻6g,当归9g,白芍30克,大枣4枚,山栀9g,柴胡12g。水煎服,日服2次。本方用六味地黄丸为基础方以滋阴,用柴胡疏肝,当归补血养血,白芍、大枣柔肝缓急止痛,栀子清肝热,专从肝肾论治,具有较强的清热疏肝之功。

大补阴丸 出自《丹溪心法》。组成:黄柏(炒褐色)120g,知母(酒浸)120g,熟地黄(酒蒸)180g,龟板(酥炙)180g。研为细末,猪脊髓蒸熟,炼蜜为小丸,早晚吞服6~12g。方用熟地滋阴补血,龟板滋阴潜阳,猪脊髓以髓补髓,三药培其根本,俾阴盛阳自潜,水充火自熄;黄柏泻火坚阴,知母清滋肺肾,二药降火以清其源,使火降而不耗阴,则滋阴效果更为显著。

十一、脾肾阳虚证

脾肾阳虚证,是指由于脾肾两脏阳虚,温化失职所表现的证候。

【形成原因】

本证多因久病,脾肾失于温养;或久泄久利,脾阳久虚累及肾阳亦虚;或寒水久踞,肾阳虚衰,不能温煦脾阳,终致脾阳、肾阳俱虚。

【临床表现】

形寒肢冷,面色白,腰膝或下腹冷痛,精神萎靡,体倦无力,少气懒言，纳呆腹胀，腹部隐痛，喜温喜按，久泻久利，或五更泄泻，或完谷不化，粪质清稀，或面浮肢肿，小便不利，甚则腹胀如鼓，舌淡胖苔白滑，脉沉迟无力。

【辨证要点】

本证以腰腹冷痛、久泻久利、浮肿与虚寒见症等为辨证要点。

【病机分析】

脾为后天之本，主运化，布精微，化水湿，有赖命火之温煦；肾为先天之本，温养脏腑组织，气化水液，须靠脾精的供养。两者在病理上相互影响，互为因果。脾肾阳气亏虚，机体失于温煦，故形寒肢冷、面色白；肾阳虚不能温养，则腰膝或下腹冷痛；脾肾阳虚，功能活动减退，故见少气懒言、精神萎靡、体倦无力；脾阳虚弱不能助胃消化，气机不利，故见纳呆腹胀、腹部隐痛；阳虚则喜温喜按；久泻久利，脾虚及肾，命火衰微，脾阳更弱，日久不愈，寅卯之交，阴气极盛，阳气未复，故五更泻；泻下清冷水液，中夹未消化食物，亦为脾肾阳气衰微，不能温化水谷之故；肾阳虚衰，无以温化水湿，水湿泛滥肌肤，故面浮肢肿；膀胱气化失司，则小便不利，甚则土不制水，反受其克，则腹胀如鼓；舌淡胖苔白滑，脉沉迟无力为阳虚水寒内盛之象。

【常见疾病】

脾肾阳虚证常见于慢性肾脏疾病、溃疡性结肠炎、肥胖症、格林－巴利综合征等疾病。

慢性肾脏疾病 肾损害（病理、血、尿、影像学异常）≥ 3 个月；肾小球滤过率（GFR）<60mL/min/1.73m^2，持续时间 ≥ 3 个月。具有以上两条的任何一条者，就可以诊断为慢性肾脏疾病。中医学根据慢性肾脏疾病的临床表现，一般将其归于"水肿"之"阴水"范畴，以脾肾阳虚证为基本病机，临床以反复眼睑或下肢浮肿，尿少或夜尿增多，腰酸冷痛，倦怠乏力，畏寒肢冷等为主要表现。

溃疡性结肠炎 是一种病因未明的直肠和结肠黏膜溃疡、糜烂为主的炎症性疾病。本病属于中医学"泄泻""痢疾""便血""肠风"或

"脏毒"等范畴。脾虚为基本病机，病久及肾，可见脾肾阳虚之证，临床表现为五更泄泻，久泻不愈，腹中隐痛，腹胀肠鸣，食减纳呆，形寒肢冷，少气懒言，腰膝酸软，遇寒加重，舌淡苔白，脉沉细。

肥胖症 是指体内脂肪过多和（或）分布异常，体重增加，是一种多病因的慢性代谢性疾病。中医认为脾肾功能失调是肥胖病的病理基础，气虚、气郁、痰、湿、瘀血是基本病机，病位在脾与肌肉，与肾关系密切。脾肾阳虚多为本病后期主要证型，以肥胖浮肿，面色淡白，神疲乏力，大便多溏，肢寒怕冷，动则汗出，脉迟等为主要表现。

格林–巴利综合征 又称急性炎性脱髓鞘性多发性神经病，是一种特殊类型的多发性神经炎，病因不明，可能是自身免疫性疾病，多见于青、中年人。本病属于中医"痿证"范畴。脾肾阳虚为该病后期主要证型，可见肢体痿软无力，肌肉萎缩，四肢清冷，食少便溏，面部浮肿，呼吸困难，舌淡，苔白，脉沉迟等主要表现。

【治疗方法】

临证以温阳健脾，行气利水；或温肾暖脾，涩肠止泻为治法，方用真武汤、实脾散、四神丸之类。

真武汤 出自《伤寒论》。组成：茯苓9g，芍药9g，白术6g，生姜9g，附子（炮去皮，一枚，破八片）9g。"上五味，以水八升，煮取三升，去滓，温服七合，日三服。"方中以大辛大热的附子为君药，温肾助阳，以化气行水，兼暖脾土，以温运水湿。以茯苓、白术健脾利湿，淡渗利水，使水气从小便而出。以生姜之温散，既助附子以温阳散寒，又伍茯苓、白术以散水湿。用白芍者，一者利小便以行水气，一者柔肝止腹痛，一者敛阴舒筋以止筋惕肉瞤。

实脾散 出自《重订严氏济生方》。组成：厚朴（去皮，姜制，炒）6g，白术6g，木瓜（去瓤）6g，木香6g，草果仁6g，大腹子6g，附子（炮，去皮脐）6g，白茯苓（去皮）6g，干姜（炮）6g，甘草（炙）3g。水煎服，日服3次。方中附子善温肾阳，助气化以行水，干姜偏温脾阳，助运化以制水，两者合用，温肾暖脾，扶阳抑阴。以茯苓、白术健脾渗湿，使水湿从小便而利。木瓜芳香醒脾而化湿，厚朴、木香、大腹子、草果行气导滞，化湿行水，使气行则湿化，气顺则胀消。以甘草、生姜调和诸药，益脾和中。

四神丸 出自《内科摘要》。组成：肉豆蔻200g，补骨脂、五味子各100g，吴茱萸50g、生姜200g，大枣50枚，共为水丸，每次9g，日服2次。用于肾阳不足所致的泄泻，症见肠鸣腹胀，五更泄泻，食少不化，久泻不止，面黄肢冷。方中补骨脂补命门之火，吴茱萸温中祛寒，肉豆蔻行气消食，暖胃涩肠，五味子敛阴益气，固涩止泻，生姜取其暖胃，大枣可以补土，合用成为温肾暖脾、固肠止泻之方，治疗五更泄泻甚效。

十二、阳虚水泛证

阳虚水泛证，是指由于肾阳虚衰，气化无权，水邪泛滥所表现的证候。

【形成原因】

本证多因素体虚弱，久病及肾，或房劳伤肾，肾阳亏耗所致。

【临床表现】

全身水肿，腰以下为甚，按之没指，小便短少，腰膝酸软冷痛，畏寒肢冷，腹部胀满，或心悸气短，咳喘痰鸣，舌淡胖苔白滑，脉沉迟无力。

【辨证要点】

本证以水肿，腰以下肿，小便不利甚与阳虚见症等为辨证要点。

【病机分析】

肾主水，肾阳不足，气化失司，津停为水，水邪泛滥肌肤，则全身水肿、小便短少；水性下趋，故腰以下肿甚，按之没指；水积腹腔，气机阻滞，则腹部胀满；肾阳虚，肢体失去温煦，故腰膝酸软冷痛、畏寒肢冷；水气上逆，凌心射肺，则见心悸气短、咳喘痰鸣；舌淡胖苔白滑，脉沉迟无力均为肾阳亏虚，水湿内停之症。

【常见疾病】

阳虚水泛证常见于肾病综合征、肾小球肾炎等疾病。

肾病综合征　是各种原因引起肾小球毛细血管通透性增高，导致大量蛋白尿的临床症候群，其临床特征为大量蛋白尿、低蛋白血症、高脂血症和不同程度的水肿。本病属于中医学"水肿""虚劳"等病范畴。病机主要表现在"湿""热""虚""瘀"四个方面。病程日久可表现为阳虚水泛证，临床可见水肿伴畏寒神倦，面色苍白，尿短少，舌淡胖，边有齿痕，脉沉细等。

肾小球肾炎　是指以血尿、蛋白尿、高血压、水肿、肾小球滤过率降低为特征的肾小球疾病。本病属于中医学的"水肿""虚劳""眩晕""血尿""腰痛"等疾病范畴。本病一般认为属本虚标实，本虚责之于脾、肺、肾，与肾虚的关系最为密切。临床以水肿，身体倦怠，畏寒喜暖，肢冷，夜尿清长等为辨证要点。

【治疗方法】

临证以温阳化气，利水除湿为基本人法，方用济生肾气丸合真武汤、附子汤合五苓散之类。

济生肾气丸　出自《济生方》。组成：熟地黄160g，山茱萸（制）80g，牡丹皮60g，山药80g，茯苓120g，泽泻60g，肉桂20g，附子（制）20g，牛膝40g，车前子40g。该方即金匮肾气丸加牛膝、车前子。治疗肾虚腰重脚肿，小便不利。方中地黄、山药、丹皮，以养阴中之真水；山茱萸、肉桂、附子，以化阴中之阳气；茯苓、泽泻、车前子、牛膝，以利阴中之滞。能使气化于精，即所以治肺；补火生土，即所以治脾；壮水利窍，即所以治肾。水肿，乃肺脾肾三脏之病，此方所以治其本。

附子汤　出自《伤寒论》。组成：附子30g，白术15g，芍药12g，茯苓12g，人参10g。水煎服，日服3次。方中附子温肾阳以助气化，白术补脾胃以助健运，芍药柔肝木以理疏泄，茯苓通水道以导湿行，四药既调脏腑功能，又祛已停水湿。人参温补少阴阳气，使心阳有根，卫阳有源，可收振奋心阳，实卫固表效果。

五苓散 出自《伤寒论》。组成：桂枝 9g，白术 12g，茯苓 12g，猪苓 12g，泽泻 24g。水煎服，日服 3 次。方中以桂枝直达下焦，温肾命之火，恢复肾阳气化功能，气化正常，则水精四布，五经并行。白术健脾输津，恢复脾胃运化水湿功能。津停为湿，又宜淡渗利水，通调水道，故用茯苓、猪苓、泽泻通调三焦，利已停水湿。此方一面调理脾肾治其本，一面祛除水湿治其标，合而用之，能呈温阳化气，利水除湿之效。

十三、肾虚血瘀证

肾虚血瘀证，是指肾中精气不足，兼有血行涩滞不畅的证候。

【形成原因】

肾虚血瘀的形成，责之于房劳损伤肾精；或年高肾亏，肾精、肾阳亏虚；或他脏久病，累及于肾；或血瘀日久，导致肾虚；或七情损伤，如过度恐惧或情志压抑，使气机气化不利等，均可形成此证。

【临床表现】

肾虚血瘀主要表现腰膝酸软，腰脊刺痛拒按，头晕目眩，妇女月经量少甚至闭经，常伴有痛经，小便淋沥，耳聋耳鸣，须发早白，牙齿松动易于脱落，畏寒肢冷，面色晦暗或有色素沉着，性功能减退，疲乏无力，机体抗病能力下降，舌淡紫，脉细涩等一系列错综复杂的临床表现。

【辨证要点】

本证以腰膝酸软，腰脊刺痛拒按，耳鸣，尿少，尿浊或尿血，舌淡紫，脉细涩等为辨证要点。

【病机分析】

精为阴，气为阳，全身脏腑阴阳的盛衰取决于肾精气的强弱。血液的运行亦有赖于阳气的推动，若肾阳不足，气血运行不畅，或肾精不足，血脉失于濡养，均可致血瘀。肾阴肾阳乃一身阴阳之根本，若他脏久病，阴阳失调日久累及于肾，亦可使肾阴、肾阳亏虚，可致血瘀。七情伤肾，亦可致瘀。肾在志为恐，过度恐惧，一则气机下陷，不能升举，气血凝滞不通而致血瘀；二则肾气不固，气化无力，浊阴内聚发为血瘀。此外，血瘀日久，可致肾虚。瘀血形成后，必然会导致各脏腑功能衰退，瘀血不祛，新血不生，脏腑经络进一步失养，肾得不到气血的濡养，而致肾虚。血液充足，则肾精不亏，肾有所主，血液亏损，每致肾精不足，故可出现须发早白，耳聋耳鸣等一系列症状。

【常见疾病】

肾虚血瘀证常见于女性不孕症、男性不育症、骨质疏松症等疾病。

女性不孕症　指育龄妇女婚后未避孕而未能受孕。受孕的生理活动与肾和冲任二脉有关：肾主生殖，为先天之本；冲为血海，任主胞胎。肾气盛衰主宰天癸的至与竭，而天癸为月经和妊娠的物质基础；冲任二脉则维系气血的正常运行和胎儿的生长发育。本病肾虚血瘀证证证要点为痛经，下腹胀痛不适，腰骶酸楚，经色紫暗，有血块，块下痛减，舌质紫暗或有瘀点，脉涩等。

男性不育症　是指男性由于睾丸生精功能异常、输精管道梗阻、精子结构和精浆异常、性功能障碍等原因所导致的不育。分为性功能障碍和性功能正常两类，后者依据精液分析结果可进一步分为无精子症、少精子症、弱精子症、精子无力症和精子数正常性不育。本病肾虚血瘀证辨证要点为腰脊酸软刺痛，发脱齿摇，耳鸣耳聋，舌紫暗，或有瘀斑、瘀点，脉沉涩等。

骨质疏松症　是以骨强度下降、骨折风险性增加为特征的骨骼系统的疾病。本病属于中医学"骨痿""骨痹"范畴，病位在肾，涉及肝、脾。本病以肾虚为本、瘀血为标。本病肾虚血瘀证辨证要点为腰背酸楚疼痛，动则减轻，面色晦滞，舌淡胖而灰黯，或见瘀斑瘀点等。

【治疗方法】

临证以温经补虚，活血行瘀为基本大法，方用温经汤、右归丸或左归丸加活血化瘀药等。

温经汤 出自《金匮要略》。组成：吴茱萸 15g，桂枝 10g，当归 10g，川芎 10g，牡丹皮 10g，半夏 10g，生姜 10g，阿胶 10g，麦冬 15g，芍药 10g，甘草 10g，人参 10g。用法：水煎，去渣，分 3 次温服。阿胶烊化，分 3 次冲服。方中吴茱萸辛苦大热，入肝胃肾经，辛则能散，苦能降泄，大热之性又能温散寒邪，故能散寒止痛；桂枝辛甘温，能温经散寒，通行血脉。两药合用，温经散寒，通利血脉之功更佳。当归、川芎、芍药能活血祛瘀，养血调经；丹皮味苦辛性微寒，入心肝肾，活血祛瘀。阿胶甘平，能养肝血滋肾阴，具养血止血润燥之功，麦冬养阴清热，两药合用，养阴润燥而清虚弱，并制吴茱萸、桂枝之温燥。人参、甘草味甘入脾，能益气补中而健脾和胃，有助于祛瘀调经；生姜温里散寒，与半夏合用，温中和胃，以助生化；甘草调和诸药。

少腹逐瘀汤 出自《医林改错》。组成：小茴香（炒）7 粒、干姜（炒）0.6g、延胡索 3g、没药（研）6g、当归 9g、川芎 6g、官桂 3g、赤芍 6g、蒲黄 9g、五灵脂（炒）6g。每日 1 剂，水煎，分 2 ~ 3 次服。治疗瘀血结于下焦少腹。下焦包括肝肾在内，由肝肾等脏功能失调，寒凝气滞，疏泄不畅，血瘀不适，结于少腹，故症见少腹积块作痛，或月经不调，或久不受孕等杂病。治宜逐瘀活血、温阳理气为法。故方用小茴香、肉桂、干姜味辛而性温热，入肝肾而归脾，理气活血，温通血脉；当归、赤芍入肝，行瘀活血；蒲黄、五灵脂、川芎、元胡、没药入肝，活血理气，使气行则血活，气血活畅故能止痛。共成温逐少腹瘀血之剂。

十四、湿热蕴肾证

湿热蕴肾证，又名肾经湿热，是指湿热之邪壅滞于肾，使肾主水液功能失常所表现的证候类型。

【形成原因】

外感湿热，蕴而不解，壅滞于肾；或饮食不节，湿热内生，蕴结于肾而形成此证。

【临床表现】

湿热蕴肾通常表现为尿频、尿急、尿道灼痛，小便短黄，或浑浊，或尿血，或尿中见砂石，小腹胀痛，或腰、腹掣痛，或伴发热口渴，舌红苔黄腻，脉滑数。

【辨证要点】

本证以尿频、尿急、尿道灼痛、尿短黄与湿热之象共见等表现为辨证要点。

【病机分析】

湿热蕴结下焦，气化不利，故小腹胀痛；湿热下迫尿道，则尿频尿急、尿道灼痛；湿热熏灼津液，则小便短黄或浑浊；湿热灼伤血络，则为尿血；湿热久郁，煎熬尿中杂质成砂石，则尿中可见砂石；腰为肾之府，湿热壅滞于肾，可见腰、腹牵引而痛；若湿热外蒸，可见发热口渴；舌红苔黄腻，脉滑数为湿热内蕴之象。

【常见疾病】

湿热蕴肾证主要见于肾结石、前列腺炎、尿路感染等疾病。

肾结石　是指肾内产生由一些晶体物质（如钙、草酸、尿酸、胱氨酸等）和有机基质组成的石状物，其临床以腰痛、尿血和尿路有堵塞感或刺痛感为主。本病多见于 20 ~ 40 岁青壮年，男女之比为 4.5 ∶ 1。肾结石多数生于肾盏或肾盂，随着结石的下移，可停留在输尿管和膀胱。本病属于中医学"石淋"范畴，湿热蕴结下焦，肾与膀胱气化不利为基本病机。以尿中时夹砂石，小便艰涩，或排尿时突然中断，尿道窘迫疼痛，少腹拘急，或腰腹绞痛难忍，尿中带血，舌红，苔黄，脉滑数为辨证要点。

前列腺炎　是指前列腺组织受到病原微生物感染或因非感染因素刺激而发生的前列腺炎症性改变或无炎症存在的前列腺病变。以泌尿生殖系疼痛、尿路刺激症状及排尿梗阻症状为主要表现。本病属于中医学"白浊""精浊"等范畴。下焦湿热，气化失调为根本病机。本病湿热蕴肾证可见尿频，尿急，尿痛，排尿不适或灼热感，尿末有白色或浑浊分泌物滴出，会阴腰骶部胀痛，睾丸坠胀，舌苔黄腻，脉滑数。

尿路感染　是指由一般微生物直接侵袭引起的尿路黏膜、肾小管和肾间质的感染性炎症。本病属中医的"淋证""劳淋""腰痛"等范畴。湿热蕴肾为本病之主要病机，临床可见小便频急不爽，尿道灼热刺痛，尿黄浑浊，少腹拘急，大便干结，舌红，苔黄腻，脉滑数。

【治疗方法】

临证以清热利湿，通淋止痛为治疗大法，方用八正散、石韦散之类。

八正散　出自《太平惠民和剂局方》。组成：车前子9g，瞿麦9g，萹蓄9g，滑石9g，山栀子仁9g，炙甘草9g，木通9g，大黄（面裹煨，去面，切，焙，）9g。为末，每服5～10g，清水一盏，加灯心草煎服。

方中瞿麦、萹蓄、滑石、木通、车前子都是清热除湿，利水通淋药，对下焦湿热成淋证候，既可消除致病原因，又可治疗主要征象。这一组药的利水作用较强，但对热盛成淋之证，清热力量似有不足，故配栀子、大黄导泄热邪，增强泻火解毒功效。大黄还有活血、止血作用，如果尿中带血，是热迫血溢现象，利用大黄清热、活血、止血，可一举多得。甘草甘缓止痛，又防诸药苦寒伤胃，也是一举两得。

石韦散　出自《普济本事方》。组成：车前子12g，瞿麦12g，石韦30g，冬葵子15g，滑石30g，榆白皮15g，木通15g，赤茯苓12g，甘草6g，赤芍18g。水煎服，日服2次。

方中石韦、车前子、瞿麦、滑石、木通、赤茯苓为主药，泻火通淋，利水排石。榆白皮、冬葵子、滑石三药擅长滑利窍道，赤芍、甘草二药擅长缓急，有利于排出结石。

参考文献

［1］姜春华，钟学礼，顾天爵，等.肾的研究［M］.上海:上海科学技术出版社，1964.

［2］盛维忠.肾［M］.北京:科学普及出版社，1988.

［3］沈自尹.肾的研究（续集）［M］.上海：上海科学技术出版社，1990.

［4］陈以平.肾病的辨证与辨病治疗［M］.北京：人民卫生出版社，2003.

［5］李恩.中医肾藏象理论传承与现代研究［M］.北京：人民卫生出版社，
2007.

［6］罗仁，李保良.肾虚证中医诊治与调理［M］.北京：人民军医出版社，
2007.

［7］郭柳青.肾为根本——从肾虚到肾病［M］.上海：上海科学技术文献出版社，
2008.

［8］瞿岳云.治病求本从肾论［M］.北京：人民卫生出版社，2009.

［9］肖相如.发现肾虚［M］.北京：中国中医药出版社，2010.

［10］郑健，吴竞.中西医结合肾脏病学［M］.北京：科学出版社，2011.

［11］姚荷生，潘佛岩，廖家兴.脏象学说与诊断应用的文献探讨——肾脏
［M］.北京：人民卫生出版社，2013.

［12］王惠君，李先涛，于春泉，等."肾精亏虚证"证候名称规范化研究［J］.
天津中医药，2011，28（4）：309－311.

［13］万丹，李艳锦，陈艳，等.从"肾精亏虚、血瘀"论绝经后骨质疏松症
［J］.上海中医药杂志，2010，4（9）：14－15.

［14］瞿岳云.肾气不固证治体会［J］.陕西中医，1981，2（1）：9－11.

［15］陈应钟.寿胎丸加减治冲任不固诸症［J］.福建中医学院学报，1992，2（4）：
193－195.

［16］史常永.肾不纳气理法证治心会［J］.中国医药学报，1992，7（1）：7－
10.

［17］于立志，于春泉.肾阴虚证症状表现规律的系统评价［J］.天津中医药，
2011，28（5）：430－432.

［18］陆启滨.更年期综合征病因病机探源［J］.中医药学刊，2001，19（2）：
139－140.

［19］刘文娜，路遥，金哲，等.女性更年期综合征肾阴阳两虚证证候诊断指标
观察［J］.中华中医药杂，2013，28（3）：781－783.

［20］李涵，杜金行，任兴联.浅谈广义"心肾不交"的分型论治［J］.中华中医药杂志，2011，26（12）：2797－2799.

［21］陈雨苍.肝肾阴虚综合征［J］.福建中医药，1983，（2）：39－41.

［22］张威廉."阳虚水泛"之水肿治疗浅识［J］.吉林中医药，1983，（4）：32.

［23］于为民，任来生.试论"肾虚血瘀证"的病理机制［J］.陕西中医学院学报，1995，18（2）：8－9.

［24］江燕，何伟明.肾炎湿热论［J］.四川中医，2014，32（1）：53－54.

第七章

基于"肾藏精"藏象理论的康复调护与养生保健

中医学康复调护与养生保健的理论和实践具有数千年悠久历史和丰富经验,其中,家喻户晓、耳熟能详、首屈一指的常识,就是"从肾调护、益肾养生"。基于"肾藏精"藏象理论的康复调护与养生保健,可做大文章。本书限于篇幅,简要概述"从肾调护"进行康复与养生保健的原则和方法。

第一节 基于"肾藏精"藏象理论的康复调护

康复,又称康健、平复、康强等,即恢复平安或健康之意。中医康复,就是在中医基础理论指导下,采取各种有利于疾病康复的方法和手段,使伤残者、慢性病者、老年病者及疾病缓解期患者的生理功能和精神状态最大限度地恢复健康。

中医康复的理论基础是中医的脏腑经络理论,五脏理论为核心。其中肾的生理功能尤其重要,肾为先天之本,主藏精,为阴阳水火之本,人体的生长发育与肾的关系最为密切,人的衰老取决于肾中精气的强弱,由肾衰而导致其他脏器的相继衰退。故欲使幼儿生长发育正常,壮年后延缓衰老，培补肾阳，顾护肾精为重要环节，在康复治疗中也起到重要的作用。

一、基于"肾藏精"理论的康复原则

康复的目的是要恢复病人或已伤残者的身心健康。因此，康复学的基本原则包括了养形与调神结合、扶正祛邪结合、内治外治结合、自然康复与治疗康复结合等理论。这些原则与肾藏精的理论关系密切。

（一）养形与调神结合

养形，主要是指摄养人体的内脏、肢体、五官九窍及精气血津液等。主要有调饮食、节劳逸、慎起居、避寒暑、勤锻炼等方法。调神，主要指调摄人的精神、意识、思维活动等。通过形体的锻炼，将肾中精气不断充盛，使身体强壮；通过调节神志活动使肾气得养。将保养形体和调摄精神相结合，充分调动患者自身的主观能动作用，改善肾藏精的功能，从而有利于康复治疗。

（二）扶正与祛邪结合

中医康复的对象大多以正气亏虚为主，因而多以扶正固本为主，兼顾祛邪。扶正的根本在于固肾中精气。所以扶正，可以增强机体的抗病能力、自我调节能力和康复能力，根据不同情况，采用药物扶正法、食物扶正法或药物食物结合运用，缩短康复所需的时间。

（三）内治与外治结合

内治指通过给病人服用药物来进行治疗的各类治法的统称。外治是用药物和器械、手术直接作用于患者的体表或孔窍局部，以治疗各种病证的方法，包括针灸、推拿、气功、传统体育、药物外用等。外治康复法能通过经络的调节作用，疏通体内的阴阳气血；而内治康复法可调整、恢复和改善脏腑组织的功能活动，故内治与外治相结合，往往能收到促进患者整体康复的效果，对于肾功能的改善与提高，尤其有益。

（四）自然康复与治疗康复结合

自然康复是指通过自然因素的影响，促进人体身心逐步康复的方法。主要包括日光疗法、空气疗法、花香疗法、泥土疗法、高山疗法、海水疗法、岩洞疗法、森林疗法等诸多自然康复方法。通过自然康复的方法能够提高脏腑的功能活动能力，对于补益肾气、改善肾功能有很大益处。

二、基于"肾藏精"理论的康复方法

在中医康复基本原则的指导下，在临床康复治疗的过程中，不仅可以选用药物、饮食、针灸、推拿、气功等康复方法，还需要患者自我调摄、自我保健的相互配合，才能取得最佳的疗效，其中主要是通过改善肾功能来改善机体的状态。常用的方法如下。

（一）精神康复法

精神康复法，主要是指医生以某种言行或情志相胜理论，影响患者的感受、认识、情绪和行为等，以改善和消除患者的不良情志反应，促使其身心康复的一类方法。

1. 情志相胜法

情志相胜法是根据阴阳五行的制约关系，用一种情志纠正其所制约的另一种情志的异常活动，从而改善或消除这种异常情志所导致的心身障碍，又称以情制情疗法，按其所依据的理论不同，可具体分为五志相胜疗法和阴阳情志制约法两类。

（1）五志相胜法　根据五行相克制约关系确立的情志相胜法，即五志相胜法。①悲胜怒：通过引发患者的悲忧情绪来纠正其愤怒太过的方法。②喜胜悲（忧）：通过语言、影视等方法使患者喜笑颜开来克制其悲哀太过的方法。③恐胜喜：通过危言使患者恐惧来收敛其因过喜而耗散的心神，恢复心神功能的方法。④思胜恐：通过使患者深思明辨来克制其过于惊恐的方法。⑤怒胜思：通过激发患者大怒来解除其思虑太过、气机郁滞的方法。

（2）阴阳情志制约法　根据阴阳对立统一原理，将阴阳属性相对立的情志进行组合，选择一种情志反向调节原有过激的情志，从而治愈疾病的方法，称为阴阳情志制约法。

性质彼此相反的情志，对人体阴阳气血的影响也正好相反。因而相反的情志之间，可以互相调节控制，使阴阳平衡，即喜可胜悲，悲也可胜喜；喜可胜恐，恐也可胜喜；怒可胜恐，恐也可胜怒等。

基于"肾藏精"理论，肾在志为恐。过恐易伤肾，可致肾气耗损，精气下陷，升降失调，出现大小便失禁、遗精、滑泄、堕胎早产等。《灵枢·本神》说："恐惧不解则伤精，精伤而骨酸痿软，精时自下。"心为五脏六腑所主，为君主之官，故惊恐亦可损心，出现心悸怔忡，甚则精神错乱、惊厥等。正如《素问·举痛论》所说："惊则心无所倚，神无所归，虑无所定。故气乱矣。"

在冬月闭藏之时，应调养心肾，以保精养神。《素问·四气调神大论》指出："使志若伏若匿，若有私意，若已有得。"就是要人们避免各种不良的干扰刺激，处于"恬淡虚无，真气从之"状态，方可使心神安静自如，含而不露，秘而不宣，给人以愉悦之美。

由于冬季朔风凛冽，阴雪纷纷，易扰乱人体阳气，变得萎靡不振。现代医学研究表明，冬天日照减少，易引发抑郁症，使人情绪低落，郁郁寡欢，懒得动弹。这就要求在情志养生方面应做到，在风和日丽的天气应到外面晒太阳，参加丰富多彩的文体娱乐活动，并注意动静结合，动可健身，静可养神，体健神旺，可一扫暮气，精神振奋，充满朝气。

2.情志引导法

情志引导法是指通过语言或其他方式来启发患者，使其逐渐认识到原有的认知、情绪表现的错误，从而建立起健康的认知，能够用以克服情绪、行为等方面不良表现的方法。

（1）顺情疗法　顺情疗法是指顺从患者的某些意愿，满足其一定的身心需求，以释却患者心理病因，改善其不良情感状态的一类心理疗法，又称顺情从欲法，相当于现代心理学的支持疗法。主要适用于由于外界条件所限或因个人过分压抑、胆怯、内向而情志意愿不遂所引起的身心疾病。

（2）移情疗法　移情疗法即转移注意力疗法，是通过语言、行为，或改变所处的环境因素等方法，转移患者对病痛的注意力，改变患者思想焦点的指向性，排遣负性情绪，借以调整气机，使精神内守、疾病痊愈的一种心理疗法。

（3）语言疏导法　语言疏导法是针对患者的病情及其心理状态、情感障碍等，采取语言交谈方式进行分析劝寻，以此来缓解或解除不良情绪和情感活动状态的一种疗法，或称为说理开导法。

（4）暗示引导法　暗示引导法是指采用含蓄、间接的方式，对患者的心理状态施加影响信息，诱导患者不经过充分的理性思考和判断，无抵抗地接受医生（包括本人）的治疗性意见和信念，并做出相应反应，从而达到治疗目的的一种心理康复疗法。本疗法可采用言语，也可通过手势、表情、动作和环境进行。

基于"肾藏精"理论，可采用移情之法，引导患者减轻思想负担，增加远大志向，提高抗病的坚定理念，则肾精可固，肾气可复。

3. 行为疗法

中医行为疗法是指采用中医治疗手段帮助患者消除或建立某些适应性行为，从而达到治疗目的的一种康复方法。人们的情志心理活动与外在的行为密切相关，病态心理往往出现异常行为。由于病伤残疾本身以及由此而造成的对社会生活环境不适应，很容易导致患者各种病态、不良行为的产生，如自责、自贱、自杀、厌食、厌世、烟瘾、酒瘾、药瘾等。医者针对患者的不同身心状态，可按康复计划，分别采用奖惩、习见习闻、劳动等措施，校正其异常行为，康复其身心。

4. 色彩疗法

我国古代把黑、白、玄（偏红的黑）称为色，把青、黄、赤称为彩，合称色彩。色彩疗法是根据中医五色配五脏理论，让患者目睹各种相应颜色，从而发挥治愈疾病、康复身心作用的疗法，称为色彩疗法。

中医学认为各种色彩对人体脏腑功能均有影响，《素问·金匮真言论》曰"东方青色，入通于肝……南方赤色，入通于心……中央黄色，入通于脾……西方白色，入通于肺……北方黑色，入通于肾。"多年来，五色配五脏理论一直卓有成效地指导着临床实践。对于肾功能不足的患者，采用黑色疗法可促进患者改善其肾功能。

（二）中药康复法

中药康复法是指在疾病康复过程中，采用制成各种剂型的中药进行内服、外用，以减轻和消除患者形神功能障碍，促进其身心康复的方法，是中医康复技术中最常用、内容最丰富的方法之一。在康复医学领域，合理使用中药和方剂，是不可或缺的重要内容。临床以辨证康复观为指导，正确运用中药、方剂，减轻和消除患者心理和生理的功能障碍，促进其身心康复。

中药康复法分为内治法和外治法，两者在药物的吸收方式上有所差异，内服的药物通过消化道吸收，而外用的药物则是通过体表的渗透作用吸收。两者都是以中医理论为指导，恰当地选择药物和用药方式，以达到调理阴阳、协调脏腑功能、促进机体功能障碍尽快恢复的目的。

1. 中药内治法

中药内治法是根据患者的具体情况，辨证处方，形神兼顾，合理选用汤、丸、散、膏等剂型内服，以达到协调阴阳、恢复脏腑经络气血功能目的的一种中药康复方法。主要方法包括：汗法、吐法、下法、和法、温法、清法、消法、补法等。

2. 中药外治法

中药外治法是指针对患者的具体病情，选择适当的中药，经一定的炮制加工后，对患者全身或病变局部，进行体外治疗的方法。

常用方法包括：

（1）膏药疗法 古称"薄贴"，是将药粉配合香油、黄丹或蜂蜡等基质炼制而成的硬膏，再将药膏摊涂在一定规格的布、皮、桑皮纸等上面而成。膏药胶性较好，使用方便，药效持久，便于贮存和携带，适合治疗多种疾病。

（2）熏蒸疗法　是利用中药煎煮后所产生的温热药气熏蒸患者身体，以达到康复目的的一种治法。其通过温热与药气共同作用于患者体表，致毛窍疏通，腠理开发，气血调畅，使郁者得疏，滞者得行，而起到散寒、活血通络、化痕消肿、宣水利湿的功效。

（3）烫洗疗法　是指选配某些中草药制成煎剂，乘热进行局部或全身浸洗，以促进患者康复的方法，又称药浴疗法，古称浸渍法。它既具有热水浴的作用，又包括了药物的作用。

（4）熨敷疗法　是指用中草药敷于患部或一定的穴位，在热气和药气的作用下，以温通经脉，畅达气血，协调脏腑，达到康复目的的一种方法。

（5）药枕疗法　是中医学一种传统治病方法，是将具有芳香开窍、活血通络、镇静安神、益智醒脑等作用的药物碎断成块状或研粗末装入布袋内作枕头，用以防治疾病和延年益寿的一种自然疗法。

（6）中药离子导入疗法　利用直流电使中药离子进入人体以达到治疗目的的方法，称为中药离子导入疗法。它是一种操作简便、作用独特、行之有效的治疗方法。中药离子导入疗法多应用具有疏通经络、活血止痛作用的中药，同时结合临床辨证，配以具有补气血、益肝肾、祛风湿、强筋骨之类的中药，针对症状和证候来治疗。

基于"肾藏精"理论，针对肾功能失调的患者，采用中药的内外治法，可以促进肾功能的恢复。

（三）针灸推拿气功康复法

针灸推拿康复法，是指运用针刺、艾灸、推拿等方法来刺激病人某些穴位或特定部位，以激发、疏通经络气血的运行，恢复脏腑经络生理功能的方法。通过对足少阴肾经、足太阳膀胱经及任脉、督脉、冲脉的针刺与按摩调节作用，可以促进肾功能的改善。

气功是指通过呼吸（调息）、意念（调心）、姿势（调身）相结合的练气和练意的功夫。气功康复法是患者用意识不断地调整呼吸和姿势，以意引气，循经运行，增强元气，调和气血和脏腑功能，恢复机体的阴阳平衡，从而促进身心康复的方法。它是中医康复学中独特的锻炼精、气、神的自我身心康复法，尤其对于肾功能的恢复及提高都有积极的促进作用。

（四）饮食康复法

饮食康复法是在中医基础理论的指导下，根据食物的性味、归经、功效，选择具有康复治疗意义的食物或食物与药物配合的药膳，按照饮食调理的原则，以促进身心康复的一种方法。

饮食康复法，一般分为饮食疗法、药膳疗法两种，适用于多种病证的康复。

1. 饮食疗法

饮食疗法简称食疗、食治，是利用食物来影响机体各方面的功能，使其获得健康或愈疾防病的一种方法。

2. 药膳疗法

药膳疗法是用药物与食物相配合，经过烹调而形成的具有康复治疗作用的药膳处方治病的一种方法。药膳既有营养，美味爽口，又能防治疾病、保健强身。

基于"肾藏精"理论，对肾虚患者，给予补肾之食物，如山药、莲子、芡实、益智仁、枸杞子、黑芝麻、桑葚、覆盆子等，可改善肾功能。

（五）运动康复法

运动康复法，是指病人通过体育运动的锻炼，促进气血运行调畅，调养身心，祛除疾病，促使其身心日渐康复的方法。不同的运动方法，锻炼强度有别，适应范围各有侧重，再加上康复对象的病情、体质、年龄、兴趣爱好等各不相同，所以运动康复法要因人因病而异，有针对性地选择合理的运动项目，以求获取最佳的效果。

对于肾精亏虚者，通过适当运动，如慢跑、游泳等或练习养生功，如八段锦、易筋经、五禽戏、六字诀、太极拳等方法，能够促进肾功能的恢复。

（六）自然康复法

自然康复法，亦称环境康复法，是利用自然界具有康复或治疗作用的天然物理、化学因素影响机体，促进疾病的痊愈和身心健康的一种方法。

1. 矿泉疗法

矿泉疗法系指应用一定温度、压力和不同成分的矿泉水，促进人体疾病痊愈和身心康复的方法。矿泉水有冷、热两种，冷泉常属饮用，热泉多入浴，由于沐浴的矿泉水多有一定的温度.故又称为温泉浴，古书中称温泉为汤泉、沸泉。

2. 日光疗法

日光疗法是利用天然的日光照射身体来治疗疾病的一种方法。《素问·四气调神大论》就有利用日光防病治病、进行养生的记载，记载有夏天要"夜卧早起，无厌于日"，冬天要"早卧晚起，必待日光"等。

3. 空气疗法

空气疗法是接触沐浴自然界中的新鲜空气，以达到摄生防病目的的一种康复方法。

4. 沙浴

沙浴疗法是将身体的局部或大部浸入热沙之中，利用热沙的温度和机械作用来治疗疾病的一种方法。

5. 海水浴

海水浴是利用海水的温度、化学成分，对人体产生特殊的影响，促进疾病痊愈和身心康复，从而达到养生长寿目的。

6. 森林浴

森林浴是指在森林公园，森林疗养地或人造森林中较多地裸露身体，尽情地呼吸，利用森林中洁净的空气和特有的芳香物质，增进健康和防治疾病的一种方法。

7. 洞穴浴

洞穴浴也称岩洞疗法，是指利用天然岩洞、人工岩洞的特殊环境来影响人体，摄生治病的方法。

8. 泥浴

泥浴法是指含有矿物质、有机质、微量元素等的泥类，经过加温后，敷于身体，或在泥浆里浸泡以达到健身祛病的养生保健法，属于一种温热疗法。

通过采用自然康复的方法，可以改善肾功能的状态。

（七）传统物理康复法

传统物理康复法是利用天然物质经加工产生的物理因素，作用于人体的形神，达到协调脏腑的功能活动，促进疾病痊愈、身心全面康复的目的。其收效快，患者无痛楚，且无毒副作用，疗效持久，经济简便，是常用的康复方法。

1. 冷疗法

冷疗法是利用冰雪、水、石等寒冷之物的凉性特点，刺激机体，通过内服、外用以促进疾病康复的一种治疗方法。

2. 热疗法

热疗法是利用温热或火烤的物理作用，作用于机体，以促进身体康复的一种理疗方法。

3. 蜡疗法

蜡疗法是指以加温后的液状石蜡作为导热体，敷盖于疼痛部位以促进形体康复的一种治疗方法。

4. 磁疗法

磁疗法是应用磁石产生的磁场作用于人体的穴位、官窍或患部，以促进身体康复的一种物理疗法。

5.芳香疗法

芳香疗法是患者通过闻馨香和具有养心安神、芳香开窍等保健与康复作用的香气，从而促进康复的一种疗法。

通过采用物理疗法，不仅促进身心的全面恢复，尤其对肾功能的改善与提高有更显著的作用。

（八）娱乐康复法

娱乐康复法就是选择性地利用具有娱乐性质的活动，通过对人体形神功能的影响而促使身心康复的一类方法。

包括音乐疗法、歌咏疗法、舞蹈疗法、影视戏剧疗法、琴棋书画疗法、游戏疗法等。

总之，康复的对象绝大多数为慢性疾病，其中不乏疑难杂证，不仅病情复杂，迁延日久，往往多个脏腑受累，几种病证并存，因此，必须针对不同的情况，制订合理而有效的康复方案，发挥良好的综合效应，使机体逐渐康复。其中从肾藏精理论出发，采用补肾益肾之法，具有非常重要的作用。

第二节　基于"肾藏精"藏象理论的养生保健

养生，又称摄生、道生、保生等，即根据生命发展规律，采取适当的措施来颐养心身，增强体质，却病延年。养生一词最早见于《庄子·养生主》："文惠君曰：善哉！吾闻庖丁之言，得养生焉。"保健，为舶来语，意为保护健康，亦指为保护和增进人体健康、防治疾病，医疗机构所采取的综合性措施。现常养生保健并称。养生保健的目的并非长生不老，返老还童，而是延年益寿，以良好的健康状态和最佳的生活质量而尽终天年。中华民族的养生保健思想源远流长，《庄子·盗跖》有"古者禽兽多而人少，于是民皆巢居以避之，昼拾橡栗，暮栖木上。"说明早在上古时期先人就已经开始了养生的实践活动。随着社会生产力的发展和科学的进步,养生学说亦有了极大的进展。春秋战国时期,诸子蜂起,百家争鸣,养生思想迅速发展,如《周易》"天行健,君子以自强不息"。《老子》提出的"致虚极,守静笃""见素抱朴,少私寡欲""深其根,固其柢,长生久视之道也",倡导道法自然,形神兼养,无为而治。《论语》说"己所不欲,勿施于人",也有"食不厌精,脍不厌细"等饮食养生思想。在代表先秦的杂家学派思想文化的《吕氏春秋》提出"流水不腐,户枢不蠹"的思想,应该效法自然,运动健身,以却病延年。《黄帝内经》集先秦诸家养生思想之大成,提出了比较全面而系统的养生原则和方法,如调和阴阳、形神兼养,顺应自然等,并强调"治未病"将养生与预防紧密结合起来。随着中医学的发展,人们对健康与疾病的认识不断加深,中医养生学也得到了极大的发展,可以说中医著作中大多都会论及养生,并出现了养生学专著《养性延命录》,为南朝养生家陶弘景著,是现存最早的养生学专著,对养生的原则和方法作了许多论述。至明清之际,养生学进入鼎盛时期,涌现出大量养生著作,如《寿世青编》《修龄要旨》《遵生八笺》《老老恒言》等。时至今日,随着社会的进步,人类生活水平提高,寿命逐渐延长,养生思想及方法受到了前所未有的关注。

一、养生原则

《黄帝内经》对养生的原则进行了高度概括,"上古之人,其知道者,法于阴阳,和于术数,食饮有节,起居有常,不妄作劳,故能形与神俱,而尽终其天年,度百岁乃去"(《素问·上古天真论》)。简而言之,就是要顺应自然规律,采用适当的方法,形神兼养,以达到延年益寿的目的。

(一)法于阴阳

重点是顺应四时,"春夏养阳、秋冬养阴",肾中阴阳为五脏六腑之本,冬季补肾尤为重要。

"阴阳者,天地之道也"(《素问·阴阳应象大论》)。阴阳是自然界事物运动变化的基本规律和普遍法则。"人以天地之气生,四时之法成"(《素问·宝命全形论》)。人生于天地间,其生老病死亦要遵循自然界的规律。四时更替,寒暑变幻,人应该据四时阴阳的不同进行养生保健,《素问·四气调神大论》对此进行了较为详细的论述。"夫四时阴阳者,万物之根本也。所以圣人春夏养阳,秋冬养阴,以从其根,故与万物沉浮于生长之门"(《素问·四气调神大论》)。春夏之时阳气生发,春生夏长,生机勃勃,人们也要与之相应,顺应阳气发泄之势,夜卧早起,于空气清新、阳光明媚处舒展形体,以使阳气更加充盛。秋冬之际,阴气收敛,人们应当早卧晚起,以待日光,使阴精内藏,阳气不致妄泄。

肾藏精,肾中阴阳为五脏六腑之本,与冬季相通应,冬季益肾藏精之道,需遵循:"冬三月,此谓闭藏,水冰地坼,无扰乎阳,早卧晚起,必待日光,使志若伏若匿,若有私意,若己有得,去寒就温,无泄皮肤,使气亟夺,此冬气之应,养藏之道也"(《素问·四气调神大论》)。

(二)和于术数

术数,养生学术语,是指修身养性的方法。唐·王冰注释《素问·上古天真论》:"术数者,保生之大伦,故修养者必谨先之。"清·张隐庵注:"术数者,调养精气之法也。"

1.修齐治平之养性

孙思邈称"养生",为"养性"。《备急千金要方·养性》:"养性者,欲所习以成性,性自为善,不习无不利也。性既自善,内外百病自然不生,祸乱灾害亦无由作,此养性之大经也。善养性者,则治未病之病,是其义也。故养性者,不但饵药餐霞,其在兼于百行,百行周备,虽绝药饵足以遐年。德行不充,纵服玉液金丹未能延寿。"

从儒家文化而论,格物、致知、诚意、正心,是修身、齐家、治国、平天下的基础。格物,是接触事物;致知,是获得知识;诚意,是诚实守信;正心,是心要端正。如此,才能修养躯体品性,管理家庭家族,贡献治理国家;则天下安定太平。出于《大学》:"古之欲明明德于天下者，先治其国；欲治其国者，先齐其家；欲齐其家者，先修其身；欲修其身者，先正其心；欲正其心者，先诚其意；欲诚其意者，先致其知；致知在格物。"这是养生的最高境界，也是中华民族传统美德的精神支柱。

2. 调养精气之修身

根据正确的养生保健方法进行调养锻炼，从饮食、居处、劳逸、锻炼等多方面进行调整，以达到祛病健身延年益寿之目的。"健康不仅是躯体没有疾病，还要具备心理健康、社会适应良好和有道德"，这是世界卫生组织提出的健康标准，而古人早已认识到了这点，所以提出要"形与神俱"而尽终天年。

（三）饮食有节

肾为先天之本，藏后天之精的补给；脾胃为后天之本、气血生化之源，"先天生后天，后天养先天"。因此，养生保养肾精，要注意补充脾胃运化而产生的水谷之精微，必须从饮食调养做起。

1. 饮食适度适量

良好的饮食行为，应以适度为宜。过饥、过饱或饥饱失常均会对人体造成损伤。早在《内经》时代，古人对此就有了深刻的认识，"谷不入，半日则气衰，一日则气少矣"（《灵枢·五味》）。过饥，即摄入饮食不足，会导致营养缺乏，后天之精化生不足，气血生化无源，亦不能滋养肾精，会使人体气血亏虚，脏腑组织失养，功能活动减退，身体虚弱，人体易感疾病，影响健康，不利养生。过饱，指饮食过量，或暴饮暴食，或中气虚弱而强食，超过了脾胃所能承受的食量，则会损伤脾胃，"饮食自倍，肠胃乃伤"（《素问·痹论》），后天之本受损亦不利于保养肾精，不利养生。另外，饮食过量不仅损伤脾胃，可出现脘腹胀满疼痛，嗳腐吞酸，呕吐泄泻，厌食纳呆等症状，日久进一步损伤脾胃功能，使运化功能久久不能恢复，还可聚湿、化热、生痰，而出现消渴、肥胖、痔疮、心脉痹阻等病证，正如《内经》所述，"因而饱食，筋脉横解，肠澼为痔""高粱之变，足生大丁"（《素问·生气通天论》)。

2. 合理膳食

人体对营养的要求是多方面的，饮食的合理搭配能够保证机体所需要的各种营养。不同的食物有不同的特性，寒热温凉、酸甜苦辣各不相同，因此，不同的食物对人体的作用各不相同。

（1）五味均衡

药食同源。《周礼·天官》："凡药以酸养骨，以辛养脉，以苦养气，以甘养肉，以滑养窍。"这是原初的"滋味说"，由于药食"入口则知味，入腹则知性"，因此古人很自然地将滋味与作用联系起来，并用滋味解释药食的作用。随着五行学说的盛行，"滋味说"被改造成"五味说"。五味包括：酸、苦、甘、辛、咸。五味与五脏存在着对应关系。"夫五味入胃，各归所喜，故酸先入肝，苦先入心，甘先入脾，辛先入肺，咸先入肾"（《素问·至真要大论》）。五味摄入均衡，可促进相应之脏精气化生以及维持其功能具有特殊意义，因此不可偏颇。《黄帝内经》归纳五味与五脏的联系，并论述了过食、偏嗜五味对五脏的损害。"多食咸，则脉凝泣而色变；多食苦，则皮槁而毛拔；多食辛，则筋急而爪枯；多食酸，则肉胝皱而唇揭；多食甘，则骨痛而发落，此五味之所伤也""心欲苦，肺欲辛，肝欲酸，脾欲甘，肾欲咸，此五味之所合也"（《素向·五脏生成》）。五味偏嗜是指长期偏好某一种食味，或某种单一食物，而导致相应脏腑的脏气偏盛而出现功能失调，甚至导致脏腑之间平衡失调而出现多脏的病理改变，影响人体健康。

（2）寒热均衡

食物与药物相同，有寒、热、温、凉四气，只是相较药物而言性质平和，但也有一定的偏性。良好的饮食习惯要求寒温适中。一方面要注意食物的寒热性质，如有辛辣味道的食物多为热性，长期过量食用易使胃肠积热，损伤胃阴，出现口渴、口臭、腹满胀痛、便秘或痔疮等；酒性热，适量饮用可宣通血脉，舒筋活络，有利于健康，但若长期过量饮用，轻则引起头晕头痛、恶心呕吐，重可扰及心神出现神乱；过量饮酒还可损伤肝脾，内生湿热，损害人体健康。寒凉食物则易损耗人体之阳气，其中脾肾之阳气最易受损，可导致寒湿内生，出现腹痛、腹泻等病症出现。另一方面，需要注意饮食物的温度，如盛夏之时，人们往往喜食冰淇淋、冰镇饮料等冷饮，过量饮食亦属饮食偏嗜，日久也会损伤人体阳气，特别是脾胃之阳，而出现腹痛腹泻等病证。过食辛热之品，过食寒凉之品均可损伤人体健康，不利养生，因此要注意饮食物的寒热均衡。

（3）食类均衡

食类均衡是要避免偏食和饮食单调。饮食合理搭配，做到荤素搭配、粗粮细粮混合食用等。人体所需营养是多方面的，若饮食过于单调，会造成某些营养物质缺乏而使人体发生疾病，如缺钙可导致佝偻病，缺碘可致瘿瘤等。

3. 饮食卫生

"食不厌精，脍不厌细。食饐而餲，鱼馁而肉败，不食。色恶，不食。臭恶，不食。失饪，不食。不时，不食。割不正，不食。不得其酱，不食。肉虽多，不使胜食气。唯酒无量，不及乱。沽酒市脯，不食。不撤姜食，不多食"（《论语·乡党》）。这是孔子及其弟子对乡亲父老、亲戚朋友所言，讲的是饮食文化。告诉人们，食物陈旧就会变味，鱼类腐烂鱼肉就坏了，不要吃。颜色变得难看的食物，不要吃。味道变得难闻的食物，不要吃。没有煮熟的食物，不要吃。不是该时令所产出的食物，不要吃。屠夫割的不干净的食物，不要吃。没有加入与之相配的酱料煮的食物，不要吃。不明来历的散装酒不要喝，街市卖的熟肉干不要吃。概括说来，主要就是饮食卫生的问题。病从口入，饮食是否卫生关系到人体的健康。饮食不洁，如食物腐败，可导致胃肠功能紊乱，出现肠鸣腹痛、恶心呕吐、腹泻或痢疾等；如果食用了被寄生虫污染的食物，则会导致各种寄生虫病，如绦虫病、蛔虫病等；如果进食了被毒物污染的食物还会发生食物中毒，轻则脘腹疼痛，重则危及生命。因此保养生命也要重视饮食卫生。

（四）起居有常

1. 居处适宜

良好的居住环境有利于养生，自然界的阳光雨露，山水植物都会对人产生影响，因此选择适当的居处环境也是养生的重要内容。古人非常重视居处的选择，山清水秀可以说是对良好环境的高度概括，植物的光合作用可以提供人类所必需的氧气，并且可以净化空气，对于现代社会更是如此；而水是生命之源，清洁的水源对人类来说同样有着非常重要的地位。

2. 作息规律

有了好的居处环境，还要有良好的作息规律。人体生命活动与自然相应，有内在的规律和节律。所以起居也要顺应这些规律，所谓"与日月共阴阳"。

（五）不妄作劳

劳，指劳力、劳神、房劳等。中医所说的过劳，包括劳力过度、劳神过度和房劳过度三个方面。

1. 常欲小劳

正常的适当劳动，能够促进气血运行，强健肌肉，有利于身体健康，所谓"养性之道，常欲小劳，但莫大疲及强所不能堪耳"（唐·孙思邈《备急千金要方·道林养性》），过度劳累会损伤人体，如《素问·举痛论》："劳则气耗。"

劳力过度指因长时间的持续劳动，使心身始终处于紧张状态或承受体力不能及的持重、受压及运动等，会损伤脏腑，障碍气血而引发疾病。另外，久行、久立、久坐、久视、久听均会损伤人体，"盖以久视伤血，久立伤骨，久坐伤肉，久行伤筋也"，因此，若能注意到上述这些问题，则有利于人体健康。

2. 适当用脑

中老年人可以通过坚持读书看报、写文章、绘画、下棋等思维活动提高记忆和综合分析能力，保持大脑的灵活性。唐·孙思邈《备急千金要方·道林养性》提出"十二少"调养精神情志，"少思、少念、少欲、少事、少语、少笑、少愁、少乐、少喜、少怒、少好、少恶"，以使气血和调，身心健康。如十二多："多思则神殆，多念则神散，多欲则志昏，多事则形劳，多语则气乏，多笑则脏伤，多愁则心慑，多乐则意溢，多喜则忘错昏乱，多怒则百脉不定，多好则专迷不理，多恶则憔悴无欢。"此十二多不除，则荣卫失度，血气妄行，不利于养生。

3.房事有节

精气神是人身"三宝"，精化气，气生神，神御形，精是气形神的基础，为健康长寿的根本。精禀于先天，养于水谷而藏于五脏。五脏安和，精自得养。五脏之中，肾为先天，主藏精，故保精重在保养肾精。中医养生学强调节欲以保精，使精盈充盛，有利于心身健康。若纵情泄欲，则精液枯竭，真气耗散而未老先衰。节欲并非绝欲，乃房事有节之谓。《素女经》认为："人年二十者，四日一泄；年三十者，八日一泄；年四十者，十六日一泄；年五十者，二十一日一泄；年六十者，即当闭精，勿复更泄也。若体力犹壮者，一月一泄。凡人气力自相有，强盛过人者，亦不可抑忍；久而不泄，致痈疽。若年过六十，而有数旬不得交接，意中平平者，可闭精勿泄也。"此外，不同季节，性生活次数也不相同，一般遵循"春二、夏三、秋一、冬无"的原则，即春天每月二次，夏天每月三次，秋天每月一次，冬天避免房事。古人房事有节的观点，包含着一定的合理成分。

二、养生学派

综览数千年中国养生学历史，传统养生学始于先秦"百家争鸣"，成熟于晋唐，发展完善于金元、明清，涌现许多在养生理论和方法上各有侧重、自成体系的各家流派，这些流派又相互影响、兼收并蓄，共同构建中华传统养生学的文化宝库。历代有关记载未有明确分流别派，但从学术源流探讨实践，各家确自有其体系。先秦诸子对形体与大自然的了解和认知，奠定了养生学的基本原则。魏晋汉唐时，受黄老之术的影响而追求炼丹服石。宋元时期，药物养生才逐渐上轨道，提倡锻炼并开始重视食疗效果。明清时出现大量药食方剂，使养生术进入鼎盛时期；至近百年，传统养生学说和实践，与中医学一起受到现代医学的挑战，进入了改革和创新期。

概括历代各家各派，较重要的有：主张安静养神以益寿延龄的静神学派，利用运动功法以消谷行气、壮筋坚骨的动形学派，研究饮食调养的食养学派，通过服药以调阴阳、补气血脏腑的药饵学派等，虽养生学派各有不同，但培补先天、补肾固精一以贯之，则为共识。

（一）静神学派

"精""气""神"乃人身三宝，是护养形体的关键，三者既禀受于先天，又养育于后天，在生命过程中起着十分重要的作用。肾藏精，精可化气，积精全神，《灵枢·本脏》"人之血气精神者，所以奉生周于性命者也""积精全神"可却病延年。三者既禀受于先天，又养育于后天，决定人体生长生殖和衰老，在生命过程中起着非常重要的作用，只有精气充盈，神气旺盛才能健康无病，才有延年益寿的希望。《素问·金匮真言论》："夫精者，身之本也。"精气是构成和维持人体生命的最基本物质，也是神志活动的物质基础，其盛衰存亡与人的寿夭直接相关。神指知觉思维活动。生命活动以精、气为基础，由神主导，如《素问·移精变气论》："得神者昌，失神者亡。"因此，传统的养生家，尤其是元明以前，多把静神放在首位。静神方法则以老、庄所提倡的静养为主流，重在修养心性，调节七情六欲。

保养精、气、神的主要法则有三：少思、寡欲、勿劳心。少思就是减少思虑；寡欲是制约人们对名利物性的欲念；勿劳心就是不能太过用脑筋，费心思要适度。"静以养之"，清代曹庭栋提出独到的见解："心不可无所用，非必如槁木、如死灰，方为养生之道。静时固戒动，动而不妄动，亦静也""用时戒杂，杂则分，分则劳；唯专则虽用不劳，志定神固也。""静以养之"的"静神"，不是心无所注，而是摒除杂念，精神专一，神不过用，就是清静养神之道。晋·嵇康《答难养生论》论述"养生"有五难："名利不去，喜怒难除，声色不绝，滋味难绝，神虑精散。"对大多数人而言，如不能排除杂念，难以"尽其天年"。当如《素问·上古天真论》所说："恬淡虚无，真气从之，精神内守，病安从来？"

静神学派为应对调理精神状态而达到促进神气入静，提出常练静功，包括练意练气，也就是古代的"吐纳""调息"及"静坐"等功法。明代万全《养生四要》提出"人之学养生，曰打坐，曰调息，正是主静功夫。但要打坐调息时，便思要不使其心妄动"。可见经常练习静坐等功法，可有清净神气及使精神内守而不外散的作用。

（二）动形学派

动形学派，是侧重形体锻炼的养生学派，以运动形体作为保养生命的手段，认为形体强健可以达到遐龄为目的。形体为生命活动之舍府，其动静盛衰关系着精、气、神的旺衰存亡。《素问·上古天真论》"动作不衰""形与神俱"才可"尽终其天年"。动形的主要方法多元化，如以日常多作体力劳动使气血流通，调剂精神。闲时散步多行，唐·孙思邈主张在清晨及饮食后散步，可增进水谷运化，条达生气。如《千金翼方·养性》："四时气候和畅之日，量其时节寒温，出门行三里二里及三百二百步为佳，量力行，但无令气乏气喘而已。"导引按跷（按摩）法可分道、释、医、武多派，道家养生按摩法如叩齿擦面，医家循经取穴按摩推拿，佛家提倡揉腹助消化水谷通道。

以动养形，始于庄子，《庄子·刻意》提出："吹呴呼吸，吐故纳新，熊经鸟伸，为寿而已。此导引之士、养形之人、彭祖寿考者之所好也。"吕不韦《吕氏春秋》也强调动形达郁（体育锻炼）对保障健康的重要。《黄帝内经》虽主静养，但提倡人须经常活动，使"形劳而不倦"，不应"久坐""久卧"，免伤脏腑。汉代以后，运动养生得到进一步发展。华佗创立"五禽戏"，他通过观察模仿虎、鹿、熊、猿、鸟五种动物的动作形态，并传授给学生，他们每天习练而得以健康长寿。至宋代气功导引术不断发展，创立了锻炼脏腑筋骨的"八段锦"，从北宋第一次出现在文字记载以来，一直流传至今。宋代张三丰、明代张松溪创武当太极说，明末陈王廷创陈氏太极说。太极拳起源应该是多元的，到明清时盛行。近年兴起站桩、甩手功及各类运动、健体操等锻炼形体的方法，都是继承和发展中国古代养形法，并简化动作，如二十四式简化太极拳，从普及年长者推广至国外人士。

（三）食养学派

食养学派，是用适当的饮食调养以达到补益精气，协调脏腑，抗衰延寿目的的养生派别。日常食物和饮料一般来说可长期进食，对身体不会产生偏差而导致阴阳失衡，也没有明显的毒性或不良反应。大部分药物性味均有所偏嗜，作用有所依归。历代中医养生学家，对药品与食物的看法并非泾渭分明，药物侧重治疗效果故有所偏，食物则重营养滋补而性平和。事实上，平和药物如大枣、莲子、山药等，民众多爱作为菜肴，而很多食物如蜂蜜、姜等，在《神农本草经》中被列为上品可长期食用以滋补养身。

先秦孔子，唐代孙思邈，宋代苏轼、陆游，金元时期忽思慧、李东垣和明代袁枚等历代养生学家，均十分重视饮食养生。元朝饮膳太医忽思慧编撰的《饮膳正要》一书，是中国第一部也是世界上最早的饮食卫生营养专著。

饮食有节是饮食有时、食勿太过。《素问·痹论》："饮食自倍，肠胃乃伤。"古代养生家认为，饱食伤脾胃令人早衰，所以主张要以"七分为度"，即感觉七分饥即食，至七分饱即止。二是饮食要有规律，《吕氏春秋·季春纪》记述若按时进食则不易患病。《素问·生气通天论》："阴之所生，本在五味，阴之五宫，伤在五味。"故此饮食宜暖、宜缓、宜淡，即是要适温而食；细嚼慢咽，饮食宜清淡，少肥甘厚味。

食物配搭合理：食物种类繁多，所含的营养不尽相同。饮食养生特别重视食物种类的合理搭配，不可偏嗜。《素问·脏气法时论》："五谷为养，五果为助，五畜为益，五菜为充，气味合而服之，以补精益气。"主张主食宜粗细搭配，副食宜荤素搭配，以保证人体全面的营养需要。《保生要录》进一步指出："凡所好之物，不可偏食，偏则伤胃生疾，所恶之物不可全弃，弃则脏气不均。"根据食物的性味与人体生理的关系，提出要"谨和五味"，使脏腑气血得以滋养，并可防止五味偏嗜而罹疾。

饮食禁忌：饮食禁忌很多，中医学特别强调病中要忌口，如阳虚寒证忌生冷寒凉食物，阴虚热证忌辛热之物等。《论语·乡党》记载，孔子对饮食很讲究，如肉色不正腐坏、气味异常、烹调不当、不合时令的食物等，都不应吃。具体而言，若浮肿尿少则忌食过咸；冠心病忌食肥肉脂膏；疮疡、皮肤病忌食鱼虾和辛辣食品等。此外，食物性味相反不能同时食用，这方面古人也积累了丰富的实践经验。

中国食疗养生法源远流长，主要的食疗养生经典文献源自儒、道、医三家。佛家循真修实，众生平等的教义原则而持斋茹素，对选择以植物类食物为主粮有独特理论和见解，从现代营养学和人体生理学分析，素食对人体无不良影响，且对多种现代慢性疾病如后天饮食诱发的糖尿病及心脑血管病等有预防作用。中华民族从数千年来积累多代实践和经验，药食同源之说可上溯至先秦，汉晋完善，而唐则集其大成，宋元明清发展，食养理论更趋完备。近年，中医药学更有药膳及食品营养专业，在国内中医院及民间特设保健营养及药膳餐馆，逐渐受到民众重视和欢迎。

（四）药饵学派

药饵学派，是通过服用药物调和阴阳，补益脏腑气血，以抗衰延寿的养生学派。古代养生家认为，人之所以衰老是由于脏腑亏虚，尤其肾脾功能逐步衰退；气血亏损，瘀血痰湿等病理产物郁结，妨碍气血运行。历代研究发展抗衰老的药物方剂，现代医学则以动物实验开始研究抗衰老药物。早在两千多年前的《山海经》内记载了不少草本、矿物类药物的抗衰补益作用，例如“柏蓟服之不塞”“櫰木之实，食之使人多力，枥木之实，食之不忘”等，可见中药可摄生延寿的萌芽状态。春秋战国时间，人们甚至希望能从药物中，提炼出使人长生不老的“仙丹”，至秦汉两晋，炼丹服石之风遂起。唐代以后，人们开始以本草、动植物药方养生，至此药饵养生开始走上正常发展之途。

大约成书于汉代的《神农本草经》总结、搜集和整理了秦汉以前的药物学经验成果。书中记载了365味药，分上、中、下三品，上品药共开列120种：“上药为君，主养命，以应天，无毒，多服久服不伤人，欲轻身益气不老延年者，本上经。”上品药性味多甘平，味甘者能缓，平性者能和。以甘平之剂调补摄生，为中医药饵养生学独有，《神农本草经》提供了以性味划分药物的理论和依据。

魏晋时，炼丹术家葛洪著有《抱朴子》，其中有服石成仙的记载。唐·孙思邈《备急千金要方·解五石毒》记载了很多服石养生的方法。随着经验和实践，服石毒性反应逐渐显现，炼丹服石养生法逐渐受人遗弃。孙思邈在《备急千金要方》和《千金翼方》二书中，继承和发展了药饵养生的保健思想。

宋·陈直著《养老奉亲书》一卷，至元代邹铉续撰写三卷，加入前书而成《寿亲养老新书》共四卷。《寿亲养老新书》以老年养生为主题，详论修身养性、药食调理、穴位按摩等保健内容，附有各类养生方药，也有老年日常起居、闲情逸致、行孝劝善和传闻佚事等，明确提出药饵学派的基本观点和运用原则，为后世药饵学开创了一条新道路。并且，《养老奉亲书》根据四时之分别；男女之差异而运用不同药饵法则：“人能执天道生杀之理，法四时运用而行，自然疾病不生，长年可保。”明代医家万全著有《养生四要》《保命歌括》等养生书籍，继承了前贤陈、邹二人之学，以阴阳平衡五味既济观点，阐述老年人制方用药保健，应取“中和”之法，如《养生四要·却疾》：“得其中和，此制方之大旨也。”此后明清医家如明·李时珍、张介宾，清·徐大椿等，继承历代药食养生的理论与原则,在实践中加以补充,使药饵学派更趋完善。

三、养生方法

(一)冬季养肾

《素问·金匮真言论》指出:"精者,身之本也。"精气是构成人体的基本物质,精的充盈与否,亦是决定人们延年益寿的关键。肾与冬气相应,冬天固精,事半功倍。此时天寒地冻,万物秘藏,万物看似闭藏,却蕴藏着春的生机。《素问·六节藏象论》说到"肾者主蛰,封藏之本,精之处也。"肾精封藏,就能神气健盛,健康无病;反之,肾精外泄,生命之根基就不甚牢固,邪气则乘虚而入引发疾病。另一方面,冬季寒冷闭藏的气候为肾精藏而不泄提供了重要条件。如《素问·四气调神大论》说:"冬三月,此为闭藏""逆冬气则少阴不藏。"

《素问·金匮真言论》说:"藏于精者,春不病温。"冬天肾精不藏,春天就容易发生温病。精气流失过多,会有碍"天命"。冬属水,其气寒,主藏。故冬天宜养精气为先,重点在于适当节制性生活,不能恣其情欲,伤其肾精。对性生活有节制,以益于长寿。中医学认为,肢体的功能活动,包括关节、筋骨等组织的运动,皆由肝肾所支配,故有"肾主骨,骨为肾之余"的说法。善于养生的人,在冬季更要坚持适当体育锻炼,以取得养筋健肾、舒筋活络、畅通气脉、增强自身抵抗力之功效,从而达到强肾健体目的。散步、慢跑、打球、八段锦、练拳舞剑等,都是适合冬季锻炼的项目。冬季锻炼还要注意保暖,特别是年老体弱者,锻炼出汗停止运动时,一定要及时穿上衣服,有条件者换去汗湿的内衣,以防感冒。

冬季适宜温补以助阳养阳,可以适量多吃羊肉、狗肉、韭菜、山药、核桃等食物。尤其适宜食用黑色食物,如黑芝麻、黑米、黑豆、墨鱼、桑葚等等,是冬季补肾的食疗佳品。同时,一些中药如山药、莲子、枸杞子、何首乌等适合冬季补肾,效果较好。

（二）饮食补肾

肾中所藏之精关系着人的生长壮老，因此，保养肾精十分重要。肾藏精以先天之精为基础，得后天之精的培育，又受五脏六腑之精而藏之。"先天生后天，后天养先天"，对于养生来说，后天的水谷之精对于保养肾精十分重要，而后天之精的来源就是我们日常所摄入的饮食水谷。

养生之道，莫先于食，俗话说"药补不如食补"，药物治病有赖其偏性，而食物虽有不同特性，但总体性质平和，适于日常食用。因此食补能起到药物所无法起到的作用。合理的饮食，可以使人身体强壮，益寿延年；若饮食不当，则可能会导致疾病或早衰，损伤生命。

食物与药物一样，有着自己的性味归经等特性，可根据养生需要，有目的的选择食物，搭配食用。

1. 咸味适度以补肾脏

"五味各走其所喜：谷味酸，先走肝；谷味苦，先走心；谷味甘，先走脾；谷味辛，先走肺；谷味咸，先走肾"（《灵枢·五味》）。这种五味的划分，不仅适用于五谷，同样也适用于五果、五畜、五菜、五色等。每人每日摄入 6g 食盐以内有益肾精，但是需要适度，不管是哪一种味，过量摄入会引起相应脏腑之气偏盛，甚至破坏脏腑之间的平衡关系导致人体发生疾病，不利养生。"味过于酸，肝气以津，脾气乃绝，味过于咸，大骨气劳，短肌，心气抑。味过于甘，心气喘满，色黑，肾气不衡。味过于苦，脾气不濡，胃气乃厚。味过于辛，筋脉沮弛，精神乃央。是故谨和五味，骨正筋柔，气血以流，腠理以密，如是则骨气以精，谨道如法，长有天命"（《素问·生气通天论》）。咸入肾，肾主骨，过于咸则伤肾，故大骨气劳。劳，困剧也。咸走血，血伤故肌肉短缩。咸从水化，水胜则克火，故心气抑。因此，咸味太过，伤及肾中精气，累及他脏。

2. 黑色食物有益肾精

根据五行学说，五脏之肝、心、脾、肺、肾，依次对应五色之青、赤、黄、白、黑。因此有观点认为，具有相应颜色的食物可以入其对应的脏腑以发挥补益作用。黑色对应的脏腑为肾，多食一些黑色的食物有益肾精。如黑芝麻、黑米、黑枣、黑大豆、黑木耳、海带、香菇、发菜、乌骨鸡、豆豉等。这些食品营养丰富，有益人体健康，是养生佳品。

3. 归经入肾的食物

归经，是药物作用的定位概念，即表示药物作用的部位。药食同源，食物亦有其相应的归经。入肾经的食物可作用于肾，保养肾精可据需要选择食用。

入肾经的食物：

粮豆类：小麦、小米、甘薯、粟米、蚕豆、黑豆、刀豆、薏仁等。

蔬菜类：大蒜、芥菜、香椿、韭菜、花椒、黄花菜、山药、枸杞菜等。

瓜果品类：樱桃、石榴、桑葚、黑芝麻、栗、李、葡萄、核桃、杨梅、白果、西瓜等。

水产类：鳗鱼、鲤鱼、鳝鱼、黄鱼、海蜇、海参、淡菜、虾、蚌肉、龟肉、莲子等。

禽畜类：猪肉、猪肾、猪耳、猪血、猪髓、猪肝、猪心、火腿、鸭肉、羊肉、狗肉、鹿肉、驴肉、雀肉、燕窝、紫河车、鸽蛋、蛤蟆等。

调味类：小茴香、盐、酱等。

4. 以脏补脏、以形补形

经古人观察实践，一些与人体肾脏相似的食物被认为具有补肾作用。

如猪肾性平，味咸。唐·孟诜认为猪肾"主人肾虚"。《日华子本草》论述"补水脏，治耳聋"。水脏者实指肾脏而言。故凡因肾虚所致的腰酸腰痛、遗精、盗汗及老人肾虚耳聋耳鸣，宜常食之。

豇豆，又称饭豆、长豆。性平，味甘，能补肾健脾，除脾虚者宜食外，肾虚之人也宜食用，对肾虚消渴、遗精、白浊或小便频数，妇女白带，食之最宜。《本草纲目》记载："豇豆补肾健胃，生精髓。昔卢廉夫教人补肾气，每日空心煮豇豆，入少盐食之。"现代《四川中药志》也说该药能"滋阴补肾，健脾胃，治白带，白浊和肾虚遗精"。

5. 针对不同体质的食养

对于不同的人来说，食养也应有所区别。对于儿童及青少年，处于生长期，肾精日益充盛，只需注意营养充足均衡，不宜随意进补；青壮年，肾精充盛，并且会维持相当的一段时间，此时主要是注意节欲保精，适当配以饮食保养即可；对于老年人来说，肾精逐渐衰少，则应根据自身情况进食一些具有补益作用的药食。对于病人来说，则应视身体情况选取适当的食物，以易消化有益疾病康复为宜。

（三）经络护肾

经络是古人在针灸、推拿、导引等医疗实践活动过程中发现的人体的一种特殊的网络系统，有运行气血，联络脏腑肢节，沟通上下内外，调节人体功能的作用。经络系统同经脉和络脉组成。"经者，径也；经之支脉旁出者为络。"《黄帝内经》载："经脉者，人之所以生，病之所以成，人之所以治，病之所以起。"并有"决生死，处百病，调虚实，不可不通"之论。因此，通过对经络系统进行一定的刺激，包括按摩、刮痧、拔罐、针灸等能够对人体产生影响，起到调整气血运行及脏腑功能等作用，以保证人体生命活动的正常运行。

肾藏精，为先天之本，养生当以养肾为先。经络护肾多取足少阴肾经、足太阳膀胱经、奇经八脉中的督脉经脉循行部位及其所属腧穴，进行针灸、推拿、按摩、拔罐以及刮痧等。

1. 针灸

针灸包括针法与灸法。针法是用金属制成的针，刺入人体一定的穴位，运用手法，以调整营卫气血；灸法是用艾绒制成艾条或艾柱，点燃以温灼穴位的皮肤表面，起到温通经脉、调和气血的作用。针法与灸法除了可以治疗疾病以外，也可用于人们的日常养生。

经络腧穴对于人体的调节作用是双向的，这种双向调节作用与机体的状态密切相关。如天枢穴即能止泻又可通便，内关穴即可用于心动过速也可治疗心动过缓。针灸能够用于养生，即是基于人体经络腧穴的这种双向调节作用，因其可以使机体向正常方向调整，所以适当的刺激可以达到预防疾病、强健身体的作用。如《扁鹊心书》推崇艾灸防病健身，"灸气海、丹田、关元，各三百壮，固其脾肾。夫脾为五脏之母，肾为一身之根"。

2. 推拿按摩

推拿，又有"按跷""跷引""案杌""按摩"之称。中医指用手在人体上按经络、穴位用推、拿、提、捏、揉等手法进行治疗，为一种非药物的自然疗法、物理疗法。通常是医者运用自己的双手作用于病患的体表、受伤的部位、不适的所在、特定的腧穴、疼痛的局部，具体运用推、拿、按、摩、揉、捏、点、拍等形式多样的手法，以期达到疏通经络、推行气血、扶伤止痛、祛邪扶正、调和阴阳的效果。

在养生方面，对于全身运用一定的手法进行推拿按摩具有祛病健身的功效，但是一般需要具有专业素质的人来操作，而人体某些特殊部位，如足部及耳部等则可以自行按摩，方便易行，且效果良好。

（1）足部按摩

足疗是近些年随着人们健康与保健意识的增强而出现的"新词"。足部被现代人称为人体的"第二心脏"。目前多数人认为，足疗就是运用中医原理，集检查、治疗和保健为一体的无创伤自然疗法。足部分布着足三阴经及足三阳经六条经脉，与人体的脾、胃、肝、胆、肾、膀胱等密切相关，特别是足底的涌泉穴，是肾经要穴，也是保养肾精的要穴，经常按摩有助肾经充盛。另外，足底与人体内部脏腑存在着对应的反射区（图7-1），通过对相应区域进行刺激可以很准确地反映人体的健康状况，亦可以起到防病健身的作用。

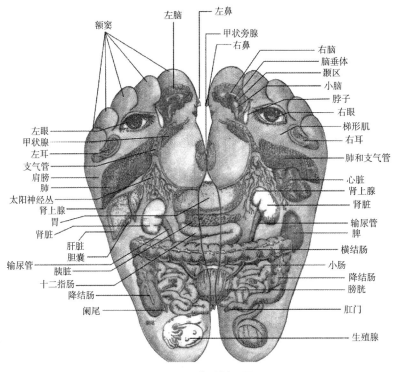

图 7-1 足底反射区图

（2）耳部按摩

肾开窍于耳，并且在耳廓上分布着近百个穴位与人体的脏腑器官相对应（图 7-2）。经常按摩耳朵，可以健肾壮腰，增强听觉，清脑醒神，养身延年。

摩耳的具体方法主要有以下几种：

拎耳屏：双手合指放在耳屏内侧后，用食指、拇指提拉耳屏，自内向外提拉。手法由轻到重，牵拉的力量以不痛为限。每次 3 ~ 5 分钟。对头痛、头昏、神经衰弱、耳鸣等有作用。

扫外耳：以双手把耳朵由后向前扫，可听到"嚓嚓"声。每次 20下，每日数次。长期坚持，必能强肾健身。

　　拔双耳：两食指伸直，分别伸入两耳孔，旋转180度，反复3次后，立即拔出，耳中"啪啪"鸣响，一般拔3～6次。可改善听力，健脑益智。

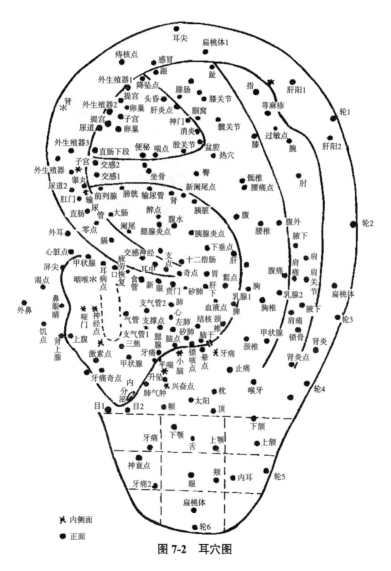

图7-2　耳穴图

鸣天鼓：两掌分别紧贴于耳部，掌心将耳孔盖严，用拇指和小指固定，其余三指一起或分指交错叩击头后枕骨部，即脑户、风府、哑门穴，耳中"咚咚"鸣响如击鼓。可提神醒脑、宁眩聪耳之功效，不仅可作为日常养生保健之法，而且对中老年人常见的耳鸣、眩晕、失眠、头痛、神经衰弱等病有良好的疗效。

3. 其他

人体穴位众多，针刺、灸法以及某些按摩手法复杂，有一定的危险性，非经专门学习训练者，不可施行，否则，容易酿成事故。但作为养生之道，可选择一些相对安全，简便易行的方法来使用。

（1）指压法

涌泉穴：足少阴肾经穴。在足底部，屈足时足前部凹陷处，约当足底2、3趾的趾缝纹头端与足跟连线的前1/3与后2/3交点上。足太阴肾经的井穴。涌泉穴是人体长寿大穴，经常按摩此穴，则肾精充足，耳聪目明，发育正常，精力充沛，性功能强盛，腰膝壮实不软，行走有力。

肾俞穴：位于在第2腰椎棘突旁开1.5寸处。按摩肾俞穴可缓解腰痛、肾脏病、高血压、低血压、耳鸣、精力减退等；治疗遗尿，遗精，阳痿，月经不调，白带，水肿，耳鸣，耳聋，腰痛等。

（2）按摩法

头面部按摩。叩齿咬牙：双手掌轻按双颊，先叩齿有声36次，后咬牙无声18次。然后下颌放松，用两大指指腹向上托叩下颌36次。搅海咽津：舌尖先左后右在口腔内颊慢慢搅动10次，古称"赤龙搅海"，至唾液满口嗽津10次，分3小口用力引颈咽下，意想直至小腹丹田。旋摩耳轮：先用掌心旋摩耳廓前面10次，然后水平方向摩擦耳廓前面和后面10次。肾在体合骨，在液为唾，上述方法，健齿养精，有利于肾的健康。

躯干部按摩。按摩腹肋：双掌根紧按双侧腋下胁肋，自后向前按摩10次。然后左掌叠右掌上，按揉上腹心窝部10次，继按顺时针方向向左上腹推进，而后依次达左下腹、小腹、右下腹，回到心窝部，如此

1～3遍。搓腰揉肾：双手虎口放双侧腰眼穴，用力旋揉36次。然后双手上移至双侧肾俞穴，左右扭动腰部，自上而下按揉10次，共1～3遍。拍打经络：用右掌拍打头顶10次，继用双掌随身体左右摆动左右交替依次拍打肩颈、上臂、前臂、胸背、腰腹、左右大腿、左右小腿，共1～3遍。全身拍打：用拳或掌在丹田、腹部、胸部、腰部、肩部、头部做轻松而富有弹性的拍打。敲打命门：双手握拳，通过自由转腰时，用双拳轮换敲打前后同侧命门。

（四）中药补肾

中医具有补肾之功能的药物非常多，基于对补肾药物的主要功效，可以分为补肾填精、补益肾气、滋补肾阴和温补肾阳等类。

1. 补肾填精类

（1）熟地黄

为玄参科植物地黄的块根，经加工炮制而成。通常以酒、砂仁、陈皮为辅料经反复蒸晒，至内外色黑油润，质地柔软黏腻。熟地黄，味甘，性微温，归肝、肾经。长于补血养阴，填精益髓。常与当归、白芍、川芎同用，治疗血虚萎黄、眩晕、心悸、失眠及月经不调、崩中漏下等；若心血虚，心悸怔忡，可与远志、酸枣仁等安神药同用；若崩漏下血而致血虚血寒、少腹冷痛者，可与阿胶、艾叶等补血止血、温经散寒药同用。熟地可治疗肝肾阴虚诸证。善滋补肾阴，填精益髓，为补肾阴之要药。古人谓之"大补五脏真阴""大补真水"。《本草纲目》："填骨髓，长肌肉，生精血，补五脏内伤不足，通血脉，利耳目，黑须发，男子五劳七伤，女子伤中胞漏，经候不调，胎产百病。"常与山药、山茱萸等同用，治疗肝肾阴虚，腰膝酸软、遗精、盗汗、耳鸣、耳聋及消渴等，可补肝肾，益精髓；亦可与知母、黄柏、龟甲等同用治疗阴虚骨蒸潮热。本品益精血、乌须发，常与何首乌、牛膝、菟丝子等配伍，治精血亏虚须发早白；本品补精益髓、强筋壮骨，也可配龟甲、鹿角胶、狗脊等，治疗肝肾不足，五迟五软。

（2）何首乌

为蓼科植物何首乌的块根，味苦、甘、涩，性微温，入肝、肾经。制用补益精血，生用解毒，截疟，润肠通便。何首乌具有补肝肾，益精血，乌须发，生发，强筋骨之功效。主治精血亏虚，头晕眼花，须发早白，腰酸脚软，遗精，崩带等证。《本草备要》记载："补肝肾，涩精，养血祛风，为滋补良药。"《日华子本草》："久服令人有子，治腹脏宿疾，一切冷气及肠风。"明·李时珍云："何首乌，能养血益肝，固精益肾，健筋骨，乌髭发，为滋补良药，功在地黄、天门冬诸药之上。"《滇南本草》："涩精，坚肾气，止赤白便浊，缩小便，入血分，消痰毒。治赤白癜风，疮疥顽癣，皮肤瘙痒。截疟，治痰疟。"《世补斋医书》记载，常配伍桑葚、黑芝麻、杜仲等，用治肝肾亏虚，腰膝酸软，头晕目花，耳鸣耳聋，如延寿丹。但过量或久服何首乌及其成方制剂可能有肝损伤的风险。

（3）紫河车

紫河车，即人胞衣、胎衣，为健康产妇娩出之胎盘。中医认为，胎盘性味甘、咸、温，入肺、心、肾经，有补肾益精，益气养血之功。李时珍《本草纲目》记载："儿孕胎中，脐系于母，胎系母脊，受母之荫，父精母血，相合而成。虽后天之形，实得先天之气，显然非他金石草木之类所比。其滋补之功极重，久服耳聪目明，须发乌黑，延年益寿。"《本草拾遗》言其"主气血羸瘦，妇人劳损，面黩皮黑，腹内诸病渐瘦悴者。"《本草经疏》："人胞乃补阴阳两虚之药，有返本还元之功。然而阴虚精涸，水不制火，发为咳嗽吐血，骨蒸盗汗等证，此属阳盛阴虚，法当壮水之主，以制阳光，不宜服此并补之剂，以耗将竭之阴也。胃火齿痛，法亦忌之。"现代医学研究认为，胎盘含蛋白质、糖、钙、维生素、免疫因子、女性激素、助孕酮、类固醇激素、促性腺激素、促肾上腺皮质激素等，能促进乳腺、子宫、阴道、睾丸的发育，对甲状腺也有促进作用，临床用于治疗子宫发育不全、子宫萎缩、子宫肌炎、机能性无月经、子宫出血、乳汁缺乏症等，均有显著疗效。

（4）桑葚

为桑科植物桑的干燥果穗。味甘、酸，寒。归心、肝、肾经，具有益肾固精，补血滋阴，生津润燥之功效。用于治疗精血亏虚，肝肾阴虚，眩晕耳鸣，心悸失眠，须发早白，津伤口渴，内热消渴，血虚便秘等病证。《滇南本草》："益肾脏而固精，久服黑发明目。"《随息居饮食谱》："滋肝肾，充血液，祛风湿，健步履，息虚风，清虚火。"

现代药理学发现，桑葚能防止血管硬化，含有脂肪酸，主要由亚油酸。硬脂酸及油酸组成，具有分解脂肪，降低血脂，防止血管硬化等作用。桑葚能健脾胃，助消化，含有鞣酸、脂肪酸、苹果酸等营养物质，能帮助脂肪、蛋白质及淀粉的消化，故有健脾胃助消化之功，可用于治疗因消化不良而导致的腹泻。桑葚能补充营养，含有大量的水分、碳水化合物，多种维生素、胡萝卜素及人体必需的微量元素等，能有效地扩充人体的血容量，且补而不腻，适宜于高血压、妇女病患者食疗。桑葚能乌发美容，含有大量人体所需要的营养物质，还含有乌发素，能使头发变得黑而亮泽，可用来美容。桑葚能防癌抗癌，所含的芸香苷、花色素、葡萄糖、果糖、苹果酸、钙质、无机盐、胡萝卜素、多种维生素及烟酸等成分，都有预防肿瘤细胞扩散，避免癌症发生的功效。

2. 补益肾气类

（1）山茱萸

为山茱萸科植物山茱萸的干燥成熟果肉。味酸、涩，微温。归肝、肾经，具有补益肝肾，收敛固涩，固精缩尿，此外还有生津止渴的功效。治疗眩晕耳鸣，腰膝酸痛，阳痿遗精，大汗虚脱，内热消渴等病症。《普济方》山茱萸丸："山茱萸、覆盆子、菟丝子、巴戟天、人参、五味子、萆薢、牛膝、肉桂、天雄、熟地黄，治肾虚腰膝无力，小便多。"《名医别录》："强阴益精，安五脏，通九窍，止小便利。"《名医别录》谓之能"益精，安五脏"。此外，山茱萸亦治消渴，多与生地、天花粉等同用。《药性论》："止月水不定，补肾气，兴阳道，添精髓，疗耳鸣……止老人尿不节。"现代药理学研究发现，山茱萸有抗糖尿病的作用，山茱萸醇提取物对四氧嘧啶和肾上腺素性糖尿病大鼠有明显的降血糖作用，对链脲佐菌素（STZ）所形成的糖尿病大鼠亦有类似作用，但对正常大鼠血糖无明显影响，提示山茱萸对胰岛素依赖性糖尿病患者有一定的治疗作用。实验表明：山茱萸粉剂、乙醚提取物及进一步分离的乌苏酸均能明显地降低血糖、尿糖、饮水量和排尿量，说明乌苏酸是山茱萸抗糖尿病的活性成分。有报告指出，用大鼠副睾脂肪组织实验发现山茱萸有胰岛素样作用。山茱萸鞣酸能抑制脂质过氧化，阻止脂肪分解，亦能抑制肾上腺素和肾上腺皮质激素促进脂肪分解的作用。

（2）菟丝子

为旋花科植物菟丝子的干燥成熟种子。味甘，性温。归肝、肾、脾经。滋补肝肾，固精缩尿，安胎，明目，止泻。用于阳痿遗精，尿有余沥，遗尿尿频，腰膝酸软，目昏耳鸣，肾虚胎漏，胎动不安，脾肾虚泻。外治白癜风。如《神农本草经》称："续绝伤，益气力，明目精，皆由补肾养肝，温理脾胃之征验也。"《本经逢原》："菟丝子，祛风明目，肝肾气分也。其性味辛温，质黏，与杜仲之壮筋暖腰膝无异。其功专于益精髓，坚筋骨，止遗泄，主茎寒精出，溺有余沥；去膝腰酸软，老人肝肾气虚，腰痛膝冷，合补骨脂、杜仲用之，诸筋膜皆属于肝也。气虚瞳子无神者，以麦门冬佐之，蜜丸服，效。凡阳强不痿，大便燥结，小水赤涩者勿用，以其性偏助阳也。"

（3）杜仲

为杜仲科植物杜仲的树皮。性温，味甘微辛，能补肝肾，强筋骨，安胎。治腰脊酸疼，足膝痿弱，小便余沥，阴下湿痒，胎漏欲堕，胎动不安，高血压。对肾虚所致的腰脊酸疼、足膝软弱无力、小儿肾虚两下肢麻痹，以及妇女肾亏引起的习惯性流产者，最为适宜。《神农本草经》："主腰脊痛，补中益精气，坚筋骨，强志，除阴下痒湿，小便余沥。"《药性论》："治肾冷，臀腰痛，腰病人虚而身强直，风也。腰不利加而用之。"《玉楸药解》："益肝肾，养筋骨，去关节湿淫，治腰膝酸痛，腿足拘挛。"《日华子本草》："治肾劳，腰脊挛。入药炙用。"《本草求真》："杜仲，入肝而补肾，子能令母实也，且性辛温，能除阴痒，去囊湿，痿痹瘫软必需，脚气疼痛必用，胎滑梦遗切要。若使遗精有痛，用此益见精脱不已，以其气味辛温，能助肝肾旺气也。"杜仲和青娥丸是治疗肾虚腰酸腰痛的常用方药。许多慢性腰部疾病，包括腰部软组织、腰椎、后腹膜脏器、盆腔等的慢性病，如腰肌劳损、腰椎骨质增生、慢性肾病、慢性尿路感染、慢性盆腔炎、慢性强直性脊柱炎、慢性腰椎间盘突出症等，都有慢性腰酸腰痛的症状。病人腰痛腰酸，喜敲喜暖，中医辨证为肾虚或肾督亏损。杜仲与川断、补骨脂、菟丝子等同用，有改善症状的效果。

（4）牛膝

为苋科植物牛膝的干燥根。味苦、酸，性平，归肝、肾经。补肝肾，强筋骨，逐瘀通经，引血下行。用于腰膝酸痛，筋骨无力，经闭癥瘕，肝阳眩晕。《药性论》："治阴痿，补肾填精，逐恶血流结，助十二经脉。"《日华子本草》："治腰膝软怯冷弱，破癥结，排脓止痛，产后心腹痛并血运，落胎，壮阳。"《本草备要》："酒蒸则益肝肾，强筋骨，治腰膝骨痛，足痿筋挛，阴痿失溺，久疟，下痢，伤中少气，生用则散恶血，破癥结，治心腹诸痛，淋痛尿血，经闭难产，喉痹齿痛，痈疽恶疮。"《本草经疏》："牛膝，走而能补，性善下行，故入肝肾。主寒湿痿痹，四肢拘挛、膝痛不可屈伸者。肝脾肾虚，则寒湿之邪客之而成痹及病四肢拘挛，膝痛不可屈伸。此药性走而下行，其能逐寒湿而除痹也必矣。盖补肝则筋舒，下行则理膝，行血则痛止。逐血气，犹云能通气滞血凝也。伤热火烂，血焦枯之病也，血行而活，痛自止矣。入肝行血，故堕胎。伤中少气，男子阴消，老人失溺者，皆肾不足之候也。脑为髓之海，脑不满则空而痛。腰乃肾之腑，脊通髓于脑，肾虚髓少，则腰脊痛；血虚而热，则发白。虚赢劳顿，则伤绝。肝藏血，肾藏精，峻补肝肾，则血足而精满，诸证自瘳矣。血行则月水自通，血结自散。"

3. 滋补肾阴

（1）枸杞子

为茄科植物枸杞或宁夏枸杞的成熟果实。味甘，性平，归肝经、肾经、肺经。能养肝、滋肾、润肺。主要治疗肝肾亏虚，头晕目眩，目视不清，腰膝酸软，阳痿遗精，虚劳咳嗽，消渴引饮。枸杞子具有补肾养肝、益精明目、壮筋骨、除腰痛、久服能益寿延年等功用。尤其是中老年肾虚之人，食之最宜。《本草经解》："入足少阴肾经，手少阴心经。"《药性论》："能补益精诸不足，易颜色，变白，明目，安神。"《食疗本草》："坚筋耐老，除风，补益筋骨，能益人，去虚劳。"王好古："主心病嗌干，心痛，渴而引饮，肾病消中。"《本草纲目》："滋肾，润肺，明目。"《本草通玄》记载："枸杞子，补肾益精，水旺则骨强，而消渴、目昏、腰疼膝痛无不愈矣。"《本草经疏》中也说："枸杞子，为肝肾真阴不足，劳乏内热补益之要药，老人阴虚者十之七八，故服食家为益精明目之上品。"现代药理学研究证实，枸杞子可调节机体免疫功能，能有效抑制肿瘤生长和细胞突变，具有延缓衰老、抗脂肪肝、调节血脂和血糖、促进造血功能等方面的作用，并应用于临床。枸杞子能提高机体免疫功能，增强机体适应调节能力。食用枸杞子可以扶正固本和扶正祛邪，不但增强机体功能，促进健康恢复，而且能提高机体的抗病能力，抵御病邪的侵害。增强机体对各种有害刺激的适应能力，枸杞子对癌细胞的生成和扩散有明显的抑制作用。当代实验和临床应用的结果表明，枸杞叶代茶常饮，能显著提高和改善老人、体弱多病者和肿瘤病人的免疫功能和生理功能，具有强壮肌体和延缓衰老的作用。对癌症患者配合化疗，有减轻毒副作用，防止白血球减少，调节免疫功能等疗效。研究发现，枸杞片中含有的微量元素锗有明显抑制癌细胞的作用，可使癌细胞完全破裂，抑制率达100%。

（2）黄精

为百合科植物滇黄精、黄精或多花黄精的干燥根茎。味甘，性平，归脾、肺、肾经。黄精能补气养阴，健脾，润肺，益肾。治疗阴虚劳嗽，肺燥咳嗽，脾虚乏力，食少口干，消渴，肾亏腰膝酸软，阳痿遗精，耳鸣目暗，须发早白。《本经逢原》："黄精，宽中益气，使五脏调和，肌肉充盛，骨髓强坚，皆是补阴之功。"《本草便读》)："黄精，为滋腻之品，久服令人不饥，若脾虚有湿者，不宜服之，恐其腻膈也。此药味甘如饴，性平质润，为补养脾阴之正品。"《名医别录》："主补中益气，除风湿，安五脏。"《日华子本草》："补五劳七伤，助筋骨，止饥，耐寒暑，益脾胃，润心肺。"《滇南本草》："补虚添精。"《本草纲目》："补诸虚，止寒热，填精髓，下三尸虫。"《本草从新》："平补气血而润。"《四川中药志》："补肾润肺，益气滋阴。治脾虚面黄，肺虚咳嗽，筋骨酸痹无力及产后气血衰弱。"现代研究发现，黄精具有降血压，降血糖，降血脂，防止动脉粥样硬化，延缓衰老和抗菌等作用。黄精多糖具有免疫激活作用。用于阴虚肺燥，干咳少痰及肺肾阴虚的劳嗽久咳等。用于脾胃虚弱，既补脾阴，又益脾气，用于精亏气少，倦怠乏力，须发早白及消渴等。

（3）冬虫夏草

为麦角菌科真菌冬虫夏草菌寄生在蝙蝠蛾科昆虫幼虫上的子座及幼虫尸体的复合体。味甘，性平，归肺、肾经。益肾壮阳，补肺平喘，止血化痰。用于久咳虚喘，劳嗽咯血，阳痿遗精，腰膝酸痛。《本草从新》记载冬虫夏草"保肺益肾，止血化痰，已劳嗽。"《药性考》记载："秘精益气，专补命门。"《本草从新》称其："保肺益肾。"《柑园小识》还说："以酒浸数枚啖之，治腰膝间痛楚，有益肾之功。"药理学现代研究结果中，青海冬虫夏草含有虫草酸约7%，碳水化合物28.9%，脂肪约8.4%，蛋白质约25%，脂肪中82.2%为不饱和脂肪酸，此外，尚含有维生素 B_{12}、麦角脂醇、六碳糖醇、生物碱等。虫草是著名的滋补强壮药，常用肉类炖食，有补虚健体之效。适用于治疗肺气虚和肺肾两虚、肺结核等所致的咯血或痰中带血、咳嗽。气短、盗汗等，对肾虚阳痿、腰膝酸疼等亦有良好的疗效。

4. 温补肾阳

（1）仙灵脾

别名淫羊藿，为小檗科植物淫羊藿、箭叶淫羊藿、巫山淫羊藿和柔毛淫羊藿等的干燥地上部分。味辛、甘，性温，归肝、肾经。补肾阳，强筋骨，祛风湿。用于阳痿遗精，筋骨痿软，风湿痹痛，麻木拘挛及更年期高血压。临床用于肾虚阳痿、遗精早泄、腰膝痿软、肢冷畏寒。治阳痿遗泄，可配仙茅、山茱萸、肉苁蓉等品。治腰膝痿软，可配杜仲、巴戟天、狗脊等品。并可用于寒湿痹痛或四肢拘挛麻木，治风湿痹痛偏于寒湿者以及四肢麻木不仁或筋骨拘挛等，可与威灵仙、巴戟天、肉桂、当归、川芎等配伍。《神农本草经》："主阴痿绝伤，茎中痛。利小便，益气力，强志。"《名医别录》："坚筋骨，消瘰疬、赤痈。下部有疮，洗，出虫。"《日华子本草》："治一切冷风劳气，补腰膝，强心力，丈夫绝阳不起，女子绝阴无子，筋骨挛急，四肢不任，老人昏耄，中年健忘。"《医学入门》："补肾虚，助阳。治偏风手足不遂，四肢皮肤不仁。"现代研究证明，仙灵脾有补肾壮阳，强筋骨，祛风湿的作用，用于阳痿，妇人宫冷不孕，肾阳虚证高血压，更年期症候群，腰膝无力，牙齿松动，头发脱落以及风湿筋骨疼痛等症。根据现代研究，仙灵脾主要含有淫羊藿苷等，仙灵脾提取液有雄性激素样作用，能促进精液分泌、降血糖；有提高垂体－肾上腺皮质系统功能的作用，并能促进抗体形成。

（2）肉苁蓉

为列当科植物肉苁蓉的干燥带鳞叶的肉质茎。味甘、咸，性温，归肾、大肠经。《神农本草经》："主五劳七伤，补中，除茎中寒热痛，养五脏，强阴，益精气，妇人癥瘕。用治肾阳不足，遗精滑精，阳痿早泄，精冷不育不孕，腰膝酸软，筋骨无力，肠燥便秘。治肝肾亏虚，腰膝冷痛，筋骨无力。还可治因年老久病，产后阴伤所导致的肠燥便秘。"《名医别录》："除膀胱邪气、腰痛，止痢。"《药性论》："益髓，悦颜色，延年，治女人血崩，壮阳，大补益，主赤白下。"《日华子本草》："治男绝阳不兴，女绝阴不产，润五脏，长肌肉，暖腰膝，男子泄精，尿血，遗沥，带下阴痛。"《本草经疏》："白酒煮烂顿食，治老人便燥闭结。"肉苁蓉，滋肾补精血之要药，气本微温，相传以为热者误也。甘能除热补中，酸能入肝，咸能滋肾，肾肝为阴，阴气滋长，则五脏之劳热自退，阴茎中寒热痛自愈。根据现代研究，肉苁蓉含有微量生物碱和结晶性中性物质，有提高垂体－肾上腺皮质系统功能的作用，并能促进抗体形成。肉苁蓉有补肾壮阳，润肠通便的作用，用于阳痿早泄，妇人宫冷不孕，带下血崩，小儿麻痹后遗症以及老年虚弱，病后、产后肠燥便秘者。

（3）巴戟天

为茜草科植物巴戟天的干燥根。味辛、甘，性微温，归肾经、肝经。能补肾助阳，祛风除湿，强筋壮骨。用以治疗肾虚阳痿，遗精早泄，少腹冷痛，小便不禁，宫冷不孕，风寒湿痹，腰膝酸软。《本草经疏》："巴戟天，主大风邪气及头面游风者，风力阳邪，势多走上，经曰：邪之所凑，其气必虚。巴戟天性能补助元阳，而兼散邪，况真元得补，邪安所留，此所以愈大风邪气也。主阴痿不起，强筋骨，安五脏，补中增志益气者，是脾、肾二经得所养，而诸虚自愈矣。其能疗少腹及阴中引痛，下气，并补五劳，益精，利男子者，五脏之劳，肾为之主，下气则火降，火降则水升，阴阳互宅，精神内守，故主肾气滋长，元阳益盛，诸虚为病者，不求其退而退矣。"

（4）鹿茸

梅花鹿或马鹿的雄鹿未骨化而带茸毛的幼角。味甘、咸，性温，归肾、肝经。壮肾阳，补精髓，强筋骨，调冲任，托疮毒。主要治疗肾虚、头晕、耳聋、目暗、阳痿、滑精、宫冷不孕、羸瘦、神疲、畏寒、腰脊冷痛、筋骨痿软、崩漏带下、阴疽不敛及久病虚损等症。《日华子本草》："补虚羸，壮筋骨，破瘀血，安胎下气，酥炙入用。"《本草纲目》："生精补髓，养血益阳，强健筋骨。"《药性论》："主补男子腰肾虚冷，脚膝无力，梦交，精溢自出，女人崩中漏血，炙末空心温酒服方寸匕。"又主赤白带下，入散用。现代研究表明，鹿茸的保健作用非常高，是良好的全身强壮药。鹿茸含有比人参更丰富的氨基酸、卵磷脂、维生素和微量元素等，有较好的保健作用。鹿茸可以提高机体的细胞免疫和体液免疫功能，促进淋巴细胞的转化，具有免疫促进剂的作用。增加机体对外界的防御能力，调节体内的免疫平衡而避免疾病发生和促进创伤愈合、病体康复，从而起到强壮身体、抵抗衰老的作用。含雄性激素、卵泡激素、胶质、蛋白质、磷酸钙、碳酸钙、铁、锌、铜、铬、锰等，能促进生长发育，提高机体工作能力，减轻疲劳，改善睡眠和食欲，改善蛋白质和能量代谢，增加红细胞、血色素、网织红细胞。提高子宫的张力，并增强其节律性收缩。强心作用，能增加心率和每分输出量。能促进溃疡和骨折的愈合及抗衰老作用，并可增强肾脏利尿机能。

参考文献

［1］刘昭纯，郭海英．中医康复学［M］．北京：中国中医药出版社，2012.

［2］郭海英．中医养生学［M］．北京：中国中医药出版社，2012.

［3］倪世美．中医食疗学［M］．北京：中国中医药出版社，2012.

［4］胡幼平．中医康复学［M］．上海：上海科学技术出版社，2010.

［5］刘小华，粟答菩，邓毅．道家养生思想窥探［J］．湘潭师范学院学报（自然科学版），2008，30（4）：95.

［6］曾维涛．道家思想对中医养生理论的影响［J］．江西中医学院学报，2000，12（3）：186.

［7］尹亚东，刘书红．《黄帝内经》与《道德经》养生思想初探［J］．河南中医，2002，3（22）：71－72.

［8］赵阳，郭玉峰，蒲永慧．"春夏养阳、秋冬养阴"理论辨析兼探中医适时养生［J］．中国中医基础医学杂志，2008，14（6）：408.

［9］黄海量，李君平．浅谈道家思想对中医学养生预防观的影响［J］．国医论坛，2004，19（3）：14－15.

［10］付国兵，刘洋，彭玉清．关于中医养生治未病内涵的理论探讨［J］.北京中医药，2008，27（6）：403－404.

［11］洪巫漠.中国古代养生术［M］.上海：上海人民出版社，1990.

［12］王森.《内经》的养生观点及道家思想［J］.天津中医药，2004，21（4）：309.

［13］王钊，易宗春.上工治未病——预防药学的发展与未来［J］.河南中医学院学报，2004，4（19）：1－2.

［14］张湖德，《黄帝内经》饮食养生宝典［M］.北京：人民军医出版社，2006.

［15］柴宏亮，《黄帝内经》养生要诀［M］.北京：中央翻译出版社，2007.

［16］林秋.八段锦与中医养生［J］.福建中医学院学报，2010，20（3）：55－56.

［17］延群.摩耳健肾养生法［J］.家庭医药，2014，（01）：40.